ICD-11 – Psychische Störungen

Lars Hölzel · Mathias Berger
(Hrsg.)

ICD-11 – Psychische Störungen

Innovationen und ihre Bewertung

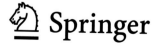 Springer

Hrsg.
Lars Hölzel
Oberberg Parkklinik Wiesbaden
Schlangenbad
Schlangenbad, Hessen, Deutschland

Klinik für Psychiatrie und Psychotherapie,
Universitätsmedizin Mainz
Mainz, Rheinland-Pfalz, Deutschland

Mathias Berger
Klinik für Psychiatrie und Psychotherapie,
Universitätsklinikum Freiburg
Freiburg, Baden-Württemberg, Deutschland

ISBN 978-3-662-67686-8   ISBN 978-3-662-67687-5   (eBook)
https://doi.org/10.1007/978-3-662-67687-5

Die Deutsche Nationalbibliothek verzeichnet diese Publikation in der Deutschen Nationalbibliografie;
detaillierte bibliografische Daten sind im Internet über https://portal.dnb.de abrufbar.

Planung/Lektorat: Renate Scheddin
Springer ist ein Imprint der eingetragenen Gesellschaft Springer-Verlag GmbH, DE und ist ein Teil von
Springer Nature.
Die Anschrift der Gesellschaft ist: Heidelberger Platz 3, 14197 Berlin, Germany

Wenn Sie dieses Produkt entsorgen, geben Sie das Papier bitte zum Recycling.

Geleitwort von Prof. Dr. med. Karl Lauterbach

Es entspricht dem medizinischen Fortschritt der letzten zwei Jahrzehnte, dass die Weltgesundheitsorganisation (WHO) die seit 1993 gültige 10. Version der *Internationalen Klassifikation der Krankheiten und verwandter Gesundheitsprobleme* (ICD-10) mit der 11. Revision, d. h. der ICD-11 in den kommenden Jahren ablöst. Dem geht ein etwa 15jähriger weltweiter Prozess der Neugestaltung der ICD voraus. In diesen waren von deutscher Seite neben einer größeren Zahl von Wissenschaftlern das Bundesministerium für Gesundheit (BMG) u. a. über das Kuratorium für Fragen der Klassifikation im Gesundheitswesen (KKG) sowie das ehemalige Deutsches Institut für Medizinische Dokumentation und Information (DIMDI) und jetzt das Bundesinstitut für Arzneimittel und Medizinprodukte (BfArM) als Kooperationszentrum in der "WHO Family of International Classification (WHO-FIC)"eingebunden.

Als Argumente für die Notwendigkeit einer Revision seien neben dem medizinischen Fortschritt zweitens die in den letzten Jahrzehnten vielfältigen nationalen Änderungen und Erweiterungen der ICD-10 Codebasis und die damit einhergehende geringere internationale Vergleichbarkeit und drittens die notwendige Einbettung der ICD-Kodierung in ein digitalisiertes Gesundheitssystem genannt. Ohne an dieser Stelle auf Details des jeweiligen Erfüllungsgrads dieser Aufgaben einzugehen, kann festgestellt werden, dass mit der ICD-11 ein modernes und wirkmächtiges Kodiersystem entstanden ist.

Im Bereich psychischer Störungsbilder erfolgten bei diesem Revisionsprozesse im Vergleich zu den somatischen Erkrankungskapiteln besonders umfangreiche Veränderungen. In dem neuen Kapitel 06 *Psychische Störungen, Verhaltensstörungen oder neuronale Entwicklungsstörungen* finden einerseits die wissenschaftlichen Fortschritte einer präziseren Differenzierung von Störungsbildern Berücksichtigung. Daneben bietet die ICD-11 auch die Möglichkeit, soziokulturelle, altersentsprechende und geschlechtsbezogene Faktoren bei der Diagnostik mit zu berücksichtigen. Wie in anderen Bereichen der Medizin soll neben einer diagnostischen Klassifikation von Erkrankungen durch eine differenzierte Personalisierung eine zielgenauere Behandlung ermöglicht werden. Unmittelbar überzeugend ist auch die Aufhebung der diagnostischen Trennung zwischen Störungen des

Kindes-und Jugendalters und des Erwachsenenalters zugunsten einer Berücksichtigung der Entwicklungsperspektive über die gesamte Lebensspanne. Dies dürfte dazu beitragen, die oft beklagten Versorgungsdiskontinuitäten zwischen dem Jugend- und Erwachsenenalter zu verringern.

Die Möglichkeit einer kontinuierlichen Aktualisierung der ICD-11 durch die WHO nach Art eines „living documents" dürfte gerade für dieses Kapitel hohe Relevanz besitzen. Einerseits ist zu erwarten, dass durch die KI-gestützte Analyse von großen, im Alltag der Patienten erhobenen Datensätzen und durch Fortschritte der Hirnforschung sich neue diagnostische Systematiken ergeben werden. Darüber hinaus muss angenommen werden, dass durch soziokulturelle Entwicklungen „Paradigmenwechsel" etwa bzgl. der Grenzen zwischen Gesundheit und Krankheit auch zukünftig eintreten werden.

In den nächsten Jahren steht eine konzertierte Implementierung der ICD-11 auch in Deutschland an. Dies wird ein wahrliches Großprojekt unter Beteiligung alle Gruppierungen und Institutionen des Gesundheitssystems. Dies begründet sich durch die tiefe Verankerung der ICD im deutschen Gesundheitswesen, die großen Unterschiede zwischen ICD-11 und der noch geltenden ICD-10-GM (German Modification) und drittens durch die zurzeit sich beschleunigende Einführung einer umfassenden Digitalisierung.

Da die ICD-11 dem momentanen medizinischen Wissensstand entspricht, nimmt sie schon jetzt sowohl im klinischen Alltag als Basis einer evidenzbasierten Behandlung, als auch in der klinischen Forschung einen breiten Raum ein. Deswegen ist die frühzeitige Publikation dieses Buches zu psychischen Störungsbildern in der ICD-11 zu begrüßen, um sich einerseits in kompakter, übersichtlicher Form mit den Neuerungen vertraut zu machen, und dies bevor die Kodierung etwa in Statistiken, Abrechnungssystemen, Arbeitsunfähigkeitsbescheinigungen oder Rentenanträgen zur Anwendung kommt. Dabei ist besonders hervorzuheben, dass in den krankheitsbezogenen Kapiteln jeweils von den Autoren eine Bewertung der vorgenommenen ICD-11 Revisionen erfolgt. Diese a priori kritische Sichtweise ist angebracht, da wissenschaftlich und klinisch begründete kritische Bewertungen dem Grundgedanken eines „living document" entsprechen. Darüber hinaus wird, und das ist gesellschaftspolitisch hoch relevant, durch die ICD-Definitionen mitbestimmt, was als Krankheit bzw Gesundheit gilt.

Prof. Dr. Karl Lauterbach
Bundesminister für Gesundheit

Geleitwort von Prof. Dr. med. Wolfgang Gaebel

Rund 30 Jahre nach Einführung der ICD-10 hat die Weltgesundheitsorganisation („World Health Organization", WHO) die 11. Revision der „International Classification of Diseases and Related Health Problems" (ICD-11) nach Ratifizierung durch die „World Health Assembly" (WHA) der 194 WHO-Mitgliedsstaaten zum 1. Januar 2022 den weltweiten Umstieg von ICD-10 auf ICD-11 zunächst für die Berichterstattung zur Mortalität anhand der neuen „Mortality and Morbidity Statistics" (MMS) angestoßen.

Bis zum Umstieg von ICD-10 auf ICD-11 und damit zur Implementierung der Morbiditätsstatistik und ihrer diagnostisch-therapeutischen Konsequenzen im deutschen Gesundheitswesen muss nach Einschätzung einschlägiger Gremien und Institutionen, wie dem „Bundesinstitut für Arzneimittel und Medizinprodukte" (BfArM), noch mit einer mehrjährigen Übergangszeit gerechnet werden. Gründe sind vor allem z. B. die erwartbaren gesundheitssystemischen und -ökonomischen Auswirkungen und deren Bewältigung im gesundheitspolitischen Konsens, die Gewährleistung technischer Voraussetzungen wie die digitale Interoperabilität der digitalen ICD-11 mit den landesweit verfügbaren und anzupassenden IT-Systemen, technische Voraussetzungen und stattfindende Lizenzverhandlungen zur Übersetzung der gesamten ICD-11 sowie die etwaige Adaptation der „German Modification" (GM) wie in ICD-10.

In diesem länderspezifischen Kontext steht ein konzeptuell wie methodisch hochinnovatives digitales medizinisches Klassifikationssystem – teilübersetzt – in Warteposition für seinen Einsatz. Die Metastruktur der MMS des für die Psychiatrie und benachbarte Spezialfächer gegenüber ICD-10 auf 21 Störungskapitel erweiterten, mit 15 neuen Kategorien versehene (und differenziertere) Kapitel 06 „Mental, behavioural or neurodevelopmental disorders" (MBND) mit Entwicklung der einzelnen Störungen über die Lebensspanne, ist dank alphanumerischer Gliederung auch kodiertechnisch adäquat abbildbar. Kapitel 08 beinhaltet „Diseases of the nervous system", wobei z. B. „Neurokognitive Störungen" in Kapitel 06 (klinische Manifestation) und 08 (Ätiopathogenese) mittels sog. „Postkoordination" gemeinsam kodiert werden müssen. Bisher in Kapitel F der ICD-10 lokalisierte

Störungskapitel bilden jetzt eigene Kapitel wie 07 „Sleep-wake disorders" und 17 „Conditions related to sexual health".

Leitkonzepte der „Clinical descriptions and diagnostic requirements" (CDDR), kriteriologisch operatives Kernstück der MBND, wie diagnostische Konsistenz („Reliability") und Nützlichkeit („Utility") konnten in internationalen Feldstudien (in Deutschland auch zur Konsistenz und Utility im Kodieren) gut belegt werden. Während sich die MMS als deutsche „Entwurfsfassung" auf der Internetseite des BfArM öffentlich zugänglich ist (und sich auf der WHO ICD-11-Übersetzungs-plattform im Prozess der Qualitätssicherung durch die Fachgesellschaften befindet), sind die CDDR im englischsprachigen Original auf der „Foundation" Plattform der WHO zugänglich. Ihre qualitätsgesicherte deutsche Übersetzung steht noch aus. In den Übersetzungsprozess des Kapitels 06 und angrenzender Kapitel ist die „Deutsche Gesellschaft für Psychiatrie und Psychotherapie, Psychosomatik und Nervenheilkunde" (DGPPN) in Kooperation mit dem BfArM maßgeblich involviert, zusammen mit anderen thematisch beteiligten Wissenschaftlichen Medizinischen Fachgesellschaften der AWMF („Arbeitsgemeinschaft Wissenschaftlicher Medizinischer Fachgesellschaften").

ICD-11 ist kategorial strukturiert, dimensionale „Specifiers" (u. a. Symptom-, Verlaufs- und Schweregrad-Indikatoren) ermöglichen aber eine kategorial-dimensionale Komplexklassifikation und -kodierung mit stärker individualisierter/personalisierter Diagnostik und Therapieindikation. Ein zunächst für die 5. Auflage des „Diagnostic and Statistical Manual of Mental Disorders" (DSM-5) wie auch ICD-11 intendierter „Paradigmenwechsel" des Kapitels 06 durch Einbezug z. B. neurobiologischer Merkmale („Biomarker") in das „Content Model", das als (differential)diagnostisches Kernmodul alle relevanten diagnostischen Merkmale beinhaltet, musste zunächst aufgrund noch unzureichender Evidenzbasis für ggf. künftige Revisionen zurückgestellt werden. Auf der ICD-11 „Proposal Platform" können bereits jetzt Änderungsvorschläge zu Inhalt und Struktur der ICD-11 eingebracht werden, die bei überzeugender rationaler und wissenschaftlicher Begründung unter der „Governance" von Kommissionen des WHO-FIC Network (WHO-„Family of International Classifications"; MSAC, „Medical and Scientific Advisory Committee"; CSAC, „Classification and Statistics Advisory Committee") geprüft und ggf. zur Annahme empfohlen werden können. Hier eröffnet sich für ICD-11 die Option einer „Living Classification", die in Teilbereichen und kürzeren Abständen Veränderungen einführen kann, wie die vorstehend angedeuteten.

In der Zusammenschau dieser in Gang befindlichen und anstehenden Entwicklungen ist das vorgelegte Buch mit dem Titel „Was ist neu in der ICD-11 zu psychischen und psychosomatischen Störungsbildern: Überblick und Bewertung" ein willkommener Anlass, für die Einführung der ICD-11 zu werben und auf die Notwendigkeit einer konzertierten Aktion zur informierten und vor allem beschleunigten Umsetzung erforderlicher Schritte auf das fächerübergreifend gemeinsame Ziel von Umstieg und Implementierung hinzuwirken. Die Lizensierung einer autorisierten deutschen Übersetzung zur Nutzung verschiedener medialer

Optionen, die den Besonderheiten und Bedürfnissen des deutschen Gesundheitssystems in Versorgung, Forschung und Lehre Rechnung trägt, ist dringend.

Herausgebern, Autoren und Verlag gilt das Verdienst, dieses Buch zur Information und Orientierung für Versorgung, Forschung und Lehre noch im Vorfeld einer autorisierten und lizensierten Übersetzung von MMS und CDDR konzipiert und fertiggestellt zu haben, ohne auf fertige Textbausteine zugreifen zu können. Stattdessen mussten als Eigenübersetzung deklarierte Begriffe und Textpassagen verkürzt benutzt werden. Entscheidend ist dabei die systematische Durchdringung der Materie mit Kernaussagen, Darstellung der Gesamtstruktur und Gliederung der Kategorien des Kapitels 06, Beschreibung der dem Kapitel zugehörigen Störungsbilder inklusive Kapitel 07 „Sleep-wake disorders" anhand der jeweils störungsspezifischen Domänen des „Content Model" mit Begrenzung auf „klinisch Relevantes" und „Innovatives", die im Einzelfall tabellarisch verdeutlicht werden. Kritische Beurteilung der jeweiligen Veränderung von ICD-10 zu ICD-11 sowie ein Ausblick auf zu erwartende Auswirkungen auf die zukünftige klinische Arbeit schließen das jeweilige Kapitel ab. Den Störungskapiteln gehen neben einer Einführung drei grundlagenbezogene Beiträge (Implikationen der Implementierung; konzeptuelle Innovationen; Abgrenzung ICD, DSM, RDoC, „Research Domain Criteria") voraus.

Dem Buch ist bei der Förderung einer qualifizierten Beschäftigung mit der ICD-11 und damit der Vorbereitung für einen gelingenden Umstieg viel Erfolg zu wünschen.

Düsseldorf

Univ.-Prof. Dr. med. Wolfgang Gaebel,
Member WHO-FIC, MSAC, ICD-11,
Past President DGPPN Klassifikation,
Director WHO CC DEU-131LVR-
Klinikum, Kliniken der Heinrich-Heine-
Universität, Medical Faculty

Vorwort

Nach 30 Jahren erscheint eine neue und **umfassend überarbeite Version** der ICD. Diese Überarbeitung war mit einem sehr großen Aufwand verbunden, der den der vorhergehenden Versionen bei weitem in den Schatten stellt. Die Überarbeitung stellte sich dem Anspruch, den Bedürfnissen auf den unterschiedlichen Ebenen Rechnung zu tragen. Primär stellt die ICD eine Klassifikationssystem dar, mit dessen Hilfe die Weltgesundheitsorganisation (WHO) die **Gesundheitsversorgung** weltweit **koordinieren** und lenken soll. Hierzu sind umfangreiche und miteinander sowohl über Ländergrenzen, also auch über die Zeit hinweg vergleichbare Daten notwendig (vgl. Kap. 1 und 2). Neben diesem statistischen Zweck werden die Kategorien des ICD aber auch für die **Kommunikation innerhalb des Gesundheitssystems** verwendet und stellen die Grundlage für die **Abrechenbarkeit von Leistungen** dar. Um eine möglichst gute Datenqualität in der Breite zu erreichen, ist es notwendig, dass die ICD möglichst weltweit eingesetzt wird. (Auch) aus diesem Grund ist es wichtig das die ICD den **Bedürfnissen der Anwendenden** entspricht und von diesen korrekt verwendet werden kann. Um dies sicherzustellen, wurden schon **im Vorfeld** der Überarbeitung **große Studien** durchgeführt und die Nutzer nach ihren Erwartungen aber auch Hürden bei der Anwendung befragt. Die Überarbeitung berücksichtigt einerseits die **wissenschaftlichen Erkenntnisse** in den jeweiligen Fachdisziplinen, schließt aber auch die **Perspektive der Anwendenden** mit ein. Diese **Revisionen** der ICD wurden während des Entwicklungsprozesses immer wieder **in Studien überprüft** und gegebenenfalls adaptiert. Eine der wesentlichen Änderungen besteht darin, dass es sich bei der ICD-11 nicht mehr um ein gedrucktes Buch, sondern um eine **Online-Version** handelt. Hierdurch können Hürden der **Verfügbarkeit** abgebaut werden, da die ICD-11 nun von jedem Ort aus – einen Internetzugang vorausgesetzt – aufgerufen werden kann. Auch bietet die **Suchfunktion** die Möglichkeit, sich per Eingabe eines Suchbegriffes alle relevanten Kategorien anzeigen zu lassen. Das digitale Format bietet also viele Vorteile gegenüber der analogen Version.

Warum haben wir uns aber dennoch entschlossen das Thema in einem Buch abzuhandeln? Bei der Beschäftigung mit dem Thema ist uns schnell deutlich geworden, wie **schwierig** es ist, sich im Internet einen **umfassenden Überblick** über die ICD-11 zu verschaffen. Die relevanten Informationen verteilen sich auf unterschiedlichste Quellen und auch Übersichtsartikel beschäftigen sich aufgrund des limitierten Umfangs nur mit einem Ausschnitt des Themas. Aus diesem Grund haben wir uns zusammen mit den Autorinnen und Autoren der einzelnen Kapitel entschlossen, dieses Buch zu schreiben. Da insbesondere grundlegende Informationen zur Einführung, sowie allgemeine Änderungen – wie wir auch beim Schreiben dieses Buches feststellen mussten – häufig nur durch aufwendige Recherchen und unter hinzuziehen vieler Quellen möglich ist, hoffen wir, mit dem Buch eine gute **Orientierungshilfe** zu liefern. Darüber hinaus wollten wir die vorgenommenen diagnostischen Änderungen nicht nur darstellen, sondern haben die Autorinnen und Autoren der jeweiligen Kapitel gebeten, die **Änderungen** auch mit Hilfe ihrer Expertise zu **kommentieren** und ihren möglichen **Einfluss auf die klinische Praxis** kritisch darzustellen. Wir danken den Kolleginnen und Kollegen, die für jeweiliges Spezialgebiet diese Herausforderung angenommen haben, die ICD-11 insbesondere in Abgrenzung zu ICD-10 einzuordnen und die klinischen Implikationen aufzuzeigen. Insbesondere möchten wir uns bei Prof. Dr. Dr. Matthias J. Müller bedanken, der wesentliche Impulse zur Gestaltung dieses Buches geliefert hat und ohne den dieses Buch in seiner jetzigen Form nicht vorliegen würde.

Obwohl digitale Texte in der modernen Welt einen wichtigen Platz einnehmen, zeigen Studien, dass **analoge Bücher,** insbesondere bei **komplexen Zusammenhängen** noch immer deutlich **bevorzugt** werden. So geben die meisten Menschen an sich in einem gedruckten Buch besser orientieren zu können und besser die Übersicht zu behalten. Auch die aktive Arbeit mit einem Buch, in Form von Randnotizen oder Markierungen wird als klarer Vorteil benannt. Wir hoffen, dass Ihnen dieses Buch beim Übergang von ICD-10 zu ICD-11 gute Dienste leisten wird.

Zum Erscheinungstermin dieses Buches liegt eine vorläufige deutsche Übersetzung der ICD-11 des BfArM vor. Die nächsten Schritte einer endgültigen Verabschiedung der Übersetzung durch das BfArM nach dem Abstimmungsprozess mit den relevanten Fachgesellschaften und die daraufhin folgende Lizensierung durch die WHO steht aus. Diese wird auf der Website der WHO veröffentlicht werden (https://icd.who.int). In diesem Buch beziehen wir uns größtenteils auf die zurzeit vorliegende deutschsprachige Entwurfsfassung des BfArM (https://www.bfarm.de/DE/Kodiersysteme/Klassifikationen/ICD/ICD-11/uebersetzung/_node.html).

Vom BfArM noch nicht übersetzte Teile wurden von den Herausgebern und Autoren mit großer Sorgfalt und nach bestem Wissen ins Deutsche übersetzt, ohne vom BfArM oder der WHO legitimiert worden zu sein. Bei Unsicherheiten empfehlen wir den Lesern, sich direkt die englischen Originaltexte anzusehen.

Die Herausgeber
Lars Hölzel
Mathias Berger

Inhaltsverzeichnis

Teil I
Grundlagen

Implikationen der ICD-11 für das deutsche Gesundheitswesen

1

Stefanie Weber, Wolfgang Gaebel und Karl Broich

Inhaltsverzeichnis

1.1　Entwicklung der ICD-Revisionen

Bereits seit dem 19. Jahrhundert werden Diagnosen mit den Vorläufern der heutigen „International Classification of Diseases and Related Health Problems" (ICD) kodiert. Anfangs war die Zielsetzung der Kodierung, eine statistische Aussage über die häufigsten Todesursachen treffen zu können. Auch die 5. Revision der

S. Weber (✉) · K. Broich
Bundesinstitut für Arzneimittel und Medizinprodukte, Bonn, Deutschland
E-Mail: Stefanie.Weber@bfarm.de

W. Gaebel
LVR-Klinikum Düsseldorf, Kliniken der Heinrich-Heine-Universität Düsseldorf, Düsseldorf, Deutschland

L. Hölzel und M. Berger (Hrsg.), *ICD-11 – Psychische Störungen*,
https://doi.org/10.1007/978-3-662-67687-5_1

3

	ICD-Revisionen (WHO)		
	ICD-Revision	Inkrafttreten	Verabschiedung
	ICD-6	1948	1948
	ICD-7	1958	1956
	ICD-8	1968	1966
	ICD-9	1979	1976
	ICD-10	1993	1990
	ICD-11	2022	2019

ICD, die ab 1941 in Deutschland zum Einsatz kam, ist noch ausschließlich für die Kodierung der Todesursachen ausgelegt. Es gibt in dieser Revision noch kein eigenes Kapitel für „Psychische und Verhaltensstörungen", wie wir es aus der ICD-10 kennen.

Erst in der 6. Revision taucht ein eigenes Kapitel zu „Geistige und psychoneurotische Störungen sowie Persönlichkeitsanomalien" auf. Ab dieser Revision der ICD ist eine Anwendung nicht nur für Todesursachen, sondern auch für Krankheitsstatistiken vorgesehen. Zu diesem Zeitpunkt übernahm die World Health Organisation, die WHO, die Weiterentwicklung der ICD (Abb. 1.1).

Mittlerweile ist die **ICD-10,** also die zehnte Revision der Internationalen statistischen Klassifikation der Krankheiten und verwandter Gesundheitsprobleme, im Einsatz. Sie wurde in vielen Ländern modifiziert, um den jeweiligen länderspezifischen Anforderungen gerecht zu werden. Auch in Deutschland lagen Anforderungen vor, die eine Modifikation der ICD-10 erforderten, und so konnte die ICD-10-GM („German Modification") ab dem Jahr 2004 sektorenübergreifend angewendet werden. Die vorherige Fassung, die ICD-10-SGB V, die ab 1996 bereitgestellt und ab 1998 erst testweise angewendet wurde, sowie der sogenannte „Minimalstandard" für die hausärztliche Versorgung wurden damit verlassen.

Schaut man auf andere Länder, so war die Einführung der ICD-10 in Deutschland schnell. Nach Verabschiedung der 10. Revision im Jahr 1994 wurde bereits für das Jahr 1998 eine deutsche Fassung für Todesursachen angewendet. In anderen Ländern hat der Umstieg deutlich länger gedauert bzw. ist noch gar nicht vollzogen. So wurde beispielsweise in den USA die Morbiditätskodierung erst im Jahr 2015 auf die ICD-10 umgestellt, auch wenn die Mortalitätskodierung schon Ende der 1990er-Jahre mit der ICD-10 lief. Hintergrund waren u. a. umfangreiche Erweiterungen der ICD-9-CM („Clinical Modification") durch Prozedurenkodes, die erst für die ICD-10 im sogenannten ICD-10-PCS („Procedure Coding System") umgesetzt werden mussten. Und dann war die ICD-9-CM auch schon deutlich tiefer in verschiedenen Anwendungsbereichen verankert.

Seit Einführung der ICD-10-GM ist in Deutschland ein kontinuierlicher Prozess der Weiterentwicklung der ICD-10-GM gesetzlich etabliert und wird auch aktuell fortgeführt. Er ermöglicht es, die ICD-10-GM an Anforderungen aus den

Anwendungsgebieten anzupassen, so z. B. Anforderungen aus der Weiterentwicklung der Abrechnungssysteme, Anforderungen, die sich aus medizinischen
Innovationen ergeben oder auch für statistische Zwecke. Die WHO hat die reguläre Weiterentwicklung der ICD-10 im Jahr 2019 eingestellt und nimmt nur
noch Änderungen für besonders kritische Fälle vor, wie z. B. im Rahmen der Co-
vid-19-Pandemie. Für Deutschland wird die Weiterentwicklung der ICD-10-GM
aber voraussichtlich erst mit Einführung der **ICD-11** eingestellt bzw. das Verfah-
ren auf die ICD-11 überführt werden.

1.2   Anwendungsfelder der ICD in Deutschland

Die ICD-10(-GM) wird in diversen Bereichen eingesetzt, zu denen sukzessive
über die Jahre immer neue Bereiche hinzugekommen sind. Im Folgenden sollen
nur einige aufgezählt werden, um zu illustrieren, mit welchem Vernetzungsgrad
sich ein Umstiegsplan auf die ICD-11 befassen muss.

1.2.1   Statistik

Der ursprüngliche Anwendungsfall der ICD, die Kodierung von Todesursachen, besteht nach wie vor. Jährlich werden die Todesursachen in Deutschland anhand standardisierter international gültiger Regeln erhoben und zusammengeführt. Hierfür
wird die Originalversion der ICD-10 ohne die deutschen Anpassungen verwendet.
In den meisten Bundesländern werden die Todesursachen durch die Anwendung
der internationalen Software „Iris"[1] kodiert. Hierüber entsteht beim Statistischen
Bundesamt die jährliche Todesursachenstatistik. Sie stellt eine wesentliche Grundlage der Gesundheitsberichterstattung dar und ist weiterhin ein verlässlicher Parameter für Veränderung im Gesundheitszustand der Bevölkerung. Die in Deutschland erhobenen Daten werden auch an die WHO und an EUROSTAT[2] gemeldet
und werden damit Teil internationaler Statistiken. Da diese Statistiken bereits seit
über 100 Jahren zusammengeführt werden, ist eine longitudinale Aussage über
einen großen Zeitrahmen möglich. Diese sogenannten Zeitreihen sind ein wesentlicher Aspekt, der beim Umstieg beleuchtet werden muss. Kommt es beim Umstieg
auf die ICD-11 zu einer deutlichen Verschiebung von Mortalitätsraten, so ist genau
zu analysieren, woraus diese resultieren: Liegt die Verschiebung an einer Änderung
in der Klassifikation oder einer Änderung im Gesundheitszustand der Bevölkerung? Lässt die neue Klassifikation weiterhin die Analysen zu, die man über viele
Jahre geführt hat? Und wenn nicht, wie kann man vergleichbare Indizes erstellen?

---

[1] Die Kodiersoftware Iris für die Todesursachenkodierung https://www.bfarm.de/DE/Kodiersys-
teme/Kooperationen-und-Projekte/Iris-Institut/_node.html (Zugriff am 06.09.2023).

[2] Statistisches Amt der Europäischen Kommission.

Für die Einführung der ICD-11 im Bereich der Todesursachenkodierung müssen u. a. deshalb mehrere Schritte erfolgen. Neben der Umstellung der Software „Iris" muss auch das entsprechende Personal geschult und die Verarbeitung der Statistik angepasst werden. Insbesondere die Anwendung des sogenannten „Cluster Coding", also der Gruppierung von mehreren Kodes in standardisierter Syntax, ist eine Neuerung, die erheblichen technischen Umstellungsbedarf mit sich bringt. In der Resolution der 72. World Health Assembly, die die Verabschiedung der ICD-11 [1] beschlossen hat, wird für die Todesursachenkodierung ein Umstiegszeitrahmen von 5 Jahren genannt, der bei Bedarf auch verlängert werden könnte. Das erste Berichtsjahr, in dem Daten in ICD-11-Kodierung an die WHO übermittelt werden sollen, wäre somit das Jahr 2027. Bis dahin sollte analysiert werden, welche Auswirkungen sich auf die Zeitreihen ergeben, sodass mit der Berichtspflicht an die WHO auch klar wird, warum sich Verschiebungen in der statistischen Berichterstattung ergeben haben könnten.

Ähnliche Fragen stellen sich auch für Morbiditätsstatistiken und mögliche Prävalenzverschiebungen gegenüber Daten, die mit der ICD-10 kodiert wurden, z. B. im Bereich psychischer Störungen. Aufgrund störungsspezifisch veränderter diagnostischer Kriterien und Algorithmen zeigten erste Studien mit der ICD-11 sowohl Prävalenzerhöhungen als auch -erniedrigungen. In Vorbereitung der Überleitung von ICD-10 auf ICD-11 ist in diesem Zusammenhang im Rahmen von „Überleitungsworkshops", die von DIMDI[3] gemeinsam mit Fachgesellschaften, u. a. der Deutschen Gesellschaft für Psychiatrie, Psychotherapie, Psychosomatik und Nervenheilkunde (DGPPN) durchgeführt wurden, die Notwendigkeit von temporären „Doppelkodierungen" ICD-10/11 in der Umstiegsphase angeregt und später auch unter den Mitgliedern der AG-ICD-11 – teils kontrovers – diskutiert worden.

1.2.2 Abrechnungssysteme

Die ICD-10-GM ist in mehreren Abrechnungssystemen in Deutschland die Kernklassifikation. Viele Milliarden Euro werden jedes Jahr u. a. anhand der Kodierung mit der ICD-10-GM zwischen Leistungserbringern und Kostenträgern abgerechnet. Neben dem Abrechnungssystem für die stationäre Behandlung im Bereich der sogenannten **DRG-Krankenhäuser** (gemäß § 17b Krankenhausfinanzierungsgesetz), dem G-DRG-System (German Diagnosis Related Groups), wurde auch ein Abrechnungssystem für psychiatrische und psychosomatische Einrichtungen eingeführt. Auch in diesem System, dem sogenannten **PEPP** (Pauschalierendes Entgeltsystem Psychiatrie und Psychosomatik), spielt die ICD-10-GM-Kodierung eine wesentliche Rolle. Im ambulanten Bereich wird die ICD-10-GM ebenfalls angewendet. Neben den Abrechnungssystemen EBM (Einheitlicher Bewertungsmaßstab) sowie GOÄ (Gebührenordnung der Ärzte) und GOZ (Gebührenordnung für Zahnärzte)

---

[3] DIMDI: Deutsches Institut für Medizinische Dokumentation und Information, seit 2020 im BfArM integriert.

greift vor allem der morbiditätsorientierte Risikostrukturausgleich (**morbi-RSA**) auf die ambulant und stationär erhobenen ICD-10-GM-Daten zurück. Seit dem Ausgleichsjahr 2021 wird dabei die komplette ICD-10-GM berücksichtigt und bildet einen wesentlichen Baustein für den Ausgleich von Kosten zwischen Krankenkassen basierend auf dem Risikoprofil der Versicherten. Hierbei werden Daten aus mehreren Jahren zusammengeführt, um die jährliche Festlegung zu treffen.

Beim Umstieg auf die ICD-11 wird also für den morbi-RSA eine Zusammenführung von Daten kodiert in ICD-10-GM und in ICD-11 erfolgen müssen. Hierfür wird eine sogenannte „Überleitung" benötigt, also eine Aufstellung, welche medizinischen Inhalte der vorherigen Kodes sich in welchen neuen Kodierungen wiederfinden und umgekehrt. Hierzu gab es bereits früh erste Feldtestungen in Deutschland, deren Rückmeldung in den weiteren Revisionsprozess eingeflossen sind [2]. Die WHO stellt grobe Überleitungstabellen mit dem Fokus auf Todesursachenkodierung bereit, die noch auf die ICD-10-GM angepasst und ausdifferenziert werden müssen. Da sich in einigen Kapiteln, wie auch im Kapitel 5 „Psychische und Verhaltensstörungen", erhebliche Änderungen ergeben haben, muss eine Überleitungstabelle nach der Erstellung idealerweise auch auf Echtzeitdaten erprobt werden, um die konkreten Auswirkungen beurteilen zu können. Auch das Kodierverhalten in den verschiedenen Sektoren spielt bei einer solchen Datenzusammenführung eine erhebliche Rolle [3].

1.2.3 Verordnungen und Statistiken

Viele weitere Regelungen und Verordnungen zu ganz unterschiedlichen Fragestellungen verwenden ebenfalls die ICD-10-GM. Hierunter fallen sowohl administrative, statistische als auch Qualitätssicherungsanwendungen.

Hier nur ein paar Beispiele:

- Die Verordnung von Heil- und Hilfsmitteln erfordert eine Diagnosedokumentation anhand der ICD-10-GM.
- Für die Arbeitsunfähigkeitsbescheinigung wird mittels ICD-10-GM die Diagnose an die Krankenkasse übermittelt und darauf basierend die entsprechende Statistik erstellt („KG 8-Statistik").
- Für einige Mindestmengenregelungen des Gemeinsamen Bundesausschusses werden spezifische ICD-10-GM-Kodes gelistet, für die eine mindestens zu erbringende Fallzahl zu dokumentieren ist.
- Die Richtlinie zur ambulanten spezialfachärztlichen Versorgung des Gemeinsamen Bundesausschusses führt Diagnosen mittels ICD-10-GM auf.

All diese Anwendungsbereiche müssen bei einem Umstieg auf die ICD-11 beachtet und in dem Umstiegsplan berücksichtigt werden.

1.2.4   Neuere Anwendungen im Rahmen der Digitalisierung

Auch neuere Entwicklungen, wie z. B. die medizinischen Informationsobjekte für die elektronische Patientenakte, das Infektionsmeldesystem DEMIS[4] oder auch der Kerndatensatz des großangelegten Forschungsprojekts „Medizininformatiki- nitiative" haben die ICD-10-GM aufgegriffen und verwendet. Da es sich bei der ICD-10 um einen internationalen Standard handelt, wird dieser auch im gren- zübergreifenden Gesundheitsdatenaustausch eingesetzt. Gerade hier wird durch die unterschiedlichen Sprachen zwischen Sender und Empfänger der Daten eine genaue Kodierung zur Sprachüberbrückung eingesetzt. Bei einem Wechsel von der ICD-10 auf die ICD-11 muss der digitale Datenaustausch zwischen zwei Sprach- zonen dann nicht nur die Übersetzung der Daten, sondern ggf. auch noch die „Überleitung" übernehmen. Da bei diesem Prozess das Risiko der Ungenauigkeit steigt, ist auch für diesen Bereich ein konsolidiertes Vorgehen oder zumindest ein gründlich geprüfter Umstiegsprozess essenziell. Aber selbst wenn alle Länder in Europa gleichzeitig den Wechsel von der ICD-10 auf die ICD-11 vollziehen, so werden doch die bisherigen Behandlungsdaten vorerst weiter in ICD-10 kodierter Form vorliegen und übergeleitet werden müssen.

Und auch im Bereich der Versorgungsforschung setzen viele Studien auf den Routinedaten auf, also den Daten aus stationärer und ambulanter Versorgung, die mittels ICD-10-GM kodiert wurden. Auch hier wird Forschung, die Daten über mehrere Jahre auswertet, ggf. mit den oben genannten „Überleitungen" arbeiten müssen.

1.2.5   Anwendung der ICD-10-GM für Kapitel 5 („Psychische und Verhaltensstörungen")

Der Bereich, der bisher über das Kapitel 5 der ICD-10 abgedeckt wird, ist in der ICD-10 ein besonderer Bereich. Die Systematik, also Band 1 der ICD-10-GM, weist für dieses Kapitel eine Struktur auf wie auch in den anderen Kapiteln der ICD-10. Doch hat die WHO zu diesem Kapitel ein Ergänzungswerk veröffentlicht, das in der klinischen Anwendung sehr etabliert ist: „Clinical descriptions and di- agnostic guidelines (CDDG)". In diesem Ergänzungswerk, das in einer Fassung für Kliniker und einer für Forscher existiert, werden Diagnosekriterien aufgeführt, Schweregrade beschrieben und Hilfestellungen zur Identifizierung des korrekten ICD-10-Kodes gegeben. Es ist nicht Teil der ICD-10-GM und somit nicht verbind- lich, spielt jedoch in der klinischen Praxis vor allem im Bereich Psychiatrie und Psychosomatik eine wichtige Rolle.

---

[4] Deutsches Elektronisches Melde- und Informationssystem für den Infektionsschutz.

1.3 Implikationen der Neuerungen für den Umstieg auf die ICD-11

Bei der WHO wurde die 11. Revision der ICD bereits 2007 begonnen [4]. In umfangreichen Prozessen und unter Beteiligung wissenschaftlicher Expertise aus allen Regionen der Welt konnten die kompletten Kapitel der 10. Revision überarbeitet werden, sodass die World Health Assembly nach etwa 12 Jahren die Verabschiedung der 11. Revision beschließen konnte [5]. Das Inkrafttreten wurde auf den Beginn des Jahres 2022 terminiert. Doch bereits im Beschluss wird anerkannt, dass ein ausreichender Zeitraum für den Umstieg vorgesehen werden sollte. Für den Anwendungsbereich „Morbidität" werden in der Resolution keine konkreten Zeitangaben gemacht.

> Die 11. Revision hat umfangreiche Veränderungen mit sich gebracht [6]. Zuerst sichtbar sind die inhaltlichen und strukturellen Änderungen, wie sie sich z. B. im Bereich des Kapitel 5 der ICD-10 „Psychische und Verhaltensstörungen" besonders deutlich zeigen: Das Kapitel ist deutlich erweitert, wobei das neue Kapitel 06 der ICD-11 „Mental, behavioural or neurodevelopmental disorders" (MBND) statt wie bisher 10 (in ICD-10) nunmehr 21 spezifische Störungsabschnitte mit teilweise erheblichen strukturellen und inhaltlichen Veränderungen sowie 15 neue kategoriale Konzepte umfasst, die über mehrere Abschnitte verteilt worden sind [7]. Zugleich sind einige bisher in Kapitel 5 der ICD-10 verortete Störungen als eigene Kapitel (07: „Sleep-wake disorders", 17: „Conditions related to sexual health") ausgegliedert worden.

Diese von wissenschaftlicher wie von Betroffenenseite begründete Ausgliederung und Differenzierung der Klassifikation mit Gültigkeit über die Lebensspanne ist durch Einführung eines alphanumerischen Systems in die Metastruktur der ICD-11 „Mortality and Morbidity Statistics"[5] (ICD-11-MMS) auch praktisch ermöglicht worden.

Zudem ist auch das grundlegende Konzept der Klassifikation geändert worden. Die ehemalige Kombination von Ätiologie und Manifestation im Kreuz-Stern-System ist weggefallen. Stattdessen gibt es nun ein Kapitel mit Zusatzschlüsseln, den sogenannten „Extension Codes", das mehr als 30.000 Konzepte umfasst – mehr als doppelt so viele Konzepte wie die gesamte ICD-10 beinhaltet. Diese Zusatzschlüssel werden zwar durch einige Regelungen in der Kombination beschränkt, doch ist die Möglichkeit der Verwendung weit gefasst [8]. Aber auch für alle anderen Kodes der ICD-11 ist eine Kombination möglich und in einer festen Syntax

---

[5] ICD-1-MMS icd.who.int/browse11/l-m/en.

definiert [8]. Für die Verwendung der ICD-11 in Deutschland wird dies deutliche Veränderungen mit sich bringen. Beispielsweise werden neurokognitive Störungen im Kapitel 06 als „Disorders" mit ihrer klinischen Manifestation (z. B. Demenz) und zugleich in Kapitel 08 („Diseases of the nervous system") postkoordiniert [9].

Der Zuwachs der Konzepte der ICD-11 begründet sich auch in einer digitalen Integration des Alphabetischen Verzeichnisses, das nun in der sogenannten „Foundation" eine Vielzahl von Konzepten enthält. Hierdurch wird zwar nicht der Detailgrad der Kernklassifikation erhöht – die Linearisierung für Mortalitäts- und Morbiditätsstatistiken enthält eine ähnliche Anzahl von Konzepten wie die ICD-10. Aber für die Übersetzung und Anwendung wird das Vokabular größer und damit natürlich die Pflege und Aktualisierung umfangreicher und komplexer. Ein gedrucktes Alphabetisches Verzeichnis zur ICD-11 wird die WHO in Zukunft nicht mehr publizieren, sondern bietet stattdessen ein „Coding Tool" an. Hier muss im Umstiegsprozess geprüft werden, wie sich das auf die Kodierungsprozesse bei den Anwendenden auswirken wird.

Viele der im vorherigen Abschnitt beschriebenen Anwendungen der ICD-10-GM sind IT-basiert. Mehrere der Anwendungsfelder benötigen mehrere Datenjahre für die Berechnung beispielsweise von Abrechnungslogiken. Und dann haben weitere Anwendungen Beschlusszyklen, die eingehalten werden müssen, um ein geregeltes Inkrafttreten zu ermöglichen. Im Vergleich zum Umstieg von der ICD-9 auf die ICD-10 ist das Unterfangen also deutlich komplexer und muss mit einer ausreichenden Vorbereitung und Sorgfalt angegangen werden.

Stand heute liegt eine erste Übersetzung der ICD-11 in weiten Teilen vor, viele Bereiche wurden durch herausragendes Engagement von Mitgliedern der wissenschaftlichen und medizinischen Fachgesellschaften bereits qualitätsgesichert.

„Deutsch" ist keine der 6 offiziellen UN-/WHO-Sprachen und die Übersetzung der ICD-11 damit im Wesentlichen Ländersache, wobei die WHO Wert auf eine autorisierte Übersetzung legt. Die WHO weist in ihrem Implementierungsplan einer fertiggestellten Sprachversion durch computerisierte Methoden und Fachexperten die erste Priorität für die Implementierung zu. Wenngleich die ICD-11 selbst „Allgemeingut" („Creative Commons") ist, erfordert eine länderspezifische sprachliche Adaptation, wie die Übersetzung und deren Eingang in verschiedene Publikationsformen, allerdings eine WHO-Lizenz[6]. Deren Aushandlung dauert noch an, was unter den Fachgesellschaften vor allem in den Bereichen Lehre und Forschung, aber auch in der Versorgung zu Besorgnis Anlass gibt, die Vorbereitung und Propagation der ICD-11 bereits in der Landessprache im eigenen Land auch im öffentlichen Raum mit Konsequenzen für „Awareness" und „Literacy" zu versäumen.

Während zum Kapitel 06 im europäischen und internationalen Rahmen bereits sehr erfolgreich englischsprachige internetbasierte edukative Veranstaltungen durch EPA (European Psychiatric Association) und WPA (World Psychiatric Association) organisiert wurden, auch die DGPPN in ihren Jahreskongressen Kurse

---

[6]Lizensierung der ICD-11 durch die WHO: https://icd.who.int/docs/icd-api/license/

angeboten hat, steht eine systematische institutionsweite Vorbereitung aufgrund fehlender autorisierter Übersetzung bisher aus. Das BfArM hat hier mit der öffentlichen Vorlage einer Entwurfsfassung der ICD-11 zur Mortalitäts-Morbiditäts-Statistik (MMS) des Kapitels 06 einen wichtigen Schritt getan. Eine deutsche Entwurfsfassung der für den klinisch-therapeutischen Prozess relevanten diagnostischen Leitlinien ist auf der WHO-Plattform offiziell bisher nicht zugänglich und nachfolgend erst noch einer Qualitätssicherung zuzuführen.

Auch für die Übersetzung der ICD-10 hatten sich die Fachgesellschaften eingebracht, doch war der Umfang dieses Unterfangens um ein 10faches kleiner, denn die ICD-11 umfasst mittlerweile deutlich mehr als 130.000 Konzepte, die alle einen Einfluss auf die Übersetzung haben bzw. übersetzt werden müssen. Eine Neufassung der CDDG ist kürzlich von der WHO veröffentlicht worden. Neu ist, dass die unter dem Namen „Clinical descriptions and diagnostic requirements for ICD-11 mental, behavioural and neurodevelopmental disorders" (CDDR) zur Veröffentlichung vorgesehenen Ergänzungen zur ICD-11 auch in die Onlineplattform der ICD-11 einfließen sollen, neben der Veröffentlichung im klassischen Buchformat.

Kernstück der CDDR ist in Ergänzung zur ICD-11-MMS ein sogenanntes „Content Model", in dem das Spektrum klinischer Merkmalsbeschreibungen und (differential)diagnostischer Erfordernisse einer speziellen klinischen Störung (z. B. aus Kapitel 06) zur Anleitung des diagnostischen Prozesses umfänglich niedergelegt ist (Kategoriename, Kurzbeschreibung/Definition, Ein-/Ausschlusskriterien, essenzielle klinische Merkmale, Grenze zur Normalität/zu anderen Störungen [Differenzialdiagnose], „Specifier" Kodes, Verlaufsmerkmale, assoziierte klinische Merkmale, kulturbezogene Merkmale, entwicklungsbezogene Merkmale, geschlechterbezogene Merkmale). Mithilfe des elektronischen Coding Tools besteht die Möglichkeit zur Komplex- oder Clusterkodierung durch Verlaufs-, Symptom- und Schweregradkodes sowie für komorbide Kategorien mit daraus resultierender Option zu einer stärker individualisierten/personalisierten Diagnostik und Therapieindikation. Bei Überleitung ICD-10/11 müssen mögliche Probleme wie Mapping-Inkonsistenzen (z. B. 1:n) mit Caseness-Inkongruenz, Prävalenz-Shifts oder veränderte Therapie-Response berücksichtigt und in neuen Feldstudien analysiert werden.

Entsprechend müssen Regelungen zur Verbindlichkeit dieser Ergänzungen für die oben beschriebenen Anwendungsfälle evaluiert werden. Wie auch andere Anpassungen der ICD-11 für den Anwendungsbereich Deutschland, werden ggf. Kodierregeln diese Anwendung im Vorfeld der Einführung spezifizieren müssen.

1.4 ICD-11 im digitalisierten Gesundheitssystem

Mit den Veränderungen, die die Digitalisierung mit sich bringt, geht auch ein anderes Verständnis der Kodierung einher. Die Anwendenden werden nicht mehr zuerst in einem Buch blättern müssen, die Kodiersysteme werden in IT-Systemen eingebettet angewendet. Das Thema der Standardisierung von Daten rückt immer weiter in den Vordergrund und die Idee „Kodiere einmal, verwende mehrfach" sollte im Sinne des Abbaus von Dokumentationspflichten im Vordergrund stehen. Somit rückt auch die Notwendigkeit einer guten und eindeutigen Primärdokumentation in den Vordergrund. Wie auch die ICD-10-GM muss die ICD-11 im Zusammenspiel mit anderen Kodiersystemen angewendet werden. Neu in Deutschland ist dabei seit 2021 die „Systematisierte Nomenklatur der Medizin, Klinische Terme" (SNOMED CT)[7] [10]. Sie dient in vielen Ländern als Basisterminologie für das Gesundheitswesen und als Kodiersystem für die Primärdokumentation. Ein reibungsloses Zusammenspiel von SNOMED CT und ICD-11 ist für einen schlanken Dokumentationsprozess sinnvoll und sollte bei der Einführung der ICD-11 berücksichtigt werden. Die neue Struktur der ICD-11, die für die digitale Anwendung der Klassifikation entwickelt wurde, die digitalen Hilfsmittel, wie das Coding Tool der WHO, werden die Anwendung im digitalen Umfeld zwar erleichtern, können aber auch die Komplexität für die IT-Systementwickler erhöhen. In der Einführungsplanung der ICD-11 sollte auch dieser Aspekt ausreichend berücksichtigt werden. Interoperabilität ist dementsprechend eines der häufig genannten Themen des WHO „ICD-11 Implementation or Transition Guide"[8]. In den „Internetbasierten Untersuchungen zur diagnostischen Klassifikation und Kodierung psychischer Störungen im Vergleich von ICD-11 und ICD-10" [11], die im Rahmen der vom BMG geförderten deutschen Feldstudien federführend von der DGPPN in Kooperation mit 4 weiteren psychomedizinischen Fachgesellschaften, der WHO und der Arbeitsgruppe Reed durchgeführt wurden, erwies sich die diagnostische Konsistenz von Experten im Vergleich der ICD-Versionen gleichwertig oder teilweise für ICD-11 überlegen, in der Kodierleistung waren die Befunde für ICD-11 teilweise schlechter, besserten sich aber signifikant bei mehreren Durchgängen, was als Hinweis auf die Bedeutung von Trainingsmaßnahmen interpretiert wurde.

1.5 Abschließende Bewertung und Ausblick

Die ICD-11 ist eine von Grund auf erneuerte Klassifikation, die mit vielen strukturellen und inhaltlichen Änderungen in einem wissenschaftlich fundierten Prozess erstellt wurde.

Eine Proposal-Plattform erlaubt Vorschläge zur Modifikation, Ergänzung oder Streichung von Kategorien, deren wissenschaftliche Begründung und Praktikabilität von WHO-Governance-Strukturen (MSAC, „Medical and Scientific Advisory Committee" und CSAC, „Classification and Statistics Advisory Committee") geprüft werden. Diese Option ermöglicht grundsätzlich eine rasche und frequente Weiterentwicklungsrate in Teilbereichen der ICD-11 im Sinne einer „Living Classification", wobei die Änderungen dann in regelmäßigen Abständen in die Routinekodierung übernommen werden könnten (beispielsweise in einer jährlichen Frequenz wie bei der ICD-10-GM).

---

[7] Systematized Nomenclature of Human and Veterinary Medicine, Clinical Terms.

[8] https://icd.who.int/en/

Neben dem bisherigen Detailgrad für die statistische Erfassung von Diagnosen ist durch die Eingliederung des Alphabetischen Verzeichnisses und die Ergänzung von Zusatzkodierung über „Extension Codes" ein mächtiges und modernes Kodiersystem entstanden. Für den Umstieg auf die ICD-11 in Deutschland sind dementsprechend umfangreiche Vorbereitungen nötig. Für alle Anwendungsbereiche muss ein gut orchestrierter Gesamtzeitplan vorbereitet werden. Dazu gehören auch die Überlegungen zur Einbettung in digitale Systeme, die nahezu jeder Anwendungsbereich in Deutschland verwendet. Und nicht zuletzt sollte die Chance genutzt werden, auch eine Verbesserung der Primärdokumentation durch eine digitale Unterstützung zu erreichen. Wird diese Chance bei der Einführung verpasst und werden die großen Ressourcen, die für die Einführung aufgewendet werden müssen, nicht auch für diesen Aspekt verwendet, so wird die Akzeptanz der Anwendenden für das neue System gering sein. Die Bereitschaft der Anwendenden zum Umstieg sollte sich neben dem aktualisierten Inhalt auch aus einer verbesserten Infrastruktur mit niedrigerem Dokumentationsaufwand idealerweise intrinsisch ergeben. Deshalb müssen alle Systementwickler und Anwendungsfeldverantwortlichen den Umstiegsprozess gemeinsam orchestrieren und mit diesem Ziel umsetzen. Dies erfordert Zeit und Ressourcen, die sich aber am Ende idealerweise durch eine bessere und leichtere Dokumentation lohnen werden.

Literatur

1. SEVENTY-SECOND WORLD HEALTH ASSEMBLY WHA72.15, Agenda item 12.7: Eleventh revision of the International Classification of Diseases: https://cdn.who.int/media/docs/default-source/classification/icd/icd11/a72_29-en_icd-11-adoption.pdf (Zugriff am 06.09.2023)
2. Stausberg, J., Pollex-Krüger, A., Semler, S.C. et al. Feldtests zur Betaversion der ICD-11-MMS in Deutschland: Hintergrund und Methodik. *Bundesgesundheitsbl* **61**, 836–844 (2018). https://doi.org/10.1007/s00103-018-2751-x
3. Kühlein, T., Virtanen, M., Claus, C. et al. Codieren in der Hausarztpraxis – Wird die ICD-11 ein Fortschritt sein? *Bundesgesundheitsbl* **61**, 828–835 (2018). https://doi.org/10.1007/s00103-018-2750-y
4. Jakob, R. ICD-11 – Anpassung der ICD an das 21. Jahrhundert. *Bundesgesundheitsbl* **61**, 771–777 (2018). https://doi.org/10.1007/s00103-018-2755-6
5. Eleventh revision of the International Classification of Diseases, Report by the Director-General: https://apps.who.int/gb/ebwha/pdf_files/WHA72/A72_29-en.pdf (Zugriff am 06.09.2023)
6. Harrison, J.E., Weber, S., Jakob, R. et al. ICD-11: an international classification of diseases for the twenty-first century. *BMC Med Inform Decis Mak* **21** (Suppl 6), 206 (2021). https://doi.org/10.1186/s12911-021-01534-6
7. Gaebel W, Stricker J, Kerst A. Changes from ICD-10 to ICD-11 and future directions in psychiatric classification. Dialogues in Clin Neurosci. 2020;22 (1):7–15. https://doi.org/10.31887/DCNS.2020.22.1/wgaebel
8. Drösler, S.E., Weber, S. & Chute, C.G. ICD-11 extension codes support detailed clinical abstraction and comprehensive classification. *BMC Med Inform Decis Mak* **21** (Suppl 6), 278 (2021). https://doi.org/10.1186/s12911-021-01635-2

9. Gaebel W, Reed GM, Jakob R. Neurocognitive disorders in ICD-11: a new proposal and its outcome. World Psychiatry 2019;18(2):232–233. https://doi.org/10.1002/wps.20634
10. 5-step-briefing on SNOMED CT: https://www.snomed.org/five-step-briefing (Zugriff am 06.09.2023)
11. Gaebel W, Riesbeck M, Zielasek J, et al. Web-based field studies on diagnostic classification and code assignment of mental disorders: Comparison of ICD-11 and ICD-10. Fortschr Neurol Psychiatr 2018; 86: 163–171

Innovationen der ICD-11

2

Lars Hölzel

Der umfangreiche, etwa 15-jährige Revisionsprozess, der der Veröffentlichung der ICD-11 vorausgegangen ist, hat die Diagnostik nach ICD durch die umfangreichen 15-jährigen Entwicklungsarbeiten auf eine völlig neue Basis gestellt. Dieses Kapitel möchte einerseits die neue Strukturierung der ICD-11 darstellen und eine Orientierung für den Gebrauch der ICD-11 und ihre neue Einordnung in andere Klassifikationssysteme geben. Andererseits werden die inhaltlichen Innovationen erläutert. Die ICD-11 steht nicht für sich allein, sondern reiht sich in eine Familie internationaler Klassifikationssysteme der Weltgesundheitsorganisation (WHO, „World Health Organization" **„(Family of International Classification" [FIC]**) ein. Hierzu zählen u. a. die „International Classification of Functioning, Disability and Health (ICF)", die „International Classification of Health Interventions (ICHI)", die „International Classification of Primary Care (ICPC)", die „International Classification of Disease for Oncology (ICD-O)" und weitere (WHO 2024).

L. Hölzel (✉)
Oberberg Parkklinik Wiesbaden Schlangenbad, Schlangenbad, Deutschland
E-Mail: lars.hoelzel@oberbergkliniken.de

Oberberg Tagesklinik Frankfurt am Main, Frankfurt am Main, Deutschland

Klinik für Psychiatrie und Psychotherapie, Universitätsmedizin Mainz, Mainz, Deutschland

L. Hölzel und M. Berger (Hrsg.), *ICD-11 – Psychische Störungen*,
https://doi.org/10.1007/978-3-662-67687-5_2

Eine der grundlegendsten Änderungen im Vergleich zur ICD-10 liegt in dem Medium, mit dem die Inhalte der ICD-11 zur Verfügung gestellt werden. War die ICD-10 noch analog als Buch konzipiert und verbreitet, stellt die WHO die ICD-11 nun primär als **Onlineversion** unter: https://icd.who.int/en bzw. in der deutschen Übersetzung über das BfArM unter https://www.bfarm.de/DE/Kodiersysteme/Klassifikationen/ICD/ICD-11/uebersetzung/_node.html zur Verfügung.

> Die deutsche Version des Bundesinstituts für Arzneimittel und Medizinprodukte (BfArM) ist aktuell (Stand: November 2024) weniger umfangreich als die englischsprachige Version der WHO, die auch weiterführende Informationen zur klinischen Anwendung der Diagnosen und Spezifika für Subgruppen (Altersgruppen, kulturelle Unterschiede) umfasst.

Durch die Digitalisierung der ICD-11 ergibt sich die Möglichkeit einer **kontinuierlichen Anpassung** des Diagnosesystems an neue wissenschaftliche Entwicklungen und Erkenntnisse, d. h. im Sinne eines **„Living Documents"** (Sartorius 2010). Durch den Onlinezugang kann sichergestellt werden, dass weltweit alle klinisch Tätigen immer auf dem aktuellen Stand sind. Das digitale Format erleichtert die Nutzung über eine Suchfunktion. So bietet die ICD-11-Homepage die Möglichkeit, mithilfe von zwei unterschiedlichen Suchfunktionen zu suchen. Mithilfe der Suchfunktion auf der Homepage mit dem blauen Layout (https://icd.who.int/browse/2024-01/mms/en) kann die „ICD-11 Mortality and Morbidity Statistics Tabular List" durchsucht werden (s.u.). Die Seite bietet die Optionen Schnellsuche („Quick Search"), erweiterte Suche („Advanced Search") und Durchsehen über die Hierarchie („Browsing via the Hierarchy"). Die Suche mittels Schnellsuche („Quick Search") ermöglicht eine schnelle Orientierung. Bereits während getippt wird, wird eine Auswahl an passenden Begriffen angezeigt. Mithilfe von sogenannten „Wildcards" (*) kann nach beliebigen Zeichenfolgen und dadurch nach ähnlichen Begriffen gesucht werden. So kann beispielsweise mit dem Suchbegriff „Depres*" nach allen Worten gesucht werden, die mit den Anfangsbuchstaben „Depres" anfangen, also beispielsweise „Depression", „depressiv", „depressiogen" usw. Mit der erweiterten Suche („Advanced Search") kann eine differenziertere Suche durchgeführt werden. Über die Option Durchsehen über die Hierarchy („Browsing via the Hierarchy"), also der Nutzung der links im Bildschirm dargestellten Struktur des ICD-11 mit allen Unterkapiteln, bei der man durch Klicken auf den jeweiligen Pfeil die Unterkategorien anzeigen kann, kann ein Überblick über die Strukturierung der ICD-11 erlangt werden (vgl. Abb. 2.1).

Neben der blauen Version gibt es auch noch einen **orangefarbenen Browser.** Bei diesem handelt es sich um das ICD-11 der „Maintenance Platform for the WHO Family of International Classifications (WHO-FIC)", auf der sich die aktuelle Arbeitsversion der **„ICD-11 Mortality and Morbidity Statistics Tabular List"** befindet.

ICD-11 for Mortality and Morbidity Statistics 2024-01

Type for starting the search

▽ ICD-11 for Mortality and Morbidity Statistics
  ▷ 01 Certain infectious or parasitic diseases
  ▷ 02 Neoplasms
  ▷ 03 Diseases of the blood or blood-forming organs
  ▷ 04 Diseases of the immune system
  ▷ 05 Endocrine, nutritional or metabolic diseases
  ▽ 06 Mental, behavioural or neurodevelopmental disorders
    ▷ Neurodevelopmental disorders
    ▷ Schizophrenia or other primary psychotic disorders
    ▷ Catatonia
    ▽ Mood disorders
      ▷ Bipolar or related disorders
      ▽ Depressive disorders
        ▽ 6A70 Single episode depressive disorder
            6A70.0 Single episode depressive disorder, mild
            6A70.1 Single episode depressive disorder, moderate, without psychotic symptoms
            6A70.2 Single episode depressive disorder, moderate, with psychotic symptoms
            6A70.3 Single episode depressive disorder, severe, without psychotic symptoms
            6A70.4 Single episode depressive disorder, severe, with psychotic symptoms
            6A70.5 Single episode depressive disorder, unspecified severity
            6A70.6 Single episode depressive disorder, currently in partial remission
            6A70.7 Single episode depressive disorder, currently in full remission
            6A70.Y Other specified single episode depressive disorder
            6A70.Z Single episode depressive disorder, unspecified

Abb. 2.1 „Browsing via the Hierarchy".
(Quelle: https://icd.who.int/browse/2024-01/mms/en)

Der **blaue Browser** basiert auf der aktuellen klinischen Version der ICD-11, bei der **orangefarbenen Version** handelt es sich um eine Arbeitsversion. Für den klinischen Gebrauch sollte aber stets die blaue Version verwendet werden.

Insgesamt erlaubt die Digitalisierung eine größere Flexibilität bei der Struktur der ICD-11. Die alte Struktur der ICD-10 besteht aus einem Buchstaben an erster Stelle des Codes, welcher für das jeweilige Kapitel steht (im Falle der „Psychischen und Verhaltensstörungen" dem „F", gefolgt von einer Ziffer). Die ICD-10 ist somit auf 26 Kapitel mit jeweils maximal 10 Unterkategorien beschränkt. Die Anzahl der Kapitel und diagnostischen Unterkategorien konnte in der bestehenden Struktur nicht erweitert werden. Bei der Revision wurden diese Beschränkungen durch eine neue Art der Kodierung aufgehoben (Reed et al. 2019). Die Kapitel der ICD-11 sind nun nummeriert. Somit können im „Living Document" jederzeit auch neue Kapitel ergänzt werden.

Das Kapitel 06 „Psychische Störungen, Verhaltensstörungen oder neuronale Entwicklungsstörungen" stellt in der ICD-11 die Entsprechung zum Kapitel F der ICD-10 dar. Die Anzahl der Unterkategorien innerhalb des Kapitels 06 hat sich in der ICD-11 im Vergleich zur Vorgängerversion von 10 auf 23 diagnostische Einheiten mehr als verdoppelt (s. Abb. 2.2). Dabei wurden viele Kategorien der ICD-10 auf unterschiedliche Einheiten in der ICD-11 verteilt.

Auch im Aufbau des Diagnosesystems haben sich grundlegende Änderungen ergeben, die hier kurz als Hilfestellung bei der Verwendung der ICD-11 dargestellt werden sollen. In der ICD-11 sind die Kategorien in Form einer sogenannten *Eltern-Kind-Beziehung* („Parents-Child-Relationship") strukturiert. Dabei werden Kategorien, die in der Hierarchie einen Oberpunkt darstellen als „Eltern" (Parents) und Unterpunkte als „Kinder" (Children) bezeichnet. Auf Ebene der „Kinder" werden detailliertere Informationen bereitgestellt. Einheiten („Kinder"), die einer gemeinsamen Oberkategorie zugeordnet sind, werden als „Geschwister" bezeichnet. Jede der diagnostischen Einheiten fügt sich in dieses System aus Eltern-Kind-Beziehungen ein. Manche Einheiten können korrekt an mehreren Stellen in der ICD-11 eingeordnet werden. Dies wird als **„Multiple Parenting"** bezeichnet.

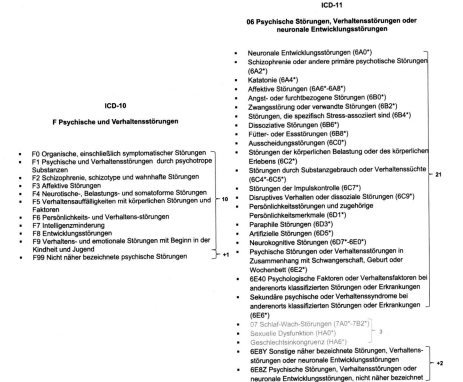

ICD-11

06 Psychische Störungen, Verhaltensstörungen oder neuronale Entwicklungsstörungen

- Neuronale Entwicklungsstörungen (6A0*)
- Schizophrenie oder andere primäre psychotische Störungen (6A2*)
- Katatonie (6A4*)
- Affektive Störungen (6A6*-6A8*)
- Angst- oder furchtbezogene Störungen (6B0*)
- Zwangsstörung oder verwandte Störungen (6B2*)
- Störungen, die spezifisch Stress-assoziiert sind (6B4*)
- Dissoziative Störungen (6B6*)
- Fütter- oder Essstörungen (6B8*)
- Ausscheidungsstörungen (6C0*)
- Störungen der körperlichen Belastung oder des körperlichen Erlebens (6C2*)
- Störungen durch Substanzgebrauch oder Verhaltenssüchte (6C4*-6C5*)
- Störungen der Impulskontrolle (6C7*)
- Disruptives Verhalten oder dissoziale Störungen (6C9*)
- Persönlichkeitsstörungen und zugehörige Persönlichkeitsmerkmale (6D1*)
- Paraphile Störungen (6D3*)
- Artifizielle Störungen (6D5*)
- Neurokognitive Störungen (6D7*-6E0*)
- Psychische Störungen oder Verhaltensstörungen in Zusammenhang mit Schwangerschaft, Geburt oder Wochenbett (6E2*)
- 6E40 Psychologische Faktoren oder Verhaltensfaktoren bei anderenorts klassifizierten Störungen oder Erkrankungen
- Sekundäre psychische oder Verhaltenssyndrome bei anderenorts klassifizierten Störungen oder Erkrankungen (6E6*)
- 07 Schlaf-Wach-Störungen (7A0*-7B2*)
- Sexuelie Dysfunktion (HA0*)
- Geschlechtsinkongruenz (HA6*)
- 6E8Y Sonstige näher bezeichnete Störungen, Verhaltensstörungen oder neuronale Entwicklungsstörungen
- 6E8Z Psychische Störungen, Verhaltensstörungen oder neuronale Entwicklungsstörungen, nicht näher bezeichnet

ICD-10

F Psychische und Verhaltensstörungen

- F0 Organische, einschließlich symptomatischer Störungen
- F1 Psychische und Verhaltensstörungen durch psychotrope Substanzen
- F2 Schizophrenie, schizotype und wahnhafte Störungen
- F3 Affektive Störungen
- F4 Neurotische-, Belastungs- und somatoforme Störungen
- F5 Verhaltensauffälligkeiten mit körperlichen Störungen und Faktoren
- F6 Persönlichkeits- und Verhaltens-störungen
- F7 Intelligenzminderung
- F8 Entwicklungsstörungen
- F9 Verhaltens- und emotionale Störungen mit Beginn in der Kindheit und Jugend
- F99 Nicht näher bezeichnete psychische Störungen

Abb. 2.2 Kategorien in der ICD-10 und ICD-11 (Husemann et al. 2024)

Wichtig ist es, den Begriff der Eltern-Kind-Beziehung im Kontext der ICD-11 zu kennen, um Verwirrung und Missverständnisse zu vermeiden. Zudem ist es hilfreich zu verstehen, dass eine Kategorie unterschiedlichen Oberkategorien zugeordnet werden kann.

Des Weiteren erlaubt die Digitalisierung eine einfache Verlinkung der diagnostischen Kategorien durch sogenannte **Crosslinks** (https://icd.who.int). Diese Möglichkeit wurde genutzt, um Kategorien, bei denen ein „Multiple Parenting" möglich ist, gleichzeitig mehreren übergeordneten Kategorien zuzuordnen. So werden beispielsweise „Primäre Tics oder Ticstörungen" vorrangig dem Kapitel 08 „Krankheiten des Nervensystems" zugeordnet, aber als „Crosslink" auch im Kapitel 06 „Psychische Störungen, Verhaltensstörungen oder neuronale Entwicklungsstörungen" unter der Kategorie „Neuronale Entwicklungsstörungen" gelistet. In einigen diagnostischen Kategorien tauchen deshalb – im Browser der WHO **hellgrau dargestellt** – Störungen auf, die primär einer anderen Kategorie zugeordnet werden. Schließlich erlaubt die Digitalisierung eine sehr viel differenziertere

Kodierung des klinischen Bildes. So können neben der Diagnose (beispielsweise 6A70.1 „Einzelne depressive Episode, mittelgradig, ohne psychotische Symptome") noch weitere klinisch wichtige Informationen (beispielsweise 6A80.1 „Panikattacken bei affektiven Episoden") kodiert werden. Diese Codes werden durch **Sonderzeichen** („/" bei Stammcodes bzw. „&" bei Zusatzcodes) voneinander getrennt dokumentiert (z. B. Code: 6A70.1/6A80.1) (https://icd.who.int/en).

Die Digitalisierung der ICD trägt der technischen und gesellschaftlichen Entwicklung Rechnung, d.h. der zunehmenden Nutzung von Onlineinhalten. Allerdings ergeben sich durch die Publikation als Onlineversion auch noch weitergehende Implikationen. So lässt sich die Verfügbarkeit der ICD-11, gerade in Ländern mit niedrigerem Einkommen durch die kostenfreie Bereitstellung, deutlich erhöhen und Hürden der Anwendung abbauen. Der Zugang zum Internet stellt allerdings eine Voraussetzung dar, und Gegenden ohne ausreichenden Zugang könnten hierdurch weiter benachteiligt werden. Ob die ICD-11 auch in einer gedruckten Version erscheinen wird, ist aktuell noch unklar, eine Version zum Ausdrucken wird allerdings über die Homepage bereitgestellt. Auf Deutschland und den hiesigen Versorgungskontext bezogen stellt die digitale Verfügbarkeit der ICD-11 einen komfortablen Zugangsweg zum stets aktuellen Diagnosesystem dar. Die Bereitstellung eines sich ständig weiterentwickelnden „Living Documents" weist allerdings den Nachteil auf, dass es jederzeit zu bedeutsamen Änderungen kommen könnte. Die Verbindlichkeit im Sinne der zeitlichen Konsistenz der Inhalte wird hierdurch beeinträchtigt.

Das Auffinden relevanter Informationen wird durch die Suchfunktion und die „Crosslinks" deutlich vereinfacht. Allerdings erfordert die neue Form der ICD eine umfassende Schulung des klinisch tätigen Personals.

Durch die neue Art der Kodierung werden die Diagnose und die klinisch relevante Zusatzinformation als eigenständige Informationen verschlüsselt und stehen somit auch für Analysen zur Verfügung. Hierdurch werden die wissenschaftlichen Auswertungsmöglichkeiten deutlich vereinfacht (beispielsweise ist dadurch eine einfache Suche nach allen affektiven Störungen mit Panikattacken möglich).

Um die Gestaltung der ICD-11 nachvollziehen zu können, ist es hilfreich, sich die Aufgabe der WHO zu vergegenwärtigen. Ziel der WHO ist es, „die Verwirklichung des bestmöglichen Gesundheitsniveaus bei allen Menschen" zu erreichen (https://www.who.int/about/governance/constitution). Hierzu trägt die WHO u. a. bei, indem sie weltweit Gesundheits- bzw. Krankheitsdaten erhebt, die auf nationaler und internationaler Ebene Grundlage für gesundheitspolitische Entscheidungen darstellen können.

Natürlich stellte der aktuelle **Stand der Wissenschaft** auch bei der Entwicklung der ICD-11 – wie bei klassifikatorischen oder diagnostischen Systemen generell – die Basis dar. Für die WHO waren aber auch andere grundlegende Ziele von hoher Wichtigkeit. Das System sollte nicht nur wissenschaftlichen Ansprüchen genügen, sondern weltweit Akzeptanz auch in der klinischen Praxis finden. Dies ist auch deshalb im Sinne der Ziele der WHO, da nur ein System, das weltweit und in unterschiedlichsten Versorgungskontexten regelhaft Anwendung findet, die Daten für gesundheitspolitische Entscheidungen auf politischer Ebene liefern kann. Die Aspekte **der klinischen Nützlichkeit** („Clinical Utility") und der **weltweiten Anwendbarkeit** („Global Applicability") waren deshalb für die Entwicklung der ICD von entscheidender Bedeutung (Reed 2010; International Advisory Group for the Revision of the ICD-10 Mental and Behavioural Disorders 2011). Dabei war insbesondere zu berücksichtigen, dass vor allem in strukturschwächeren Ländern psychisch Erkrankte nicht vorrangig durch spezialisierte Gesundheitsberufe, wie Psychiater und Psychotherapeuten, sondern durch Gesundheitsberufe mit einer breiteren Ausrichtung, wie Gemeindekrankenschwestern, versorgt werden. Auch in diesen Ländern soll die ICD-11 breite Akzeptanz und Anwendung finden. Der Berücksichtigung von Versorgungsrealitäten und kulturellen Aspekten wurde deshalb bei der Erstellung der ICD-11 eine besondere Bedeutung beigemessen und dementsprechend Vertreter aus allen WHO-Weltregionen bereits in den Entwicklungsprozess miteinbezogen.

Eine entscheidende Innovation, da wichtige Ergänzung der klinischen Kriterien der ICD-11, sind die Clinical Descriptions and Diagnostic Requirements (**CDDR**), welche den Kliniker bei der korrekten Klassifikation in der klinischen Routine unterstützen sollen. Sie beschreiben u. a. **kulturelle, alters- und geschlechtsspezifische Unterschiede** in Form von Variationen bezüglich Prävalenz und Symptomatik und ihre Auswirkungen auf Diagnostik und Behandlungsentscheidungen (Pezzella 2022). Die CDDR kann unter https://www.who.int/publications/i/item/9789240077263 heruntergeladen werden.

> Die Berücksichtigung kultureller und sozioökonomischer Faktoren bei der Diagnosestellung besitzt, auch aufgrund des weltweit hohen Anteils von Menschen mit Migrationshintergrund, eine hohe und weiter zunehmende Bedeutung, weshalb es begrüßenswert ist, mit der ICD-11 ein Instrumentarium zu haben, dass diese Unterschiede adäquat berücksichtigt. Da die Störungsbilder von Kindern und Jugendlichen nicht mehr getrennt von denen im Erwachsenenalter aufgeführt werden (s. u.), sind die Darstellung altersspezifischer Störungscharakteristika für die Diagnostik ebenso bedeutungsvoll wie die geschlechtsspezifischen Unterschiede.

Wie oben beschrieben, wurde darauf geachtet, die Anwendbarkeit in den weltweit sehr unterschiedlichen Versorgungssituationen mitzudenken und die Diagnosekriterien global handhabbar zu gestalten (Reed et al. 2019). Bei der ICD-11 wurden deshalb die wesentlichen **klinischen Merkmale** der Störungen in das Zentrum der

Diagnostik gestellt. Auf häufig in der ICD-10 verwendete, operationalisierte **Cut-Off-Werte** bezüglich der für die Diagnosestellung notwendigen Anzahl an Symptomen oder der Dauer der Störung wurde, da in der Regel nicht evidenzbasiert, **weitgehend verzichtet.** Nur bei Vorliegen eindeutiger, über Länder- und Kulturgrenzen hinweg übereinstimmender wissenschaftlicher Befunde, wurde hiervon abgewichen (Reed et al. 2019).

Neben diesen formalen und strukturellen Änderungen gibt es auch zahlreiche **inhaltliche Änderungen** in der ICD-11:

Im fachlichen Diskurs der letzten zwei Jahrzehnte hat sich zunehmend die Erkenntnis durchgesetzt, dass die Unterscheidung von psychischen Störungen der Kindheit und Jugend von Störungen des Erwachsenenalters künstlich ist und in der Versorgung bislang teilweise zu Versorgungsdiskontinuitäten führte. So kam es beispielsweise häufig bei der „Einfachen Aktivitäts- und Aufmerksamkeitsstörung" (F90.0) der ICD-10 zu einer Diskontinuität in der Behandlung mit Erreichen des Erwachsenenalters. Zudem stellte die Kategorie „Verhaltens- und emotionale Störungen mit Beginn in der Kindheit und Jugend" (F9) der ICD-10 eine Hürde für die Vergabe von Diagnosen im Erwachsenenalter dar, wenn die Diagnose nicht bereits in der Kindheit oder Jugend diagnostiziert wurde. So wurde beispielsweise dem Bereich des Autismus im Erwachsenenalter lange Zeit zu wenig Beachtung geschenkt. Es erscheint deshalb folgerichtig, dass in der ICD-11 **psychische Erkrankungen über die Lebensspanne** betrachtet werden (**„Lifespan Approach"**) (vgl. Reed et al. 2019). Das heißt, bei jeder Erkrankung werden Besonderheiten auch für Kindheit und Jugend bzw. das höhere Lebensalter reflektiert. Die Kategorie „Verhaltens- und emotionale Störungen mit Beginn in der Kindheit und Jugend" wurde aufgegeben und die dort enthaltenen Kategorien den Kapiteln zugeordnet, mit denen sie die größte inhaltliche Überschneidung aufwiesen (vgl. Abb. 2.3).

Die Betrachtung der Erkrankungen über die Lebensspanne findet ihren Niederschlag auch in der Anordnung der diagnostischen Kategorien innerhalb des Kapitels 06 „Psychische Störungen, Verhaltensstörungen oder neuronale

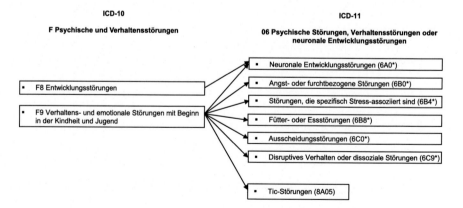

Abb. 2.3 Zuordnung der Kategorien der Störungen mit Beginn in der Kindheit und Jugend in der ICD-11 (Walter et al. 2024)

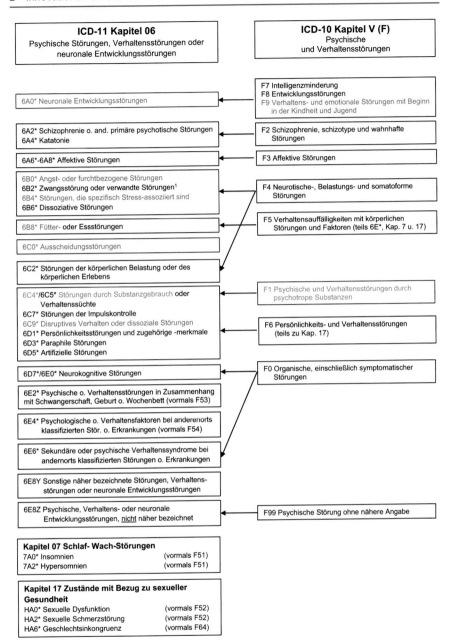

Abb. 2.4 Verschiebungen zwischen den Kategorien in der ICD-11 und ICD-10
Die linke Seite zeigt die Kategorien der Kapitel 06 sowie 07 und 17 (diese beinhalten Störungsbilder, die in der ICD-10 noch als psychische Störungen angesehen wurden) der ICD-11 sowie die dazugehörigen Codes in der dort gelisteten Reihenfolge. Rechts sind die dazugehörigen F-Kategorien der ICD-10 dargestellt. Die Änderungen aus F5 sind zum Teil nur in den Boxen und nicht durch Pfeile angezeigt. Blau markierte ICD-11-Kategorien beinhalten die in der ICD-10 als F9 kodierten Störungsbilder mit Beginn in Kindheit und Jugend. In Orange wird die genaue Zuordnung der Störungen durch Substanzen verdeutlicht, in der ICD-11 bilden Substanz- und Verhaltenssüchte eine gemeinsame Kategorie, aber mit unterschiedlicher dritter Stelle im Code (Walter et al. 2024)

Entwicklungsstörungen" (vgl. Abb. 2.4). So stehen innerhalb dieses Kapitels „Neuronale Entwicklungsstörungen" ganz am Anfang und „Neurokognitive Störungen" relativ am Ende.

Die Aufhebung der künstlichen Trennung zwischen Störungen des Kindes- und Jugendalters und des Erwachsenenalters und die Betrachtung psychischer Störungen über die Lebensspanne ist sehr zu begrüßen. So sprechen empirische Befunde sowie die klinische Erfahrung dafür, dass eine Erkrankung in verschiedenen Lebensphasen auftreten die Ausgestaltung der Erkrankung aber in unterschiedlichen Altersklassen anders ausfallen kann. Bislang ist das Gesundheitssystem in der Versorgung und damit auch in der Weiterbildung des Personals für Erwachsene und für Kinder und Jugendliche getrennt. Es wäre wünschenswert, dass die Änderungen in der ICD-11 auch zu einer Erweiterung des Blickfeldes und zu einer die Altersgrenzen übergreifenden Sichtweise beitragen.

Die Kategorien innerhalb des Kapitels 06 „Psychische Störungen, Verhaltensstörungen oder neuronale Entwicklungsstörungen" wurden gemäß dem Auftreten über die Lebensspanne hinweg angeordnet. Deshalb stehen „Neuronale Entwicklungsstörungen" am Beginn und „Neurokognitive Störungen" am Ende. Die Anordnung erscheint allerdings nicht stringent umsetzbar zu sein, da sich verschiedene Störungen nicht eindeutig bestimmten Lebensabschnitten zuordnen lassen. So treten beispielsweise depressive Störungen über die gesamte Lebensspanne hinweg auf, eine Zuordnung des Kapitels aufgrund des typischen Auftretens zu einem bestimmten Zeitpunkt in der Lebensspanne ist hier also nicht eindeutig möglich. Offensichtlich wird diese Logik spätestens dann verletzt, wenn die Kategorie „Psychische Störungen oder Verhaltensstörungen in Zusammenhang mit Schwangerschaft, Geburt oder Wochenbett", welches ein Thema des jungen und mittleren Lebensalters darstellt, auf das Kapitel „Neurokognitive Störungen" folgt, welches im Schwerpunkt Erkrankungen des höheren Lebensalters behandelt.

Eine weitere Entwicklung ist die Betonung der Sichtweise, psychische Störungen als eher **dimensionale Phänomene** zu verstehen. In vielen Bereichen der somatischen Medizin sind Erkrankungsentitäten durch eine weitgehend übereinstimmende Ätiopathogenese, Symptomatik, Verlauf und Therapierbarkeit der Einzelfälle kategorial abgrenzbar. Als charakteristisches Beispiel wird hier häufig die Diphtherie mit einem spezifischen Erreger, typischer Symptomatik, Verlaufscharakteristik und Therapierbarkeit genannt. Demgegenüber ist bei den meisten psychischen und psychosomatischen Störungsbildern, die nicht Folge einer organischen Erkrankung sind, eine solche klare Mehrebenencharakterisierung mit

eindeutiger Abgrenzung sowohl zum „noch Gesundsein" als auch zu anderen Erkrankungen mit ähnlicher Symptomatik (bezüglich des Diphtheriebeispiels andere
Infektionen der oberen Atemwege) bisher nicht möglich. Deshalb wird in der ICD-
10 zwar einerseits eben nicht von Erkrankungen im eigentlichen Sinne, sondern
klinisch deskriptiv von Störungsbildern gesprochen. Andererseits wird dann aber
mittels Operationalisierung der zur Diagnosestellung notwendigen Anzahl von
Symptomen eines Symptomclusters und von Zeitvorgaben doch eine meist nicht
validierte, kategoriale Abgrenzung von Entitäten unternommen. Gleiches gilt für
die Abgrenzung von „noch gesund" zu „schon krank".

In der ICD-10 waren bislang **dimensionale Diagnosen** nur bei einzelnen Diagnosen, wie der „Intelligenzminderung" (F7), explizit enthalten. Die ICD-11 weitet
die dimensionale Diagnostik auf die Diagnosen der „Körperstressstörung" (6C20),
der „Persönlichkeitsstörung" (6D10) und der „Demenz" aus. Auch bei diesen Störungen wird nun eine Schweregradeinteilung möglich (s. auch Kapitel 14, 18 und
21). Für den Bereich Autismus gibt es zudem eine Entwicklung hin zu einem dimensionalen Verständnis der Störung, weshalb in der ICD-11 der Begriff der „Autismus-Spektrum-Störung" gewählt wurde (vgl. Kapitel 4).

> Es ist aus wissenschaftstheoretischer und klinisch-praktischer Sicht zu be-
> grüßen, dass die ICD-11 nun vermehrt ein dimensionales Konzept psychi-
> scher Phänomene aufweist. Die Ansätze beziehen sich aber weiterhin nur
> auf einige wenige Störungen. Insbesondere im Bereich der Persönlichkeits-
> störungen ist fraglich, ob die Fokussierung primär auf die Schweregradein-
> schätzung angemessen ist, um diesem eigentlich mehrdimensionalen Konst-
> rukt gerecht zu werden (vgl. Kap. 15).

Neben diesen generellen Änderungen der ICD gibt es auch eine Reihe an **Änderungen auf Ebene der diagnostischen Kapitel** (vgl. Tab. 2.1) und bezüglich der
diagnostischen Kriterien psychischer Störungen (vgl. Reed et al. 2019). Vier diagnostische Kategorien, die in der ICD-10 Teil des Kapitels „Psychische Störungen,
Verhaltensstörungen oder neuronale Entwicklungsstörungen" der ICD-10 waren,
wurden in andere, z. T. neu erstellte, diagnostische Kapitel verschoben und werden damit nicht mehr primär den psychischen Störungen zugerechnet. Bei diesen
Kategorien handelt es sich um die „Nichtorganischen Schlafstörungen" (F51), die
„Sexuellen Funktionsstörungen" (F52), die „Störung der Geschlechtsidentität"
(F64) und die „Ticstörungen" (F95).

„Schlafstörungen" und „Sexuelle Funktionsstörungen" wurden in der ICD-10
in nichtorganische versus organische Störungen unterteilt. Während „Nichtorganische Schlafstörungen" den „Psychischen und Verhaltensstörungen" (Kapitel F)
zugeordnet wurden, wurden „Organische Schlafstörungen" anderen Kapiteln zugerechnet. Diese Unterscheidung kann inzwischen als überholt angesehen werden. Im neu gebildeten Kapitel 07 „Schlaf-Wach-Störungen" wurden in der ICD-
11 alle relevanten Schlafstörungen zusammengeführt. Gleiches gilt für sexuellen

Tab. 2.1 Die wichtigsten Innovationen des ICD-11

Kapitel	Wichtigste Innovationen
„Neuromentale Entwicklungsstörungen"	• Neue diagnostische Oberkategorie, die Besonderheiten der motorischen, kognitiven, sprachlichen, emotionalen, kommunikativen Entwicklung sowie der Lernentwicklung umfasst
„Schizophrenie oder andere primäre psychotische Störungen"	• Schizophrenie-Subtypen entfallen • Spezifizierung durch Symptomindikatoren wird obligatorisch
„Katatonie"	• Eigenständige Kategorie in ICD-11, die in direkter Verbindung mit einer Vielzahl an Erkrankungen diagnostiziert werden kann
„Affektive Störungen"	• Zusatzkodierung „mit psychotischen Symptomen" auch bei mittelschwerer Depressiver Episode • Neue Zusatzkodierung „teilremittiert" • Vergabe von „Qualifiern" bei Depressiven und Manischen Episoden (z. B. begleitende Angstsymptome, chronischem Verlauf, saisonalem Muster) • Auflösung der Kategorie „Anhaltende affektive Störung" (F34) • Neue Kategorien: „Bipolare Störung Typ II" (6A61), „Prämenstruelle dysphorische Störung" (GA34.41) und „Gemischte depressive Störung und Angststörung" (6A73)
„Angst- oder furchtbezogene Störungen"	• Integration der kinderspezifischen Kategorien („Emotionale Störung mit Trennungsangst des Kindesalters" (F93.0) und „Elektiver Mutismus" (F94.0)) • Modifikation der Kriterien von „Generalisierter Angststörung" (6B00), „Agoraphobie" (6B02) und „Spezifischer Phobie" (6B03) • Panikattacken können als Schweremerkmal bei anderen Angststörungen codiert werden
„Zwangsstörungen oder verwandte Störungen"	• Umfasst Störungen mit repetitiven, sich aufdrängenden Gedanken und Verhaltensweisen • Die Zwangsspektrumsstörungen des „Olfaktorische Referenzstörung" (6B22), des „Pathologischen Hortens" (6B24) und der „Skin-Picking-Störung" (6B25.1) werden neu eingeführt • Unterscheidung in „vorwiegend Zwangsgedanken" (F42.0), „vorwiegend Zwangshandlungen" (F42.1) und „Zwangsgedanken und -handlungen gemischt" (F42.2) entfällt • Diagnosekriterium der Ich-Dystonie entfällt

„Spezifisch Belastungs-assoziierte Störungen"	• Neue Diagnose der „komplexen Posttraumatischen Belastungsstörung" (6B41) und der „Anhaltende Trauerstörung" (6B42)
	• „Akute Belastungsreaktion" (F43.0) verliert den Status einer Störung
	• „Anpassungsstörung" (6B43) wird klarer definiert
	• Zwei Störungen aus dem Kindesalter werden der Kategorie zugeordnet:
	  – „Reaktive Bindungsstörung" (6B44)
	  – „Störung der sozialen Bindung mit enthemmtem Verhalten" (6B44)

(Fortsetzung)

Tab. 2.1 (Fortsetzung)

Kapitel	Wichtigste Innovationen
„Dissoziative Störungen"	• „Dissoziative Fugue" (F44.1) wurde in „Dissoziative Amnesie" (6B61) integriert • Unterscheidung von Dissoziativer Amnesie mit bzw. ohne Dissoziative Fugue • Verschiebung der „Depersonalisations-Derealisationssyndrom" (F48.1) zu „Dissoziative Störungen" • „Konversionsstörung" ⇒ „Dissoziative Störung mit neurologischen Symptomen" (6B60) • „Dissoziative Krampfanfälle" (F44.5)⇒ „Dissoziative Störung mit neurologischen Symptomen: nichtepileptischer Anfall" (6B60.4)
„Fütter- oder Essstörungen"	• Eigenes Kapitel • Neueinführung der „Störung mit Vermeidung oder Einschränkung der Nahrungsaufnahme" (6B83) und der „Binge-Eating Störung" (6B82) • Unterscheidung verschiedener Schweregrade bei der „Anorexia nervosa"(6B80): (signifikant, kritisch, in Remission)
„Ausscheidungsstörungen"	• Kategorie enthält ein eigenes Kapitel • Keine wegweisenden Neuerungen
„Somatische Belastungsstörung oder Störungen der Körpererfahrung"	• Zusammenfassung der „Somatoformen Störungen" (F45) zu einem Kapitel • Dimensionale Erfassung des Schweregrades • Verschiebung der „Hypochondrischen Störung" (F45.2) zu den „Zwangsstörungen oder verwandte Störungen" • Verzicht auf Unterscheidung zwischen medizinisch erklärlichen bzw. unerklärlichen körperlichen Beschwerden • „Körper-Integritäts-Identitätsstörung" [BIID] (6C21) neu eingeführt
„Störungen durch Substanzgebrauch oder Verhaltenssüchte"	• Neue Kategorien „Störungen aufgrund von Verhaltenssüchten" mit „Glücksspielstörung" (6C50) und „Computerspielstörung" (6C51) und als Unterkategorien „Schädliches Verhaltensmuster bei Gebrauch von [...]"
„Störungen der Impulskontrolle"	• „Trichotillomanie" (F63.3) wird den „Zwangsstörungen oder verwandten Störungen" zugeordnet • „Pathologisches Spielen" (F63.0) wird der neuen Kategorie der „Störungen durch Substanzgebrauch oder Verhaltenssüchte" zugeordnet
„Disruptives Verhalten oder dissoziale Störungen"	• Überführung der „Störungen des Sozialverhaltens" (F91) in das neue Kapitel „Disruptives Verhalten oder dissoziale Störungen" • Differenzierung zwischen disruptivem Verhalten und dissozialen Störungen
„Persönlichkeitsstörungen und zugehörige Persönlichkeitsmerkmale"	• Aufgabe des prototypischen Ansatzes zugunsten einer dimensionalen Schweregradeinteilung • Möglichkeit der Codierung von bis zu fünf Persönlichkeitsmerkmalen • Möglichkeit der Codierung von Persönlichkeitsproblemen • Veränderung des Zeitkriteriums
„Paraphile Störungen"	• Umfasst nur noch solche Erregungsmuster, die auch Risiken für Leib und Leben darstellen oder nicht einvernehmliche Handlungen mit anderen umfassen.

(Fortsetzung)

Tab. 2.1 (Fortsetzung)

Kapitel	Wichtigste Innovationen
„Artifizielle Störungen"	• Entstigmatisierung durch entfernen der Begriffe „Münchhausen-Syndrom" und „Münchhausen by proxy" • Unterscheidung in *„Artifizielle Störung, selbstbezogen"* (6D50) und *Artifizielle Störung, auf andere gerichtet (6D51)*
„Neurokognitive Störungen"	• Umfasst „Delir" (6D70), „leichte neurokognitive Störung" (6D71), „Amnestische Störung" (6D72) und „Demenz"
„Psychische Störungen oder Verhaltensstörungen in Zusammenhang mit Schwangerschaft, Geburt oder Wochenbett"	• Psychische Störungen oder Verhaltensstörungen in Zusammenhang mit Schwangerschaft, Geburt oder Wochenbett werden in einer Kategorie zusammengefasst
„Psychologische Faktoren oder Verhaltensfaktoren, die anderenorts klassifizierte Störungen oder Erkrankungen beeinflussen" (6E40)	• Differenziertere und umfassendere Charakterisierung • Negative Beeinflussung der körperlichen Erkrankung durch: – Psychische Störungen – Psychologische Symptome – Persönlichkeitsmerkmale – Maladaptives Gesundheitsverhalten – Belastungsbezogene physiologische Reaktionen
„Sekundäre psychische oder Verhaltenssyndrome bei anderenorts klassifizierten Störungen oder Erkrankungen"	• Neue Kategorie aus den Kapiteln „Andere psychische Störungen aufgrund einer Schädigung oder Funktionsstörung des Gehirns oder einer körperlichen Erkrankung" (F06) und „Persönlichkeits- oder Verhaltensstörungen aufgrund einer Erkrankung, Schädigung oder Funktionsstörung des Gehirns" (F07) der ICD-10
„Schlaf-Wach-Störungen"	• In dem neuen Kapitel wurden sowohl organische wie auch nichtorganische Schlafstörungen zusammengefasst
„Zustände mit Bezug zur sexuellen Gesundheit"	• In dem neuen Kapitel wurden sowohl organische wie auch nicht-organische sexuelle Störungen zusammengefasst

Störungen, die außerhalb des Kapitels 06 „Psychische Störungen, Verhaltensstörungen oder neuronale Entwicklungsstörungen" neu im Kapitel 17 „Zustände mit Bezug zur sexuellen Gesundheit" zusammengefasst sind. In beiden Bereichen wurde dadurch die künstliche Trennung in organische bzw. nichtorganische Störungen überwunden, indem ein neues, vom Kapitel 06 unabhängiges, Kapitel erstellt wurde.

> Organische und psychische Phänomene lassen sich bei vielen Störungen nicht klar voneinander trennen. Zudem werden durch eine Trennung in organische und nicht-organische Störungen künstlich Barrieren für eine multimodale Behandlung aufgeworfen. Die Aufhebung dieser künstlichen Trennung in organische und nicht-organische Störungen steht mit dem aktuellen wissenschaftlichen Diskurs in Einklang und ist sehr zu begrüßen.

Bei der Kategorie „Transgender" sollte eine stigmatisierende und inadäquate Zuordnung zu den psychischen Störungen vermieden werden. Insbesondere, da das Leid bei Transgender-Personen vornehmlich durch das Erleben von Stigmatisierung und Opfererfahrung bedingt wird und nicht durch den Zustand an sich (Reed et al. 2016). Dies ließ sich durch die Zuordnung zum neuen Kapitel 17 „Zustände mit Bezug zur sexuellen Gesundheit", welches unabhängig von den psychischen Störungen steht, adäquat abbilden.

Schließlich wird die Kategorie „Ticstörungen" (F95) in der ICD-11 primär dem Kapitel 08 „Krankheiten des Nervensystems" zugeordnet und nur noch per „Crosslink" auch zu „Neuromentale Entwicklungsstörungen" im Kapitel 06 „Psychische Störungen, Verhaltensstörungen oder neuronale Entwicklungsstörungen" zugeordnet. Einerseits wird damit die neurologische Grundlage der Störung betont, gleichzeitig wird damit aber auch der Relevanz von Psychiatern und Psychotherapeuten bei der Behandlung entsprochen (Reed et al. 2019).

In der ICD-11 werden neben den beschriebenen Änderungen der Zuordnung eine ganze Reihe an **neuen Störungen** eingeführt, die in der ICD-10 noch nicht enthalten waren (vgl. Reed et al. 2019). Hierzu gehören die Diagnosen „Katatonie", „Bipolare Störung Typ II" (6A61), „Körperdysmorphe Störung" (6B21), „Olfaktorische Referenzstörung" (6B22), „Pathologisches Horten" (6B24), „Körperbezogene repetitive Verhaltensstörungen" (6B25), „Komplexe posttraumatische Belastungsstörung" (6B41), „Anhaltende Trauerstörung" (6B42), „Binge-Eating-Störung" (6B82), Störung mit Vermeidung oder Einschränkung der Nahrungsaufnahme (6B83), „Körper-Integritäts-Identitätsstörung" (Body integrity dysphoria, BIID; 6C21), „Computerspielstörung" (6C51), „Zwanghafte sexuelle Verhaltensstörung" (6C72), „Intermittierende explosible Störung" (6C73) und „Prämenstruelle dysphorische Störung" (GA34.41). Wichtige Änderungen werden in Tab. 2.1 in Stichworten beschrieben und werden in den folgenden störungsspezifischen Kapiteln ausführlich dargestellt.

Eine weitere Innovation im Entstehungsprozess der ICD-11 stellen die begleitenden **Feldstudien** dar, bei denen international Kliniker bereits in die Entwicklung eingebunden wurden. Diese Vorarbeiten sollen hier nur beispielhaft aufgezeigt werden. So wurde mithilfe dieser Studien beispielsweise erfragt, wie Kliniker Klassifikationssysteme in der Praxis anwenden und welche Erwartungen und Wünsche sie an ein solches System stellen. Die große Mehrheit wünschte sich ein einfacheres System und im Gegensatz zum bisherigen, strikt an Kriterien orientierten ICD-10-System eine größere Flexibilität. Auch eine dimensionale Herangehensweise wurde befürwortet. Zudem wurde eine weltweite Anwendbarkeit gewünscht (Evans et al. 2013; Reed et al. 2011). Die Ergebnisse dieser und anderer Erhebungen gingen zunächst in die Weiterentwicklung von ICD-10 zu ICD-11 ein. Auch die Implementierung der ICD-11 und die Anwendung der dazu gehörenden CDDR wurden mithilfe von Feldstudien untersucht. Dabei wurden sowohl **Studien mit Fallvignetten** im Internet als auch **Studien im klinischen Setting** durchgeführt. Hierfür wurde ein internationales Netzwerk von Klinikern, das **WHO Global Clinical Practice Network** (https://gcp.network/), ins Leben gerufen, welches weltweit mehr als 16.000 Kliniker, überwiegend Psychiater und Psychologen, aus 159 Ländern umfasst (Pezzella 2022).

In einer großen, beinahe 1.000 Kliniker umfassenden randomisierten internetbasierten Feldstudie wurden die diagnostischen Eigenschaften bei zehn Störungen untersucht (Gaebel et al. 2020). Hierzu mussten die Kliniker entweder die ICD-10 oder die ICD-11 auf Fallvignetten anwenden. Es zeigte sich eine deutliche Überlegenheit der Treffsicherheit bei der ICD-11 gegenüber der ICD-10. Unter Anwendung der ICD-11 wurden 71,9 %, mit der ICD-10 nur 53,2 % der Fallvignettendiagnosen korrekt gestellt. Zudem erreichte die ICD-11 auch bessere Bewertungen bezüglich der von den Klinikern eingeschätzten Nützlichkeit (Einfachheit der Anwendung, Passung, Klarheit) sowie bezüglich der Zeit, die für die Diagnosestellung notwendig war. Dieser Unterschied war allerdings dadurch bedingt, dass in den Fallvignetten auch in der ICD-11 neu eingeführte Diagnosen enthalten waren. Ohne diese Diagnosen waren beide Diagnosesysteme bezüglich der untersuchten Kriterien vergleichbar, lediglich in der Einfachheit der Anwendung war die ICD-11 überlegen.

> Die ICD-11 erwies sich der ICD-10 bezüglich des Anteils korrekter Fallvignettendiagnosen als ebenbürtig und im Vergleich zur ICD-10 als einfacher in der Anwendung. Zusätzlich ist die ICD-11 in der Lage, einige Symptomkonstellationen abzubilden, welche die ICD-10 bislang unzureichend abgebildet hat.

In einer anderen großen klinischen Studie wurde die Interrater-Reliabilität von ICD-10 und ICD-11 in einem klinischen Setting untersucht (Reed et al. 2018). Hierbei wurde die Übereinstimmung zwischen zwei klinischen Interviewern bei Anwendung der ICD-11 bei mehr als 1800 klinischen Patienten untersucht. Die Studie wurde weltweit in 13 Ländern durchgeführt und umfasste Brasilien, Kanada, China, Indien, Italien, Japan, Libanon, Mexiko, Nigeria, Russland, Südafrika, Spanien und Tunesien. Es zeigten sich moderate bis sehr gute Übereinstimmungen zwischen den Klinikern (Kappa-Koeffizienten). Die niedrigsten Übereinstimmungen (Kappa) wiesen die „Dysthyme Störung" (0,45) und die „Akute vorübergehende psychotische Störung" (0,45) auf. Die höchsten Werte zeigten sich für „Schizophrenie" (0,87) und „Bipolare Störung Typ I" (0,84). Ebenfalls gute Übereinstimmungen zeigten sich für „Schizoaffektive Störung" (0,66), „Wahnhafte Störung" (0,69), „Bipolare Störung Typ II" (0,62), „Einzelne depressive Episode" (0,64), „Rezidivierende depressive Störung" (0,74), „Generalisierte Angststörung" (0,62), „Agoraphobie" (0,62) und „Anpassungsstörung" (0,73). Geringere Übereinstimmungen ergaben sich für „Panikstörung" (0,57), „Posttraumatische Belastungsstörung" (0,49) und die neue Kategorie der „Komplexen Posttraumatischen Belastungsstörung" (0,56). Im Vergleich zu einer ähnlichen Feldstudie, die mit der ICD-10 durchgeführt wurde, zeigten sich insgesamt etwas bessere Werte für die ICD-11. Insbesondere „Schizoaffektive Störung", „Generalisierte Angststörung", „Soziale Phobie" und „Anpassungsstörung" scheinen in der ICD-11 mit einer höheren Übereinstimmung erfasst zu werden. Für „Panikstörung" und

„Akute vorübergehende psychotische Störung" scheint sich die Übereinstimmung eher verschlechtert zu haben.

In Tab. 2.2 werden Reliabilität und Korrektheit von Diagnosen auf Grundlage von ICD-11 bzw. ICD-10 miteinander verglichen.

Die beiden dargestellten Studien können hier nur exemplarisch für die gesamte Forschungsliteratur stehen. Die Frage nach den statistischen Gütekriterien der ICD-11 wurde und wird auch in vielen anderen Studien (beispielsweise Kogan et al. 2020; Peterson et al. 2019; Rebello et al. 2019; Robles et al. 2022) untersucht.

> Insgesamt zeichnet sich bislang ab, dass die Übereinstimmung der Diagnosen bei der ICD-11 im Vergleich zur ICD-10 auf einem vergleichbaren Level geblieben zu sein scheint, auch wenn die ICD-11 auf spezifische Vorgaben bezüglich Zeitlänge, Anzahl der Symptome etc. weitgehend verzichtet. In Deutschland werden in der Praxis häufig die Forschungskriterien bzw. das ebenfalls auf den Forschungskriterien basierende Handbuch der ICD-10 angewendet (informell auch als grünes bzw. rotes Buch bezeichnet). In dieser Version sind die diagnostischen Kriterien genauer definiert und die Reliabilität im Vergleich zu den hier untersuchten klinisch-diagnostischen Versionen (informell als blaues Buch bezeichnet) höher. Eine entsprechende Forschungsversion der ICD-11 befindet sich noch in Entwicklung und wird noch einige Zeit auf sich warten lassen. Für die Versorgungssituation aussagekräftige Vergleiche werden damit erst nach der Veröffentlichung dieser Version vorliegen.

Insgesamt stellt die ICD-11 eine grundlegende Neuerung der ICD dar. Mit dem neuen Format einer Onlineversion, die als „Living Document" zu verstehen ist, trägt die ICD-11 der Digitalisierung im Gesundheitswesen Rechnung. Diese neue Struktur stellt eine Loslösung von bisher jahrzehntelang starren, einmal festgesetzten Diagnosekriterien dar und ermöglicht es, die Struktur zeitnah an einschneidenden wissenschaftlichen Entwicklungen auszurichten. Bei der Überarbeitung wurden die Wünsche der Kliniker nach einem einfachen und weltweit anwendbaren Diagnosesystem berücksichtigt und auf künstliche Cut-Off-Werte bezüglich der Anzahl der Symptome oder der Mindestdauer weitgehend verzichtet. Trotzdem scheint die ICD-11 der ICD-10 auch bezüglich statistischer Kenngrößen ebenbürtig zu sein. Auch die Berücksichtigung kultureller Unterschiede und Unterschiede in der Symptomausgestaltung über die Lebensspanne und das Geschlecht stellen eine Stärke der ICD-11 dar. Zusätzlich werden verstärkt dimensionale Ansätze zur Beschreibung der Störungen verwendet. Auch wenn die ICD-11 erst zu einem zurzeit noch unklaren Datum in der nahen Zukunft in die Versorgung eingeführt wird, haben die Neuerungen schon heute maßgeblichen Einfluss auf die Fachliteratur,

Aus- und Weiterbildung der mit dem Thema psychische Gesundheit verbundenen Fachberufe, aber auch dem klinischen Alltag und der Forschung. Lediglich im Abrechnungswesen wird die ICD-10 noch für wenige Jahre bestimmend sein.

Tab. 2.2 Vergleich von Reliabilität und Korrektheit der Klassifikation zwischen ICD-11 und ICD-10

Kategorien	Interraterreliabilität, Kappa (N)[1]		Korrekte Diagnosen in Prozent (N)[2]		
	ICD-11	ICD-10	N	ICD-11	ICD-10
Schizophrenie	0,87 (725)	0,81 (490)	94	74,4%	78,4%
Schizoaffektive Störungen	0,66 (189)	0,48 (148)	95	63,5%	44,2%
Akute vorübergehende psychotische Störung	0,45 (40)	0,65 (146)			
Wahnhafte Störung	0,69 (30)	0,62 (83)			
Bipolare Störung Typ I (ICD-11) Manische Episode bzw. Bipolare affektive Störung (ICD-10)	0,84 (351)	0,69 (53) 0,81 (259)			
Einzelne depressive Episode	0,64 (191)	0,66 (353)			
Rezidivierende depressive Störung	0,74 (267)	0,69 (302)	97	81,6%	66,7%
Dysthyme Störung	0,45 (57)	0,36 (101)			
Generalisierte Angststörung	0,62 (129)	0,48 (67)			
Panikstörung	0,57 (59)	0,74 (31)			
Agoraphobie	0,62 (46)	0,51 (22)			
Soziale Angststörung	0,88 (38)	0,41 (22)			
Posttraumatische Belastungsstörung	0,49 (51)	0,62 (23)			
Anpassungsstörung	0,73 (82)	0,54 (107)	92	34,6%	55,0%

Kappa: <0,4=schwache; 0,4–0,59 = mäßige; 0,6–0,74 = gute; ≥0,75 = sehr gute Übereinstimmung; = höhere Übereinstimmung bzw. höherer Anteil korrekter Diagnosen; [1]Reed et al. 2018, [2]Gaebel et al. 2020

Literatur

Evans SC, Reed GM, Roberts MC (2013) Psychologists' perspectives on the diagnostic classification of mental disorders: results from the WHO-IUPsyS Global Survey. Int J Psychol, 48(3): 177–93

Gaebel W, Stricker J, Riesbeck M. et al. (2020) Accuracy of diagnostic classification and clinical utility assessment of ICD-11 compared to ICD-10 in 10 mental disorders: findings from a web-based field study. Eur Arch Psychiatry Clin Neurosci, 270: 281–289

Husemann R, Wiegand HF, Hölzel LP (2024) Die neue Struktur und Konzeption der ICD-11 im Bereich psychischer Störungen. Nervenheilkunde, 43(04): 160–166

International Advisory Group for the Revision of ICD-10 Mental and Behavioural Disorders (2011) A conceptual framework for the revision of the ICD-10 classification of mental and behavioural disorders. World Psychiatry, 10(2): 86–92

Kogan CS, Stein DJ, Rebello TJ et al. (2020) Accuracy of diagnostic judgments using ICD-11 vs. ICD-10 diagnostic guidelines for obsessive-compulsive and related disorders. J Affect Disord, 273: 328–340

Medina-Mora M, Gureje O, Luis Ayuso-Mateos J, Kanba S, Khoury B, Kogan CS, Krasnov VN, Maj M, de Jesus Mari J, Stein DJ, Zhao M, Akiyama T, Andrews HF, Asevedo E, Cheour M, Domínguez-Martínez T, El-Khoury J, Fiorillo A, Grenier J, Gupta N, Kola L, Kulygina M, Leal-Leturia I, Luciano M, Lusu B, Nicolas J, Martínez-López I, Matsumoto C, Umukoro Onofa L, Paterniti S, Purnima S, Robles R, Sahu MK, Sibeko G, Zhong N, First MB, Gaebel W, Lovell AM, Maruta T, Roberts MC, Pike KM. The ICD-11 developmental field study of reliability of diagnoses of highburden mental disorders: results among adult patients in mental health settings of 13 countries. World Psychiatry. 2018 Jun;17(2):174–186. doi: https://doi.org/10.1002/wps.20524. PMID: 29856568; PMCID: PMC5980511

Peterson DL, Webb CA, Keeley JW et al. (2019) The reliability and clinical utility of ICD-11 schizoaffective disorder: A field trial. Schizophr Res, 208: 235–241

Pezzella P (2022) The ICD-11 is now officially in effect. World Psychiatry, 21(2): 331–332

Rebello TJ, Keeley JW, Kogan CS et al. (2019) Anxiety and Fear-Related Disorders in the ICD-11: Results from a Global Case-controlled Field Study. Arch Med Res, 50(8): 490–501

Reed GM (2010) Toward ICD-11: Improving the clinical utility of WHO's International Classification of mental disorders. Professional Psychology: Research and Practice, 41(6): 457–464

Reed GM, Drescher J, Krueger R (2016) Disorders related to sexuality and gender identity in the ICD-11: revising the ICD-10 classifcation based on current scientfic evidence, best clinical practices, and human rights considerations. World Psychiatry, 15: 205–221

Reed GM, First MB, Kogan CS et al. (2019) Innovations and changes in the ICD-11 classification of mental, behavioural and neurodevelopmental disorders. World Psychiatry, 18(1): 3–19

Reed GM, Mendonça Correia J, Esparza P et al. (2011) The WPA-WHO Global Survey of Psychiatrists' Attitudes Towards Mental Disorders Classification. World Psychiatry, 10(2): 118–131

Robles R, de la Peña FR, Medina-Mora ME et al. (2022). ICD-11 Guidelines for Mental and Behavioral Disorders of Children and Adolescents: Reliability and Clinical Utility. Psychiatr Serv, 73(4): 396–402

Sartorius N (2010) Revision of the classification of mental disorders in ICD–11 and DSM–V: Work in progress. Advances in Psychiatric Treatment, 16(1), 2–9

Walter H, Husemann R, Hölzel, LP (2024) Psychische Störungen in der ICD-11. Nervenheilkunde, 43(04): 167–178

WHO (2024, März 27). Classifications and Terminologies. https://www.who.int/standards/classifications.

Die ICD-11, Research Domain Criteria (RDoC) und Hierarchical Taxonomy of Psychopathology (HiToP)

3

Zur Klassifikation psychischer Erkrankungen

Henrik Walter

Inhaltsverzeichnis

Warum ist für die Gesundheitsversorgung ein Klassifikationssystem wie die ICD-11 wichtig? Weil damit ein wissenschaftlich fundiertes System zur Verfügung steht, um das komplexe Spektrum psychischen Leidens verlässlich zu ordnen, dahinter liegende reale Muster und Gesetzmäßigkeiten zu erkennen und mit dem Gesundheitssystem zu interagieren. Kurz: wegen der Reliabilität, Validität und des pragmatischen Nutzens. Denn es gilt weithin: ohne Diagnose keine Kostenerstattung.

An der engen Verflechtung mit dem Gesundheitssystem krankt allerdings sowohl die ICD (International Classification of Diseases) der Weltgesundheitsorganisation (WHO) als auch das DSM (Diagnostic and Statistical Manual of Mental Disorders) der Amerikanischen Psychiatriegesellschaft (APA, American Psychiatric Association 2013). Die britische Philosophin Rachel Cooper hat dem DSM

H. Walter (✉)
Charité Universitätsmedizin Berlin, Berlin, Deutschland
E-Mail: henrik.walter@charite.de

© Der/die Autor(en), exklusiv lizenziert an Springer-Verlag GmbH, DE, ein Teil von Springer Nature 2024
L. Hölzel und M. Berger (Hrsg.), *ICD-11 – Psychische Störungen*,
https://doi.org/10.1007/978-3-662-67687-5_3

daher selbst eine Störung diagnostiziert: ein Lock-In-Syndrom (Cooper 2018). Selbst wenn es gute wissenschaftliche Gründe gäbe, das DSM radikal zu ändern, so Cooper, wäre das wegen dessen tiefer Verwurzelung und administrativen Rolle im Umgang mit psychischen Störungen wahrscheinlich unmöglich, da zu aufwendig. Dies sei analog zur Anordnung der Tasten auf Computern: Historisch wurden diese so gewählt, damit sich die Hebel von Schreibmaschinen nicht verhaken. Obwohl dieser mechanische Aspekt bei Computern heute keine Rolle mehr spielt, ist eine schreibtechnisch effizientere Anordnung, d. h. radikale Reform von Tastaturen, auf Computern aussichtslos – zu tief ist das System im Alltag „eingerastet". Nur neue technologische Entwicklungen können zu einer radikalen Reform führen: Im Falle des Schreibens etwa die Verwendung automatischer Spracherkennung – diese könnte Tastaturen langfristig ablösen.

Eine solche radikale Reform im Verständnis (Forschung) und langfristig auch der Klassifikation psychischer Störungen, strebt die wissenschaftliche RDoC (Research Domain Criteria)-Initiative des National Institute of Mental Health (NIMH) an. Sie versteht psychische Störungen als eine Folge der Dysfunktion neuronaler Schaltkreise (Walter 2013). Im Folgenden wollen wir das RDoC vor dem Hintergrund der Entwicklung der ICD betrachten und miteinander sowie mit dem HiToP (Hierarchical Taxonomy of Psychopathology) vergleichen. Wir beginnen mit der Entwicklung der ICD als einem Desiderat des öffentlichen Gesundheitswesens.

3.1   Eine kurze Geschichte der ICD

Jacques Bertillon war ein französischer Arzt und Statistiker aus einer Familie von Wissenschaftlern. Er folgte seinem berühmten Vater im Amt des Chefstatistikers von Paris. Während sein Bruder Alphonse als Kriminalstatistiker und Leiter des polizeilichen Erkennungsdienstes damit beschäftigt war, Verbrecher anhand von Körpermaßen zu identifizieren („Bertillonage"), widmete sich Jacques dem öffentlichen Gesundheitswesen. Um effektive Maßnahmen für dessen Verbesserung zu treffen, muss man wissen, woran Menschen sterben. Basierend auf internationalen Vorarbeiten, erarbeitete Bertillon daher eine Systematik der Todesursachen (BfArM 2024; Clark et al. 2017). Diese „International List of Causes of Deaths" (ILCD) wurde rasch von allen amtlichen nordamerikanischen Statistikämtern übernommen und etwa alle 10 Jahre revidiert. Waren anfangs Todesursachen und Krankheiten getrennt betrachtet worden, erkannte man zunehmend, dass beides zusammengehört. Die ILCD wurde grundlegend überarbeitet und diente ab ihrer 6. Revision nunmehr als nosologisches System, also als Systematik aller Krankheiten sowie weiterhin von Verletzungen und Todesursachen. 1948 wurde es in dieser Konzeption von der neu gegründeten WHO als ICD-6 publiziert (BfArM 2024; Clark et al. 2017). Erstmals enthielt es im Kapitel F auch psychische Erkrankungen. Damals waren das 10 Psychosen, 9 Psychoneurosen und 7 Charakterstörungen. Die ICD-8 (1965) war sehr ähnlich wie das DSM-II (1968) aufgebaut. 1975 folgte die ICD-9. Die ICD-10 (1992) ordnet psychische Störungen (nicht mehr: Krankheiten) in 11 Kategorien (F0 bis F10) und ersetzte die Schichtenregel (schwere schlägt leichtere Störung)

durch das Komorbiditätsprinzip (mehrere Diagnosen können nebeneinander vergeben werden). Seit dem 1. Januar 2022 ist die ICD-11 zumindest für statistische
Zwecke (Todesursachen) in Kraft und –zwar noch nicht in der Praxis – zumindest
aber in neueren Lehrbüchern angekommen.

Das amerikanische DSM entwickelte sich dagegen als Manual allein für psychische Erkrankungen parallel zur ICD (Clark et al. 2017; Kawa & Giordano
2012). Noch 1840 gab es in einer Volkszählung der USA für psychische Erkrankungen nur eine einzige Kategorie: den Schwachsinn/Wahnsinn („Idiocy"/„Insanity"). Bei der Volkszählung 1880 waren es schon sieben Kategorien: Manie, Melancholie, Monomanie, Parese, Demenz, Dipsomanie und Epilepsie. Seit 1917 arbeitete dann die Amerikanische Psychiatrische Gesellschaft (damals AMPA, später
APA) an regelmäßigen Updates mit. Parallel entwickelte das amerikanische Militär im 2. Weltkrieg ein Klassifikationssystem unter dem Namen „Medical 203".
Beide Systeme beeinflussten das DSM-I (1952) maßgeblich, das 7 Jahre nach der
ICD-6 erschien. Es umfasste 106 Diagnosen und verstand – sehr modern – psychische Erkrankungen als Reaktionen auf psychische, soziale und biologische Faktoren. Das DSM-II (1968) war der ICD-8 (1965) sehr ähnlich. 1980 erschien unter
der Leitung des legendären Robert Spitzer das grundlegend neu überarbeitete
DSM-III. Es legte Wert auf explizite, nachvollziehbare und reliable Kriterien zur
Diagnose, führte das (inzwischen aufgegebene) multiaxiale Klassifikationsprinzip ein und schaffte Homosexualität als psychische Erkrankung ab. 1987 erfolgte
mit dem DSM-III-R die Einführung des Komorbiditätsprinzips. 1994 erschien das
DSM-IV unter der Leitung von Allen Frances. Dieser beklagte später in seinem
Buch „Saving normal" (Frances 2013) die inflationäre Ausweitung von Diagnosen
im DSM-5 und bedauerte eigene entsprechende Entscheidungen im DSM-IV, etwa
die Einführung der Diagnose der bipolaren Störung bei Kindern.

3.2 Die RDoC-Initiative als Befreiungsvorschlag gegen das DSM

Die ICD war von Anfang an als ein System des öffentlichen Gesundheitswesens
angelegt. Es ist eine kommentierte Liste, rein deskriptiv, und vermeidet bewusst,
tatsächliche oder vermutete Ursachen psychischer Störungen zu benennen, sondern überlässt das der Wissenschaft. Damit unterschied sich die ICD vom sogenannten triadischen System der deutschsprachigen Psychiatrie im Gefolge von
Kraepelin, Kretschmer und Jaspers. Dieses System unterschied 3 Arten psychischer Erkrankungen nach ihren bekannten oder vermuteten Ursachen: (1) körperlich verursachte psychische Syndrome („exogene Psychosen"), (2) psychische
Krankheiten im engeren Sinne („endogene Psychosen" mit vermuteten Hirnursachen) und (3) alle anderen psychischen Störungen (damals: „Spielarten seelischen
Erlebens"). Zu den „exogenen Psychosen" zählten primäre Hirnerkrankungen wie
etwa Demenz, Epilepsie und geistige Behinderungen sowie körperliche Krankheiten mit Hirnbeteiligung und daraus resultierenden psychischen Syndromen wie

etwa Delir (Verwirrtheit), Neurolues (progressive Paralyse) und alle heute nach ICD-11 „sekundär" genannten Störungen. Zu den psychischen Krankheiten im engeren Sinne zählten die Schizophrenien, das manisch-depressive Irresein (bipolare Störung) und die schweren, endogenen Depressionen. Unter die „Spielarten psychischen Erlebens" fielen praktisch alle anderen Erkrankungen: die „neurotische" und reaktive Depression, die Angst- und Zwangsstörungen, Süchte, Belastungs- und Anpassungsstörungen bzw. Persönlichkeits- und Verhaltensstörungen.

Dieses triadische System verschwand jedoch Ende des 20. Jahrhunderts aus den Lehrbüchern. Zum einen dominierte inzwischen das auf Reliabilität getrimmte ICD-/DSM-System, das Grundlage aller Forschung wurde, zum anderen erkannte man, dass viele der kausalen Theorien zur Entstehung wohl falsch, inkomplett oder einseitig sind. Zunehmend wurde klar, dass fast alle Arten psychischer Störungen multifaktoriell verursacht sind, d. h. durch Veranlagung (Genetik), frühe Lebenserfahrungen und umweltbedingte, psychosoziale und kulturelle Faktoren. Auch wurde klar, dass viele Störungen besser dimensional (mehr oder weniger) statt kategorial (entweder–oder) verstanden werden sollten. In den Einführungskapiteln psychiatrischer Lehrbücher dominiert bis heute das auf Engel (1987) zurückgehende biopsychosoziale Modell, das sich von der biologisch orientierten Psychiatrie abgrenzte, welche wiederum in den 1960er- und 1970er-Jahren mit der psychoanalytischen Dominanz der amerikanischen Psychiatrie gebrochen hatte. Zugleich wurden neue Methoden in molekularer Genetik, funktioneller Bildgebung sowie den neuen kognitiven Neuro- und Verhaltenswissenschaften entwickelt, die Anlass für eine 2. und 3. Welle neurobiologischer Ansätze in der Psychiatrie waren – so auch der RDoC (Walter 2017). Im Jahr 2002 erschien die in Forscherkreisen viel beachtete „Research Agenda for DSM-5" (Kupfer 2002). Man ging davon aus, dass die 5. Revision des DSM nunmehr die wichtigsten neurobiologischen Erkenntnisse und Einsichten in seine Klassifikation aufnehmen würde und in vielen Bereichen, vor allem im Bereich der schon seit jeher umstrittenen Persönlichkeitsstörungen, ein dimensionaler Ansatz dominieren würde. Doch dies erwies sich als Fehleinschätzung.

Das DSM-5 erschien gut 10 Jahre nach der ICD-10 am 18.05.2013. Der Wunsch nach radikalen Neuerungen war stark gewesen. Allein: Es funktionierte nicht. Neurobiologische Einsichten oder dimensionale Änderungen fanden sich im DSM-5 kaum. So geriet das DSM-5 gleich von mehreren Seiten unter Beschuss: In der Öffentlichkeit wurde vor allem die Inflation von Diagnosen beklagt. Die Neurowissenschaftler waren enttäuscht, dass ihre Erkenntnisse nicht berücksichtigt wurden. Und die psychiatrie- und wissenschaftskritische Community behauptete, sie habe es ja immer gewusst. Anders ausgedrückt: Auch wenn sich nach jahrzehntelanger Arbeit einiges änderte, blieb im Wesentlichen alles beim Alten. Da die Protagonisten diese Entwicklung natürlich mitbekommen hatten, begannen sie, beflügelt von der neuen Dominanz der Neurowissenschaften, an einem neuen, radikal anderen, neurowissenschaftlich fundierten System zu arbeiten, dem RDoC-System (Carcone & Ruocco 2017; Cuthbert et al. 2022, Hirsak et al. 2021; Insel et al. 2010; Insel 2013; Walter 2017).

„RDoC" ist die Abkürzung für „Research Domain Criteria", also Kriterien, die primär für den Bereich der Forschung nützlich sein sollen. Sie wurden von einer Arbeitsgruppe am NIMH, dem Nationalen Institut für psychische Gesundheit, seit 2009 entwickelt. Die nicht sehr intuitive Bezeichnung macht zugleich den ehrgeizigen Anspruch deutlich, variiert sie sprachlich doch die sogenannten „Research Diagnostic Criteria" (Spitzer et al. 1978), die als Grundlage des DSM-III dienten, das ein echter Gamechanger gewesen war. Die RDoC sollte eine systematische Erforschung psychischer Störungen auf neurowissenschaftlicher Grundlage ermöglichen, sich von einer rein deskriptiven, klinischen Systematik lösen und so, wie Cooper es ausgedrückt hätte, das Lock-In-Syndrom überwinden helfen. Die öffentliche RDoC-Einführung begann medienwirksam und zeitgemäß mit einem Blog. Am 29.04.2013, zwei Wochen vor der offiziellen Einführung der RDoC erläuterte der damals amtierende Direktor des NIMH, Thomas Insel, das Rationale der RDoC zusammen mit einer Ankündigung, die aufschreckte: Das NIMH, die weltweit größte Förderinstitution zur Erforschung psychischer Störungen, werde ab sofort keine rein DSM-basierte Forschung mehr unterstützen. Warum? In seinen eigenen Worten: „Es ist entscheidend, sich darüber klar zu werden, dass wir [in der Forschung] nicht erfolgreich sein können, wenn wir die DSM-Kategorien als ‚Goldstandard' benutzen. Das diagnostische System muss auf aktuellen Forschungsdaten basieren und nicht, wie gegenwärtig, auf symptombasierten Kategorien. Stellen wir uns vor, wir würden beschließen, dass das EKG nutzlos wäre, weil viele Patienten mit Brustschmerzen keine EKG-Veränderungen haben. Genau das haben wir aber seit Jahrzehnten getan, wenn wir Biomarker als nutzlos zurückweisen, weil sie nicht zuverlässig DSM-basierte Kategorien anzeigen. Wir müssen damit beginnen, genetische, bildgebende, physiologische und kognitive Daten zu sammeln, um zu sehen, wie diese Daten Cluster bilden und wie diese Cluster auf Behandlungsversuche reagieren." (Insel 2013, Übersetzung durch den Autor). Denn der Sinn des EKG sei es ja gerade, herauszufinden, ob die Brustschmerzen mit einer Herzerkrankung zu tun haben oder eher auf eine Lungenentzündung, eine Rücken- oder eine Magenerkrankung zurückzuführen sind.

3.3 Die Struktur der RDoC

Psychische Störungen, so die nicht ganz neue These, seien Funktionsstörungen neuronaler Schaltkreise („Circuits") (Insel & Cuthbert 2015). Die RDoC-Arbeitsgruppe konzipierte eine systematische Forschungsmatrix. In den Zeilen der Matrix erschienen nur solche mentalen Funktionen (= neurokognitive Konstrukte), die man verlässlich neuronalen Schaltkreisen (= Netzwerken) zuordnen konnte. Die Spalten der Matrix stellen 8 Analyseebenen dar, die von Genen, Molekülen, Zellen über Netzwerke, Physiologie und Verhalten hin zu verbalen Selbstberichten und Paradigmen reichen. Den „Circuits" kommt dabei eine zentrale Rolle zu. Die Aufgabe der Forschung sei es, viel Wissen für die Matrix zu generieren, und diese dann auf Erkrankungen vorurteilslos (d. h. ohne Anwendung von DSM-Klassifikationen) anzuwenden. Psychiatrische Forschung wäre damit als angewandte kognitive Neurowissenschaft zu verstehen (Walter 2017). Wenn man derart verfahre, so die Hoffnung, werde man neue, homogenere Cluster von Störungen abgrenzen können, die in Zukunft einmal zu einer neuen Krankheits- oder Störungsklassifikation führen sollten.

Die Matrix war von Anfang an offen für Veränderungen angelegt. Tatsächlich wurden die 5 Domänen 2019 um eine 6. Domäne, die sensomotorische Domäne, erweitert und die bis dahin klinisch vernachlässigte Domäne positiver Valenzen deutlich verändert (vgl. Walter et al. 2021). Gegenwärtig (Stand: März 2024) umfasst die RDoC 6 Domänen mit insgesamt mehr als 50 neurokognitiven Konstrukten (Abb. 3.1). Man beachte, dass die Entwickler der RDoC darauf hinweisen, dass auch Entwicklungsaspekte (Wie entwickeln sich neurokognitive Funktionen im Laufe des Lebens?) und Umweltaspekte (Wie interagieren Umweltfaktoren und Hirnkreisläufe?) von Bedeutung sind, wie sich in der aktuellen Abbildung zeigt, die Kreise statt einer Matrix umfasst. Die Wirklichkeit der RDoC-Forschung zeigt allerdings, dass der Schwerpunkt klar auf internen Hirnmechanismen und damit zusammenhängenden biologischen Faktoren liegt.

3.4   RDoC-Studien inspirierte Studien

Eine idealtypische RDoC-Studie untersucht neurokognitive Subkonstrukte bei Kranken, Risikopersonen oder gesunden Probanden transdiagnostisch auf möglichst vielen Ebenen. Angestrebt wird, Biotypen zu identifizieren, die quer zu traditionellen klinischen DSM-Kategorien liegen. Das RDoC-Konzept hat die psychiatrische Forschung bisher deutlich stimuliert, dominiert sie aber nicht. Eine selektive „Pub-Med"-Suche zu den 5 Domänen ergab bis 2021 insgesamt 1.320 Publikationen mit 100–150 Arbeiten pro Jahr (Hirjak et al. 2021a, b). Einen guten Überblick geben die Übersichtsartikel aus dem „Nervenarzt" vom August 2021 (Feld & Feige 2021; Hirjak et al. 2021a, b; Korn & Wolf 2021; Kubera et al. 2021; Praus et al. 2021; Walter et al. 2021; zu RDoC und Imaging Genetics vgl. Erk et al. 2017).

Ein paar Beispiele: Clementz et al. (2016) untersuchten mittels kognitiver Tests, EEG und strukturellem MRT eine große Gruppe von Patienten (n = 711) mit der Diagnose einer Schizophrenie, schizoaffektiven Störung oder bipolaren Störung, dazu Verwandte 1. Grades (n = 883) sowie gesunde Kontrollprobanden (n = 278). Sie konnten drei „Biotypen" identifizieren, die quer zu DSM-Kategorien lagen. Weiterhin konnten die Autoren in einer Nachfolgestudie zeigen, dass eine Clozapin-Behandlung mit höherer intrinsischer EEG-Aktivität bei allen Patienten mit Psychose assoziiert ist, sich aber lediglich in Biotyp 1 ein normalisierender Effekt nachweisen lässt (Clementz et al. 2020). Sie spekulieren daher, dass die Klassifikation in diesem Biotyp prädiktiv für das Ansprechen auf Clozapin sein könnte und die EEG-Aktivität der neuronale Mediator dafür ist.

Karalunas et al. (2014, 2018) untersuchten 247 Kinder zwischen 7 und 11 Jahren mit einer ADHS-Diagnose und 190 Kontrollprobanden. Innerhalb der DSM-Diagnose identifizierten sie 3 Subtypen anhand ihres Temperaments: ein „mildes ADHS" mit normaler Emotionsregulation, ein „dringliches (i.E. surgent)

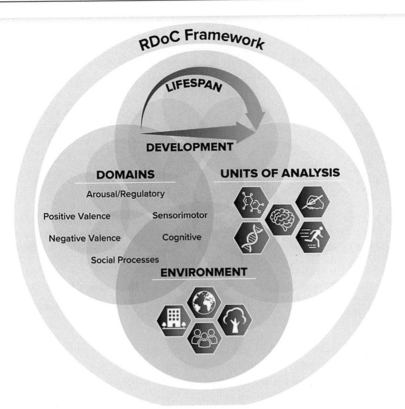

Abb. 3.1 **Das Research Domain Criteria (RDoC) Framework**. Aktuell umfasst es insgesamt 6 Domänen und 25 neurokognitive „Konstrukte" bzw. 50 Subkonstrukte (SK): **1. Negative Valenz**: 1.1 akute Bedrohung („Furcht"); 1.2. potenzielle Bedrohung („Angst"); 1.3. anhaltende Bedrohung, 1.4. Verluste, 1.5 frustrierende Nicht-Belohnung; **2. Positive Valenz**: 2.1 Ansprechbarkeit auf Belohnung (3 SK), 2.2 Belohnungslernen (3 SK), 2.3 Belohnungsbewertung (3 SK); **3. Kognitive Systeme**: 3.1 Aufmerksamkeit, 3.2 Wahrnehmung (3 SK), 3.3 deklaratives Gedächtnis, 3.4 Sprache, 3.5 kognitive Kontrolle (5 SK), 3.6 Arbeitsgedächtnis (4 SK); **4. Systeme für soziale Prozesse**: 4.1 Zugehörigkeit/Bindung, 4.2 soziale Kommunikation (4 SK), 4.3 Selbstwahrnehmung und Selbstverständnis (2 SK), 4.4 Fremdwahrnehmung und Fremdverständnis (3 SK); **5. Erregung und regulatorische Systeme** 5.1 Erregung/Arousal, 5.2 zirkadiane Rhythmen, 5.3 Schlaf und Wachheit; **6. Sensomotorische Systeme**: 6.1 motorische Handlung (5 SK), 6.2 Handlungsbewusstsein und Handlungsselbstattribution, 6.3 Gewohnheiten, 6.4 angeborene Bewegungsmuster. Die 8 Analyseeinheiten sind Gene, Moleküle, Zellen, Schaltkreise („Circuits"), Physiologie, Verhalten, verbale Selbstberichte und Paradigmen. (Abbildung aus: https://www. nimh.nih.gov/research/research-funded-by-nimh/rdoc/about-rdoc, Zugriff am 01.03.2024)

ADHS" mit extrem starker Annäherungsmotivation und ein „irritierbares ADHS" mit einem Muster von negativer Emotionalität, Wutausbrüchen und schwerer Beruhigbarkeit (Karalunas et al. 2014). Sie konnten Unterschiede in Biomarkern zwischen diesen klinischen Subtypen zeigen. Zudem fanden sie heraus, dass der irritable Subtyp mit einem schlechteren Outcome über 12 Monate assoziiert war (Karalunas et al. 2018).

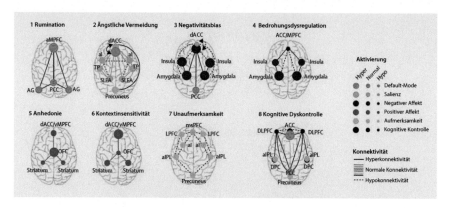

Abb. 3.2 Mapping von Psychopathologie und RDoC-relevanten neuronalen Schaltkreisen.
RDoC: Research Domain Criteria; AG: Angular Gyrus; dACC: dorsal Anterior Cingulate Cortex;
PCC: Posterior cingulater cortex; aI: Anterior Insula; TP: Temporal Pole; SLEA: Sublenticular
Extended Amygdala; MPFC: Medial Prefronatal Cortex; OFC: Orbitofrontal Cortex; LPFC: La-
teral Prefrontal Cortex; msPFC = medial superior Prefrontal Cortex; DLPFC: dorsolateral Prefrontal Cortex; aiPL: anterior inferior Parietal Lobule; DPC = dorsal parietal cortex; PCC: Posterior Cingulate Cortex. (Aus: Walter 2017, übersetzt nach Williams et al. 2016)

Einen groß angelegten Versuch der Präzisionspsychiatrie unternahm die Arbeitsgruppe von Leanne Williams aus Stanford. Aufgrund von Ergebnissen eines
Reviews funktionell bildgebender Studien stellte Williams 2016 ein Modell auf
(vgl. Abb. 3.2), wie ein Mapping zwischen 6 gut erforschten neuronalen Schaltkreisen (Default-Mode, Salienz, negativer Affekt, positiver Affekt, Aufmerksamkeit, kognitive Kontrolle) und 8 bekannten Symptomkomplexen internalisierender,
also affektiver und Angststörungen (Rumination, ängstliche Vermeidung, Negativi-
tätsbias, Bedrohungsdysregulation, Anhedonie, Kontextinsensitivität, Unaufmerksamkeit und kognitive Dysregulation) aussehen könnte.
   In einer transdiagnostischen Psychotherapiestudie bei internalisierenden Störungen wurde dieses Modell kürzlich mithilfe von resting-state fMRT-Analysen
in einem ersten, methodisch einfachen Ansatz empirisch an 4 Gruppen transdiagnostisch getestet (Goldstein et al. 2023): gesunde Kontrollprobanden (n = 95), ein
primäres Patientensample (n = 160), ein unabhängiges Patientengeneralisierungs-
sample (n = 90, Angst und Depression) sowie ein Therapiesample (n = 205, mit
n = 137 Pharmakotherapie bei Depression und n = 68 Verhaltensintervention bei
Depression und Übergewicht). Das Ergebnis war eher ernüchternd: Kaum einer
der postulierten Zusammenhänge war nachzuweisen. Die Autoren sprechen etwas
beschönigend davon, dass es nur „begrenzte" Evidenz für ein 1:1 Mapping gegeben habe. Weitere Analysen dieser großen Studie mit komplexeren Analysemetho-
den sind in Arbeit.

3.4.1   RDoC versus ICD/DSM

Natürlich blieb die Kritik am RDoC-Ansatz nach dessen öffentlicher Verkündung nicht aus (zusammengefasst in Walter 2017). So wurde etwa bemängelt, dass die Subkonstrukte nicht ausreichend evidenzbasiert seien und auf den Vorlieben der Experten beruhten (nicht ganz falsch), das System klinisch nicht praktikabel sei (zutreffend, das war allerdings auch gar nicht beabsichtigt), ein Krankheitsbegriff fehle (zutreffend), das Dimensionale überbetont sei (korrekt, es ist ein rein dimensionales System) und dass die Psychopathologie und das subjektive Erleben vernachlässigt würden (ebenfalls zutreffend).

Ein historischer und systematischer Vergleich von RDoC mit DSM und ICD findet sich in Clark et al. 2017. Sie fassen ihre Ergebnisse sehr wohlwollend wie folgt zusammen *(kursiv in Klammern: Kommentare des Autors)*. **Ätiologie:** Mentale Störungen entwickeln sich unter dem Einfluss multipler Faktoren – „von Neuronen zur Nachbarschaft" und kein Level der Analyse habe Priorität gegenüber einem anderen *(dies erscheint von Vertretern der RDoC allerdings häufig nur wie ein Lippenbekenntnis, da sie die neurobiologischen Faktoren und hier vor allem die „Circuits" in der Forschung klar in den Vordergrund stellen)*. Nur das Studium der Interaktion der Faktoren könne zu einem Verständnis der Komplexität psychischer Störungen führen *(hier würde heutzutage kaum jemand widersprechen)*. **Kategorien und Dimensionalität:** Gerade wegen der Komplexität sei eine Kategorisierung unverzichtbar für das Verständnis von und die Kommunikation über psychische Störungen sowie für klinische Entscheidungen. *(Dieses epistemische Argument wird oft unterschätzt. Neurokritiker, die „ganzheitliche" Positionen favorisieren, immunisieren so nicht selten ihre eigenen, empirisch nicht testbaren Theorien.)* **Schwellenwerte:** Diese seien unabdingbar für klinische Unterscheidungen, aber, bis wir genauere wissenschaftliche Erkenntnisse haben, als willkürlich zu betrachten. *(Dies ist ein ungelöstes Problem. So versucht etwa die ICD-11 in allen Bereichen die Abgrenzung gegen normale, nicht pathologische Phänomene. Durch die Einführung dimensionaler Konstrukte mit Schweregraden wird das aber konterkariert, denn einen leichten Schwergrad etwa von Persönlichkeitsstörungen oder Depressionen zu erreichen, ist auch innerhalb der „Psychopathologie des Alltagslebens" sehr einfach. Zudem ist und bleibt das Kriterium des Leidens ein subjektives, sodass die Gefahr einer Überdiagnostik konzeptuell nicht gebannt ist. Die RDoC ignoriert das Problem der Schwellenwerte schlicht.)* **Komorbidität:** Die weitverbreitete Komorbidität sei zwar künstlich, aber nicht zufällig, und weise darauf hin, dass die Klassifikationssysteme nicht perfekt seien und dass man sich darum kümmern müsse. *(Die Komorbidität wurde erst mit dem DSM-III und der ICD-10 eingeführt. Sie stellt ein großes Problem dar, die in ICD/DSM mit „Classifiern" bzw. „Specifiern" zu lösen versucht wird. Ein Ansatz, der mit Komorbiditäten besser umgehen kann, ist der Symptom-Netzwerkansatz psychischer Erkrankungen* [Borsboom 2017, Borsboom et al. 2022]).

3.5   RDoC: Aktuelle Entwicklungen

Die Entwicklung der RDoC ist nicht stehen geblieben, wie sich allein an der Revision der Domänen und Konstrukte zeigt, wobei die positiven Valenzsysteme die stärkste Erneuerung erfahren haben (vgl. dazu Walter et al. 2021). Auch gibt es respektable Versuche, die RDoC-Systematik für klinische Interviews, Beschreibungen und Fallkonzeptualisierungen zugänglich zu machen, wie etwa die sehr schöne und ausführliche Arbeit von Yager und Feinstein (2017) zeigt. Die Tatsache, dass diese Arbeit in den letzten fünf Jahren lediglich 10-mal zitiert wurde, zeigt allerdings, dass die dort eröffneten klinischen Perspektiven zumindest bis dato noch keine Breitenwirksamkeit erfahren haben.

Ein pragmatischer Ansatz besteht darin, die Domänen der RDoC mit geringstmöglichem Aufwand möglichst umfassend zu messen. So stellen Förstner und Mitarbeiter die Mini-RDoC vor, in der Domänen der RDoC durch eine geschickte Auswahl gängiger Fragebögen oder einfacher neuropsychologischer Tests erfasst werden können (Förstner et al. 2023). In einem Datensatz von knapp 2000 Patienten aus den BMBF (Bundesministerium für Bildung und Forschung)-Netzwerken psychischer Störungen konnten die Autoren transdiagnostisch zeigen, dass sich zumindest die vier Domänen negative Valenz, positive Valenz, kognitive und soziale Systeme psychometrisch voneinander gut abgrenzen lassen.

Ein weiteres Beispiel für die Fruchtbarkeit des RDoC-Ansatzes ist die Entwicklung neuer psychometrischer Instrumente wie das PVSS-21 für die Erfassung der Subkonstrukte positiver Valenzen, d. h. für verschiedene Aspekte der Belohnung (Khazanov et al. 2020; Walter et al. 2021). Dies ist insbesondere im Bereich der Anhedonieforschung von großer Relevanz (Rizvi et al. 2015; Wellan et al. 2021), wenn auch mit ähnlichen Problemen behaftet (vgl. Walter et al. 2021).

Eine weitere Methode, die erlaubt, sowohl subjektiv angegebene Symptome als auch RDoC-Konstrukte im Alltag (also realistischer) und wiederholt (und damit auch über die Zeit) zu messen, ist die digitale Phänotypisierung (Torous et al. 2017). Heutige mobile Geräte erlauben es zudem auch, objektive physiologische Parameter wie etwa Herzrate, Hautleitfähigkeit oder Bewegung kontinuierlich über die Zeit zu messen. Damit kann der Mehrebenenansatz der RDoC auch hier verfolgt werden (vgl. dazu Bögemann et al. 2023).

3.6   HiTOP, RDoC und das ICD

Das HiTop (Hierarchical Taxonomy of Psychopathology)-Konsortium entstand 2015 und wurde erstmal 2017 publiziert (Kotov et al. 2017; Kotov et al. 2021). Es hat sich zum Ziel gesetzt, das psychiatrische Handwerkszeug, die Psychopathologie, auf eine empirisch breite Basis mit statistisch gesicherten hierarchischen Konstrukten zu stellen, die sich für eine Klassifikation von psychischen Störungen eignet. Weiterhin geht HiToP, wie die RDoC, davon aus, dass sich Psychopathologie und „normale" Psychologie überlappen und damit ein dimensionaler Ansatz dem eher gerecht wird als ein kategorialer.

HiTop postuliert die Existenz von relativ stabilen Symptomkomponenten und „maladaptiven" Eigenschaften, die sich klinisch als Symptome manifestieren (Kotov et al. 2017). Von diesen gibt es nach Ansicht der HiTop-Theoretiker ca. 100 Stück. Dazu zählen etwa internalisierende Komponenten, z. B. Angstkomponenten (wie interaktive Angst, Tierängste oder Rituale), Stresskomponenten (wie Hyperarousal, Vermeidung oder Schlaflosigkeit), disinhibierende externalisierende Eigenschaften (etwa Ablenkbarkeit, Risikobereitschaft oder Verantwortungslosigkeit) oder Denkstörungen (etwa psychotische oder desorganisierte Denkstörungen). Aus diesen Komponenten ergeben sich empirische Symptome bzw. Syndrome, die sich zu Subfaktoren zusammenfassen lassen, die sich wiederum in Spektra und Superspektra zusammenfassen lassen bis hin zum sogenannten P-Faktor – ein genereller „Psychopathologie"-Faktor analog zum „g-Faktor" der generellen Intelligenz (Spearman 1904). Die Eigenschaften umfassen dabei auch hochstufige Eigenschaften und Verhaltensweisen, die an Persönlichkeitscharakteristika erinnern, was durchaus beabsichtigt ist, aber auch kritisch betrachtet werden kann – so wie die Einbeziehung von „Diebstahl" („Theft") als Eigenschaft.

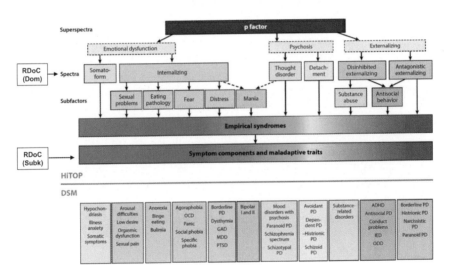

Abb. 3.3 Hierarchical Taxonomy of Psychopathology (HiTOP), International Classification of Diseases and Related Health Problems (ICD)/Diagnostic and Statistical Manual of Mental Disorders (DSM) und Research Domain Criteria (RDoC). Die Abbildung zeigt die Struktur von HiTOP (aus: Kotov et al. 2021) und den Zusammenhang mit dem DSM (und damit auch zur ICD-11). Ein Mapping zu den RDoC könnte im Bereich von RDoC-Domänen und -Spektra erfolgen (wie von Michelini et al. 2021 vorgeschlagen) oder im Bereich von Symptomkomponenten und maladaptiven Eigenschaften (Vorschlag des Autors)
OCD: Obsessive-Compulsive Disorder (Zwangsstörung); PD: Personality Disorder (Persönlichkeitsstörung); GAD: General Anxiety Disorder (Generalisierte Angststörung); MDD: Major Depressive Disorder (Majore Depression); IED: Intermittent Explosive Disorder (Intermittierende explosible Störung); ODD: Oppositional Defiant Disorder (Oppositionelles, aufsässiges Verhalten)

Die DSM-Kategorien lassen sich diesen hierarchisch angeordneten Symptomkomponenten zuordnen (vgl. Abb. 3.3). Die Ebene der HiTop-Spektra lassen sich mit den 6 großen RDoC-Domänen in Verbindung bringen. Diesen Ansatz schlägt z. B. das Paper von Michelini et al. (2021) vor. Zu den neuronalen Korrelaten der Spektra-Ebene oder gar der höchsten Ebene, der P-Ebene, liegen inzwischen eine Reihe von Arbeiten, auch aus unserer eigenen Arbeitsgruppe, vor (Jia et al. 2020; Xie et al. 2023). Eine andere Möglichkeit wäre, die Symptomkomponenten und maladaptiven Eigenschaften mit den Subkonstrukten der RDoC in Verbindung zu bringen. Zusammenfassend eröffnet das HiTOP-System jedenfalls eine systematische Möglichkeit, RDoC und ICD-11/DSM in einen erforschbaren Zusammenhang zu bringen.

Schlussfolgerung und Ausblick

In diesem Kapitel wurde der Ansatz der symptombasierten ICD-11 mit dem Ansatz der RDoC verglichen. Es zeigte sich, dass der RDoC-Ansatz schon jetzt die psychiatrische Forschung stimuliert hat, auch wenn die dazu gehörenden Studien nicht zu einer radikal neuen Systematik geführt haben. Dies könnte einfach daran liegen, dass es noch dauern wird. Auch die psychiatrische Genetik hat einige Jahrzehnte gebraucht, bis sie replizierbare und valide Erkenntnisse für die Psychiatrie geliefert hat. Und auch die künstliche Intelligenz hatte einen Dornröschenschlaf, bis sie seit Kurzem in alle Gebiete der Psychiatrie und auch Psychotherapie vorgedrungen ist und gerade dabei ist, beide massiv zu ändern. Es könnte theoretisch aber auch daran liegen, dass es prinzipiell unmöglich ist, Symptome und Hirndysfunktionen aufeinander abzubilden, wie Neuroskeptiker schon immer behauptet haben. Die Zukunft wird zeigen, ob eher die Pessimisten oder die Optimisten die Oberhand behalten werden. Am wahrscheinlichsten werden hybride Ansätze sein, bei der ein RDoC-Ansatz zu mehr transdiagnostischer Forschung führt und auch innerhalb von ICD-11-Kategorien biologische Subtypen identifiziert. Die zukünftige ICD-11-basierte Forschung wird auf jeden Fall davon profitieren, die aus der RDoC heraus entwickelten Messinstrumente einzusetzen, damit sich klinische und neurokognitive Grundlagenforschung gegenseitig bereichern können.

Literatur

American Psychiatric Association (2013). Diagnostic and statistic manual of mental disorders, 5.Aufl. American Psychiatric Association Publishing, ArlingtonVA.

BfArM (2024). Von der ICLD zur ICD. https://www.bfarm.de/DE/Kodiersysteme/Klassifikationen/ICD/ICD-10-WHO/Historie/ilcd-bis-icd-10.html?nn=928606. Zugriff am 31.01.2024.

Bögemann, S. A., Riepenhausen, A., Puhlmann, L. M. C., Bar, S., Hermsen, E. J. C., Mituniewicz, J., .. & Walter, H. (2023). Investigating two mobile just-in-time adaptive interventions to foster psychological resilience: research protocol of the DynaM-INT study. *BMC psychology, 11*(1), 245.

Borsboom, D., Cramer, A. O. J., Kalis, A. (2022). Brain disorders? Not really: Why network structures block reductionism in psychopathology research. *Behav Brain Sci, 42*, e2, 1–63.

Borsboom, D. (2017). A network theory of mental disorders. *World Psychiatry, 16*, 5–13.

Carcone, D. & Ruocco, A. C. (2017). Six years of research on the national institute of mental health's research domain criteria (RDoC) initiative: a systematic review. *Front Cell Neuroscience, 11*, 46.

Clark, L.A., Cuthbert, B., Lewis-Fernández, R., Narrow, W. E., Reed, G. M., (2017). Three Approaches to Understanding and Classifying Mental Disorder: ICD-11, DSM-5, and the National Institute of Mental Health's Research Domain Criteria (RDoC). *Psychological Science in the Public Interest, 18*(2), 72–145.

Clementz, B. A. et al. (2016). Identification of distinct psychosis biotypes using brain-based biomarkers. *Am J Psychiatry 173*(4), 373–384.

Clementz, B. A. et al. (2020). Testing psychosis phenotypes from bipolar-schizophrenia network for intermediate phenotypes for clinical application: biotype characteristics and targets. *Biol Psychiatry Cogn Neurosci Neuroimaging, 5*(8), 808–818.

Cooper, R. (2018). *Diagnosing the Diagnostic and Statistical Manual of Mental Disorders: 5th edition.* London, Routledge.

Cuthbert, B. N. (2022). Research domain criteria (RDoC): progress and potenzial." *Current Directions in Psychological Science, 31*(2), 107–114.

Erk, S., Mohnke, S., Ripke, S, .. , Walter, H. (2017). Functional neuroimaging effects of recently discovered genetic risk loci for schizophrenia and polygenic risk profile in five RDoC subdomains. *Transl Psychiatry, 7*(1), e997.

Feld, G. B. & Feige, B. (2021). Erregungs-und Regulationssysteme im System der Research Domain Criteria. *Nervenarzt, 92*(9), 907–914.

Förstner, B. R., Tschorn, M., Reinoso-Schiller, N., Maričić, L., Roecher, E., Kalman, J., .. & Rapp, M. A. (2023). Mapping Research Domain Criteria using a transdiagnostic mini-RDoC assessment in mental disorders: a confirmatory factor analysis. *European Archives of Psychiatry and Clinical Neuroscience, 273*(3), 527–539.

Frances, A. (2013). *Normal: Gegen die Inflation psychiatrischerDiagnosen.* DuMont, Köln.

Hirjak, D., Fritze, S., Northoff, G., Kubera, K. M., & Wolf, R. C. (2021). Die sensomotorische Domäne im Research-Domain-Criteria-System: Fortschritte und Perspektiven. *Nervenarzt, 92*(9), 915–924.

Hirjak, D., Schwarz, E. & Meyer-Lindenberg, A. (2021). Zwölf Jahre Research Domain Criteria in der psychiatrischen Forschung und Praxis: Anspruch und Wirklichkeit. *Nervenarzt, 92*(9), 857–867.

Insel, T. (2013). Transforming diagnosis. www.nimh.nih.gov/about/director/2013/ transforming-diagnosis. shtml. Zugegriffen: 08. September 2016 (nicht mehr verfügbar).

Insel T. R., Cuthbert, B. N. (2015). Brain disorders? precisely. *Science, 348*(6234), 499–500.

Insel, T., Cuthbert, B., Garvey, M. et al. (2010). Research domain criteria (RDoC): toward a new classification framework for research on mental disorders. *Am J Psychiatry, 167*(7), 748–751.

Jia, T., Ing, A., Quinlan, E. B., et al. (2020). Neurobehavioural characterisation and stratification of reinforcement-related behaviour. *Nat Hum Behav, 4*(5), 544–558.

Kawa, S., Giordano, J. (2012). A brief historicity of the Diagnostic and Statistical Manual of Mental Disorders: Issues and implications for the future of psychiatric canon and practice. *Philos Ethics Humanit Med, 7*:2.

Karalunas, S. L. et al. (2014). Subtyping attention deficit/ hyperactivity disorder using temperament dimensions: toward biologically based nosologic criteria. *JAMA Psychiatry, 71*(9), 1015–1024.

Karalunas, S. L. et al. (2018). Notice of retraction and replacement. *JAMA Psychiatry, 75*(4), 408–409.

Khazanov, G. K., Ruscio, A. M., Forbes, C. N. (2020). The positive valence systems scale: development and validation. *Assessment, 27*,1045–1069.

Korn, C. W., & Wolf, R. C. (2021). Negative valence systems in the system of research domain criteria: empirical results and new developments. *Nervenarzt, 92,* 868–877.

Kotov, R., Krueger, R. F., Watson, D. et al. (2021). The Hierarchical Taxonomy of Psychopathology (HiTOP): A Quantitative Nosology Based on Consensus of Evidence. *Annu Rev Clin Psychol, 17,* 83–108.

Kotov, R., Krueger, R. F., Watson, D. et al. (2017). The Hierarchical Taxonomy of Psychopathology (HiTOP): A Dimensional Alternative to Traditional Nosologies. *J Abnorm Psychol 126* (4), 454–477.

Kupfer, D., First, M. B., Regier, D. A. (2002). *A Research Agenda for DSM-V.* American Psychiatric Pub.

Kubera, K. M., Hirjak, D., Wolf, N. D., & Wolf, R. C. (2021). Cognitive control in the research domain criteria system: clinical implications for auditory verbal hallucinations. *Nervenarzt, 92*(9), 892–906.

Michelini, G., Palumbo, I. M., DeYoung, C. G., et al. (2021). Linking RDoC and HiTOP: A new interface for advancing psychiatric nosology and neuroscience. *Clin Psychol Rev, 86,* 02025.

Praus, P., Bilek, E., Holz, N. E., & Braun, U. (2021). Die Domäne „soziale Prozesse "im System der Research Domain Criteria: aktueller Stand und Perspektive. *Nervenarzt, 92*(9), 925–932.

Rizvi, S. J., Quilty, L. C., Sproule, B. A., et al. (2015). Development and validation of the Dimensional Anhedonia Rating Scale (DARS) in a community sample and individuals with major depression. *Psychiatry Res, 229*(1–2), 109–119.

Spearman, C (1904). General Intelligence, objectively determined and measured. *Am J Psychol, 15*(2), 201–293.

Spitzer, R. L., Endicott, J., & Robins, E. (1978). Research diagnostic criteria: rationale and reliability. *Arch Gen Psychiatry, 35*(6), 773–782.

Torous, J. J., Onnela, P. Keshavan, M. (2017). New dimensions and new tools to realize the potential of RDoC: digital phenotyping via smartphones and connected devices. *Transl Psychiatry, 7*(3), e1053–e1053.

Walter, H, (2013). The third wave of biological psychiatry. *Front Psychol, 4,* 582.

Walter, H. (2017). Research domain criteria (RDoC): Psychiatrische Forschung als angewandte kognitive Neurowissenschaft. *Nervenarzt, 88*(5), 538–548.

Walter, H., Daniels, A., Wellan, S.A. (2021). Kognitive Neurowissenschaft des Positiven: Positive Valenzsysteme der Research-Domain-Criteria-Initiative. *Nervenarzt, 92*(9), 878–891.

Wellan, S. A., Daniels, A. & Walter, H. (2021). State anhedonia in young healthy adults: psychometric properties of the German Dimensional Anhedonia Rating Scale (DARS) and effects of the COVID-19 pandemic. *Front Psychol, 12,* 682824.

Williams, L. M., Goldstein-Piekarski, A. N., Chowdhry, N. et al. (2016). Developing a clinical translational neuroscience taxonomy for anxiety andmooddisorder: protocol for the baseline-followup ResearchDomainCriteria Anxiety and Depression ("RAD") project. *BMC Psychiatry, 16,* 68.

Xie, C., Xiang, S., Shen, C. et al. (2023). A shared neural basis underlying psychiatric comorbidity. *Nat Med, 29*(5), 1232–1242.

Yager, J., & Feinstein, R. E. (2017). Potential applications of the National Institute of Mental Health's Research Domain Criteria (RDoC) to clinical psychiatric practice: How RDoC might be used in assessment, diagnostic processes, case formulation, treatment planning, and clinical notes. *J Clin Psychiatry, 78*(4), 1239.

Teil II
Klinische Kategorien

Neuromentale Entwicklungsstörungen

4

Ludger Tebartz van Elst, Tobias Banaschewski,
Ruben Berger und Alexandra Philipsen

Inhaltsverzeichnis

L. T. van Elst (✉)
Klinik für Psychiatrie und Psychotherapie, Universitätsklinikum Freiburg, Freiburg,
Deutschland
E-Mail: tebartzvanelst@uniklinik-freiburg.de

T. Banaschewski
Zentralinstitut für Seelische Gesundheit, Mannheim, Deutschland

R. Berger
Freiburg, Deutschland

A. Philipsen
Klinik und Poliklinik für Psychiatrie und Psychotherapie, Universitätsklinikum Bonn, Bonn,
Deutschland

4.1   ICD-11 im Vergleich zur ICD-10

Wesentliche Änderungen
„**Neuromentale Entwicklungsstörungen**" werden als **neue diagnostische Oberkategorie** in der ICD-11 wie im DSM-5 allen anderen psychischen Störungskategorien vorangestellt.

Sie beinhalten Störungskategorien, die in der ICD-10 noch in 3 unterschiedlichen Kapiteln klassifiziert worden waren („Intelligenzminderung" F7, „Entwicklungsstörungen" F8, „Verhaltens- und emotionale Störungen mit Beginn in der Kindheit und Jugend" F9).

Qualitativ werden **Besonderheiten der motorischen, kognitiven, sprachlichen, emotionalen, kommunikativen und Lernentwicklung** beschrieben, die sich bereits in der 1. Dekade manifestieren und im Sinne struktureller Besonderheiten der Betroffenen meist ein Leben lang persistieren.

Die Entwicklungsstörungen überlappen oft untereinander.

Diese Besonderheiten können auch als **Strukturdiagnosen** begriffen werden, die der weiteren Persönlichkeitsentfaltung und biografischen Lebensentwicklung zwingend zugrunde liegen.

Diese strukturellen Besonderheiten sind oft **Hintergrund typischer Probleme** und **Problemverhaltensweisen** (Missverständnisse, Ausgrenzung, Mobbing, sozialer Rückzug, dysfunktionale Kommunikationsmuster, Selbstbild- und Selbstwertprobleme, Identitätsstörungen).

Es besteht eine hohe **Komorbidität** mit Persönlichkeitsstörungen, Depressionen, Angsterkrankungen, psychotischen Störungen und Zwangs-Spektrum-Störungen.

4.2   Vorbemerkungen

„Neuromentale Entwicklungsstörungen" wurden in der ICD-11 im Vergleich zur ICD-10 als neue Kategorie erstmalig eingeführt und allen anderen psychischen Störungen als 1. Kategorie vorangestellt. In dieser Neuklassifikation folgt die ICD-11 im Wesentlichen dem DSM-5. Die Typisierung der Entwicklungsstörungen in der ICD-11 kann Tab. 4.1 entnommen werden.

Die Neuklassifizierung als gemeinsame und 1. Kategorie der psychiatrischen Nosologie ist gut nachvollziehbar, da es sich bei allen Entwicklungsstörungen um Besonderheiten der motorischen, sensorischen, kognitiven, sprachlichen, emotionalen und kommunikativen Entwicklung der betroffenen Menschen handelt, die sich bereits in der 1. Lebensdekade manifestieren.

In den allermeisten Fällen ziehen sich die Besonderheiten im syndromalen oder subsyndromalen Sinne als strukturelle Besonderheit der Betroffenen wie ein roter

Tab. 4.1 Neuromentale Entwicklungsstörungen in der ICD-11

Code	Bezeichnung
6A	Neuromentale Entwicklungsstörungen
6A00	Störungen der Intelligenzentwicklung (SI)
6A01	Störungen der Sprech- oder Sprachentwicklung
6A02	Autismus-Spektrum-Störung (ASS)
6A03	Lernentwicklungsstörung
6A04	Entwicklungsstörung der motorischen Koordination
6A05	Aufmerksamkeitsdefizit-/Hyperaktivitätsstörung (ADHS)
6A06	Stereotype Bewegungsstörung
8A05.0*	Primäre Tics oder Tic-Störungen*
6E60*	Sekundäres neuronales Entwicklungssyndrom*

* Crosslink (primär einer anderen Kategorie zugeordnet)

Faden durch das Leben. Sie bilden damit den strukturellen Hintergrund bzw. die „Basisdiagnose" für sich daraus oft in großer Musterhaftigkeit entwickelnde Probleme, Problemverhaltensweisen und Konflikte.

In der ICD-10 wurden die verschiedenen Entwicklungsstörungen noch in 3 unterschiedlichen Kategorien geführt. So wurden Störungen der Intelligenzentwicklung (6A00) im Kapitel F7, ADS/ADHS (Aufmerksamkeitsdefizitsyndrom/Aufmerksamkeitsdefizit- und Hyperaktivitätsstörung) und Ticstörungen im Kapitel F9 und die übrigen Entwicklungsstörungen im Kapitel F8 klassifiziert.

Eine Besonderheit in der ICD-11 bilden die Ticstörungen. Sie wurden in der ICD-10 noch als Kategorie F95 als psychiatrisches Krankheitsbild klassifiziert. In der DSM-5 wurden sie den Entwicklungsstörungen zugeordnet und damit ebenfalls dem psychiatrischen Fachbereich.

> Die ICD-11 nimmt **Ticstörungen** als **neurologisches Krankheitsbild** bei den Bewegungsstörungen (8A05) auf. Bei den Entwicklungsstörungen erfolgt nur noch ein Hinweis.

In Tab. 4.2 werden die Klassifikationen neuronaler Entwicklungsstörungen vergleichend für ICD-11, ICD-10 und DSM-5 dargestellt.

Die insbesondere auch für das Erwachsenenalter relevanten größeren Untergruppen unter den Entwicklungsstörungen (Störungen der Intelligenzentwicklung, Autismus-Spektrum-Störung, ADHS) und die Ticstörungen werden im Folgenden als separate Kapitel thematisiert. Die weiteren, weniger prävalenten und eher für das Kindes- und Jugendalter relevanten Entitäten werden in zusammenfassenden Kapiteln kurz beschrieben.

Tab. 4.2 Neuromentale Entwicklungsstörungen in ICD-11, ICD-10 und DSM-5

ICD-11 Code	ICD-11 Bezeichnung	ICD-10 Code	ICD-10 Bezeichnung	DSM-5 Bezeichnung
6A00	Störungen der Intelligenzentwicklung	F7	Intelligenzstörung	Intellektuelle Beeinträchtigung
		F70-F79		
6A01	Störungen der Sprech- oder Sprachentwicklung	F80	Umschriebene Entwicklungsstörungen des Sprechens und der Sprache	Kommunikationsstörungen
		F98.5	Stottern	
		F98.6	Poltern	
6A02	Autismus-Spektrum-Störung (ASS)	F84	Tief greifende Entwicklungsstörungen	Autismus-Spektrum-Störung
6A03	Lernentwicklungsstörung	F81	Umschriebene Entwicklungsstörungen schulischer Fertigkeiten	Spezifische Lernstörung
6A04	Entwicklungsstörung der motorischen Koordination	F82	Umschriebene Entwicklungsstörung der motorischen Funktionen	Entwicklungsbezogene Koordinationsstörung
6A05	Aufmerksamkeitsdefizit-/Hyperaktivitätsstörung (ADHS)	F90	Hyperkinetische Störungen	Aufmerksamkeitsdefizit-/Hyperaktivitätsstörung
6A06	Stereotype Bewegungsstörung	F98.4	Stereotype Bewegungsstörungen	Stereotype Bewegungsstörung
6E60*	Sekundäres neuronales Entwicklungssyndrom*	–	–	–
6A0Y	Sonstige näher bezeichnete neuromentale Entwicklungsstörungen	F88	Andere Entwicklungsstörungen	Andere näher bezeichnete Störung der neuronalen und mentalen Entwicklung
6A0Z	Neuromentale Entwicklungsstörungen, nicht näher bezeichnet	F89	Nicht näher bezeichnete Entwicklungsstörung	Nicht näher bezeichnete Störung der neuronalen und mentalen Entwicklung
	Bewegungsstörungen*	–	–	Motorische Störungen
8A05.0*	Primäre Tics oder Ticstörungen*	F95*	Ticstörungen*	Tic-Störungen*

* Crosslink (primär einer anderen Kategorie zugeordnet)

4.2.1 „Störungen der Intelligenzentwicklung" (6A00)

Wesentliche Änderungen

ICD-11 berücksichtigt – im Gegensatz zur ICD-10 – die **Heterogenität der Beeinträchtigungen kognitiver Funktionen und adaptiver Verhaltensprofile** bei gleichem IQ und betont neben den Beeinträchtigungen der intellektuellen Fähigkeiten – wie auch DSM-5 – deutlich stärker und explizit auch die Einschränkungen der adaptiven Kompetenzen.

Gefordert wird eine umfassende Erhebung **des adaptiven Funktionsniveaus** in den Bereichen der konzeptuellen (kognitiven), sozialen und alltagspraktischen Fähigkeiten.

Die **4-stufige Schweregradeinteilung** wird zwar beibehalten, basiert aber auf einer unterschiedlichen Einteilung.

Die ICD-10-Kategorie „Dissoziierte Intelligenz" (F74) entfällt.

Die Kategorie **„Intellektuelle Beeinträchtigung"/„Intellektuelle Entwicklungsstörung"** nach dem DSM-5 entspricht im Wesentlichen der ICD-11-Diagnose der intellektuellen Entwicklungsstörung.

Klassifikation und Schweregradeinteilung in der ICD-11

In der ICD-11 wird der Begriff der „Intelligenzminderung" nach ICD-10 (F70–F79) durch die Kategorie der **„Störungen der Intelligenzentwicklung"** (6A00) ersetzt, die unter der Hauptkategorie der neuronalen Entwicklungsstörungen klassifiziert wird. Störungen der Intelligenzentwicklung werden definiert als Gruppe ätiologisch unterschiedlicher Zustände, die während der Entwicklungsperiode entstehen und durch **deutlich unterdurchschnittliche intellektuelle Leistungen in verschiedenen Bereichen** sowie sich daraus ergebenden **Beeinträchtigungen des adaptiven Verhaltens** in Bereichen der konzeptuellen (u. a. Sprache, Lesen, Schreiben, Mathematik, Urteilen, Denken, Wissen und Gedächtnis), sozialen (u. a. Empathie, soziales Urteilsvermögen, interpersonelle Kommunikationsfähigkeiten, Fähigkeiten zur Beziehungsaufnahme und deren Aufrechterhaltung) und alltagspraktischen Fähigkeiten (u. a. Selbstmanagement, Hygiene, berufliche Verantwortlichkeit, Umgehen mit Geld, Freizeitverhalten, Schulbesuch) gekennzeichnet sind (Häßler et al.2021).

Die Kategorie „Intellektuelle Beeinträchtigung"/„Intellektuelle Entwicklungsstörung" nach dem DSM-5 entspricht weitgehend der ICD-11-Diagnose der „Störungen der Intelligenzentwicklung".

ICD-11 unterscheidet ähnlich wie ICD-10 (vgl. Tab. 4.3) die „Störung der Intelligenzentwicklung" anhand von leichtgradiger (etwa 2–3 Standardabweichungen unter dem Mittelwert; entspricht IQ von 55–69), mittelgradiger (etwa 3–4 Standardabweichungen unter dem Mittelwert; entspricht IQ von 54–40) sowie schwergradiger und tiefgreifender Störung der Intelligenzentwicklung (jeweils etwa 4 und mehr Standardabweichungen unter dem Mittelwert; entspricht IQ unter 40). Schwere und tiefgreifende Störungen der intellektuellen Entwicklung werden je-

Tab. 4.3 Störungen der Intelligenzentwicklung in ICD-11 und ICD-10

ICD-11 Code	ICD-11 Bezeichnung	ICD-10 Code	ICD-10 Bezeichnung
6A00	**Störungen der Intelligenzentwicklung**	**F7**	**Intelligenzstörung**
6A00.0	Leichtgradige Störung der Intelligenzentwicklung	F70	Leichte Intelligenzminderung
6A00.1	Mittelgradige Störung der Intelligenzentwicklung	F71	Mittelgradige Intelligenzminderung
6A00.2	Schwergradige Störung der Intelligenzentwicklung	F72	Schwere Intelligenzminderung
6A00.3	Tiefgreifende Störung der Intelligenzentwicklung	F73	Schwerste Intelligenzminderung
6A00.4	Vorläufige Störung der Intelligenzentwicklung	F78	Andere Intelligenzminderung
6A00.Z	Störungen der Intelligenzentwicklung, nicht näher bezeichnet	F79	Nicht näher bezeichnete Intelligenzminderung
–		F74	Dissoziierte Intelligenz

doch ausschließlich auf der Grundlage von Unterschieden im Anpassungsverhalten unterschieden, da Intelligenztests keine zuverlässige Unterscheidung ermöglichen.

> Die 4-stufige Schweregradeinteilung wird von der ICD-11 zwar beibehalten, betont im Gegensatz zur ICD-10 neben den Beeinträchtigungen der intellektuellen Fähigkeiten aber deutlich stärker und explizit auch die Einschränkungen der adaptiven Kompetenzen, welche wie die intellektuellen Fähigkeiten basierend auf angemessenen normierten, individuell durchgeführten standardisierten Tests gemessen werden sollten.

Als 5. Kategorie definiert ICD-11 die **„vorläufige Störung der Intelligenzminderung"** (6A00.4), die Kindern unter 4 Jahren und Personen, bei denen keine valide Messung der intellektuellen Funktion bzw. des adaptiven Verhaltens aufgrund körperlicher oder sensomotorischer Beeinträchtigung möglich ist, vorbehalten ist. Diese Kategorie entspricht konzeptuell der ICD-10-Kategorie „Andere

Intelligenzminderung" (F78). Die ICD-10-Kategorie „**Dissoziierte Intelligenz**" (F74) entfällt.

Komorbide psychische oder körperliche Störungen, die häufig zu finden sind, sind in ICD-11 wie bei ICD-10 über zusätzliche Schlüsselnummern zu kodieren. Zusätzlich kann das Ausmaß der Verhaltensstörung angegeben werden (.0 „Keine oder geringfügige Verhaltensstörung"; .1 „Deutliche Verhaltensstörung, die Beobachtung oder Behandlung erfordert"; .8 „Sonstige Verhaltensstörung"; .9 „Ohne Angabe einer Verhaltensstörung").

4.2.2 „Störungen der Sprech- und Sprachentwicklung" (6A01)

In dieser Kategorie werden in der ICD-11 Besonderheiten bei der Entwicklung des Spracherwerbs, des Verständnisses von Sprache, der Lautbildung, des Sprechens und des Gebrauchs von Sprache zu kommunikativen Zwecken (Sprachpragmatik) zusammengefasst (vgl. Tab. 4.4). Die Gruppe beinhaltet die ICD-10-Kategorien „rezeptive Sprachstörung" (F80.2), „expressive Sprachstörung" (F80.1), „sonstige Sprachentwicklungsstörungen" (F80.8), „Stottern" (F98.5) und „Poltern" (F98.6). Die „erworbene Aphasie mit Epilepsie" (Landau-Kleffner-Syndrom; F80.3) wird neuen Erkenntnissen folgend in der ICD-11 als neurologisches Krankheitsbild ausgegliedert („erworbene epileptische Aphasie"; 8A62.2).

Unterschieden werden nun 3 Unterkategorien: 6A01.0 „Entwicklungsstörung der Lautbildung", 6A01.1 „Entwicklungsstörung des Sprechflusses" und 6A01.2 „Entwicklungsstörung der Sprache".

Die **„Pragmatische Sprachentwicklungsstörung"** (6A01.22) entspricht zumindest teilweise bezüglich des 1. Hauptkriteriums der „Autismus-Spektrum-Störung" (ASS) (vgl. Abschnitt 4.2.4), wobei das 2. Hauptkriterium (Routinen, Sonderinteressen, sensorische Besonderheiten) nicht erfüllt ist. Im Gegensatz zur DSM-5, wo diese Kategorie der ASS zugeordnet wird, ist sie in der ICD-11 als Teil der Störungen der Sprachentwicklung konzeptualisiert (Brehm et al. 2024).

Tab. 4.4 Störungen der Sprech- und Sprachentwicklung in ICD-11 und ICD-10

ICD-11 Code	ICD-11 Bezeichnung	ICD-10 Code	ICD-10 Bezeichnung
6A01	**Störungen der Sprech- oder Sprachentwicklung**	**F80**	**Umschriebene Entwicklungsstörungen des Sprechens und der Sprache**
6A01.0	Entwicklungsstörung der Lautbildung	F80.0	Artikulationsstörung
6A01.1	Entwicklungsstörung des Sprechflusses	F98.5 F98.6	Stottern Poltern
6A01.2	Entwicklungsstörung der Sprache		
6A01.20	Rezeptive und expressive Sprachentwicklungsstörung	F80.2	Rezeptive Sprachstörung
6A01.21	Expressive Sprachentwicklungsstörung	F80.1	Expressive Sprachstörung
6A01.22	Pragmatische Sprachentwicklungsstörung	F80.8	sonstige Sprachentwicklungsstörungen
6A01.23	Sprachentwicklungsstörung mit einer sonstigen näher bestimmten Sprachstörung	F80.8	sonstige Sprachentwicklungsstörungen
6A01.Y	Sonstige näher bezeichnete Störungen der Sprech- oder Sprachentwicklung	F80.8	Sonstige Entwicklungsstörungen des Sprechens oder der Sprache
6A01.Z	Störungen der Sprech- oder Sprachentwicklung, nicht näher bezeichnet	F80.9	Entwicklungsstörung des Sprechens oder der Sprache, nicht näher bezeichnet
08*	**Neurologische Erkrankungen***		
8A62.2*	Erworbene epileptische Aphasie*	F80.3*	Landau-Kleffner-Syndrom*

* Crosslink (primär einer anderen Kategorie zugeordnet)

4.2.3 „Autismus-Spektrum-Störung" (ASS) (6A02)

Wesentliche Änderungen

Die „Autismus-Spektrum-Störungen" (ASS) werden gemeinsam mit den anderen Entwicklungsstörungen (ES) klassifikatorisch allen anderen psychischen Störungen in einem eigenen Kapitel vorweggestellt.

Die in der ICD-10 noch vorhandene Unterscheidung in frühkindlichen Autismus, atypischen Autismus und das Asperger-Syndrom wird aufgegeben, weil sie empirischen Untersuchungen zufolge nicht sicher voneinander getrennt werden konnten (Biscaldi-Schäfer et al. 2023; Tebartz van Elst & Ebert 2024).

Die vormals getrennt beschriebenen Besonderheiten der **sozialen Kognition und Kommunikation** werden dem DSM-5 folgend (dort A-Kriterium) nun als 1. Hauptkriterium zusammengefasst.

Im 2. Hauptkriterium (B-Kriterium nach DSM-5) werden **anhaltende, unflexible und sich wiederholende Wahrnehmungs-, Interessen- und Aktivitätsmuster** zusammengefasst, wobei erstmalig auch sensorische Hypo- oder Hypersensibilitäten aufgeführt werden.

Eine Subklassifizierung findet auf der Grundlage der Intelligenzentwicklung und der funktionellen Sprache statt.

Anders als im DSM-5 werden die diagnostischen Kriterien nicht klar operationalisiert, was im Prozess der Diagnosestellung einen großen individuellen Spielraum eröffnet.

Wie in der ICD-10, aber anders als im DSM-5, findet **keine Operationalisierung des Schweregrades** statt.

Konnten in der ICD-10 noch ADHS und ASS nicht gemeinsam diagnostiziert werden, so wird nun in der ICD-11 anerkannt, dass alle ES wechselseitig miteinander verbunden sind und häufig gemeinsam auftreten.

Das Konzept der Kompensationsleistungen, die die Erkennbarkeit der autistischen Besonderheiten erschweren können, wird erstmalig offiziell konzeptionell eingeführt.

Die gelegentlich schwierige Abgrenzbarkeit zu subsyndromalen Varianten („Broader Autism Phenotype") aber auch zu anderen ES und psychischen Komorbiditäten wird klarer hervorgehoben.

Klassifikation der „Autismus-Spektrum-Störungen" (ASS) in der ICD-11
Die **ASS** werden in der ICD-11 gemeinsam mit den anderen ES klassifiziert. Eine Übersicht über die Klassifikation ASS in der ICD-11 gibt Tab. 4.5.

Tab. 4.5 Autismus-Spektrum-Störung in der ICD-11

Code	Bezeichnung
6A02.0	Autismus-Spektrum-Störung ohne Störung der Intelligenzentwicklung, mit leichtgradiger oder keiner Beeinträchtigung der funktionellen Sprache
6A02.1	Autismus-Spektrum-Störung mit Störung der Intelligenzentwicklung, mit leichtgradiger oder keiner Beeinträchtigung der funktionellen Sprache
6A02.2	Autismus-Spektrum-Störung ohne Störung der Intelligenzentwicklung, mit Beeinträchtigung der funktionellen Sprache
6A02.3	Autismus-Spektrum-Störung mit Störung der Intelligenzentwicklung, mit Beeinträchtigung der funktionellen Sprache
6A02.5	Autismus-Spektrum-Störung mit Störung der Intelligenzentwicklung, Fehlen der funktionellen Sprache
6A02.Y	Sonstige näher bezeichnete Autismus-Spektrum-Störung
6A02.Z	Autismus-Spektrum-Störung, nicht näher bezeichnet

In der ICD-10 wurden autistische Störungen (F84) noch als drei verschiedene **autistische Subtypen** der tiefgreifenden Entwicklungsstörungen gelistet („**Frühkindlicher Autismus" F84.0, „Atypischer Autismus" F84.1, „Asperger-Syndrom" F84.5;** vgl. Tab. 4.6). In der ICD-11 wurden diese Unterscheidungen wie im DSM-5 aufgegeben, weil empirischen Forschungen zufolge im Längsschnittverlauf nicht sicher zwischen diesen drei Entitäten differenziert werden konnte (Biscaldi et al. 2023; Tebartz van Elst 2023). Stattdessen wird nun einheitlich von **ASS** gesprochen. Damit soll zum Ausdruck gebracht werden, dass sich sowohl qualitativ – also im Hinblick auf die unterschiedlichen de facto beobachtbaren Symptomcluster – als auch quantitativ – also im Hinblick auf den Schweregrad des autistischen Phänotyps – unterschiedliche Ausprägungsgrade finden.

> Aus **ätiopathogenetischer Perspektive** wird in der ICD-11 wie im DSM-5 betont, dass es sich bei der ASS um eine heterogene Gruppe handelt. D. h., nach dem heutigen Wissensstand kann nicht von einer einheitlichen Verursachung gesprochen werden.

Gleichzeitig wird davon ausgegangen, dass eine multigenetische Genealogie im Sinne einer familiären Veranlagung zumindest bei der **primär-idiopathischen Variante,** die nun unter der Kodierung 6A02 „Autismus-Spektrum-Störung" verschlüsselt wird, eine zentrale Rolle spielt.

ASS mit wahrscheinlicher oder sicherer Verursachung, z. B. durch genetische Erkrankungen (z. B. 22q11-Syndrom) oder erworbene Kausalfaktoren (z. B. entzündliche Hirnerkrankungen, Röteln-Embryopathie oder Valproat-Exposition in utero), werden dagegen in der ICD-11 bei den **sekundären Entwicklungsstörungen** (6E60) verschlüsselt (Tebartz van Elst & Runge 2024).

Dagegen werden in der Neuklassifizierung nun **Unterkategorien** gebildet, **die das Intelligenzniveau sowie das funktionelle Sprachniveau abbilden** sollen (vgl. Tab. 4.7). Dies ist insofern nachvollziehbar, dass diese Faktoren sowohl für das alltägliche Funktionspotenzial als auch die Therapieplanung von herausragender Bedeutung sind.

Diagnostische Kriterien

Inhaltlich werden die Besonderheiten der sozialen Kognition und Kommunikation dem DSM-5 folgend im 1. **Hauptkriterium** (A-Kriterium nach DSM-5) und die der anhaltenden unflexiblen und stereotypen Wahrnehmungs-, Interessen- und Aktivitätsmuster im **2. Hauptkriterium** (B-Kriterium nach DSM-5) beschrieben. Im 2. Hauptkriterium werden sensorische Besonderheiten im Sinne von Hyper- oder Hyposensitivitäten beschrieben. Die Besonderheiten der **autistischen Stressreaktion,** ausgelöst etwa durch Zustände der Reizüberflutung („Overload") mit häufig zu beobachtendem dissoziativem Aus-dem-Kontakt-Gehen („Shut-down"), Anspannungszuständen, motorischen Stereotypien zur Anspannungsregulation (Schaukeln) oder auch selbstverletzenden Verhaltensweisen und Wutattacken („Melt-down"), werden dagegen weniger klar betont.

Tab. 4.6 Autismus-Spektrum-Störung in ICD-11, ICD-10 und DSM-5

ICD-11 Code	ICD-11 Bezeichnung	ICD-10 Code	ICD-10 Bezeichnung	DSM-5 Bezeichnung
6A02	**Autismus-Spektrum-Störung**	**F84**	**Tief greifende Entwicklungs-störungen**	**Autismus-Spektrum-Störung**
6A02.0	Autismus-Spektrum-Störung ohne Störung der Intelligenz-entwicklung, mit leicht-gradiger oder keiner Beeinträchtigung der funktionellen Sprache	F84.0 F84.1 F84.5	Frühkindlicher Autismus Atypischer Autismus Asperger-Syndrom	Zusatzkodierungen für: • Schweregrad • Begleitende intellektuelle Beeinträchtigung • Begleitende sprachliche Beeinträchtigung • Verbindung mit einer bekannten körperlichen Erkrankung, genetischen oder Umweltbedingung • Komorbiditäten
6A02.1	Autismus-Spektrum-Störung mit Störung der Intelligenzentwicklung, mit leichtgradiger oder keiner Beeinträchti-gung der funktionellen Sprache			
6A02.2	Autismus-Spektrum-Störung ohne Störung der Intelligenzentwick-lung, mit Beeinträchti-gung der funktionellen Sprache			
6A02.3	Autismus-Spektrum-Störung mit Störung der Intelligenzentwicklung, mit Beeinträchtigung der funktionellen Spra-che			
6A02.5	Autismus-Spektrum-Störung mit Störung der Intelligenzentwicklung, Fehlen der funktionel-len Sprache			
6A02.Y	Sonstige näher be-zeichnete Autismus-Spektrum-Störung	F84.8	Sonstige tief greifende Ent-wicklungsstö-rungen	
6A02.Z	Autismus-Spektrum-Störung, nicht näher bezeichnet	F84.9	Tief greifende Entwicklungsstö-rung, nicht näher bezeichnet	

Tab. 4.7 Kriterien der „Autismus-Spektrum-Störungen" in ICD-11 und DSM-5. (Modifiziert nach: Tebartz van Elst & Ebert 2024)

ICD-11	DSM-5
1. Anhaltende Defizite bei Initiierung und Aufrechterhaltung sozialer Kommunikation und sozialer Interaktionen, die in Anbetracht von Alter und intellektuellem Entwicklungsniveau außerhalb des erwarteten Bereichs liegen **Spezifische Manifestationen dieser Defizite variieren je nach chronologischem Alter, verbalen und intellektuellen Fähigkeiten und Schweregrad der Störung und <u>können</u> Einschränkungen in den folgenden Bereichen umfassen:**	**A. Andauernde Defizite der sozialen Kommunikation und sozialen Interaktion in allen Kontexten, die nicht durch generelle Entwicklungsverzögerungen erklärt werden und sich in <u>allen</u> folgenden Bereichen manifestieren:**
• Verständnis, Interesse oder angemessene Reaktionen auf die verbale oder nonverbale soziale Kommunikation anderer • Integration gesprochener Sprache mit typischen komplementären nonverbalen Hinweisen wie Blickkontakt, Gestik, Mimik und Körpersprache. Diese nonverbalen Verhaltensweisen können auch in Häufigkeit oder Intensität reduziert sein • Verständnis und Gebrauch von Sprache in sozialen Kontexten und Fähigkeit, wechselseitige soziale Gespräche zu initiieren und aufrechtzuerhalten • Soziales Bewusstsein, das zu einem Verhalten führt, das dem sozialen Kontext nicht angemessen angepasst ist • Fähigkeit, sich Gefühle, emotionale Zustände und Einstellungen anderer vorzustellen und darauf zu reagieren • Wechselseitige Interessensteilung • Fähigkeit, typische Peer-Beziehungen aufzubauen und aufrechtzuerhalten	1. Defizite der sozial-emotionalen Gegenseitigkeit (z. B. Probleme Sozialkontakte aufzunehmen, eine Small-Talk-Konversation zu führen, auf emotionale Reize angemessen zu reagieren etc.) 2. Defizite im nonverbalen kommunikativen Verhalten in der sozialen Interaktion (z. B. Probleme mit dem Blickkontakt, Mimik, Gestik, situative Kommunikation etc.) 3. Defizite beim Eingehen und Aufrechterhalten von Beziehungen, entsprechend dem Entwicklungsstand (ausgenommen solcher zu Bezugspersonen; z. B. altersentsprechende Fähigkeit zu Mitschülern, Mitstudenten, Kollegen, Freunden Beziehungen aufzubauen oder zu halten)
2. Anhaltende eingeschränkte, sich wiederholende und unflexible Verhaltensmuster, Interessen oder Aktivitäten, die für das Alter und den soziokulturellen Kontext des Individuums eindeutig atypisch oder übertrieben sind. Dazu <u>können</u> gehören:	**B. Restriktive, repetitive Verhaltensmuster, Interessenmuster, oder Aktivitätsmuster, die sich in <u>wenigstens 2</u> der folgenden Bereiche manifestieren:**
• Mangelnde Anpassungsfähigkeit an neue Erfahrungen und Umstände mit damit verbundenem Stress, der durch triviale Veränderungen in einer vertrauten Umgebung oder als Reaktion auf unvorhergesehene Ereignisse hervorgerufen werden kann	1. Stereotype/s/r oder repetitive/s/r Sprechen, Bewegungen, oder Gebrauch von Objekten 2. Z. B. einfache motorische Stereotypien, Echolalie, repetitiver Gebrauch von Objekten, oder idiosynkratische Phrasen

(Fortsetzung)

Tab. 4.7 (Fortsetzung)

ICD-11	DSM-5
• Unflexible Einhaltung bestimmter Routinen, z. B. räumlich oder die ein genaues Timing erfordern • Übermäßige Einhaltung von Regeln (z. B. beim Spielen) • Übermäßige und anhaltende ritualisierte Verhaltensmuster (z. B. Aufstellen oder Sortieren von Objekten), die keinem offensichtlichen äußeren Zweck dienen • Repetitive und stereotype motorische Bewegungen, wie Ganzkörperbewegungen, atypischer Gang, ungewöhnliche Hand- oder Fingerbewegungen und Haltungen. Diese Verhaltensweisen treten besonders häufig in der frühen Kindheit auf • Beharrliche Beschäftigung mit speziellen Interessen, Objektteilen oder bestimmten Arten von Reizen (einschließlich Medien) oder ungewöhnlich starke Bindung an bestimmte Objekte • Lebenslange übermäßige und anhaltende Überempfindlichkeit oder Hyposensitivität für sensorische Reizen oder ungewöhnliches Interesse an einem sensorischen Reiz	3. Exzessives Festhalten an Routinen, ritualisierte Muster verbalen oder nonverbalen Verhaltens, oder exzessiver Widerstand gegen Veränderung 4. Z. B. behaviorale Rituale, bestehen auf gleicher Wegstrecke, gleiches Essen, repetitive Fragen oder extremer Stress durch kleine Änderungen, detailliertes Vorausplanen von Tagesabläufen, rigides Festhalten an immer gleichen Tagesabläufen 5. Hochgradig eingegrenzte, fixierte Interessen, die unnormal in Hinblick auf Intensität oder Thema sind 6. Z. B. starke Bindung an oder Beschäftigung mit ungewöhnlichen Objekten, exzessive eingeengte oder perseverierende Interessen 7. Hyper- oder Hyporeaktivität auf sensorischen Input oder ungewöhnliches Interesse an sensorischen Aspekten der Umgebung 8. Z. B. offensichtliche Unempfindlichkeit gegenüber Schmerz/Hitze/Kälte, starke überempfindliche Reaktion auf spezifische Geräusche oder Texturen, exzessives Riechen oder Berühren von Objekten, Faszination von Lichtern oder sich bewegenden Objekten
3. Beginn der Störung während der Entwicklungsphase, typischerweise in der frühen Kindheit, charakteristische Symptome können sich später vollständig manifestieren, wenn sozialen Anforderungen die begrenzten Fähigkeiten überschreiten	**C. Symptome müssen seit früher Kindheit vorhanden sein (aber können erst dann offensichtlich werden, wenn soziale Anforderungen die Kompensationsmöglichkeiten überschreiten)**
4. Die Symptome führen zu erheblichen Beeinträchtigungen in persönlichen, familiären, sozialen, pädagogischen, beruflichen oder anderen wichtigen Funktionsbereichen. Einige Menschen mit Autismus-Spektrum-Störung sind in der Lage, in vielen Kontexten durch außergewöhnliche Anstrengungen angemessen zu funktionieren, sodass ihre Defizite für andere möglicherweise nicht offensichtlich sind. Eine Diagnose einer Autismus-Spektrum-Störung ist in solchen Fällen immer noch angebracht	**D. Symptome begrenzen und beeinträchtigen insgesamt das alltägliche Funktionieren** **E. Die Symptome können nicht besser durch andere Krankheiten oder eine Intelligenzminderung erklärt**

Die Tabelle 4.7 stellt die Operationalisierung der ASS in ICD-11 und DSM-5 gegenüber.

Insgesamt wird die ASS in der ICD-11 deutlich weniger stringent operationalisiert als im DSM-5. Dadurch wird auf diagnostischer Seite ein deutlich größerer Spielraum eröffnet, was die Vergabe der Diagnose anbelangt.

> **Kommentar**
>
> Die Abschaffung der bisherigen autistischen Unterkategorien (frühkindlicher, atypischer, Asperger-Autismus) und die Einführung des Spektrums-Konzepts sind zu begrüßen, weil dies die Wirklichkeit besser abbildet und Phänomene des Übergangs etwa zur Normvariante besser beschreibt. Die unscharfe Operationalisierung der ASS in der ICD-11 beinhaltet aber auch die Gefahr einer Ausweitung des diagnostischen Konzepts der ASS, bei dem jede Spezifität verloren geht (Tebartz van Elst 2021, 2023).

In der ICD-11 wird (wie auch im C-Kriterium des DSM-5) – anders als in der ICD-10 – ausdrücklich auf das Phänomen der **Kompensation** hingewiesen. Damit ist gemeint, dass insbesondere Betroffene mit hohem IQ immer wieder dazu in der Lage sind, ihre Defizite zu kompensieren, etwa indem der subjektiv sehr unangenehme Blickkontakt gezielt geübt wird oder aber zwischen die Augen geschaut wird. Dieses im Laienkontext auch „Camouflaging" (Tarnung) genannte Phänomen kann dazu führen, dass eine Diagnose längere Zeit nicht gestellt wird. Möglicherweise spielt es bei Mädchen und Frauen eine größere Rolle als beim männlichen Geschlecht (Tebartz van Elst 2023).

> **Kommentar**
>
> Es ist zu begrüßen, dass das Phänomen der **Kompensation** bei ASS explizit in den Blick genommen wurde. Denn persönlichkeitsstrukturelle Eigenschaften wie Sensitivität für Reizüberflutung oder subjektive Schwierigkeiten, den Blickkontakt zu halten, sind auch dann bedeutsam, wenn sie von den Betroffenen erfolgreich kompensiert werden und dadurch objektiv kaum noch beobachtbar sind.

Anders als im DSM-5 wird in der ICD-11 der **Schweregrad der ASS** nicht operationalisiert. Auch in der ICD-10 fanden sich keine Schweregradabstufungen für die dort kodierbaren Autismus-Störungen. Wenn aus z. B. sozial-medizinischer Sicht Kriterien für die Beurteilung der Syndromschwere einer ASS hilfreich oder erforderlich sind (z. B. für gutachterliche Fragen), kann auf das DSM-5 zurückgegriffen werden (zur Orientierung Tab. 4.8).

Tab. 4.8 Übersicht über Schweregrade bei Autismus-Spektrum-Störungen nach DSM-5

Schweregrad	Unterstützungsbedarf	Soziale Kommunikation Einschränkungen	Restriktive, repetitive Verhaltensweisen
3	Sehr umfangreich	+++	+++
2	Umfangreich	++	++
1	Vorhanden	+	+

+bemerkbar, deutlich; ++ausgeprägt; +++stark bis extrem ausgeprägt

Komorbiditäten mit „Autismus-Spektrum-Störungen" (ASS)
Änderungen haben sich auch bei den **Komorbiditäten** ergeben. Gehörten noch in der ICD-10 „Tiefgreifende Entwicklungsstörungen" zu den Ausschlussdiagnosen einer ADHS, so können nun beide Diagnosen gleichzeitig gestellt werden. Ganz im Gegenteil wird nun in der ICD-11 ganz explizit darauf hingewiesen, dass es nicht selten Überlappungen zu den anderen neuronalen ES, insbesondere den Störungen der Intelligenzentwicklung und der ADHS, geben kann (Tebartz van Elst 2023).

Grundsätzlich ähneln sich die ES darin, dass sie nicht nur untereinander häufig komorbid vergesellschaftet sind, sondern auch im Längsschnittverlauf mit einer sehr hohen Rate an psychiatrischen Komorbiditäten, vor allem affektiven Störungen, Depressionen, Angsterkrankungen, aber auch Zwangsstörungen, Persönlichkeitsstörungen und psychotischen Störungen, assoziiert sind. Andererseits wird die in der ICD-10 noch explizit beschriebene Beobachtung, dass bei Menschen mit Asperger-Syndrom im frühen Erwachsenenalter gelegentlich psychotische Episoden auftreten, so in der ICD-11 nicht mehr erscheinen.

Abgrenzung zum Spektrum des Normalen
Auch die gelegentlich schwere **Abgrenzung zum Spektrum des Normalen** wird in der ICD-11 ausdrücklich betont. So ist in der klinischen Praxis die Beobachtung geläufig, dass etwa die Verwandten von Indexpatienten qualitativ durchaus gut erkennbar autistische Merkmale aufweisen, welche aber nicht zwingend die allgemeinen Störungskriterien erfüllen. In der Literatur wird dieses Phänomen unter dem Begriff des **„Broader Autism Phenotype"** angesprochen bzw. als Autismus im Sinne einer Normvariante (Tebartz van Elst 2023).

Geschlechtsbezogene Aspekte
Stärker hervorgehoben werden in der ICD-11 bei ASS nun auch **geschlechtsbezogene Aspekte**. So wird eine ASS aktuell bei Jungen und Männern 4-mal häufiger diagnostiziert als bei Mädchen und Frauen. Dies ist insbesondere im hochfunktionalen Bereich der Fall, d. h. bei mindestens durchschnittlicher Intelligenz und vorhandener Sprache im kommunikativen Sinne. Dies könnte darauf hinweisen, dass weniger ausgeprägte Varianten einer ASS bei Frauen seltener erkannt werden als bei Männern. Auch finden sich bei Frauen oft weniger stark ausgeprägte Routinen und Sonderinteressen, was dieser Entwicklung ebenfalls Vorschub leisten könnte. Schließlich kommen im mittleren Kindesalter geschlechtstypische

Verhaltensmuster der Anspannungs- und Stressregulation stärker zum Tragen. Während Jungen oft mit externalisierenden und aggressiven Verhaltensmustern der Anspannungsregulation reagieren, finden sich bei Mädchen häufiger internalisierende Reaktionsweisen wie sozialer Rückzug, Depression und Angst, möglicherweise auch Essstörungen und Selbstverletzungen. Auch dies könnte dazu führen, dass eine ASS als Basisstörung einer dann im Vordergrund stehenden Essstörung, Borderline-Störung, Angsterkrankung, sozialen Phobie oder Depression übersehen wird (Tebartz van Elst 2021).

Kommentar
Die Berücksichtigung geschlechtsbezogener Besonderheiten des autistischen Phänotyps ist klinisch wichtig. Vor allem die autistische Stressreaktion bei jugendlichen und erwachsenen Frauen kann den dissoziativen Zuständen bei Borderline-Persönlichkeitsstörung durchaus ähneln und führt immer wieder zu diagnostischen Verwechslungen (Tebartz van Elst et al. 2021).

Pragmatische Sprachentwicklungsstörung und „Autismus-Spektrum-Störungen" (ASS)
Abschließend wird hier die **„Pragmatische Sprachentwicklungsstörung"** (6A01.22) erwähnt, die in der ICD-11 als **„Störung der Sprech- und Sprachentwicklung" (6A01)** klassifiziert wird (vgl. Abschnitt 4.2.3). Die Störung wird im DSM-5 bei den ASS verortet und auch in der ICD-11 wird qualitativ ein Symptomcluster beschrieben, bei dem betroffene Kinder pragmatische Aspekte von Sprache nicht verstehen. Sie setzen diese also nur im wortwörtlichen Sinne ein, was – wie bei Kindern mit ASS – zu weitreichenden kommunikativen Problemen führen kann. Diese Kategorie, die so in der ICD-10 nicht vorhanden war, entspricht in Teilen dem 1. Hauptkriterium der ASS der ICD-11. Es unterscheidet sich durch die Sprachfokussierung. D. h., die anderen Aspekte des 1. Hauptkriteriums (Besonderheiten der nonverbalen Kommunikation, Blickkontakt, Prosodie) sowie die Symptome des 2. Hauptkriteriums (vgl. Tab. 4.7) sind nicht Bestandteil des beschriebenen Phänotyps.

Kommentar
Es kann festgehalten werden, dass sich auch im Bereich der Beschreibung des autistischen Phänotyps (ASS), seiner Subklassifikation (gemäß IQ und Sprachfertigkeit), aber auch in der Abgrenzung zum Spektrum des Normalen, gegenüber den anderen ES (vor allem ADHS) sowie gegenüber anderen psychiatrischen Störungen weitreichende Änderungen in der ICD-11 ergeben haben. Diese sollten in der klinischen Praxis bekannt sein und berücksichtigt werden, um zu einer korrekten Diagnosestellung und darauf aufbauend einer validen Therapieplanung zu gelangen.

Tab. 4.9 Lernentwicklungsstörung in ICD-11 und ICD-10

ICD-11 Code	ICD-11 Bezeichnung	ICD-10 Code	ICD-10 Bezeichnung
6A03	**Lernentwicklungsstörung**	**F81**	**Umschriebene Entwicklungsstörungen schulischer Fertigkeiten**
6A03.0	Lernentwicklungsstörung mit Lesebeeinträchtigung	F81.0	Lese- und Rechtschreibstörung
6A03.1	Lernentwicklungsstörung mit Beeinträchtigung im schriftlichen Ausdruck	F81.1	Isolierte Rechtschreibstörung
6A03.2	Lernentwicklungsstörung mit Beeinträchtigung in Mathematik	F81.2	Rechenstörung
		F81.3	Kombinierte Störungen schulischer Fertigkeiten
6A03.3	Lernentwicklungsstörung mit anderer spezifizierter Beeinträchtigung des Lernens	F81.8	Sonstige Entwicklungsstörungen schulischer Fertigkeiten
6A03.Z	Lernentwicklungsstörung, nicht näher bezeichnet	F81.9	Entwicklungsstörung schulischer Fertigkeiten, nicht näher bezeichnet

4.2.4   „Lernentwicklungsstörung" (6A03)

In der **ICD-10** waren die umschriebenen ES schulischer Fertigkeit im Kapitel F81 klassifiziert als „Lese- und Rechtschreibstörung" (F81.0), „isolierte Rechtschreibstörung" (F81.1), „Rechenstörung" (F81.2) und „kombinierte Störung schulischer Leistungen" (F81.3).

Während sich **inhaltlich keine wesentlichen Änderungen** ergeben haben, werden sie formal in der **ICD-11** nun unter den Kategorien 6A03.0 „Lernentwicklungsstörung mit Lesebeeinträchtigung", 6A03.1 „Lernentwicklungsstörung mit Beeinträchtigung im schriftlichen Ausdruck", 6A03.2 „Lernentwicklungsstörung mit Beeinträchtigung in Mathematik" und 6A03.3 „Lernentwicklungsstörung mit anderer spezifizierter Beeinträchtigung des Lernens" gefasst (vgl. Tab. 4.9).

Wie bei den anderen ES auch, gibt es eine erhebliche Komorbidität unter den verschiedenen Lernentwicklungsstörungen (Brehm et al. 2024).

4.2.5   „Entwicklungsstörung der motorischen Koordination" (6A04)

Wie die ICD-10 Kategorie F82 ist auch in der ICD-11 (vgl. Tab. 4.10) die „Entwicklungsstörung der motorischen Koordination" (6A04) durch eine erhebliche und alltagspraktisch relevante Verzögerung beim Erwerb motorischer Fertigkeit, der Feinmotorik und der Organisation und Koordination motorischer Handlungen definiert. Die Kinder werden als „grobmotorisch" oder „tollpatschig" erlebt.

Tab. 4.10 Entwicklungsstörung der motorischen Koordination in ICD-11 und ICD-10

ICD-11 Code	ICD-11 Bezeichnung	ICD-10 Code	ICD-10 Bezeichnung
6A04	Entwicklungsstörung der motorischen Koordination	F82	Umschriebene Entwicklungsstörung der motorischen Funktionen
		F82.0	Umschriebene Entwicklungsstörung der Grobmotorik
		F82.1	Umschriebene Entwicklungsstörung der Fein- und Graphomotorik
		F82.2	Umschriebene Entwicklungsstörung der Mundmotorik
		F82.9	Umschriebene Entwicklungsstörung der motorischen Funktionen, nicht näher bezeichnet

Die Beeinträchtigungen müssen wie bei den anderen ES in klarem Widerspruch zum altersmäßig erwarteten Entwicklungsstand stehen, um eine Diagnose zu rechtfertigen (Langer & Biscaldi 2024).

4.2.6 „Aufmerksamkeitsdefizit- und Hyperaktivitätsstörung (ADHS)" (6A05)

Wesentliche Änderungen

Die Störungen werden in der ICD-11 unter „Neuronale Entwicklungsstörungen" subsumiert.

Anstatt der ICD-10-Terminologie einer „Hyperkinetischen Störung" bzw. „Aufmerksamkeitsstörung ohne Hyperaktivität" wird in der ICD-11, entsprechend dem DSM-5, der Begriff der „Aufmerksamkeitsdefizit- und Hyperaktivitätsstörung (ADHS)" übernommen.

In der ICD-11 werden Symptome aus den Bereichen Unaufmerksamkeit, Hyperaktivität und Impulsivität, die für die Diagnose einer ADHS vorliegen müssen, deskriptiv erläutert. Ein numerischer Algorithmus zur Klassifikation (wie in DSM-5 und in den ICD-10-Forschungskriterien) liegt derzeit noch nicht vor.

Bei diesen in der Kindheit beginnenden und nicht selten im Erwachsenenalter fortbestehenden Störungsbildern wurde eine umfassende diagnostische Revision von ICD-10 zu ICD-11 vorgenommen.

Tab. 4.11 Aufmerksamkeitsdefizit- und Hyperaktivitätsstörung (ADHS) in ICD-11

ICD-11 Code	ICD-11 Bezeichnung
6A05	**Aufmerksamkeitsdefizit- und Hyperaktivitätsstörung [ADHS]**
6A05.0	Aufmerksamkeitsdefizit- und Hyperaktivitätsstörung [ADHS], vorwiegend unkonzentriert
6A05.1	Aufmerksamkeitsdefizit- und Hyperaktivitätsstörung [ADHS], vorwiegend hyperaktiv-impulsiv
6A05.2	Aufmerksamkeitsdefizit- und Hyperaktivitätsstörung [ADHS], kombiniert
6A05.Y	Sonstige näher bezeichnete Aufmerksamkeitsdefizit- und Hyperaktivitätsstörung [ADHS]
6A05.Z	Aufmerksamkeitsdefizit- und Hyperaktivitätsstörung [ADHS], nicht näher bezeichnet

Klassifikation der „Aufmerksamkeitsdefizit- und Hyperaktivitätsstörung (ADHS)"
in der ICD-11

Die inzwischen allgemein als ADHS bezeichneten Störungen werden in der ICD-10 entweder als „hyperkinetische Störung" oder als „Aufmerksamkeitsstörung ohne Hyperaktivität" erfasst und sind in der ICD-10 im Kapitel F9 verortet („Verhaltens- und emotionale Störungen mit Beginn in der Kindheit und Jugend"). Hierzu gehören etwa auch Störungen des Sozialverhaltens, Trennungsangst, Phobien, Enuresis oder Stottern. Die Klassifikation der ADHS innerhalb der neuronalen Entwicklungsstörungen in der ICD-11 zeigt Tab. 4.11.

Da das gesamte Kapitel F9 der ICD-10 ausschließlich auf Störungen im Kindes- und Jugendalter zugeschnitten ist, werden Störungen im Erwachsenenalter nicht erwähnt. Entsprechend stehen im Kindesalter bei ADHS dominierende hyperkinetische Auffälligkeiten ganz im Vordergrund. Reine Aufmerksamkeitsstörungen werden lediglich unter „Andere Verhaltens- und emotionale Störungen mit Beginn in der Kindheit und Jugend" und hier wiederum nur unter „Sonstige näher bezeichnete ..." aufgelistet.

Die folgende Tab. 4.12 zeigt die Klassifikation der ADHS in ICD-11 im Vergleich zu ICD-10 und DSM-5.

Diagnostische Kriterien

Die ICD-10-Kriterien einschließlich der Forschungskriterien kommen zumindest bei wissenschaftlichen Fragestellungen nur noch selten zur Anwendung, weil die DSM-5-Kriterien präziser und dem gegenwärtigen Forschungsstand bezüglich der Subtypisierungsmöglichkeiten besser entsprechen und zudem psychometrische Erhebungsinstrumente für Aufmerksamkeitsdefizit- und Hyperaktivitätsstörungen größtenteils an DSM-Kriterien ausgerichtet sind (Kölle et al. 2023).

Tab. 4.12 „Aufmerksamkeitsdefizit- und Hyperaktivitätsstörung (ADHS)" in ICD-11, ICD-10 und DSM-5

ICD-11 Code	ICD-11 Bezeichnung	ICD-10 Code	ICD-10 Bezeichnung	DSM-5 Bezeichnung
6A05	**ADHS**	**F90**	**Hyperkinetische Störungen**	**ADHS**
6A05.0	ADHS, vorwiegend unkonzentriert	F90.0	Einfache Aktivitäts- und Aufmerksamkeitsstörung	ADHS, vorwiegend unaufmerksam
6A05.1	ADHS, vorwiegend hyperaktiv-impulsiv			ADHS, vorwiegend hyperaktiv-impulsiv
6A05.2	ADHS, kombiniert			ADHS, gemischt
6A05.Y	Sonstige näher bezeichnete ADHS	F90.8 F98.80 F90.1	Sonstige hyperkinetische Störungen Aufmerksamkeitsstörung ohne Hyperaktivität (F98.80) Hyperkinetische Störung des Sozialverhaltens	Andere näher bezeichnete ADHS
6A05.Z	ADHS, nicht näher bezeichnet	F90.9	Hyperkinetische Störung, nicht näher bezeichnet	Nicht näher bezeichnete ADHS

Kommentar
Die ICD-Kriterien inklusive der Forschungskriterien sind nicht mehr „State-of-the-Art" und sind gegenüber den DSM-5-Kriterien inzwischen weitgehend in den Hintergrund getreten.

Auch wenn die ICD-11 für die ADHS (6A05) nicht spezifische Kriterien für das Erwachsenenalter aufführt, sind die Kriterien, wie beim DSM-5, durch Beispielnennungen an das Erwachsenenalter angepasst (Ebert & Philipsen 2023). Das gilt auch für die Rücknahme der starken Betonung des vor allem kindheitstypischen Kriteriums der Hyperaktivität in ICD-10. Wie im DSM-5 sind für die Diagnosestellung einer ADHS das Vorliegen sowohl von **Unaufmerksamkeit** als auch **Hyperaktivität** und **Impulsivität** erforderlich. ICD-11 übernimmt auch die Binnendifferenzierung von DSM-5 und unterscheidet zwischen einer ADHS mit einem **vorwiegend unaufmerksamen** und einem **vorwiegend hyperaktiv-impulsiven Erscheinungsbild** sowie einer **gemischten Form** (vgl. Tab. 4.13).

Kommentar
Die ICD-11 gleicht sich stark den DSM-5-Kriterien an – und zwar bezüglich Übernahme der Bezeichnung des Störungsbilds, der Einordnung unter die „Neuronalen Entwicklungsstörungen" und der über alle Altersbereiche hinweg sinnvollen Unterteilung in ADHS mit vorwiegend unaufmerksamem, vornehmlich hyperaktiv-impulsivem sowie gemischtem Erscheinungsbild.

Tab. 4.13 Kriterien der ADHS in ICD-11, ICD-10 und DSM-5

ICD-10	ICD-11	DSM-5
Beginn vor dem 7. Lebensjahr	Beginn meist, aber nicht zwingend, in den ersten fünf Lebensjahren	Beginn vor dem 12. Lebensjahr
Zeitkriterium: mindestens 6 Monate		
	Anhaltendes Muster von **Unaufmerksamkeitssymptomen** und/ oder einer Kombination von **Hyperaktivitäts- und Impulsivitätssymptomen**	Durchgehendes Muster von **Unaufmerksamkeit** und/oder **Hyperaktivität-Impulsivität**
Unaufmerksamkeit *Mindestens sechs* Symptome	**Unaufmerksamkeit** Mehrere Symptome von Unaufmerksamkeit, anhaltend und schwerwiegend	**Unaufmerksamkeit** *Mindestens sechs* (ab 17.Lj. mind. fünf) Symptome
Überaktivität *Mindestens drei* Symptome **Impulsivität:** *Mindestens ein* Symptom	**Hyperaktivität-Impulsivität** Mehrere Symptome von Hyperaktivität/ Impulsivität, anhaltend und schwerwiegend	**Hyperaktivität und Impulsivität** *Mindestens sechs* (ab 17.Lj. mind. fünf) Symptome
Symptome in mit dem Entwicklungsstand nicht zu vereinbarenden und unangemessenen Ausmaß		
Symptome treten in verschiedenen Situationen/Umgebungen auf (z. B. zu Hause, Schule, Arbeitsplatz, …)		
Symptome wirken sich direkt negativ auf schulische, berufliche oder soziale Aktivitäten aus		
Ausschluss: tiefgreifende Entwicklungsstörung (F84), manische Episode (F30), depressive Episode (F32), Angststörung (F41)	**Ausschluss:** Schizophrenie oder andere psychotische Störung, andere psychische Störung	**Ausschluss:** Substanz- oder Medikamentenwirkung, Entzugserscheinungen, Erkrankungen des Nervensystems

Ein orientierender Vergleich der wesentlichen Diagnosekriterien zwischen ICD-11, ICD-10 und DSM-5 ist in Tab. 4.13 dargestellt. Dabei ist der hauptsächliche Unterschied, dass gegenüber der derzeit rein deskriptiven Auflistung der Diagnosekriterien in ICD-11 im DSM-5 (wie auch in den ICD-10-Forschungskriterien) numerisch-operationalisierte Kriterien zur Diagnosestellung vorgegeben werden.

Komorbidität und Verlaufscharakteristika
In den „Clinical descriptions and diagnostic requirements" (**CDDR**) zur ICD-11 wird darauf eingegangen, dass ADHS häufig **komorbid** mit anderen neuronalen ES und weiteren Störungsbildern, insbesondere Ticstörungen, Zwangsstörungen und Epilepsien vorkommt sowie mit einem erhöhten Risiko für **Verletzungen und Unfällen** einhergeht.

Bezüglich der Verlaufscharakteristika ist zu betonen, dass bei etwa der Hälfte der Kinder, bei denen eine ADHS diagnostiziert wurde, ihre Störung bis in das Jugendalter und bei einem **Drittel bis in das Erwachsenenalter** fortbesteht. Während in diesen Fällen die Hyperaktivität nicht mehr im Vordergrund steht, können die Betroffenen aber noch an Symptomen wie Unaufmerksamkeit, Impulsivität und Unruhe leiden. Während Aufmerksamkeitsstörungen bei Patientinnen häufiger sind, zeigen männliche Betroffene mehr Hyperaktivität und Impulsivität.

Abgrenzung und Differenzialdiagnose
Großen Umfang nehmen in den CDDR die **differenzialdiagnostischen Erwägungen** ein. Dabei wird bei der Abgrenzung von **Autismus-Spektrum-Störungen** auf das Fehlen der kommunikativen Einschränkungen, reziproker sozialer Interaktionsfähigkeiten und die fehlenden restriktiven, repetitiven und unflexiblen Verhaltensmuster bei ADHS-Patienten hingewiesen. Es wird jedoch auch auf die häufige Komorbidität der beiden neuronalen ES hingewiesen. Gleiches gilt für die Abgrenzung, aber auch häufige Komorbidität bezüglich **Depressionen, Angsterkrankungen, Persönlichkeitsstörungen und Suchterkrankungen.**

Kommentar
Da die ICD-10-Diagnosekriterien nicht mehr dem Stand der gegenwärtigen Forschung und Terminologie entsprechen, ist die neue Einordnung der ADHS in der ICD-11 sehr zu begrüßen. Das gilt auch bezüglich der deutlichen Anpassung an das in diesem Bereich bisher dominierende DSM-5 (Döpfer & Banaschewski 2022).

Die Aufgabe des Kapitels F9 „Verhaltens- und emotionale Störungen mit Beginn in Kindheit und Jugend" erleichtert den Zugang zu der Diagnose auch im Erwachsenenalter, wenn die Störung bisher nicht erkannt oder manifest wurde und erst z. B. durch Belastungen im Berufsleben therapiebedürftig wird. In dieser Hinsicht ist auch vorteilhaft, dass nach ICD-11 die Störung nicht zwingend vor dem 12. Lebensjahr manifest werden muss, um diagnostiziert werden zu können.

In der ICD-11 sind die klinischen Kriterien im Vergleich zum DSM-5 nicht numerisch operationalisiert. Bei der dimensionalen Verteilung der ADHS-typischen Einzelsymptome kann so eine Pseudogenauigkeit vermieden und die Beurteilung der individuellen Symptomatik Patienten und Behandlern überlassen werden.

4.2.7 „Stereotype Bewegungsstörung" (6A06)

Diese diagnostische Kategorie 6A06 in der ICD-11 entspricht der gleichnamigen ICD-10-Kategorie F98.4 (vgl. Tab. 4.14) und ist wie dort durch willkürliche, wie-

Tab. 4.14 „Stereotype Bewegungsstörungen" in ICD-11 und ICD-10

ICD-11-Code	ICD-11-Bezeichnung	ICD-10-Code	ICD-10-Bezeichnung
6A06	**Stereotype Bewegungsstörung**	**F98.4**	**Stereotype Bewegungs-störungen**
6A06.0	Stereotype Bewegungsstörung ohne Selbstverletzung	F98.40	Ohne Selbstverletzung
6A06.1	Stereotype Bewegungsstörung mit Selbstverletzung	F98.41	Mit Selbstverletzung
6A06.Z	Stereotype Bewegungsstörung, nicht näher bezeichnet	F98.49	Ohne Angabe einer Selbstverletzung

derholte, stereotype und oft rhythmische Bewegungen charakterisiert, die oft in Anspannungszuständen beobachtet werden können. Anders als die Tic-Störungen werden sie nicht unwillkürlich erlebt. Anders als im ICD-10 sind sie nun nicht auf das Kindes- und Jugendalter beschränkt, sondern können auch bei Erwachsenen vergeben werden. Beispiele der motorischen Besonderheiten umfassen Schaukeln des Körpers, des Kopfes, Fingerschnipsen, Schlagen mit den Händen. Stereotype selbstverletzende Verhaltensweisen beinhalten etwa wiederholtes Kopfschlagen, Ohrfeigen, Augenstechen und Beißen in die Hände, Lippen oder andere Körperteile (Schanze & Martin 2024).

4.2.8 „Primäre Tics oder Ticstörungen" (8A05.0)

Wesentliche Änderungen

Ticstörungen (ICD-10: F95) werden nicht mehr – wie noch in der ICD-10 – unter dem Unterkapitel „Verhaltens- und emotionale Störungen mit Beginn in der Kindheit und Jugend" (F9) klassifiziert, sondern in der ICD-11 unter das Kapitel 08 „Krankheiten des Nervensystems" unter „Primäre Tics oder Ticstörungen" (8A05.0) subsumiert. Dies erscheint nicht zwingend evident.

Im neu eingeführten Kapitel 6A „Neuronale Entwicklungsstörungen" wird auf das entsprechende Kapitel „Primäre Tics oder Ticstörungen" (8A05.0) verwiesen.

Als Störungsbeginn wird für die primären Ticstörungen die Entwicklungszeit definiert, aber auf ein fixes Alterskriterium wird verzichtet.

Anders als im DSM-5 und in der ICD-10 werden die **„chronische motorische oder vokale Ticstörung"** als zwei getrennte Diagnosekategorien klassifiziert.

ICD-10, ICD-11 und DSM 5 stimmen konzeptionell im Wesentlichen überein.

Aufgrund der psychobiologischen Gemeinsamkeiten und häufiger Komorbidität von Ticstörungen mit psychischen Störungen, insbesondere neuronalen ES werden insbesondere die Neuerungen in der ICD-11 im Vergleich zur ICD-10 und zum DSM-5 hier im Überblick dargestellt (vgl. Tab. 4.15).

Symptomatik
Tics sind abrupt auftretende, schnelle, überwiegend unwillkürliche, sich wiederholende, nicht-rhythmische motorische Bewegungen und/oder Lautäußerungen, die zwar umschriebene funktionelle Muskelgruppen betreffen, aber keinem erkennbaren Zweck dienen. Normalerweise werden Tics als **nicht willkürlich beeinflussbar** erlebt, sie können jedoch häufig für unterschiedlich lange Zeiträume unterdrückt werden. Belastungen können sie verstärken, während des Schlafens verschwinden sie. Häufige einfache **motorische Tics** sind Blinzeln, Kopfwerfen, Schulterzucken und Grimassieren. Häufige einfache **vokale Tics** sind z. B. Räuspern, Bellen, Schnüffeln und Zischen. **Komplexe Tics** sind Sich-selbst-Schlagen sowie Springen und Hüpfen. Komplexe vokale Tics sind die Wiederholung bestimmter Wörter und manchmal der Gebrauch sozial unangebrachter, oft obszöner Wörter (Koprolalie) und die Wiederholung eigener Laute oder Wörter (Palilalie) (Döpfner & Roessner 2021; Rothenberger et al. 2007).

Tab. 4.15 Einteilung der Tic-Störungen nach ICD-11, ICD-10 und DSM-5

ICD-11 Code	ICD-11 Bezeichnung	ICD-10 Code	ICD-10 Bezeichnung	DSM-5 Bezeichnung
8A05.0	**Primäre Tics oder Tic-Störungen**	**F95**	**Tic-Störungen**	**Tic-Störungen**
8A05.00	Tourette-Syndrom	F95.2	Kombinierte vokale und multiple motorische Tics (Tourette-Syndrom)	Tourette-Störung
8A05.01	Chronisch-motorische Tic-Störung	F95.1	Chronische motorische oder vokale Ticstörung	Persistierende (chronische) motorische oder vokale Ticstörung
8A05.02	Chronisch-phonische Ticstörung			
8A05.03	Vorübergehende motorische Tics	F95.0	Vorübergehende Ticstörung	Vorläufige Tic-Störung
8A05.0Y	Sonstige näher bezeichnete primäre Tics oder Tic-Störungen	F95.8	Sonstige Ticstörungen	Andere näher bezeichnete Tic-Störung
8A05.0Z	Nicht näher bezeichnete primäre Tics oder Tic-Störungen	F95.9	Ticstörung, nicht näher bezeichnet	Nicht näher bezeichnete Tic-Störung
8A05.1	**Sekundäre Tics**			

Klassifikation von Ticstörungen in der ICD-11

Während die **Ticstörungen** (F95) nach ICD-10 in der Unterkategorie „Verhaltens- und emotionale Störungen mit Beginn in der Kindheit und Jugend" (F9) eingruppiert wurden, subsumiert die ICD-11 Ticstörungen unter das Kapitel „Krankheiten des Nervensystems" (08) als Unterkapitel „Primäre Tics oder Ticstörungen" (8A05.0). Gemeinsam mit den anderen ES werden die **primären** (nicht aber die sekundären) **Ticstörungen** im neu eingeführten Kapitel „**Neuronale Entwicklungsstörungen" (6A) auch aufgeführt.**

Das isolierte bzw. gemeinsame Auftreten von motorischen und vokalen Tics sowie ihr **Chronifizierungsgrad** sind nach ICD-11 wie nach ICD-10 und DSM-5 die zentralen Klassifikationsmerkmale von Ticstörungen (s. Tab. 4.16). In Abhängigkeit vom isolierten bzw. gemeinsamen Auftreten von motorischen und vokalen Tics und von ihrem Chronifizierungsgrad wird im ICD-11 nun zwischen vorübergehenden und chronischen motorischen oder vokalen Ticstörungen und dem Tourette-Syndrom unterschieden.

Um eine **chronische Ticstörung** oder ein **Tourette-Syndrom** zu diagnostizieren, müssen die Tics seit mindestens einem Jahr vorhanden sein, auch wenn sie sich nicht ständig manifestieren.

Abgrenzung und Differenzialdiagnose

Differenzialdiagnostische Abgrenzungen der Ticstörungen betreffen vor allem Zwangshandlungen, Stereotypien, Dystonien, Dyskinesien und Myoklonien. Entscheidendes Unterscheidungsmerkmal zu Zwangshandlungen ist die Intentionalität, d. h., der Patient mit Zwangshandlungen löst die Handlung willentlich aus, um einen bestimmten Zweck zu verfolgen. Repetitive und stereotype Verhaltensmus-

Tab. 4.16 Klassifikationsmerkmale der Tic-Störungen nach ICD-11

ICD-11	Tourette-Syndrom	Chron.-motor. Tic-Störung	Chron.-phonische Tic-Störung	Vorübergehende motorische Tics
	8A05.00	8A05.01	8A05.02	8A05.03
Vokale Tics	Motorische und vokale Tics	–	Vokale Tics	Einzelne oder multiple motorische oder vokale Tics
Motorische Tics		Motorische Tics	–	
Zeitkriterium	≥ 12 Monate	≥ 12 Monate	≥ 12 Monate	< 12 Monate
Beginn während der Entwicklungszeit	X	X	X	X

ter (z. B. bei **Autismus-Spektrum-Störungen**) beinhalten meist komplexe, länger andauernde und über lange Zeit gleichermaßen wiederkehrende Bewegungen, sodass sie von kurz dauernden einfachen Tics leicht zu unterscheiden sind. Die Unterscheidung zu komplexen motorischen Tics ist dagegen mitunter schwieriger. Stereotype Bewegungen erscheinen eher willentlich initiiert, zeigen komplexere und harmonischere Bewegungsabläufe und können mitunter eine für den Patienten lustvolle oder eine autoaggressive Komponente zeigen (Döpfner & Roessner 2021; Rothenberger et al. 2007).

ICD-11 unterscheidet im Gegensatz zu DSM-5 zudem „Primäre Tics oder Ticstörungen" (8A05.0) und „Sekundäre Tics" (8A05.1). Sekundäre Tics sind die direkte physiologische Folge einer vorhergehenden Infektion oder Erkrankung oder der Wirkung (z. B. Amphetamine) oder des Entzugs von Substanzen (z. B. Benzodiazepine).

Kommentar

Zusammenfassend lässt sich feststellen, dass sich für die Klassifikation der Ticstörungen in der ICD-11 gegenüber ICD-10 und DSM-5 keine weitreichenden konzeptuellen Änderungen ergeben haben.

Dass ICD-11 die Ticstörungen nicht mehr unter die psychischen Störungen einordnet, sondern nun unter die Bewegungsstörungen im Bereich der Erkrankungen des Nervensystems subsumiert, ist nicht unmittelbar evident, da Ticstörungen im Gegensatz zu anderen neurologischen Bewegungsstörungen ausgeprägten Schwankungen unterliegen und von Stresserleben erheblich beeinflusst werden. Zudem verweisen Ergebnisse zur Ätiopathogenese (u. a. genetische Studien) auf enge Zusammenhänge zwischen Ticstörungen und verschiedenen psychischen Störungen.

In der ICD-11 wird nun wie bereits im DSM-5 ausdrücklich darauf hingewiesen, dass die Ticstörungen häufig mit psychiatrischen Komorbiditäten, v. a. Aufmerksamkeitsdefizit-/Hyperaktivitätsstörungen, Zwangsstörungen, Autismus-Spektrum-Störungen und depressiven Störungen assoziiert sind.

4.2.9 „Sekundäres neuronales Entwicklungssyndrom" (6E60)

Bei allen neuronalen ES werden in der ICD-11 nun die primär-idiopathischen von den sekundären Störungsvarianten unterschieden. Letztere werden in einem eigenen Kapitel geführt (6E60: „Sekundäres neuronales Entwicklungssyndrom"). Gerade bei den neuronalen ES können dabei eine Reihe von spezifischen genetischen (z. B. 22q11-Syndrom, Fragiles-X-Syndrom), aber auch erworbenen Ursachen (entzündliche oder immunologische ZNS-Erkrankungen) identifiziert werden, die immer wieder als mögliche, wahrscheinliche oder auch sichere Ursache identifiziert werden können. In einer solchen Konstellation wären sie dann als sekundäre Störung (entsprechend der ICD-10-Kategorie F0 „Organische, einschließlich symptomatischer psychischer Störungen") zu klassifizieren. In Hinblick auf spezifische diagnostische und therapeutische Herangehensweisen sei hier auf die umfassendere Literatur verwiesen (Tebartz van Elst & Runge 2024).

Literatur

Biscaldi-Schäfer M, Riedel A, Tebartz van Elst (2023) Autismus-Spektrum-Störung. In: Tebartz van Elst/Biscaldi-Schäfer/Lahmann/Riedel/Zeeck Hrsg.) Entwicklungsstörungen. Interdisziplinäre Perspektiven aus der Psychiatrie, Psychotherapie und Psychosomatik des Kindes-, Jugend- und Erwachsenenalters. Kohlhammer Stuttgart

Brehm B, Hack-Dees B, Biscaldi-Schäfer M (2024) Sprech- oder Sprachentwicklungsstörungen. In: Tebartz van Elst L, Schramm E, Berger M (Hrsg) Psychiatrie und Psychotherapie. 7. Auflage. Elsevier. Kapitel II.9.3. S. 260–263

Döpfner M und Banaschewski T. (2022) Klassifikation von Aufmerksamkeitsdefizit-/Hyperaktivitätsstörungen in der ICD-11. Zeitschrift für Kinder- und Jugendpsychiatrie und Psychotherapie,50 (1),

Döpfner M., Roessner V. (2021). Tourette- und Tic-Störungen in Kindheit und Jugend. In: Fegert, J., et al. Psychiatrie und Psychotherapie des Kindes- und Jugendalters. Springer Reference Medizin. Springer, Berlin, Heidelberg. https://doi.org/10.1007/978-3-662-49289-5_122-1

Ebert D und Philipsen A. (2023) Aufmerksamkeitsdefizit-/Hyperaktivitätsstörung (ADHS). In Van Elst L, Schramm E, Berger M: Psychiatrie und Psychotherapie, Elsevier Verlag

Häßler F et al (2021). S2k Praxisleitlinie Intelligenzminderung AWMF-Register Nr. 028–042; https://register.awmf.org/assets/guidelines/028-042l_S2k_Intelligenzminderung_2021-09.pdf

Kölle M, Philipsen A, Mackert S (2023) Aufmerksamkeitsdefizit-/Hyperaktivitätsstörung und Substanzkonsum im Erwachsenenalter-leitliniengerechte Diagnostik und Behandlung. Nervenarzt, 94, 47–57

Langer T, Biscaldi-Schäfer M (2024) Entwicklungsstörung der motorischen Koordination. In: Tebartz van Elst L, Schramm E, Berger M (Hrsg) Psychiatrie und Psychotherapie. 7. Auflage. Elsevier. Kapitel II.9.3. S. 287–289

Rothenberger A, Banaschewski T, Roessner V (2007) Tic-Störungen. In: P. u. P. Deutsche Gesellschaft für Kinder- u. Jugendpsychiatrie (Hrsg) Leitlinien zur Diagnostik und Therapie von psychischen Störungen im Säuglings-, Kindes- und Jugendalter. Deutscher Ärzteverlag, Köln, S 319–325

Schanze C, Martin P (2024) Stereotype Bewegungsstörung. In: Tebartz van Elst L, Schramm E, Berger M (Hrsg) Psychiatrie und Psychotherapie. 7. Auflage. Elsevier. Kapitel II.9.8. S. 299–306

Tebartz van Elst L (2023) Autismus, ADHS und Tics. Zwischen Normvariante, Persönlichkeitsstörung und neuropsychiatrischer Krankheit. 3. Auflage, Kohlhammer Verlag Stuttgart

Tebartz van Elst L (Hrsg) (2021) Autismus-Spektrum-Störungen im Erwachsenenalter. 3. Überarbeitete und erweiterte Auflage. Medizinisch Wissenschaftliche Verlagsgesellschaft. Berlin

Tebartz van Elst L, Ebert D (2024) Autismus-Spektrum-Störungen. In: Tebartz van Elst L, Schramm L, Berger M (Hrsg) Psychiatrie und Psychotherapie. 7. Auflage Elsevier

Tebartz van Elst L, Richter H, Philipsen A (2021) Autismus-Spektrum-Störungen und Borderline Persönlichkeitsstörung. In: Tebartz van Elst L (Hrsg) (2021) Autismus-Spektrum-Störungen im Erwachsenenalter. 3. Überarbeitete und erweiterte Auflage. Medizinisch Wissenschaftliche Verlagsgesellschaft. Berlin

Tebartz van Elst L, Runge K (2024) Sekundäre psychische Syndrome oder Verhaltenssyndrome bei anderenorts klassifizierten Störungen oder Erkrankungen (organische psychische Störungen). In: Tebartz van Elst L, Schramm L, Berger M (Hrsg) Psychiatrie und Psychotherapie. 7. Auflage Elsevier

Schizophrenie oder andere primäre psychotische Störungen

5

Christian Lange-Asschenfeldt und Ludger Tebartz van Elst

Inhaltsverzeichnis

C. Lange-Asschenfeldt (✉)
LVR-Klinik Langenfeld, Langenfeld, Deutschland
E-Mail: Christian.Lange-Asschenfeldt@oberbergkliniken.de

L. T. van Elst
Klinik für Psychiatrie und Psychotherapie, Universitätsklinikum Freiburg,
Freiburg, Deutschland

© Der/die Autor(en), exklusiv lizenziert an Springer-Verlag GmbH, DE, ein Teil
von Springer Nature 2024
L. Hölzel und M. Berger (Hrsg.), *ICD-11 – Psychische Störungen*,
https://doi.org/10.1007/978-3-662-67687-5_5

5.1   ICD-11 im Vergleich zur ICD-10

Wesentliche Änderungen

Das ICD-Kapitel wurde **umbenannt** von „Schizophrenie, schizotype und wahnhafte Störungen" in „Schizophrenie oder andere primäre psychotische Störungen" (6A2).

Die klassischen Schizophreniesubtypen entfallen, stattdessen erfolgt eine obligatorisch individuelle Spezifizierung durch Symptomindikatoren, welche das aktuelle Syndrom im Querschnitt abbilden und sich im Krankheitsverlauf (längsschnittlich) ändern können. Symptomindikatoren gelten für alle primären psychotischen Störungen mit Ausnahme der schizotypen Störung.

Die **Katatonie** wird als **eigenständiges Störungsbild** geführt und aus dem Kapitel der Schizophrenie bzw. anderen psychotischen Störungen ausgegliedert.

Die **Bedeutung der Schneider'schen Erstrangsymptome** für die Diagnosestellung der Schizophrenie verliert ihren Vorrang. Künftig sind die aufgezählten Symptome in ihrer Gewichtung gleichwertig, es müssen generell zwei Symptome gegeben sein.

Die Längsschnittcharakterisierung mittels **Verlaufsindikatoren** erlaubt zukünftig die Berücksichtigung der **„Erstepisode"** bei allen primären psychotischen Störungen mit Ausnahme der schizotypen Störung.

Die Einführung eines **Schweregradindikators** ergänzt eine **dimensionale Komponente** in der Diagnostik aller primären psychotischen Störungen mit Ausnahme der schizotypen Störung.

Für die Diagnose einer **schizoaffektiven Störung** ist eine **mindestens mittelgradige Episode einer affektiven Störung** gleichzeitig oder zeitnah zu Symptomen einer Schizophrenie gefordert.

Zwangssymptome mit Wahncharakter werden im Kapitel **„Zwangsstörung oder verwandte Störungen"** kodiert, dort erfolgt entsprechend eine neue Zusatzkodierung „mit schlechter bis fehlender Krankheitseinsicht".

5.2   Vorbemerkungen

Die Erkrankungen „aus dem schizophrenen Formenkreis" (ICD-10: „Schizophrenie, schizotype und wahnhafte Störungen"; DSM-5: „Schizophrenie-Spektrum- und andere psychotische Störungen") werden in der ICD-11 unter „Schizophrenie oder andere primäre psychotische Störungen" zusammengefasst (Tab. 5.1; Gegenüberstellung in Tab. 5.2). Mit dem Begriff „primär" erfolgt eine Abgrenzung dieser

Tab 5.1 „Schizophrenie oder andere primäre psychotische Störungen" in der ICD-11

Code	Bezeichnung
6A20	Schizophrenie
6A21	Schizoaffektive Störung
6A22	Schizotype Störung
6A23	Akute vorübergehende psychotische Störung
6A24	Wahnhafte Störung
6A2Y	Sonstige näher bezeichnete Schizophrenie oder andere primäre psychotische Störungen
6A2Z	Schizophrenie oder andere primäre psychotische Störungen, nicht näher bezeichnet

Störungsgruppe von „sekundären" („organischen") psychotischen Störungen, die andernorts kodiert werden (Code 6E6). Ebenfalls fallen psychotische Symptome im Rahmen affektiver oder substanzinduzierter Störungen unter die Kategorie „sekundär", die Kodierung soll in diesem Fall unter der jeweiligen Störungskategorie erfolgen (Stein et al. 2020) (vgl. Kap. 7, Affektive Störungen).

Die ICD-11 betont ähnlich wie das DSM-5, dass eine katatone Symptomatik bei unterschiedlichen psychischen Störungen auftreten kann. Es wurde nun noch einen Schritt weitergegangen und die Diagnose „Katatonie" aus dem Kapitel „Schizophrenie oder andere primäre psychotische Störungen" (6A2) komplett ausgegliedert (wobei weiterhin die Möglichkeit besteht, anhand eines Symptomindikators „Psychomotorische Symptome" bei den primären psychotischen Störungen zu kodieren).

Aufgrund der Nähe zu den psychotischen Störungen folgt immerhin das Kapitel „Katatonie" (6A4) unmittelbar dem Kapitel 6A2 (Code 6A3 ist nicht besetzt). Es wird in diesem Buch im Kap. 6 (Katatonie) dargestellt.

Die übrigen Änderungen der ICD-11-Revision der primären psychotischen Störungen zur ICD-10 und zum DSM-5 sind in Tab. 5.2 gegenübergestellt.

5.3 „Schizophrenie" (6A20)

Tab. 5.3 stellt die wesentlichen Aspekte der diagnostischen Klassifikation der Schizophrenie nach ICD-11, ICD-10 und DSM-5 gegenüber. Die ICD-11 weicht in folgenden Punkten von den früheren Systematiken ab:

a) Die diagnostisch wichtigen Symptome wurden neu gewichtet, dabei wurde die Bedeutung der Schneider'schen Erstrangsymptome relativiert (s. u.), wie auch bereits im DSM-5 (dortige A-Kriterien).

b) Die ICD-11-Klassifikation enthält kein Funktionalitätskriterium, ebenso wie die ICD-10, jedoch abweichend vom DSM-5 (dortiges B-Kriterium).

Tab 5.2 „Schizophrenie oder andere primäre psychotische Störungen" in ICD-11, ICD-10 und DSM-5 (nach: Schultze-Lutter et al. 2021)

ICD-11 Code	ICD-11 Bezeichnung	ICD-10 Code	ICD-10 Bezeichnung	DSM-5 Bezeichnung
6A2	**Schizophrenie oder andere primäre psychotische Störungen**	**F2**	**Schizophrenie, schizotype und wahnhafte Störungen**	**Schizophrenie-Spektrum- und andere psychotische Störungen**
6A20	Schizophrenie	F20	Schizophrenie	Schizophrenie
6A21	Schizoaffektive Störung	F25	Schizoaffektive Störungen	Schizoaffektive Störung
6A22	Schizotype Störung		Schizotype Störung	Schizotype Störung*
6A23	Akute vorübergehende psychotische Störung	F23	Akute polymorphe psychotische Störung ohne Symptome einer Schizophrenie	Kurze psychotische Störung
6A24	Wahnhafte Störung	F22	Anhaltende wahnhafte Störungen	Wahnhafte Störung
		F23.3	Andere akute vorwiegend wahnhafte psychotische Störung	
		F24	Induzierte wahnhafte Störungen	
6A25	Symptomatische Manifestationen primärer psychotischer Störungen**			Dimensionale Schweregradbestimmung von Symptomen einer Psychose***
6A2Y	Sonstige näher bezeichnete Schizophrenie oder andere primäre psychotische Störungen	F23	Akute vorübergehende psychotische Störungen (außer F23.0, F23.3)	Kurze psychotische Störung Schizophreniforme Störung
		F20.1	Hebephrene Schizophrenie	Andere spezifizierte Schizophrenie-Spektrum-und andere psychotische Störungen
		F20.2	Katatone Schizophrenie	
		F20.8	Sonstige Schizophrenien	
6A2Z	Schizophrenie oder andere primäre psychotische Störungen, nicht näher bezeichne	F28	Sonstige nichtorganische psychotische Störungen	Unspezifizierte Schizophrenie-Spektrum- und andere psychotische Störungen
		F29	Nicht näher bezeichnete nichtorganische Psychose	

* im Kapitel Persönlichkeitsstörungen
** optionale Zusatzkategorie für alle primären psychotischen Störungen (außer 6A22)
*** Erhebungsinstrumente (Sektion III), inklusive substanzinduzierter psychotischer Störungen

c) Das Zeitkriterium (Mindestdauer der Symptome) von 1 Monat wurde belassen wie in der ICD-10, nachdem es im DSM-5 auf 6 Monate (dortiges C-Kriterium) angehoben worden war.

d) Wie bereits im DSM-5 realisiert, wurden die Subtypen der Schizophrenie der ICD-10 (und früherer Auflagen) fallengelassen.

e) Eine nähere Spezifizierung erfolgt stattdessen durch in der ICD-11 neu hinzugetretene Symptomindikatoren; hier ist neu auch eine Schweregradeinteilung möglich, wodurch ein dimensionaler Ansatz hinzutritt.

f) Bei den Verlaufsindikatoren kann bei den episodischen Formen die Erstepisode bestimmt werden mit jeweiligen Unterformen.

5.3.1 Diagnosekriterien

Auch in der ICD-11 bleibt die **Diagnosestellung** anhand der operationalisierten Symptomkriterien **kategorial,** jedoch erfolgt zusätzlich eine **dimensionale Schweregradbemessung** für eine Liste von Symptomindikatoren (s. u.). Der wesentliche Unterschied gegenüber der ICD-10 liegt in der Neugewichtung der klinisch bedeutsamen Symptome. Der Logik des DSM-5 folgend wird die Bedeutung der Schneider'schen Erstrangsymptome, die den Vorauflagen der ICD wesentlich zugrunde liegen, relativiert. Eine Gegenüberstellung der Symptommerkmale zeigt Tab. 5.4. Die einzelnen Kriterien sind dort in der Reihenfolge der Auflistung in der ICD-11 aufgeführt (mittlere Spalte, Kriterien [a] bis [g]), die jeweilige Entsprechung der ICD-10 findet sich links davon.

Symptome 1. Ranges nach Kurt Schneider (1958), die lange Zeit als pathognomonisch für die „Schizophrenie" angesehen wurden (z. B. Ich-Störungen, Wahnwahrnehmung oder akustische Halluzinationen in Form von dialogisierenden oder kommentierenden Stimmen), sind in der Tabelle kursiv dargestellt. In den allgemeinen diagnostischen Kriterien der „Schizophrenie" nach ICD-10 bilden sie sich im Abschnitt G1.1 ab, in dem ein einzelnes Symptom zur Diagnosestellung ausreicht. Andere Merkmale, aufgeführt im Abschnitt G1.2, wurden als weniger spezifisch angesehen, für die Diagnosestellung ist dort nach ICD-10 mehr als ein Merkmal erforderlich (falls kein Kriterium aus G1.1 vorliegt).

Nach ICD-11 werden nun **weder Wahn noch Halluzinationen psychopathologisch weiter differenziert** bzw. ist eine entsprechende Differenzierung für die Diagnosestellung ohne Bedeutung. Wahn, Halluzinationen, formale Denkstörungen und Ich-Störungen an sich bleiben jedoch Kernmerkmale in dem Sinne, dass mindestens eine dieser Symptomkategorien vorliegen muss, zuzüglich mindestens einer beliebigen weiteren. Insgesamt müssen demnach **mindestens 2 dieser Merkmale** nachgewiesen werden.

Die Diagnosekriterien müssen nach ICD-11, ebenso wie nach ICD-10, über **mindestens 1 Monat** vorhanden sein, im Gegensatz zum DSM-5 (Zeitkriterium dort: 6 Monate).

Tab. 5.3 Kriterien der Schizophrenie in ICD-11 und ICD-10

ICD-11	ICD-10	*Änderungen*
Erstrangsymptome		
Nicht betont	Betont	*Die früheren Erstrangsymptome verlieren ihre Gültigkeit*
Funktionskriterium		
Nicht vorhanden	Nicht vorhanden	*Keine Änderung*
Symptomdauer		
Mindestens 1 Monat	Mindestens 1 Monat	*Keine Änderung*
Subtypen		
Keine Differenzierung	paranoid hebephren katatone undifferenziert postschizophrene Depression residual Schizophrenia simplex andere nicht näher bezeichnet	*Es werden keine Subtypen mehr klassifiziert*
Symptomindikatoren („specifier")		
Positivsymptome Negativsymptome depressive Symptome manische Symptome psychomotorische Symptome kognitive Symptome	Keine Differenzierung	*Es erfolgt im Gegensatz zur ICD-10 nun eine Spezifizierung / Differenzierung nach Symptomart durch Symptomindikatoren („symptom specifier")*
Verlaufsindikatoren („specifier")		
erste Episode, gegenwärtig symptomatisch erste Episode, in Teilremission erste Episode, in Vollremission, erste Episode, nicht näher bezeichnet mehrfache Episoden, in Vollremission mehrfache Episoden, in Teilremission mehrfache Episoden, nicht näher bezeichnet kontinuierlich, gegenwärtig symptomatisch kontinuierlich, in Teilremission kontinuierlich, in Vollremission kontinuierlich, nicht näher bezeichnet sonstige näher bezeichnete nicht näher bezeichnet	kontinuierlich episodisch, mit zunehmendem Residuum episodisch, mit stabilem Residuum episodisch, remittierend unvollständige Remission vollständige Remission sonstige Verlaufsform Verlauf unsicher, Beobachtungszeitraum zu kurz	*Im Gegensatz zur ICD-10 wird nun eine erste Episode durch Verlaufsindikatoren („course specifier") kodierbar*

Tab 5.4 Kriterien der „Schizophrenie" in ICD-11 und ICD-10

ICD-11	ICD-10	Änderungen
Anhaltender Wahn, z. B. Größenwahn, Beziehungswahn, Verfolgungswahn [a]	Kontrollwahn, Beeinflussungswahn, *Gefühl des Gemachten,* deutlich bezogen auf Körper- oder Gliederbewegungen oder bestimmte Gedanken, Tätigkeiten oder Empfindungen; *Wahnwahrnehmung* [G1.1.b] Anhaltender kulturell unangemessener bizarrer und völlig unrealistischer Wahn (z. B., das Wetter zu kontrollieren oder mit Außerirdischen in Kontakt zu stehen) [G1.1.d]	*„Bizarrheit" ist kein trennendes Kriterium mehr in der ICD-11 (Kriterium kann auch bei der wahnhaften Störung vorliegen); Wahn wird nicht weiter psychopathologisch differenziert; sonst im Wesentlichen unverändert*
Anhaltende Halluzinationen (am häufigsten akustisch, obwohl in jeder Sinnesmodalität möglich) [b]	*Kommentierende oder dialogische Stimmen,* die über das Verhalten des Patienten reden oder untereinander diskutieren, oder andere Stimmen, die aus bestimmten Körperteilen kommen [G1.1.c] Halluzinationen jeder Sinnesmodalität, täglich, während mindestens eines Monats, begleitet von flüchtigen oder undeutlich ausgebildeten Wahngedanken ohne deutlichen affektiven Inhalt oder begleitet von langanhaltenden überwertigen Ideen [G1.2.a]	*Halluzinationen werden nicht weiter psychopathologisch differenziert oder unterschiedlich gewichtet aufgrund der wegfallenden Priorisierung der Schneiderschen Erstrangsymtome in der ICD-11; kein Zeitkriterium mehr*
Desorganisiertes Denken (formale Denkstörungen) (z. B. Tangentialität oder gelockerte Assoziationen, irrelevante Sprache, Neologismen); in schweren Fällen inkohärent, unverständlich („Wortsalat") [c]	Neologismen, Gedankenabreißen oder Einschießen in den Gedankenfluss, was zu Zerfahrenheit oder Danebenreden führt [G1.2.b]	*Im Wesentlichen unverändert*
Erleben von Beeinflussung, Passivität oder Kontrolle („Ich-Störungen") (z. B. dass Erleben, Gefühle, Impulse, Handlungen oder Gedanken nicht die eigenen sind, von anderen eingegeben oder entzogen wurden, oder dass die eigenen Gedanken anderen zugesendet wurden) [d]	Gedankenlautwerden, Gedankeneingebung, Gedankenentzug oder Gedankenausbreitung [G1.1.a]	*Im Wesentlichen unverändert*

(Fortsetzung)

Tab 5.4 (Fortsetzung)

ICD-11	ICD-10	*Änderungen*
Negativsymptome wie Affektverflachung, Alogie oder Sprachverarmung, Avolition, sozialer Rückzug oder Anhedonie [e]	„Negative" Symptome wie auffällige Apathie, Sprachverarmung, verflachte oder inadäquate Affekte (nicht verursacht durch Depression oder neuroleptische Medikation) [G1.2.d]	*Im Wesentlichen unverändert*
Grob desorganisiertes Verhalten, das zielorientiertes Handeln behindert (z. B. bizarres oder unsinniges Verhalten, unberechenbare oder unangemessene emotionale Antworten, das die Fähigkeit zur Verhaltensorganisation beeinträchtigt) [f]	—	*Desorganisiertes Verhalten wird in der ICD-11 als Kriterium neu eingeführt*
Psychomotorische Störungen wie ruhelose oder erregte Katatonie, Posieren, wächserne Biegsamkeit, Negativismus, Mutismus oder Stupor [g]	Katatone Symptome wie Erregung, Haltungsstereotypien oder wächserne Biegsamkeit, Negativismus, Mutismus und Stupor [G1.2.c]	*Im Wesentlichen unverändert*

Symptome wurden der besseren Vergleichbarkeit wegen parallel aufgelistet; die Reihenfolge entspricht der Aufzählung in der ICD-11

5.3.2 Symptom- und Schweregradbestimmung

In der ICD-11 fallen, ähnlich wie bereits im DSM-5, die „traditionellen" **Schizophreniesubtypen** aus früheren Auflagen weg, welche die Darstellung des Krankheitsbildes auch über Generationen von Psychiatrielehrbüchern geprägt haben. Diese haben sich schon seit Längerem in der klinischen Praxis als nicht längsschnittlich stabil erwiesen (Deister & Maneros 1993; Kendler et al. 1985), auch stützen Clusteranalysen diese Einteilung im Querschnitt nicht (Helmes & Landmark 2003; Lykouras et al. 2001). Ein Grund hierfür ist sicherlich die oft erhebliche symptomatische Überlappung zwischen den Subtypen (Keller et al. 2011). Der klinische Eindruck, dass international ohnehin weit überwiegend nur die beiden Subtypen paranoide und undifferenzierte Schizophrenie kodiert bzw. diagnostiziert wurden, wurde in Studien bestätigt (Tandon & Bruijnzeel 2014).

Kommentar

Die Abschaffung der Subtypen ist die Folge übereinstimmender Befunde, dass sich diese Konzepte als längsschnittlich nicht ausreichend stabil, kaum prognostisch valide und therapeutisch nicht relevant erwiesen haben (Mattila et al. 2015; Keller et al. 2011; Biedermann & Fleischhacker 2016). Den nun eingeführten Symptomindikatoren wird hingegen – neben den Verlaufsindikatoren – eine klarere prognostische Relevanz zugeschrieben (Stein et al. 2020) (s. u.). Als nachteilig könnte sich erweisen, dass der Wiedererkennungswert bei bestimmten der früheren Subtypen, v. a. der Hebephrenie und der Schizophrenia simplex, und auch das Wissen um derartige Verläufe verloren gehen. Überhaupt lassen sich nun nach der neuen Klassifikation Verläufe mit primärer Negativsymptomatik unter der Kategorie Schizophrenie nicht mehr abbilden, was dazu führen wird, dass sie in entsprechenden Leitlinien nicht mehr berücksichtigt werden.

An die Stelle der Subtypen treten allerdings **Symptomindikatoren** („Symptom Specifier"; i. R. des neuen, ICD-11-eigenen Postkoordinationssystems). Diese Symptomspezifizierung gilt für alle Störungen aus der Gruppe „Schizophrenie oder andere primäre psychotische Störungen" mit Ausnahme der schizotypen Störung und erlaubt die Kodierung einzelner, als prominent identifizierter Symptome (Tab. 5.5). Sie können und sollten, wie jeweils im Querschnitt vorliegend, zu einem gegebenen Zeitpunkt zusätzlich kodiert werden, liegen also im Verlauf variabel vor. Ein Patient kann demnach in seinem Krankheitsverlauf unterschiedliche Symptomindikatoren und damit (Querschnitts-)„Diagnosen" erhalten.

Diese bisher noch zur ICD-10 unverändert kategoriale Einteilung wird nun in der ICD-11 durch die Einführung von **Schweregraden** um eine **dimensionale** Komponente ergänzt. Hier ist die Einteilung möglich in eine der Kategorien 0 = nicht vorhanden, 1 = leicht, 2 = moderat, 3 = schwer, 9 = aufgrund vorliegender Informationen nicht spezifizierbar (Tab. 5.5). Auch die Schweregradkodierung erfolgt bei allen Störungen aus der Gruppe 6A2 mit Ausnahme der schizotypen Störung.

Hervorzuheben bleibt, dass die beschriebene Schweregradeinteilung bei den primären psychotischen Störungen im Falle der depressiven (6A25.2) und manischen (6A25.3) Symptome nicht übereinstimmt mit der entsprechenden Einteilung bei den affektiven Störungen (6A6x, 6A7x), da dort auch andere syndromale Symptome (z. B. Schlaf- und Appetitstörungen, Anhedonie) bewertet werden.

Tab 5.5 Symptomindikatoren („Specifier") bei primären psychotischen Störungen

Code	Symptomindikator	Schweregrad
6A25.0	Positivsymptome	0 = nicht vorhanden (XS8H)
6A25.1	Negativsymptome	1 = leicht (XS5W)
6A25.2	Depressive Symptome	2 = moderat (XS0T)
6A25.3	Manische Symptome	3 = schwer (XS25)
6A25.4	Psychomotorische Symptome	9 = nicht spezifizierbar
6A25.5	Kognitive Symptome	

Kommentar

Bei der individuellen Diagnosestellung primärer psychotischer Störungen liegt der Fokus nach der ICD-11 explizit auf der aktuellen Episode. Im längsschnittlichen Verlauf sind daher über die Festlegung von Symptomindikatoren und Schweregraden „Diagnosewechsel", z. B. auch von der Schizophrenie zu einer schizoaffektiven Psychose, möglich. Dieses Vorgehen soll den natürlichen Verlauf aufeinanderfolgender Episoden mit dem oft vorkommenden Symptomwandel im Sinne von „Momentaufnahmen" widerspiegeln und nicht etwa Ausdruck einer diagnostischen Instabilität sein. Die exakte und von früheren Episoden unabhängige Querschnittsdiagnose dient so letztlich der aktuellen Behandlungsplanung, was sich als praxisrelevant und vorteilhaft herausstellen könnte.

5.3.2.1 Verlaufsindikatoren

Ebenso wie bereits in der ICD-10 sind in der ICD-11 Verlaufsindikatoren („Course Specifiers") vorgesehen. Die ICD-10 teilt ein in kontinuierliche und episodische Verläufe, Letztere noch in Episoden mit zunehmendem oder stabilem Residuum oder solche in Remission, jeweils vollständig oder unvollständig (Tab. 5.3). Diese Spezifizierung wurde in der ICD-11 geändert; in Anlehnung an das DSM-5 werden dort folgende Kategorien eingeführt: erste Episode, mehrfache („multiple") Episoden, kontinuierlicher Verlauf oder nicht näher bezeichneter Verlauf (Tab. 5.3 und 5.6). Die Zusatzkodierung des Verlaufs erfolgt durch die 5. und 6. Stelle (Tab. 5.6).

Die Verlaufsspezifizierung gilt – ebenso wie Symptom- und Schweregradspezifizierung – nicht nur für die Schizophrenie, sondern für alle Störungen der Gruppe 6A2 mit Ausnahme der schizotypen Störung.

Kommentar

Die wichtigste Neuerung im Hinblick auf die Verlaufsindikatoren in ICD-11 stellt die Einführung der Kategorie der „ersten Episode" dar, die auch bereits im DSM-5 erfolgte. Sie ermöglicht eine noch präzisere Einordnung individueller Verläufe und könnte – verbunden mit Symptom- und Schweregradspezifizierung – die Aussagekraft longitudinaler Studien durch die Be-

Tab 5.6 Zusatzkodierung des Verlaufs bei primären psychotischen Störungen (Beispiel: „Schizophrenie")

Fünfte Stelle	Sechste Stelle
6A20.0 Schizophrenie, erste Episode	6A20. × 0 gegenwärtig symptomatisch
6A20.1 Schizophrenie, mehrfache Episoden	6A20. × 1 gegenwärtig in Teilremission
6A20.2 Schizophrenie, kontinuierlich	6A20. × 2 gegenwärtig in Vollremission
	6A20.xZ nicht näher bezeichnet

rücksichtigung der Symptomatik von Beginn an verbessern, z. B. zur Ermittlung von Trajektorien und prognostischen Daten. Das Ergebnis ist in jedem Fall ein umfassenderes System zur Beschreibung von Verläufen der Schizophrenie bzw. allgemein der primären psychotischen Störungen (Valle 2020).

5.4   „Schizoaffektive Störung" (6A21)

Die schizoaffektiven Störungen, die in der ICD-10 noch am Übergang zu den affektiven Störungen eingeordnet waren (F25), werden im Kapitel 6A der ICD-11 auf die 2. Stelle vorgezogen, was einen engeren Bezug zur Schizophrenie hervorheben soll.

5.4.1   Diagnosekriterien

Wie in vielen anderen Kategorien des Kapitels 06 der ICD-11, sind auch die Kriterien der „Schizoaffektive[n] Störung" nicht im Sinne einer erforderlichen Mindestanzahl an Kriterien operationalisiert, sondern es erfolgt eine Auflistung aller notwendigen Kriterien:

- Die diagnostischen Voraussetzungen für eine „Schizophrenie" sind erfüllt, gleichzeitig mit einer mindestens mittelschweren depressiven oder einer manischen oder gemischten Episode einer affektiven Störung; dabei muss gedrückte Stimmung bestehen (nicht z. B. nur Anhedonie oder Antriebsverlust)
- Gleichzeitiger Symptombeginn der schizophrenen und affektiven Symptome (bzw. höchstens wenige Tage Abstand zueinander)
- Symptomdauer mindestens 1 Monat (sowohl für psychotische als auch für affektive Symptome)
- Keine Verursachung durch eine andere Erkrankung oder Substanzwirkung/-entzug

5.4.2   Charakteristika und Abgrenzung zur ICD-10

Die bisherigen Klassifikationsansätze der „Schizoaffektive[n] Störung", also klinischer Bilder im Grenzbereich zwischen primär psychotischen und affektiven Symptomkonstellationen, gelten mangels ausreichender Reliabilität und Validität als problematisch (Malaspina et al. 2013; Peterson et al. 2019). Es wurden daher vier wesentliche Änderungen im Vergleich zur ICD-10 vorgenommen:

1. Die Diagnose „Schizoaffektive Störung" kann nur vergeben werden, wenn gleichzeitig (oder Symptombeginn mit wenigen Tagen Abstand zueinander) die Symptomkriterien für eine Schizophrenie (vgl. Abschn. 5.3, Schizophrenie

[ICD-11: 6A20]) sowie eine mindestens mittelschwere affektive Episode (nach dortigen Kriterien, vgl. Kap. 7, Affektive Störungen) vorliegen.

2. Es erfolgte die Umstellung der bisher längsschnittlich (auf die Lebensspanne bezogenen) gefassten Diagnose auf eine *Querschnittsdiagnose* zur Erreichung einer höheren diagnostischen Stabilität.

3. Die definierende Symptomkonstellation (sowohl schizophrene als auch affektive Symptomatik) muss nunmehr mindestens 1 Monat anhalten und nicht mehr nur 2 Wochen (wie in DSM-5 und ICD-10).

4. Die für das gesamte Kapitel der primären psychotischen Störungen (Ausnahme: schizotype Störung) neu eingeführten Symptom-, Schweregrad- und Verlaufsindikatoren finden daher auch für die Kategorie 6A21 Anwendung und sollen die Diagnose weiter präzisieren. Wie in den anderen Kategorien auch, wird durch die Schweregradbestimmung eine dimensionale Betrachtung möglich.

Die Hoffnung der Entwickler diese Kapitels der ICD-11 ist insbesondere, dass sich die Neukonzeption der Kategorie schizoaffektive Störung als Querschnittsdiagnose in der Praxis hinsichtlich einer größeren Reliabilität besser bewährt als die bisher lebenszeitlich ausgerichtete Konzeption (Zielasek & Gaebel 2018). Ein weiteres wichtiges Ziel ist die bessere Abgrenzung gegen klinische Bilder einer Schizophrenie mit affektiven (Begleit-)Symptomen (6A20.xx mit Zusatzkodierung 6A25.2) einerseits sowie affektive Störungen mit psychotischen Symptomen (6A6/7x.x) andererseits durch Differenzierung über die neu eingeführten Symptom-, Verlaufs- und Schweregradspezifizierungen sowie geänderte Zeitkriterien (Tab. 5.7).

Tab. 5.7 gibt einen Überblick über die Differenzialdiagnosen bei simultan vorliegenden psychotischen und affektiven Störungen. Es ist hervorzuheben, dass diese in vielen Fällen therapeutische Relevanz erlangen, sowohl im Hinblick auf Pharmako- als auch Psychotherapie. Auf eine möglichst präzise Diagnosestellung ist daher zu achten. In solchen Fällen, in denen eine psychotische Symptomatik unabhängig von affektiven Episoden auftritt, ist eine Komorbidität zu erwägen und ggf. sind beide Diagnosen zu kodieren.

Kommentar

Die Diagnosestellung „Schizoaffektive Störung" ist bisher (ICD-10 bzw. DSM-5) durch eine geringe zeitliche Stabilität und hohe Inter-Rater-Varianz gekennzeichnet (Peterson et al. 2019; Zielasek & Gaebel 2018), in der klinischen Praxis ist die nosologische Einordnung sich überlappender Syndrome mit sowohl psychotischen als auch affektiven Symptomen uneinheitlich und wenig zufriedenstellend. Die unscharfe Klassifizierung lässt die Diagnose der schizoaffektiven Störung leider oft zu einem Sammelbecken nosologisch uneinheitlicher Kategorien werden. Die in der ICD-11 eingeführten Änderungen (Diagnose- und Zeitkriterien, Symptom-/Schweregrad- und Verlaufsspezifizierung) könnten hier zu einer besseren Abgrenzung führen. Die Hoffnung ist insbesondere, dass die Heterogenität der Klassifikation zwischen den klinischen Beurteilern abnimmt. Dies wird in zukünftigen Feldstudien zu evaluieren sein.

Tab. 5.7 Differenzialdiagnose „Schizoaffektive Störung", „Schizophrenie mit affektiven Symptomen" und „Affektive Störung mit psychotischen Symptomen" nach ICD-11. (Modifiziert nach: Schulze-Lutter et al. 2021)

	Schizoaffektive Störung (6A21)	Schizophrenie mit affektiven Symptomen (6A20.xx mit Zusatzkodierung 6A25.2)	Affektive Störung mit psychotischen Symptomen (6A6/7x.x)
Diagnosekriterien	Gleichzeitiger oder zeitnaher (wenige Tage Abstand) Beginn mit Kriterien einer Schizophrenie und einer mittelschweren oder schweren affektiven Störung	Kriterien einer Schizophrenie mit affektiven Begleitsymptomen	Kriterien einer mittelschweren oder schweren affektiven Störung, zusätzlich Halluzinationen oder Wahn (nicht formale Denkstörungen)
Zeitkriterium	Zeitgleich über ≥ 1 Monat	Mittelschwere oder schwere affektive Symptome < 1 Monat	Wahn oder Halluzinationen < 1 Monat nur während der affektiven Episode (nicht formale Denkstörungen, erfüllen nicht Kriterien einer Schizophrenie)
Schwere	Symptome müssen mindestens die Diagnose einer mittelschweren affektiven Störung rechtfertigen	Zeitlich unbegrenzt für affektive Symptome, die lediglich die Diagnose einer leichten affektiven Störung rechtfertigen	Psychotische Symptome dürfen nur vereinzelt und aus einer Kategorie bestehen (z. B. nur Wahn oder nur Halluzinationen) und erfüllen nicht die Kriterien einer Schizophrenie
Vorliegen von Negativsymptomen	Evtl. vorhanden	Nicht vorhanden	Nicht vorhanden (evtl. phänomenologisch ähnliche Symptome, z. B. Depressivität)
Gesamtdauer der Episode	≥ 1 Monat, meist länger		≥ 2 Wochen, oftmals länger

5.5   „Schizotype Störung" (6A22)

Die „Schizotype Störung" als überdauerndes Muster mit ungewöhnlicher Sprache sowie ungewöhnlichen Wahrnehmungen, Überzeugungen und Verhaltensweisen, das noch nicht die Kriterien einer anderen psychotischen Störung erfüllt, findet sich in der ICD-11 ebenso wie in der ICD-10 weiterhin im gleichen Kapitel wie die primären psychotischen Erkrankungen (bzw. Schizophrenien) und nicht, wie im DSM-5, bei den Persönlichkeitsstörungen. Die „Schizotype Störung" erhält jedoch mit einer geforderten diagnoserelevanten Dauer von 2 Jahren das gleiche Zeitkriterium wie neuerdings die Persönlichkeitsstörungen (vgl. Kap. 18, Persönlichkeitsstörungen und zugehörige Persönlichkeitsmerkmale). Ansonsten wurden kaum Änderungen vorgenommen (Gaebel et al. 2020), abgesehen von der Anzahl der geforderten Merkmale, die nicht mehr explizit angegeben wird („mehrere" statt „mindestens vier" in der ICD-10).

Kommentar

Klarer als in der ICD-10 wird nun in der ICD-11 darauf hingewiesen, dass sich der qualitativ beschriebene Phänotyp mit den „Autismus-Spektrum-Störungen" (ASS) überlappen kann und auch der Verlauf ähnlich chronisch ist. Als Unterscheidungskriterien können der typische Beginn in der 2. Lebensdekade (im Vergleich zur 1. Dekade bei ASS) und das Fehlen des autistischen Kriteriums nach ICD-11 und DSM-5, also Routinen, Sonderinteressen und sensorische Besonderheiten, angeführt werden (vgl. Kap. 4, Neuromentale Entwicklungsstörungen).

Die Klassifikation „Schizotype Störung" in der ICD-11 als primäre psychotische Störung und damit die Beibehaltung der Einordnung nicht bei den Persönlichkeitsstörungen ist in Anbetracht der vorhandenen Evidenz, dass eine schizotype Störung nicht selten einer schizophrenen Psychose vorausgeht (Jablensky 2011; Stein et al. 2020) und dass eine genetische Assoziation zwischen beiden Entitäten nachgewiesen werden konnte (Ahangari et al. 2022), nachvollziehbar und folgerichtig.

5.6 „Akute vorübergehende psychotische Störung" (6A23)

5.6.1 Diagnosekriterien

Wie in vielen anderen Kategorien des Kapitels 06 der ICD-11 wird auch bei dieser Kategorie auf eine numerische Operationalisierung verzichtet; stattdessen werden die erforderlichen Symptomkriterien wie folgt einfach aufgelistet:

- Akuter Symptombeginn (z. B. Wahn, Halluzinationen, desorganisiertes Denken, Ich-Störungen) ohne Prodrom innerhalb von 2 Wochen
- Häufiger Symptomwechsel, sowohl in Art als auch Intensität, bis hin zu mehrmals täglich
- Kein Vorhandensein von Negativsymptomen während der psychotischen Episode
- Symptomdauer von wenigen Tagen bis zu einem Monat, maximal 3 Monate
- Keine Verursachung durch eine andere Erkrankung oder Substanzwirkung/-entzug oder eine andere psychotische Erkrankung

5.6.2 Charakteristika und Abgrenzung zu den wahnhaften Störungen bzw. der akuten polymorphen psychotischen Störung in ICD-10

Die ICD-11 fokussiert für diese Kategorie auf plötzlichen Beginn (kein Prodrom), kurze Krankheitsdauer (<3 Monate) und hohe Variabilität hinsichtlich des Vorliegens psychotischer und affektiver Symptome. Letztere drückt sich in rascher Fluktuation bzw. Änderung der Intensität innerhalb kurzer Zeitspannen aus. Dabei sind weder die Kriterien einer Schizophrenie noch einer affektiven Störung erfüllt. Negativsymptome dürfen nicht vorliegen.

Die akute vorübergehende (transiente) psychotische Störung (ATPS) löst die akute polymorphe psychotische Störung der ICD-10 ab, wobei die dortige Unterteilung in „mit" und „ohne" Symptome einer Schizophrenie (F32.0 bzw. F23.1) entsprechend mangels Bewährung in der Praxis bzw. empirischer Evidenz entfällt (Gaebel et al. 2020). Die ATPS entspricht nun dem früheren „ohne"-Subtyp, während der Subtyp „mit" Symptomen einer Schizophrenie in der ICD-11 in der Gruppe der „Sonstigen näher bezeichneten Schizophrenie oder anderen primären psychotischen Störungen" aufgeht (6A2Y, s. u. und Abb. 5.1).

5.7 „Wahnhafte Störung" (6A24)

5.7.1 Diagnosekriterien

Für die „Wahnhafte Störung" der ICD-11 sind die folgenden erforderlichen Symptome aufgelistet:

- Vorhandensein von Wahnsymptomen für mindestens 3 Monate, ohne dass eine affektive Störung vorliegt
- Interindividuell variable, intraindividuell stabile Wahninhalte (z. B. Verfolgungs-, Größen-, Eifersuchtswahn)
- Keine eindeutigen oder persistierenden Halluzinationen, formalen Denkstörungen, Ich-Störungen, außer diese passen in spezifischer Weise zum Wahn
- Affektivität, Sprache und Verhalten außerhalb der Wahnsphäre ungestört
- Keine Verursachung durch eine andere Erkrankung oder Substanzwirkung/-entzug oder eine andere psychotische Erkrankung

5.7.1.1 Charakteristika und Abgrenzung zu den wahnhaften Störungen in ICD-10

Die Diagnose „Wahnhafte Störung" der ICD-11 (6A24) integriert drei Kategorien bzw. Subtypen aus der ICD-10: Die akute vorwiegend wahnhafte psychotische Störung (F23.3), die anhaltende wahnhafte Störung (F22) sowie die induzierte wahnhafte Störung (F24) (Abb. 5.1). Die Unterteilung entfällt aufgrund fehlender empirischer Unterlegung (Stein et al. 2020). Wichtig für die Abgrenzung zu anderen Störungen ist das Fehlen von affektiven Symptomen, anderen (nicht-wahnhaften) Positiv- oder Negativsymptomen und signifikanter globaler Funktionsdefizite.

Analog zum DSM-5 sind nun jedoch **auch bizarre Wahninhalte mit der Diagnose vereinbar** aufgrund der oben beschriebenen Relativierung der Bedeutung der Schneider'schen Erstrangsymptome bei der Schizophrenie in der ICD-11.

Eine wichtige Neuerung der ICD-11 mit Auswirkung auf die Syndromzuordnung zu wahnhaften versus „Zwangsstörung oder verwandte Störungen" (6B2) ist die dort nun mögliche Zusatzkodierung „mit schlechter bis fehlender Krankheitseinsicht" (6B2x.1): Hierdurch ergibt sich v. a. für „Körperdysmorphe Störung" (6B21) und „Krankheitsangststörung" (6B23) **eine Berührung der Gruppe der primären psychotischen mit den Zwangs- und verwandten Störungen** (vgl. Kap. 9, Zwangsstörungen oder verwandte Störungen). Die beiden genannten Kategorien waren bisher (in der ICD-10) ausschließlich der wahnhaften Störung zugeordnet.

Kommentar

Die Klassifikation der „Wahnhafte[n] Störung" hat in der ICD-11 evidenzbasiert im Vergleich zur ICD-10 eine deutliche Vereinfachung erfahren, u. a. durch Reduktion von 6 auf 3 Störungskategorien. Die Auflösung der akuten polymorphen psychotischen Störung und hier insbesondere der Wegfall der Kategorie „mit Symptomen einer Schizophrenie" könnte zukünftig eine validere Abgrenzung zur Schizophrenie ermöglichen.

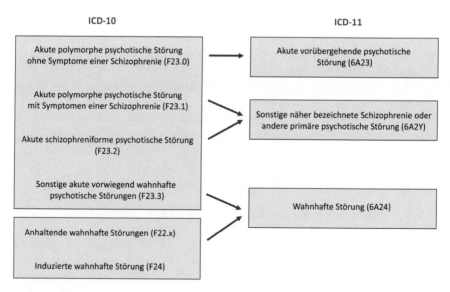

Abb. 5.1 Änderungen der Klassifikation der akuten psychotischen bzw. wahnhaften Störungen in der ICD-11

5.8 „Sonstige näher bezeichnete Schizophrenie oder andere primäre psychotische Störungen" (6A2Y)

Die Kategorie 6A2Y ist – anders als aufgrund der recht unhandlichen Bezeichnung anzunehmen – keine Restkategorie. In der ICD-11 fasst sie die nicht unbedeutenden Störungsbilder der akuten polymorphen psychotischen Störung *mit* Schizophreniesymptomen sowie der akuten schizophreniformen Störung der ICD-10 zusammen (Abb. 5.1); Letztere fand sich auch im DSM-5 noch separat. Somit enthält diese Kategorie nunmehr alle klinischen Bilder mit psychotischen Positivsymptomen (einschließlich: grob desorganisiertes oder katatones Verhalten), die nicht die Diagnosekriterien einer anderen psychotischen Störung erfüllen und **weniger als 1 Monat andauern.** Insbesondere durch dieses Zeitkriterium besteht eine formale Abgrenzung zur Schizophrenie (Schultze-Lutter et al. 2021).

Die Ausführungen der „Clinical descriptions and diagnostic guidelines" (CDDG) der ICD-11 zu der Kategorie 6A2Y enthalten im Gegensatz zu anderen primären psychotischen Störungen den Hinweis, dass die Symptome nicht der jeweiligen individuellen Entwicklungsstufe angemessen oder auch kulturell akzeptiert sein sollten.

Störungsbestimmende Negativsymptome können in dieser Kategorie nicht erfasst werden, sodass die Abbildung des klassischen ehemaligen Subtyps der Schizophrenia simplex (ICD-10: F20.6) hier nur erfolgen kann, wenn noch andere Symptome (Positivsymptome, grob desorganisiertes oder katatones Verhalten) vorliegen oder natürlich bei Erfüllung der Diagnosekriterien der Schizophrenie dort über die Symptomindikatoren 6A25.1 (Negativsymptome) oder 6A25.5 (kognitive Symptome).

5.9 „Schizophrenie oder andere primäre psychotische Störungen, nicht näher bezeichnet" (6A2Z)

Die Kategorie 6A2Z umfasst als Restkategorie die sonstigen (F28) und nicht näher bezeichneten nichtorganischen Psychosen (F29) der ICD-10. Diese wird angewandt, wenn keine ausreichenden Informationen vorliegen, um eine spezifische Diagnose zu stellen.

5.10 Abschließende Bewertung und Ausblick

Kaum ein anderer Bereich des F-Kapitels der ICD-10 unterlag so grundlegenden Änderungen in der ICD-11-Neufassung wie die ehemalige Kategorie „Schizophrenie, schizotype und wahnhafte Störungen". Die wohl bedeutendste Änderung stellt dabei die **Abkehr von den klassischen Subtypen der Schizophrenie** dar. Fehlende längsschnittliche Stabilität, fragliche prognostische Validität und therapeutische Relevanz waren die gewichtigen Argumente für diese Entscheidung, untermauert durch entsprechende Daten aus Feldstudien und Clusteranalysen (Valle 2020). Es ist davon auszugehen, dass in naher Zukunft innovative Methoden wie

KI solche Befunde auch an großen Stichproben bestätigen werden. Möglicherweise wird sich die evidenzbasierte „ersatzweise" Anwendung von Symptom-, Schweregrad- und Verlaufsindikatoren, wie in der ICD-11 realisiert, tatsächlich in zukünftigen Studien, z. B. im Hinblick auf eine Verbesserung prognostischer Einschätzungen, als wertvoll herausstellen.

Andererseits basiert die klassische Subtypisierung auf sorgfältiger psychopathologischer Beobachtung (im Querschnitt) mit unbestreitbarem heuristischem Wert, nämlich der bei ausreichender klinischer Erfahrung zuverlässigen „Gestalt"-Erkennung. Als Beispiele seien die Hebephrenie mit ihren typischen affektiven Auffälligkeiten sowie die Schizophrenia simplex (als Entität mit charakteristischer Betonung bzw. primärem Auftreten von Negativsymptomen mit nur unzureichender Abbildung in ICD-11) genannt. Ein solcher Trend zur Dekonstruktion klassischer Prägnanztypen durchzieht die gesamte Konzeptbildung der ICD-11 (man denke v. a. an die Persönlichkeitsstörungen, vgl. Kap. 18, Persönlichkeitsstörungen und zugehörige Persönlichkeitsmerkmale). Wenngleich vorhandene Evidenz, wie ausgeführt, in diese Richtung denken lässt, ist damit zukünftig zu befürchten, dass derartige Prägnanztypen (noch mehr als bisher) in Vergessenheit geraten könnten. Hierauf ist bei allen zukünftigen Entwicklungen ein kritisches Augenmerk zu richten. Immerhin führt die Abkehr von bestimmten Subtypen bei der Schizophrenie zwangsläufig zu einer Betonung der Tatsache, dass es sich um ein Erkrankungsspektrum mit Auswirkungen auf nahezu die gesamte Bandbreite psychischer Funktionen handelt.

Ebenfalls historisch erscheint die **Aufgabe der Schneider'schen „Erstrangsymptome"** als pathognomonische Merkmale. Kurt Schneider führte mit seiner Unterscheidung von Symptomen 1. und 2. Ranges eine Operationalisierung in die Diagnosefindung ein und schuf ein deskriptives Konzept der Erkrankung, welches zur Grundlage sowohl des amerikanischen Klassifikationssystems DSM als auch der ICD der Weltgesundheitsorganisation (WHO) wurde und sich gegen alternative, tendenziell ätiologisch bzw. prognostisch ausgerichtete Konzepte, insbesondere der Wernicke-Kleist-Leonhard-Schule, durchsetzte (Tebartz van Elst 2022). Die Relativierung der Erstrangsymptome erscheint auf Grundlage vorhandener Daten gerechtfertigt (Valle 2020; Stein et al. 2020; Nordgaard et al. 2008), allerdings wurden mit dieser Maßnahme nur Schwerpunkte verlagert (bzw. aufgehoben), eine grundsätzliche Änderung erfolgte nicht: An einer Operationalisierung und dem prinzipiell deskriptiven Ansatz wurde festgehalten.

Überhaupt erfüllte sich die von manchen gehegte Hoffnung einer mehr **kausalen Ausrichtung des diagnostischen Prozesses** an neurobiologischen Grundlagen auch für die Kategorie der primären psychotischen Störungen, speziell der Schizophrenie, nicht. Denn trotz intensivster Forschungsanstrengungen der vergangenen Jahre und Jahrzehnte bleibt die Ätiologie unklar; sie ist möglicherweise ohnehin uneinheitlich, worauf die Heterogenität der klinischen Bilder, denen immerhin das ICD-11-Konzept mit jetzt „gleichberechtigten" Symptomkategorien (s. o.) Rechnung trägt, hindeutet. Schon die Begriffsbildungen „Gruppe der Schizophrenien" (E. Bleuler), „schizophrener Formenkreis" (bis heute) oder „Schizophrenie-Spektrum-Erkrankungen" (DSM-5) unterstreichen diese Vermutung. Hier eine Differenzierung vorzunehmen, evtl. unter Einschluss von noch zu entwickelnden und zu validierenden Biomarkern, wird künftigen Auflagen der ICD vorbehalten bleiben. Gleichfalls als historisch zu bezeichnen ist die Ausgliederung der „**Katatonie**" aus dem Kapitel „Schizophrenie oder andere primäre psychotische Störungen". Die ICD-10 definierte diese noch als Subtyp der „Schizophrenie" (und weiterhin nur als sekundär bei organischen psychischen Störungen), DSM-5 klassifiziert bereits zusätzlich eine Katatonie bei affektiven und substanzinduzierten Störungen. ICD-11 definiert die Katatonie nunmehr als eigenständiges Störungsbild, das z. B. auch bei Hirnentwicklungsstörungen wie Autismus-Spektrum-Störungen auftreten kann. Die Katatonie wird daher auch hier in einem eigenen Kapitel (vgl. Kap. 6, Katatonie) besprochen.

Das Problem der Klassifikation von **Prodromalzuständen** bleibt in der ICD-11 ungelöst. Erkennung und Einordnung solcher Frühsymptome sind von erheblicher prognostischer und therapeutischer Bedeutung. Seit Einführung des Basissymptomkonzepts (Huber 1983) erfolgten große Forschungsanstrengungen hierzu und mittlerweile sind Ultrahochrisikokriterien etabliert, die (1) attenuierte psychotische Symptome (APS), (2) transiente psychotische Symptome („Brief Limited Intermittent Psychotic Symptoms", BLIPS) und (3) genetische Risikofaktoren sowie (4) Funktionsverlust als Komponenten beinhalten (Fusar-Poli et al. 2013). Das DSM-5 enthält Forschungskriterien für ein attenuiertes Psychosesyndrom; die Evaluation in einer italienischen Kohortenstudie ergab eine hohe Sensitivität mit erwartungsgemäß deutlich geringerer Spezifität (Mensi et al. 2021). Diese Kategorie wurde nicht in die ICD-11 übernommen, sodass hier in einem klinisch bedeutsamen Feld eine Lücke besteht – mit der Folge, dass die prognostisch außerordentlich relevanten schizophrenen Prodromalzustände hier nicht erfasst werden können.

Zusammenfassend ergeben sich im Kapitel „Schizophrenie oder andere primäre psychotische Störungen" der ICD-11 z. T. fundamentale Änderungen im Vergleich zur ICD-10, die sich teilweise bereits im DSM-5 finden. Ob sich die Änderungen hinsichtlich klinischer Nutzbarkeit bzw. Nutzerfreundlichkeit und Reliabilität bewähren, wird sich in der Praxis und entsprechenden Feldstudien zeigen.

Literatur

Ahangari M, Bustamante D, Kirkpatrick R, Nguyen TH, Verrelli BC, Fanous A, Kendler KS, Webb BT, Bacanu SA, Riley BP (2022) Relationship between polygenic risk scores and symptom dimensions of schizophrenia and schizotypy in multiplex families with schizophrenia. British Journal of Psychiatry 12:1–8

Biedermann F, Fleischhacker WW (2016) Psychotic disorders in DSM-5 and ICD-11. CNS Spectrums 21:349–354

Deister A, Marneros A (1993) Subtypes in schizophrenic disorders: frequencies in long-term course and premorbid features. Society of Psychiatry and Psychiatric Epidemiology 28:164–171

Fusar-Poli P, Borgwardt S, Bechdolf A, Addington J, Riecher-Rössler A, Schultze-Lutter F, Keshavan M, Wood S, Ruhrmann S, Seidman LJ, Valmaggia L, Cannon T, Velthorst E, De Haan L, Cornblatt B, Bonoldi I, Birchwood M, McGlashan T, Carpenter W, McGorry P, Klosterkötter J, McGuire P, Yung A (2013) The psychosis high-risk state: a comprehensive state-of-the-art review. Journal of the American Medical Association 70:107–120

Gaebel W, Kerst A, Stricker J (2020) Classification and Diagnosis of Schizophrenia or Other Primary Psychotic Disorders: Changes from ICD-10 to ICD-11 and Implementation in Clinical Practice. Psychiatria Danubina 32:320–324

Helmes E, Landmark J (2003) Subtypes of schizophrenia: a cluster analytic approach. Canadian Journal of Psychiatry 48:702–708

Huber G (1983) Das Konzept substratnaher Basissymptome und seine Bedeutung für Theorie und Therapie schizophrener Erkrankungen. Nervenarzt 54:23–32

Jablensky, A. (2011) Diagnosis and revision of the classification systems. In W. Gaebel (Ed.), Schizophrenia: Current science and clinical practice. Hoboken, New Jersey: Wiley-Blackwell. S. 1–30

Keller WR, Fischer BA, Carpenter WT Jr. (2011) Revisiting the diagnosis of schizophrenia: where have we been and where are we going? CNS Neuroscience and Therapeutics 17:83–88

Kendler KS, Gruenberg AM, Tsuang MT (1985) Subtype stability in schizophrenia. American Journal of Psychiatry 142:827–832

Lykouras L, Oulis P, Daskalopoulou E, Psarros K, Christodoulou GN (2001) Clinical subtypes of schizophrenic disorders: a cluster analytic study. Psychopathology 34:23–28

Malaspina D, Owen MJ, Heckers S, Tandon R, Bustillo J, Schultz S, Barch DM, Gaebel W, Gur RE, Tsuang M, Van Os J, Carpenter W (2013) Schizoaffective Disorder in the DSM-5. Schizophrenia Research 150:21–25

Mattila T, Koeter M, Wohlfarth T, Storosum J, van den Brink W, de Haan L, Derks E, Leufkens H, Denys D (2015) Impact of DSM-5 changes on the diagnosis and acute treatment of schizophrenia. Schizophrenia Bulletin 41:637–643

Mensi MM, Molteni S, Iorio M, Filosi E, Ballante E, Balottin U, Fusar-Poli P, Borgatti R (2021) Prognostic Accuracy of DSM-5 Attenuated Psychosis Syndrome in Adolescents: Prospective Real-World 5-Year Cohort Study. Schizophrenia Bulletin 47:1663–1673

Nordgaard J, Arnfred SM, Handest P, Parnas J (2008) The diagnostic status of first-rank symptoms. Schizophrenia Bulletin 34:137–154

Peterson DL, Webb CA, Keeley JW, Gaebel W, Zielasek J, Rebello TJ, Robles R, Matsumoto C, Kogan CS, Kulygina M, Farooq S, Green MF, Falkai P, Hasan A, Galderisi S, Larach V, Krasnov V, Reed GM (2019) The reliability and clinical utility of ICD-11 schizoaffective disorder: A field trial. Schizophr Research 208:235–241

Schneider K (1958) Klinische Psychopathologie. Georg Thieme Verlag Stuttgart

Schulze-Lutter F, Meisenzahl M, Michel C (2021) Psychotische Störungen in der ICD-11: Die Revisionen. Zeitschrift für Kinder- und Jugendpsychiatrie 49, 453–462

Stein DJ, Szatmari P, Gaebel W, Berk M, Vieta E, Maj M, de Vries YA, Roest AM, de Jonge P, Maercker A, Brewin CR, Pike KM, Grilo CM, Fineberg NA, Briken P, Cohen-Kettenis PT, Reed GM (2020) Mental, behavioral and neurodevelopmental disorders in the ICD-11: an international perspective on key changes and controversies. BMC Medicine 18:1–24

Tandon R, Bruijnzeel D (2014) The evolving nosology of schizophrenia: relevance for treatment. In: Janicak PG, Marder SR, Tandon R, Goldman M (Hrsg.): Schizophrenia – Recent Advances in Diagnosis and Treatment. Berlin New York: Springer

Tebartz van Elst L (2022) Vom Anfang und Ende der Schizophrenie. 2. Erweiterte und überarbeitet Auflage. W. Kohlhammer Verlag Stuttgart

Valle R (2020) Schizophrenia in ICD-11: Comparison of ICD-10 and DSM-5. Revista de Psiquiatría y Salud Mental (englische Ausgabe) 13:95–104

Zielasek J, Gaebel W. Schizophrenie und andere primäre psychotische Störungen in ICD-11 [Schizophrenia and other primary psychotic disorders in ICD-11]. Fortschr Neurol Psychiatr. 2018 Mar;86(3):178–183

Katatonie

Christian Lange-Asschenfeldt und Ludger Tebartz van Elst

Inhaltsverzeichnis

6.1 ICD-11 im Vergleich zur ICD-10

Wesentliche Änderungen
Die **Bindung der Katatonie an die Schizophreniediagnose** wird parallel zur Abschaffung der Schizophreniesubtypen aufgelöst. Damit erhält die Katatonie nosologische Eigenständigkeit.

C. Lange-Asschenfeldt (✉)
LVR-Klinik Langenfeld, Langenfeld, Deutschland
E-Mail: Christian.Lange-Asschenfeldt@oberbergkliniken.de

L. T. van Elst
Klinik für Psychiatrie und Psychotherapie, Universitätsklinikum Freiburg, Freiburg, Deutschland

© Der/die Autor(en), exklusiv lizenziert an Springer-Verlag GmbH, DE, ein Teil von Springer Nature 2024
L. Hölzel und M. Berger (Hrsg.), *ICD-11 – Psychische Störungen*,
https://doi.org/10.1007/978-3-662-67687-5_6

Die Diagnose kann nun neben der Schizophrenie **auch bei anderen psychischen Erkrankungen** (z. B. affektive Störungen, Autismus-Spektrum-Störungen, Angststörungen, postpartale Psychose) gestellt werden, weiterhin substanz- bzw. medikamenteninduziert; daneben gibt es nun eine Restkategorie „Katatonie, nicht näher bezeichnet".

Eine Katatonie bei **somatischen Erkrankungen** ist ebenfalls kodierbar, allerdings in einem anderen Kapitel (Organische psychische Störungen, 6E6).

Die Anzahl kodierbarer **Symptome** wird von 7 auf 15 erweitert. Statt (neben den Schizophreniekriterien, was nun entfällt) mindestens 1 Symptom müssen nun **mindestens 3 Symptome** vorliegen, um für die Diagnose zu qualifizieren.

6.2 Vorbemerkungen

Bis einschließlich der ICD-10 war der Katatoniebegriff untrennbar mit der Diagnose „Schizophrenie" verbunden und konstituierte den Subtyp „Katatone Schizophrenie" (ICD-10: F20.2). Daneben konnte das Erscheinungsbild noch im Rahmen der „organischen katatonen Störung" (ICD-10: F06.1) als sekundär durch eine nicht-psychiatrische Erkrankung verursacht kodiert werden (z. B. Intoxikation, Enzephalitis, endokrinologisch). Eine Verursachung durch eine primäre psychische Störung außerhalb der Schizophrenie war bis zur ICD-10 (einschließlich) nicht vorgesehen bzw. nicht kodierbar. Das DSM-5 führte dann als grundlegende Änderung den Katatonie-„Specifier" ein. Damit wurde es möglich, Katatonie als Zustandsmerkmal nicht nur bei den Erkrankungen des „Schizophrenie-Spektrums" (DSM-5), sondern z. B. auch bei affektiven Störungen und Hirnentwicklungsstörungen (z. B. Autismus-Spektrum-Störungen) zu kodieren. Die Ablösung der Katatonie vom ausschließlichen Bezug auf die Schizophrenie in der ICD-11 geht einher mit der dort gleichfalls stattfindenden Auflösung der klassischen Schizophreniesubtypen (Verweis Kap. 5, Schizophrenie und andere primäre psychotische Störungen).

Die Katatonie wird nun also in der ICD-11 als eigenständiges Syndrom klassifizierbar. Dabei ist von Interesse, dass dies auch dem ursprünglichen nosologischen Verständnis dieser Kategorie entspricht, wie am Schluss dieses Kapitels noch ausgeführt wird. In Tab. 6.1 sind die dort möglichen Klassifikationen auf-

Tab. 6.1 Katatonie in der ICD-11

Code	Bezeichnung
6A40	Katatonie in Verbindung mit einer anderen psychischen Störung
6A41	Katatonie durch Substanzen oder Medikamente
6E69*	Sekundäres katatones Syndrom*
6A4Z	Katatonie, nicht näher bezeichnet

* Crosslink (primär einer anderen Kategorie zugeordnet)

gelistet. Es wird ersichtlich, dass eine Zuordnung sowohl zu anderen psychischen Störungen als auch substanz- bzw. medikamentenbezogen möglich wird. Dies zeigt die nosologisch-ätiologische Heterogenität katatoner Syndrome auf, die sich auch in der klinischen Erfahrung und der klassischen psychopathologischen Literatur widerspiegelt (Übersicht bei: Jahn 2004).

6.3 Klassifikation der „Katatonie" (6A4)

6.3.1 Vergleich mit ICD-10 und DSM-5

Eine Gegenüberstellung der Katatonieklassifikation von ICD-11, ICD-10 und DSM-5 ist in Tab. 6.2 gegeben. Abweichungen der ICD-11 von den früheren Klassifikationssystemen ergeben sich in den folgenden Punkten:

a) Die „Katatonie", als nun eigene Krankheitsentität, verliert – wie bereits im DSM-5 – die Bindung an die Schizophrenie, d. h., sie ist nicht mehr Subtyp der „Schizophrenie". Daher müssen keine Schizophreniekriterien mehr erfüllt sein.
b) Dafür steigt die Mindestanzahl erforderlicher Symptome von in der ICD-10 1 (neben den Schizophreniekriterien) auf 3 an.
c) Das Symptomspektrum ist deutlich erweitert (von 7 auf 15 Symptome) und differenzierter: Stupor und Mutismus werden nunmehr als getrennte Symptome betrachtet. Neu hinzutreten weitere Symptome von Motorik, Mimik und Ausdruck (Rigidität, Starren, Manierismen, Haltungsverharren, Echophänomene), aber auch der Sprache (Verbigeration) und der Willensbildung (Ambitendenz).

Kommentar
Die Herausarbeitung der „Katatonie" als eigenständiges Syndrom von der ICD-10 über das DSM-5 ist eine der tiefgreifendsten Erneuerungen des Kapitels 6 der ICD-11. Dieses Konzept entspricht wieder der ursprünglichen Begriffsbildung durch K. L. Kahlbaum, der neben motorischen Besonderheiten auch Störungen der Sprache und Willensbildung anführte und ausdrücklich z. B. auch affektive Symptome als zugrunde liegend bzw. mindestens assoziiert beschrieb (Kahlbaum 1874). Erst Jahrzehnte später wurde durch die Arbeiten von E. Kraepelin und E. Bleuler die Katatonie vollständig in das Konzept der „Dementia praecox" bzw. „Schizophrenie" integriert. Diese Assoziation (in Form des katatonen Subtyps der Schizophrenie) wurde in den im Laufe der zweiten Hälfte des 20. Jahrhunderts entstehenden internationalen Klassifikationssystemen fortgeschrieben.

Parallel zur Auflösung der klassischen Subtypen der Schizophrenie in DSM-5 und ICD-11 erfolgte nunmehr auch die Ausgliederung der Katatonie als eigene nosologische Entität.

Tab. 6.2 Vergleich der Katatonieklassifikation in ICD-11, ICD-10 und DSM-5

ICD-11*	ICD-10*	DSM-5*
Drei oder mehr der folgenden Symptome	a. Allgemeine Schizophrenie-kriterien b. Eines oder mehr der folgenden Symptome	Drei oder mehr der folgenden Symptome
Starren		
Ambitendenz		
Negativismus	Negativismus	Negativismus
Stupor	Stupor/Mutismus	Stupor
Mutismus		Mutismus
Agitation	Agitation	Agitation
Grimassieren		Grimassieren
Manierismus		Manierismus
Posieren/Haltungsverharren		Posieren/Haltungsverharren
Stereotypien	Stereotypien	Stereotypien
Rigidität		
Echophänomene: – Echolalie – Echopraxie		Echolalie
		Echopraxie
Verbigeration		
Flexibilitas cerea	Flexibilitas cerea	Flexibilitas cerea
Katalepsie	Katalepsie	Katalepsie
	Befehlsautomatismus	

* Symptome wurden der besseren Vergleichbarkeit wegen parallel aufgelistet; die Reihenfolge entspricht der Aufzählung in der ICD-11 (WHO-Klassifikation Version 01/2023)

Kommentar

Zuvor hatte eine Reihe von Arbeiten die symptomatische Vielgestaltigkeit sowie Unterschiedlichkeit der ursächlichen Erkrankungen gezeigt (Tandon et al. 2013). Letztere reichen von psychischen Störungen wie der Schizophrenie, affektiven und Zwangsstörungen oder Autismus-Spektrum-Störungen über neurodegenerative bis hin zu somatischen Erkrankungen wie diabetischer Ketoazidose, Hyperkalzämie, Enzephalitiden, hepatischer Enzephalopathie, Schädel-Hirn-Traumata, Hirntumoren oder substanzinduziert. Entsprechend wurde nun auch das Symptomspektrum – ganz im Sinne des ursprünglichen Konzepts – weiter gefasst. Wie aus Tab. 6.2 ersichtlich, geht die Neukonzeption mit einer größeren Anzahl von Symptomen einher, die nun auch Störungen der Sprache und der Willensbildung beinhaltet. Das zusätzliche Erfordernis einer höheren Zahl von Symptomen für die Diagnosestellung soll es zukünftig erlauben, die Katatonie klarer als eigenständiges Syndrom zu erfassen.

6.3.2 Diagnosekriterien

Die Diagnosestellung der „Katatonie" erfolgt in der ICD-11 in unveränderter Weise kategorial, d. h., eine Mindestanzahl an Kriterien aus einem entsprechenden Katalog an Symptomen muss vorliegen. In früheren Auflagen lag hierbei der Schwerpunkt der Symptome auf der Motorik; die Katatonie wurde bis einschließlich der ICD-10 als definierendes psychomotorisches Syndrom eines Schizophreniesubtyps klassifiziert. Die historische Vielgestaltigkeit des Syndroms geriet über mehrere Revisionen der Klassifikationssysteme nahezu in Vergessenheit (Jahn 2004; Walther & Weiss 2023). Mit der Auflösung dieses Konzepts wird nun in der ICD-11 eine Vielzahl an Symptomkriterien aufgelistet: 15 Symptome werden 3 Hauptkategorien („Cluster") zugeordnet: *Reduzierte* psychomotorische Aktivität, *gesteigerte* psychomotorische Aktivität (Agitation) und *abnorme* psychomotorische Aktivität (Tab. 6.3).

Die Diagnose „Katatonie" wird nach ICD-11 wie folgt operationalisiert:

- **Drei oder mehr** aus den in Tab. 6.3 aufgelisteten Symptomen müssen vorliegen, unabhängig vom Cluster.
- Die Symptome sollten **mindestens für mehrere Stunden** persistieren (ausnahmsweise können hinreichend schwere Symptome oder solche mit autonomen Auffälligkeiten auch kürzer vorhanden sein).
- Vorhandensein einer **signifikanten alltäglichen Funktionsbeeinträchtigung** oder medizinischer Komplikationen bis hin zur Lebensgefährdung.
- Es liegt **keine** primäre Bewegungsstörung oder andere manifeste neurologische Erkrankung vor, welche die Symptome erklären kann.

Kommentar

Das Zeitkriterium für die Katatoniediagnose wurde sicherlich bewusst aufgrund der Heterogenität der Zustandsbilder und Verläufe nicht exakt formuliert mit lediglich der Angabe „mindestens für mehrere Stunden". Lebensbedrohliche und besonders akute Verläufe sollen bereits bei kürzerer Dauer (z. B. 15 min laut den „Clinical descriptions and diagnostic guidelines" [CDDG]) zu diagnostizieren sein, wohl um eine rasche therapeutische Intervention zu ermöglichen.

Die Einführung eines Funktionalitätskriteriums ist sicherlich sinnvoll für die Etablierung als eigenständige Diagnose, jedoch möglicherweise von Nachteil für die Beschreibung von subtileren Verlaufsformen. Ähnliches gilt für subtile Symptomanifestationen, die in klassischen Beschreibungen der Katatonie auftauchen, jedoch in den ICD-11-Kriterien nicht berücksichtigt wurden, wie Gegenhalten, -greifen oder bestimmte Formen von Parakinesen.

Tab. 6.3 Symptomkriterien der „Katatonie"

Symptom	Präzisierung
Reduzierte psychomotorische Aktivität	
Starren	Blickfixierung, reduziertes Blinzeln
Ambitendenz	Motorisches „Steckenbleiben"; unentschlossene, zögerliche Bewegung
Negativismus	Handlungsverweigerung oder der Erwartung/Aufforderung entgegengesetztes Handeln („Befehlsnegativismus") mit der Folge des Interaktionsabbruchs oder Nahrungsverweigerung
Stupor	Immobilität bzw. aufgehobene oder herabgesetzte psychomotorische Aktivität und (allenfalls) minimale Reaktion auf externe Stimuli
Mutismus	Reduzierte oder aufgehobene verbale Kommunikation (trotz erhaltenen Sprachverständnisses; abzugrenzen von neurologischen Sprach-/Sprechstörungen, z. B. Aphasie, Dysarthrie)
Psychomotorische Hyperaktivität	Extreme unmotivierte Hyperaktivität, Agitiertheit, ungezielte/unkontrollierte Bewegungen, extreme emotionale Reaktion, Impulsivität; Streitlust
Abnorme psychomotorische Aktivität	
Grimassieren	Groteske mimische Bewegungen ohne Bezug zur aktuellen Situation
Manierismen	Bizarre, willkürliche Bewegungen; kein Bezug zum kulturellen Kontext; übertriebene Alltagsgesten
Haltungsverharren/Posieren	Spontanes, aktives Verharren in einer Haltung gegen die Schwerkraft; längeres reaktionsloses Sitzen oder Stehen
Stereotypien	Repetitive, nicht-zielgerichtete motorische Aktivität (abnorm in der Häufigkeit, nicht unbedingt der Handlung selbst)
Rigidität	Widerstand durch erhöhten Muskeltonus unterschiedlicher Intensität
Echophänomene	Imitieren von Sprache oder Bewegung des Gegenübers
Verbigeration	Ständiges, ungerichtetes Wiederholen von Wörtern, Phrasen oder Sätzen
Flexibilitas cerea (wächserne Biegsamkeit)	Verharren in passiv induzierten Körperhaltungen mit leichtem, gleichförmigem „wächsernen" Widerstand gegen die Kraft des Untersuchers
Katalepsie	Abnorme langes Beibehalten aktiv oder passiv induzierter Körperhaltungen gegen die Schwerkraft

6.4 „Katatonie in Verbindung mit einer anderen psychischen Störung" (6A40)

Wenn auch – wie hier bereits mehrfach betont – in der ICD-11 nunmehr die Möglichkeit der Diagnosestellung einer Katatonie als eigenständiges, primäres Syndrom besteht (über die „Katatonie, nicht näher bezeichnet" [6A4Z], s. u.), wird die Diagnose sicher häufiger im Kontext einer anderen psychischen Störung vergeben werden. Tatsächlich wird ein großer Anteil daran weiterhin auf die **Schizophrenie** oder andere **primäre psychotische Störungen"** entfallen. Wie aus Kap. 5, Schizophrenie und andere primäre psychotische Störungen, ersichtlich, besteht dort die Möglichkeit, bei Vorliegen einer Diagnose aus dieser Kategorie mittels des Symptomindikators („Specifier") 6A25.4 zusätzlich „psychomotorische Symptome" zu kodieren und sogar dimensional (in 4 Stufen von 0 = „nicht vorhanden" bis 3 = „schwer") abzubilden.

Am häufigsten und häufiger noch als bei der Schizophrenie erscheint das Auftreten bei affektiven Störungen. Übereinstimmende Befunde zeigen, dass mindestens die Hälfte bis zwei Drittel der Patienten mit Katatonie auf psychiatrischen Akutstationen unter einer affektiven Erkrankung leiden, v. a. **Manien** und gemischte Episoden, jedoch auch **Depressionen** (Abrams & Taylor 1976; Bräunig et al. 1999; Krüger et al. 2003; Northoff et al. 1999), und eine deutlich geringere Anzahl an schizophrenen Erkrankungen, z. B. bei Abrams und Taylor lediglich 7 %.

Die Literatur zum Vorkommen der „Katatonie" bei anderen psychischen Störungen ist reichhaltig, jedoch existieren keine belastbaren epidemiologische Daten (Übersicht in Rogers et al. 2023). Fallserien und -berichte sowie vereinzelte Studien weisen auf ein weites Spektrum hin; dieses beinhaltet u. a.:

- Angststörungen
- Autismus-Spektrum-Störungen
- Postpartale Psychosen
- Posttraumatische Belastungsstörungen
- Zwangsstörungen

Bei Auftreten einer Katatonie assoziiert mit einer der vorgenannten oder anderen psychischen Störung wird die 6A40 **zusammen mit der primären Erkrankung** kodiert.

6.5 „Katatonie durch Substanzen oder Medikamente" (6A41)

Diese Kategorie wird vergeben, wenn ein klarer Bezug des Auftretens der Katatonie mit entweder Substanzkonsum oder der Einnahme von Medikamenten, etwa Psychopharmaka oder anderen Arzneistoffen, hergestellt werden kann (sie hat keine Entsprechung in der ICD-10). U. a. die folgenden **Substanzen** konnten als katatonieinduzierend identifiziert werden (Rogers et al. 2023; Yeoh et al. 2022):

- Alkohol
- Amphetamine
- Benzodiazepine
- Cannabis und synthetische Cannabinoide
- Kokain
- Gammahydroxybuttersäure bzw. Gammabutyrolacton
- Halluzinogene (z. B. Psilocybin)
- Khat
- Opioide
- Mischkonsum (Drogen)
- Sonstige Psychopharmaka

Medikamenteninduzierte Katatonien sind für **Psychopharmaka** am häufigsten durch Antipsychotika und Benzodiazepine beschrieben, weiterhin Disulfiram. Eine Sonderform (differenzialdiagnostisch) stellt das maligne neuroleptische Syndrom (MNS) dar. Anzumerken ist, dass nicht nur die Intoxikation bzw. direkte Wirkung, sondern auch das Absetzen eines Medikaments eine Katatonie induzieren kann, was dann gleichfalls in dieser Kategorie kodiert wird (ggf. zusätzlich zur Kodierung des Entzugssyndroms von der jeweiligen Substanz beim Auftreten in diesem Kontext) (Kap. 15, Störungen durch Substanzgebrauch oder Verhaltenssüchte). Zu **sonstigen Arzneimitteln** existiert nur anekdotische Evidenz, z. B. Steroide, Antibiotika, Antikonvulsiva, Immunsuppressiva (Rogers et al. 2023).

6.6 „Katatonie, nicht näher bezeichnet" (6A4Z)

Wie im DSM-5 existiert in der ICD-11 mit der 6A4Z eine Restkategorie für Fälle unklarer Verursachung oder unzureichender Informationen hierzu oder falls die Symptomkriterien nicht vollständig erfüllt sind bei ausreichender Beeinträchtigung durch das Syndrom. Wenn die verursachende Störung bekannt ist, wird diese Kategorie mit ihr zusammen kodiert.

6.7 „Sekundäres katatones Syndrom" (6E69)

Diese Kategorie gehört eigentlich in den Abschnitt der sekundären bzw. organischen psychischen Störungen (Kap. 21, Sekundäre bzw. organische psycische Störungen). Sie wird kodiert, wenn dem Katatoniesyndrom eine somatische Erkrankung oder Funktionsstörung zugrunde liegt. Es erfolgt die gemeinsame Kodierung mit der ursächlichen Erkrankung bzw. Störung. Verursachend kann eine Vielzahl von Diagnosen sein (Oldham 2018); einen Überblick gibt Tab. 6.4.

Tab. 6.4 Beispiele von somatischen Ursachen bei sekundärer Katatonie. (Nach: Oldham 2018)

Somatische Erkrankungen	Beispiele
Autoimmunerkrankungen	• Autoimmunzephalitis • Paraneoplastische Syndrome • Encephalomyelitis disseminata • Systemischer Lupus erythematodes
Infektionserkrankungen des Zentralnervensystems (ZNS)	• Bakterielle/Virale Meningoenzephalitis • Hirnabszesse • Humanes Immundefizienzvirus (HIV)-Enzephalopathie • Prionenerkrankungen • Neurolues
Fokale neurologische Erkrankungen	• Hirntumoren/-metastasen • Raumforderungen • Vaskuläre Läsionen • Schädel-Hirn-Trauma • Umschriebene Läsionen frontaler, temporaler, parietaler Hirnregionen, des limbischen Systems, des Dienzephalons, der Basalganglien oder des Zerebellums
Metabolische Erkrankungen	• Diabetische Ketoazidose • Homocystinurie • Hyperammonämie • Hyponatriämie • Hyperkalzämie • Porphyrie • Urämie • Vitamin-B12-Mangel • Wernicke-Enzephalopathie • Morbus Wilson
Endokrinologische Erkrankungen	• Morbus Addison • Morbus Cushing • Hyper-/Hypothyreose • Hyper-/Hypoparathyreoidismus • Phäochromozytom
Sonstige	• Rigor-Hyperthermie-Syndrome (maligne Hyperthermie, Parkinsonismus-Hyperpyrexie-Syndrom) • Narkolepsie • Osmotische (zentrale pontine/extrapontine) Myelinolyse • Posteriores reversibles Enzephalopathiesyndrom (PRES) • Sepsis, systemische Infektion • Verbrennungen

6.8   Abschließende Bewertung und Ausblick

Mindestens seit Beginn systematischer Studien zu Prävalenz und Symptomatik der „Katatonie" in den 1970er-Jahren stand die ausschließliche Bindung dieses Syndroms in den maßgeblichen diagnostischen Klassifikationssystemen an die Schizophrenie infrage (Taylor & Fink 2003). Nachdem auf der Grundlage kumulativer

Evidenz festgestellt wurde, dass die Katatonie sogar häufiger noch vergesellschaftet mit anderen psychischen Störungen auftritt, wurde der Schritt der Abtrennung von der Schizophreniediagnose im DSM-5 vollzogen, sinnvollerweise gleichzeitig mit der Auflösung der Schizophreniesubtypen (Kap. 5, Schizophrenie und andere primäre psychotische Störungen). Von historischem Interesse ist, dass bereits der Erstbeschreiber K. L. Kahlbaum von einer eigenen nosologischen Entität ausging und in seiner Monografie Patienten sowohl mit klassischen, später den primären Psychoseerkrankungen zuzuordnenden Symptomen wie Wahn und Halluzinationen, als auch rein affektiven Symptomen beschrieb (Kahlbaum 1874). Das von diesem Autor beschriebene äußerst vielfältige Bild mit u. a. Stupor, Katalepsie, Bewegungsstereotypien, Negativismus, Sprechstörungen und Störungen der Willensbildung wurde erst von E. Kraepelin in dessen Konzept der „Dementia praecox" eingegliedert (wenngleich dieser bereits die mangelnde nosologische Spezifität betonte und z. B. auch eine hirnorganische Verursachung zuließ) (Kraepelin 1899). Nachdem schließlich E. Bleuler diese Zuordnung in sein Konzept der „Schizophrenie" übernommen hatte (Bleuler 1911), blieb der Katatoniebegriff ein ganzes Jahrhundert lang mit diesem eng verbunden und wurde zur Grundlage der entsprechenden Kategorisierung in den modernen Diagnosesystemen (v. a. ICD und DSM) als ein Subtyp der Schizophrenie. Auch in dem „alternativen" deskriptiven, vom Ansatz her ätiologieorientierten Konzept von Wernicke, Kleist und Leonhard, wird diese ausschließliche Assoziation betont und in eigener Weise noch ausdifferenziert (Tebartz van Elst 2022).

Die aus der Evidenz der vergangenen Jahrzehnte sich ergebende Festschreibung der nosologischen Unabhängigkeit der Katatonie zunächst im DSM-5 und nunmehr in der ICD-11 ist vor diesem Hintergrund einerseits als fortschrittlich zu sehen, andererseits aber eine direkte Anknüpfung an die psychopathologische Tradition aus Zeiten der Erstbeschreibung und Charakterisierung.

Nun wird in der neuesten Literatur oft betont, dass mit diesem Schritt die Katatonie eine eigenständige Diagnose sei und mit der ICD-11 auf einer hierarchischen Ebene mit anderen psychiatrischen Diagnosen wie etwa den affektiven Störungen, der Schizophrenie oder Angststörungen stehe (Walther & Weiss 2023). Das mag rein formal richtig sein, allerdings sieht die Kategorisierung nach ICD-11 (nicht anders als DSM-5) eigentlich immer eine primär verursachende Störung vor (sei es eine psychiatrische oder somatische bzw. Substanzeinwirkung). Theoretisch ließe sich über die unspezifizierte Katatonie (6A4Z) eine reine oder „idiopathische" Katatonie kodieren.

Als weitere Neuerung wird in der ICD-11 das Zeitkriterium unscharf definiert („mindestens mehrere Stunden"), allerdings wird in besonders schweren Fällen in den CDDR ein kurzes Mindestzeitfenster von 15 Minuten eingeführt. Dies soll sicherlich der schnellen Diagnosefindung in Notfallsituationen dienen, könnte aber zulasten der Diagnosesicherheit gehen.

Die Katatonie sollte u. E. vielmehr als eine *transdiagnostische Kategorie* (ähnlich wie das „Delir") angesehen werden. Sie kann unterschiedliche Phänotypen aufweisen, die sich möglicherweise je nach zugrundeliegender Diagnose auch neurobiologisch wie genetisch unterscheiden (Peralta et al. 2018).

Zusammenfassend wird dem Kliniker aufgrund der Änderungen des Katatoniekonzepts in der ICD-11 die Möglichkeit gegeben, diese oft als „vergessenes Syndrom" (Jahn 2004) bezeichnete Diagnose in unterschiedlichen Kontexten und insgesamt häufiger zu stellen und klarer zu erfassen, was angesichts der prinzipiell guten Behandelbarkeit und des häufigen Vorkommens – Schätzungen für psychiatrische Akutstationen liegen bei 10–15 % (Walther & Weiss 2023) – zu begrüßen ist. Dazu trägt auch die Erweiterung der Symptomkriterien (sowohl hinsichtlich Störungen der Motorik als auch von Sprache, Ausdruck und Willensbildung) entscheidend bei. Denn aus den Darlegungen des vorliegenden Kapitels wird klar, dass „Katatonie" aufgrund dieser Aspekte deutlich über motorische Phänomene hinausgeht (ebenso wie es motorische Phänomene – z. B. neurologische „Soft Signs" oder neuromotorische Endophänotypen bei Schizophrenie und auch bei affektiven Störungen – gibt, die keine katatonen Merkmale sind).

Literatur

Abrams R, Taylor MA (1976) Catatonia. A prospective clinical study. Archives of General Psychiatry 33:579–581

Bleuler E (1911) Dementia praecox oder Gruppe der Schizophrenien. In: Aschaffenburg G (Hrsg.) Handbuch der Psychiatrie. Deuticke, Leipzig

Bräunig P, Krüger S, Shugar G (1999) Prävalenz und klinische Bedeutung katatoner Symptome bei Manien. Fortschritte der Neurologie und Psychiatrie 67:306–317

Jahn T (2004) Katatonie – 130 Jahre nach Kahlbaum. In: Jahn T (Hrsg.) Bewegungsstörungen bei psychischen Erkrankungen. Springer Verlag, Berlin Heidelberg

Kahlbaum KL (1874) Die Katatonie oder das Spannungsirresein. Eine klinische Form psychischer Krankheit. Hirschwald, Berlin

Kraepelin E (1899) Psychiatrie. Ein Lehrbuch für Studierende und Aerzte. 8. Auflage. Barth, Leipzig

Krüger S, Cooke RG, Spegg CC, Bräunig P (2003) Relevance of the catatonic syndrome to the mixed manic episode. Journal of Affective Disorders 74:279–285

Northoff G, Koch A, Wenke J, Eckert J, Böker H, Pflug B, Bogerts B (1999) Catatonia as a psychomotor syndrome: a rating scale and extrapyramidal motor symptoms. Movement Disorders 14:404–416

Oldham MA (2018) The Probability That Catatonia in the Hospital has a Medical Cause and the Relative Proportions of Its Causes: A Systematic Review. Psychosomatics 59:333–340

Peralta V, Fañanás L, Martín-Reyes M, Cuesta MJ (2018) Dissecting the catatonia phenotype in psychotic and mood disorders on the basis of familial-genetic factors. Schizophrenia Research 200:20–25

Rogers JP, Oldham MA, Fricchione G, Northoff G, Ellen Wilson J, Mann SC, Francis A, Wieck A, Elizabeth Wachtel L, Lewis G, Grover S, Hirjak D, Ahuja N, Zandi MS, Young AH, Fone K, Andrews S, Kessler D, Saifee T, Gee S, Baldwin DS, David AS (2023) Evidence-based consensus guidelines for the management of catatonia: Recommendations from the British Association for Psychopharmacology. Journal of Psychopharmacology 37:327–369

Tandon R, Heckers S, Bustillo J, Barch DM, Gaebel W, Gur RE, Malaspina D, Owen MJ, Schultz S, Tsuang M, van Os J, Carpenter W (2013) Catatonia in DSM-5. Schizophrenia Research 150:26–30

Taylor MA, Fink M (2003) Catatonia in psychiatric classification: a home of its own. American Journal of Psychiatry 160:1233–1241

Tebartz van Elst L (2022) Vom Anfang und Ende der Schizophrenie. 2. Erweiterte und überarbeitet Auflage. W. Kohlhammer Verlag, Stuttgart

Walther S, Weiss F (2023) Katatonie im Wandel der Zeit – von Kahlbaum bis zum ICD-11 Katatonie im Wandel der Zeit – von Kahlbaum bis zum ICD-11. Fortschritte der Neurologie und Psychiatrie 91:52–68

Yeoh SY, Roberts E, Scott F, Nicholson TR, David AS, Rogers JP (2022) Catatonic Episodes Related to Substance Use: A Cross-Sectional Study Using Electronic Healthcare Records. Journal of Dual Diagnosis 18:52–58

Affektive Störungen

7

Tobias Freyer, Erich Seifritz, Christian Imboden und Mathias Berger

Inhaltsverzeichnis

T. Freyer (✉)
Oberberg Parkklinik Schlangenbad, Schlangenbad, Deutschland
E-Mail: tobias.freyer@oberbergkliniken.de

E. Seifritz
Psychiatrische Universitätsklinik Zürich, Zürich, Deutschland

C. Imboden
Privatklinik Wyss, Münchenbuchsee, Schweiz

M. Berger
Universitätsklinikum Freiburg, Freiburg, Deutschland

© Der/die Autor(en), exklusiv lizenziert an Springer-Verlag GmbH, DE, ein Teil
von Springer Nature 2024
L. Hölzel und M. Berger (Hrsg.), *ICD-11 – Psychische Störungen*,
https://doi.org/10.1007/978-3-662-67687-5_7

7.1   ICD-11 im Vergleich zur ICD-10

Wesentliche Änderungen

Die Diagnostik affektiver Störungen bleibt im Prinzip **kategorial,** jedoch ist das Ausmaß numerischer Operationalisierungen (also das Zählen von Symptomen) zugunsten einer **umfassenden klinischen Beurteilung** mit den zentralen Kriterien Symptomausprägung und Funktionseinbußen zurückgenommen worden.

Die Zusatzkodierung **„mit psychotischen Symptomen"** wurde vom Schweregrad entkoppelt und kann auch bei einer nur mittelgradigen depressiven Episode erfolgen.

Neben der Zusatzkodierung „voll remittiert" ist jetzt den klinischen Realitäten entsprechend auch **„teilremittiert"** kodierbar.

Zur Erfassung der großen interindividuellen Unterschiede können depressive oder manische Episoden – entsprechend den „Specifiern" im DSM-5 – mit sogenannten **„Qualifiern"** zusatzkodiert werden, so etwa bezüglich begleitender Angstsyndrome, chronischem Verlauf, saisonalem Muster oder Peripartalzeit.

Das gesonderte ICD-10-Kapitel F34 „Anhaltende affektive Störungen" wurde aufgelöst und die **Dysthymien** wurden den „Depressiven Störungen" und **Zyklothymien** den „Bipolaren oder verwandten Störungen" zugeordnet. **„Bipolare Störungen Typ II"** werden wie **„Prämenstruelle dysphorische Störung"** und **„Gemischte depressive Störung und Angststörung"** durch eine eigene kategoriale Kodierung in ihrer Bedeutung aufgewertet.

7.2   Vorbemerkungen

Auch wenn in der ICD-11 das Kapitel **„Affektive Störungen"** in der Reihenfolge **„Bipolare und verwandte Störungen" (6A6)** und anschließend **„Depressive Störungen" (6A7)** gegliedert ist, sollen entsprechend den Häufigkeitsverteilungen und der klinischen Relevanz hier zuerst die depressiven und dann die bipolaren und verwandten Störungen abgehandelt werden (s. 7.1)

Tab. 7.1 Affektive Störungen in der ICD-11

Bipolare und verwandte Störungen	
Code	**Bezeichnung**
6A60	Bipolare Typ I Störung
6A61	Bipolare Typ II Störung
6A62	Zyklothyme Störung
6A6Y	Anders spezifizierte bipolare und verwandte Störungen
6A6Z	Bipolare oder verwandte Störung, nicht näher bezeichnet
Depressive Störungen	
Code	**Bezeichnung**
6A70	Depressive Störung mit Einzelepisoden
6A71	Rezidivierende depressive Störung
6A72	Dysthyme Störung
6A73	Gemischte depressive Störung und Angststörung
6A7Y	Sonstige näher bezeichnete depressive Störungen
6A7Z	Sonstige depressive Störungen, nicht näher bezeichnet

7.3 „Depressive Störungen"

Tab. 7.2 stellt die Einteilung der „Depressive[n] Störungen" in der ICD-10, ICD-11 und DSM-5 gegenüber. Die ICD-11 weicht in folgenden Punkten von der Systematik der ICD-10 ab:

- Die „**Dysthyme Störung**" (6A72) wird in der ICD-11 als eigenständige Kategorie unter „**Depressiven Störungen**" subsumiert. Die ICD-10-Kategorie „Anhaltende affektive Störungen" (F34.1) wurde aufgelöst.
- Während in der ICD-10 **Angstsymptome** im Rahmen depressiver Störungen kaum Erwähnung finden, spielen diese in der ICD-11 in mehrfacher Hinsicht, wie später dargestellt wird, eine große Rolle.
- Die „**Gemischte depressive Störung und Angststörung**" (6A73) ist in der ICD-11 unter „**Affektive Störungen**" gelistet, anstatt wie in der ICD-10 unter den Angststörungen (F4).
- Neu aufgenommen, d. h., bislang in der ICD-10 unter den affektiven Störungen nicht erwähnt, ist die „**Prämenstruelle dysphorische Störung**" (6A34.41).

Tab. 7.2 Depressive Störungen in ICD-11, ICD-10 und DSM-5

ICD-11 Code	ICD-11 Bezeichnung	ICD-10 Code	ICD-10 Bezeichnung	DSM-5 Bezeichnung
6A70	Depressive Störung mit Einzelepisoden	F32	Depressive Episode	Einzelne Depressive Episode
6A71	Rezidivierende depressive Störung	F33	Rezidivierende Depressive Störung	Rezidivierende Depressive Episode
6A72	Dysthyme Störung	F34.1	Dysthymia	Anhaltende Depressive Störung
6A73	Gemischte depressive Störung und Angststörung	F41.2	Angst und depressive Störung, gemischt	–
GA34.41*	Prämenstruelle dysphorische Störung*	N94.3	Prämenstruelle Beschwerden	Prämenstruelle Dysphorische Störung
6A7Y	Sonstige näher bezeichnete depressive Störungen	F32.8/ F33.8	Sonstige depressive Episoden/ Sonstige rezidivierende depressive Störungen	Sonstige, näher bezeichnete depressive Störungen
6A7Z	Depressive Störungen, nicht näher bezeichnet	F32.9/ F33.9	Depressive Episode, nicht näher bezeichnet Rezidivierende depressive Störung, nicht näher bezeichnet	Sonstige, nicht näher bezeichnete depressive Störungen

* Crosslink (primär einer anderen Kategorie zugeordnet)

Entsprechend der Gesamtsystematik der ICD-11 werden sämtliche „Depressive Störungen", die **substanz- bzw. medikamenteninduziert** sind, so wie die sekundären Depressionen, als direkte Folge einer **nicht-psychiatrischen Grunderkrankung** in anderen Kapiteln der ICD-11 wie 6C40-49, 6CB-D und 6E62 abgehandelt.

7.3.1 „Depressive Störung mit Einzelepisoden" (6A70) und „Rezidivierende depressive Störung" (6A71)

7.3.1.1 Diagnosekriterien

Die Diagnosekriterien der „Depressive[n] Störungen" als Ganzes entsprechen einem **prototypischen Ansatz**, d. h., zur Diagnosestellung sollen bestimmte Hauptsymptome unbedingt und andere Zusatzsymptome fakultativ vorliegen. Damit ist also bei den affektiven Störungen an einer **kategorialen Einteilung** festgehalten worden. Nur bei der größten Untergruppe, den **depressiven Episoden**, ist eine genaue **zahlenmäßige Operationalisierung** mit einem Cutoff zur Diagnosestellung beibehalten worden. Sie hat jedoch geringe Änderungen, und zwar zur Angleichung an das DSM-5-System, sowie eine Gruppierung, d. h. Clusterung erfahren (s. Tab. 7.3):

Tab. 7.3 Kriterien depressiver Episoden in ICD-11 und ICD-10

ICD-11	ICD-10	Änderungen
Cluster I: Affektive Symptome	**Hauptsymptome**	
Gedrückte Stimmung	Gedrückte depressive Stimmung	
Mangelndes Interesse an Aktivitäten	Interessensverlust und Freudlosigkeit	
	Antriebsmangel, erhöhte Ermüdbarkeit	*Kein Hauptsymptom mehr, sondern unter neurovegetativen Symptomen*
Cluster II: Kognitive und Verhaltensstörungen	**Nebensymptome**	
Konzentrationsstörungen oder *verringerte Entscheidungsfähigkeit*	Verminderte Konzentration und Aufmerksamkeit	*Neu: inkl. verringerte Entscheidungsfähigkeit*
Verminderter Selbstwert oder exzessive oder inadäquate Schuldgefühle	Vermindertes Selbstwertgefühl und Selbstvertrauen	*Beide Symptome aus ICD-10 zu einem Symptom zusammengefasst*
	Schuldgefühle und Gefühle der Wertlosigkeit	
Hoffnungslosigkeit	Negative und pessimistische Zukunftsperspektiven	*Umformuliert in «Hoffungslosigkeit»*
Wiederkehrende Gedanken an den Tod, Suizidgedanken oder Suizidversuch	Suizidgedanken, erfolgte Selbstverletzung oder Suizidhandlungen	
Cluster III: Neurovegetative Störungen		
Deutliche *Veränderungen* des Schlafs	Schlafstörungen	*«Veränderungen»: bessere Abbildung Insomnie und Hypersomnie*
Deutliche Appetit- oder Gewichts *veränderungen*	verminderter Appetit	*«Veränderungen»: Berücksichtigung von Gewichts-/Appetits- Zu- und Abnahme*
Psychomotorische Agitiertheit oder Gehemmtheit		*Neu als Symptom gelistet*
Reduzierte Energie oder Erschöpfung		*Unter ICD-10 Hauptsymptom*

Kommentar
Bei den in der Allgemeinbevölkerung sehr verbreiteten vorübergehenden depressiven Verstimmungen ist die Grenzziehung mit einem Cutoff sinnvoll, um eine zu häufige Diagnosestellung und damit eine übermäßige Inanspruchnahme des medizinischen Versorgungssystems zu vermeiden. Dies gilt insbesondere, da leicht depressiv Erkrankte eine deutlich schlechtere Lebensqualität aufweisen als Menschen mit vorübergehenden subsyndromalen Symptomen (Ayuso-Mateus & Lopez-Garcia 2012). Außerdem kann so bezüglich der diagnostischen Abgrenzungen an die umfangreiche Forschung zu depressiven Störungen der letzten Jahrzehnte kontinuierlich angeknüpft werden.

Dabei werden über diese strukturierte Bildung dreier Cluster hinaus vier umschriebene Veränderungen gegenüber der ICD-10 vorgenommen:

- Es wird nicht mehr zwischen Haupt- und Nebensymptomen unterschieden, und es ist für die Diagnosestellung **nur noch ein Symptom** („Entry Level Symptom") aus dem *Affektiven Cluster I* (**„gedrückte Stimmung"** oder **„vermindertes Interesse an Aktivitäten"**) unabdingbar. D. h., „reduzierte Energie und Erschöpfung" ist kein sogenanntes „Entry Level Symptom" mehr.
- Insgesamt sollen mindestens **5 der insgesamt 10 Cluster-Symptome** vorliegen, in der ICD-10 reichten bislang 4 Symptome aus.
- Das ICD-10-Symptom „negatives Zukunftsdenken und Pessimismus" wurde zu **„Hoffnungslosigkeit"** umformuliert.
- Die in der ICD-10 lediglich in der allgemeinen Symptombeschreibung aufgeführte **„psychomotorische Agitiertheit oder Hemmung"** ist in das *Cluster III Neurovegetative Störungen* aufgenommen worden.

Trotzdem bleibt die Gesamtzahl von 10 Symptomen erhalten, da die in der ICD-10 die getrennten Symptome „vermindertes Selbstwertgefühl" und „inadäquate Schuldgefühle" in der ICD-11 zusammengefasst wurden.

Kommentar
Die Gruppierung (Clusterung) der depressiven Symptome soll die große klinische Breite der Symptomatologie verdeutlichen und erhöht die Übersichtlichkeit. Im Cluster I „Affektive Symptome" finden sich die beiden sogenannten „Entry Level Symptome". Nicht mehr dazu zählt das weniger spezifische Symptom „Antriebsmangel, erhöhte Ermüdbarkeit", welches nun als „Reduzierte Energie oder Erschöpfung" zum Cluster III „Neurovegetative Störungen" zählt. Die Begrenzung der „Entry Level Symptome" auf affektive Symptome ist hinsichtlich der klareren Abgrenzung zu „noch normalen" Zuständen begrüßenswert.

Diese Angleichungen an die DSM-5-Kriterien stellen jedoch keine klinisch einschneidende Veränderung gegenüber den ICD-10-Diagnosekriterien dar. So blie-
ben auch das Zeitkriterium von mindestens **2 Wochen** seit Symptombeginn und
die Forderung nach einer **Beeinträchtigung der Funktionalität** in einer oder
mehreren Domänen bestehen. Diese sind aber in der ICD-11 genauer spezifiziert:
Es werden **signifikante Beeinträchtigungen** in **persönlichen, familiären, sozialen, ausbildungsbezogenen, beruflichen oder anderen wichtigen Funktionsbereichen** gefordert.

7.3.1.2 Schweregradeinteilung

Entsprechend dem Vorgehen in der ICD-10 können die Diagnosen einer depressiven Episode bezüglich des **Schweregrades** der Symptomatik, des Auftretens **psychotischer Symptome** und des **Remissionsgrades** weiter differenziert werden.
Dabei wird bezüglich der Schweregradeinteilung auf eine genauere numerische
Operationalisierung verzichtet, sondern neben der Anzahl vor allem die **Schwere
der Symptome** und die dadurch bedingten **Funktionseinschränkungen** als maß-
gebend für die klinische Einschätzung vorgegeben. D. h., hier wurde eine dimensionale Sichtweise ohne einen Cutoff gewählt (s. Tab. 7.4).

7.3.1.3 Symptom- und Verlaufscharakteristika

Im Text der „**Clinical descriptions and clinical requirements**" (CDDR) wird in
Anlehnung an das DSM-5 umfänglich dargestellt, welche individuellen und kulturellen Besonderheiten depressive Episoden aufweisen können. Damit soll der
weltweit gültige diagnostische Prozess über die bisher genannten operationalisierten Diagnosekriterien hinaus auf einen breiteren Boden gestellt und die Sichtweise
vereinheitlicht werden (Reed et al. 2019). Dabei wird auf folgende Aspekte, die
hier nur stichwortartig aufgelistet sein sollen, eingegangen:

Zusätzliche klinische Merkmale und Verlaufscharakteristika
Bei Untergruppen von Patienten können zusätzlich Symptome wie Irritierbarkeit,
innere Leere, Unfähigkeit zur Symptomschilderung, vermehrter Alkoholkonsum
und Exazerbation von bestehenden psychologischen oder somatischen Problemen
vorliegen. Außerdem wird auf die übliche Phasenlänge und die Rückfallrisiken bei
depressiven Episoden eingegangen.

Entwicklungstypische Merkmale
Für die Kindheit und Jugend gibt es einige wichtige diagnostische Besonderheiten.
In der Kindheit sind depressive Episoden noch ein seltenes Phänomen und treten
bei Mädchen und Jungen noch in etwa gleich häufig auf. Mit der Pubertät erhöhen
sich die Raten der Mädchen und sind nach der Pubertät in etwa doppelt so häufig.
  Auch bei Kindern sollte die Symptomatik eine deutliche Veränderung im Vergleich zum vorherigen Normalzustand darstellen. Die Diagnostik muss sich insbesondere bei jüngeren Kindern auf Berichte von Eltern oder anderen Bezugspersonen stützen.

Tab. 7.4 **Diagnosestellung** depressiver Episoden

Depressive Symptome verursachen Leidensdruck, es liegt mindestens 1 Symptom aus Cluster 1 vor, insgesamt müssen 5 der 10 gelisteten Symptome vorliegen

Schweregrad		Psychotische Symptome	Sympto-matik	Funktionalität
Leicht	6A70.0/6A71.0	Nein	**Kein Symptom** ist **stark ausgeprägt**	In der Regel **gewisse Funktionseinbußen** in einer oder mehreren Domänen
Mittel	6A70.1/6A71.1	Nein	**Mehrere Symptome** sind **stark ausgeprägt**	Typischerweise **deutliche Funktionseinbußen** in mehreren Domänen
	6A70.2/6A71.2	Ja		
Schwer	6A70.3/6A71.3	Nein	**Fast alle Symptome** sind **stark ausgeprägt**	**Schwere Funktionseinbußen** in den meisten Domänen
	6A70.4/6A71.4	Ja		
Nicht näher bezeichnet	6A70.5/6A71.5	Nicht definiert	Es liegen keine ausreichenden Informationen zur Schweregradeinschätzung/Beurteilung der Funktionsbeeinträchtigung vor	

Die Kriterien einer Depressiven Episode sind vollständig vorhanden gewesen, werden jetzt aber nicht mehr erfüllt

In Teil-remission	6A70.6/6A71.6	Nein	**Manche bedeutsamen Symptome** liegen weiterhin vor	nicht definiert
In Voll-remission	6A70.7/6A71.7	Nein	Es liegen **keine bedeutsamen Symptome** mehr vor	**Keine Funktionseinbußen**

Bei Kindern sind prinzipiell die gleichen Symptome wie oben aufgeführt zu beobachten, allerdings kommen bei jüngeren Kindern körperliche Beschwerden, wie beispielsweise Kopfschmerzen, Bauchschmerzen, Übelkeit oder anhaltende Irritierbarkeit als Ausdruck der Stimmung vor. Irritierbarkeit ist allerdings ein wenig spezifisches Symptom und kann auch das Anzeichen einer anderen psychischen Störung oder äußerer Umstände sein. Häufig können sich Konzentrationsstörungen auf die schulische Leistungsfähigkeit auswirken, dies muss allerdings differenzialdiagnostisch von Aufmerksamkeitsproblemen im Rahmen einer Aufmerksamkeitsdefizitstörung abgegrenzt werden. Bei Jugendlichen sind Störungen des Schlafs und ein gesteigerter Appetit häufiger zu finden als bei Erwachsenen. Störungen des Appetits zeigen sich bei Kindern typischerweise nicht als ein Gewichtsverlust, sondern häufiger durch eine fehlende, altersangemessene Gewichtszunahme.

Suizidalität ist auch bei Kindern und Jugendlichen deutlich erhöht. Während jüngere Kinder Suizidalität eher durch Spiel oder passive Formulierungen ausdrücken, äußern Jugendliche Suizidabsichten eher direkt. Bei Kindern und Jugendlichen kann es auch zu Selbstverletzungen kommen.

> **Kommentar**
> Da die weltweite Anwendbarkeit („Utility") der ICD-11 Priorität besitzt, und in unterentwickelten Ländern nur ein geringer Teil der Behandelnden Ärzte oder Psychotherapeuten sind, nimmt diese allgemeine Charakterisierung unterschiedlicher Facetten depressiver Störungen in den CDDR großen Raum ein (Paykel et al. 2012).

7.3.1.4 Zusatzkodierungsmöglichkeiten („Qualifier")

Im Hinblick auf die eigentliche Kodierung einzelner depressiver Episoden oder depressiver Episoden im Rahmen rezidivierender Störungen bietet die ICD-11 über den Schweregrad, dem Vorliegen psychotischer Symptome und dem Remissionsgrad hinaus ein gegenüber der ICD-10 deutlich erweitertes Spektrum an „Qualifiern" als **Zusatzkodierungsmöglichkeiten** für spezifische Symptomkonstellationen und Verläufe. Sie entsprechen den „Specifiern" im DSM-5 (Tab. 7.5).

6A80.0: Wie bereits erwähnt spielen Angstsymptome im Rahmen depressiver Episoden in der ICD-11 eine wesentlich größere Rolle als in der ICD-10. Das entspricht der hohen Rate von Angstsymptomen im Rahmen von Depressionen (Gaspersz et al. 2018). Mit der Zusatzkodierung **„Ausgeprägte Angstsymptome bei affektiven Episoden"** kann erfasst werden, dass während der meisten Zeit einer depressiven Episode prominente und klinisch-signifikante Angstsymptome wie Nervosität, Ängstlichkeit, unkontrollierbare Sorgen, Furcht, dass etwas Furchtbares passieren könnte, Unfähigkeit, sich zu entspannen und psychovegetative Symptome bestehen. Sollten die Angstsymptome jedoch so ausgeprägt sein, dass sie die Diagnosekriterien einer Angststörung für sich genommen erfüllen, ist diese neben der depressiven Episode **unabhängig** und nicht nur als Zusatz zu kodieren.

6A80.1: Handelt es sich um **Panikattacken,** die speziell als Reaktion auf depressives Grübeln oder andere angstprovozierende depressive Gedanken auftreten, aber nicht unabhängig von der depressiven Episode bestanden, sollte die Zusatzkodierung „Panikattacken bei affektiven Episoden" erfolgen.

Tab. 7.5 Zusatzkodierungen für Symptomatik und Verlauf (6A80)

Zusatzcodierung depressiver Episoden	
Code	*Bezeichnung*
6A80.0	Ausgeprägte Angstsymptome bei affektiven Episoden
6A80.1	Panikattacken bei affektiven Episoden
6A80.2	Gegenwärtige depressive Episode, anhaltend
6A80.3	Gegenwärtig depressive Episode mit Melancholie
6A80.4	Saisonaler Beginn einer affektiven Episode
6E20*	Psychische Störungen oder Verhaltensstörungen in Zusammenhang mit Schwangerschaft, Geburt oder Wochenbett, ohne psychotische Symptome*
6E21*	Psychische Störungen oder Verhaltensstörungen in Zusammenhang mit Schwangerschaft, Geburt oder Wochenbett, mit psychotischen Symptomen*

* Crosslink (primär einer anderen Kategorie zugeordnet)

Kommentar
Diese „Qualifier" sind zu begrüßen, da Angstsymptome bei depressiven Episoden nicht nur sehr häufig, sondern auch mit einem schlechteren Verlauf und höheren Chronifizierungsraten assoziiert sind. Daraus sollten sich folgerichtige Implikationen für die Behandlung ableiten lassen (z. B. frühzeitige Expositionsstrategien, psychotherapeutische Fokussierung auf Depression und Angst).

6A80.2: Entsprechend einer bereits häufig klinisch genutzten DSM-5-Diagnose kann jetzt auch nach ICD-11 von einer **persistierenden oder chronischen Depression** gesprochen werden, wenn 5 oder mehr der 10 Depressionssymptome an den meisten Tagen, d. h. nahezu an jedem Tag über **mindestens 2 Jahre**, anhaltend bestehen.

Kommentar
Da chronische, v. a. „Early-onset"-Formen, sich in vielfältiger Weise entscheidend bezüglich den Entstehungsbedingungen, Verlaufscharakteristika, Funktionsbeeinträchtigungen und Therapiemöglichkeiten von akuten depressiven Episoden unterscheiden, ist diese Subgruppierung überfällig und wurde bereits breit im klinischen Alltag verwendet (Berger et al. 2018; Hölzel et al. 2011).

6A80.3: Die Zusatzkodierung „**Gegenwärtig depressive Episode mit Melancholie**" ersetzt die in der ICD-10 gewählte „mit somatischem Syndrom". Die Beibehaltung entspricht den Symptom-, Verlaufs- und Therapiebesonderheiten dieser Subgruppe

(Cuijpers et al. 2017). Bis auf den Wegfall des Symptoms „Libidoverlust" entsprechen die Kriterien denen der ICD-10. Allerdings wurde auf die numerische Operationalisierung verzichtet und die Forderung **„mehrere der folgenden Symptome"** allgemeiner gefasst.

Melancholiesymptome

- Deutlicher Interessensverlust (pervasive Anhedonie)
- Fehlende emotionale Reagibilität
- Frühmorgendliches Erwachen
- Morgentief
- Psychomotorische Hemmung/Agitiertheit
- Appetit- oder Gewichtsverlust

Kommentar
Es erscheint sinnvoll, diese von den Patienten als qualitativ „fremdartig" erlebte Subgruppe der Depressionen abzugrenzen. Ihre Formulierung als „mit somatischem Syndrom" in ICD-10 war uneindeutig, da bei vielen depressiven Patienten in den Hausarztpraxen somatische Symptome dominieren. Deswegen ist der Rückgriff auf den tradierten Begriff der Melancholie nachvollziehbar. Er wird, trotz seiner sehr langen und vieldeutigen Vorgeschichte, seit der Einführung von DSM-III 1980 gleichbedeutend mit „endogene Depression" verwendet, ohne jedoch dessen implizite Annahme über die Ätiopathogenese.

6A80.4: Eine weitere Möglichkeit der Zusatzkodierung stellt der „Qualifier" eines **saisonalen Musters** des Beginns und der Remission der Episoden dar. Diese Möglichkeit findet in der ICD-10 lediglich Erwähnung, ohne jedoch eine Kodierungsmöglichkeit zu bieten. Es sollte ausgeschlossen werden, dass die Episoden lediglich mit einer Jahreszeit mit regelhaften psychosozialen Belastungssituationen zusammenfallen.

Kommentar
Auch diese Zusatzkodierung ist sinnvoll, da sich das saisonale Muster gut charakterisieren lässt und sich daraus therapeutische Konsequenzen ableiten lassen, wie z. B. eine Lichttherapie (starke Empfehlung in den Nationalen Versorgungsleitlinien Depression 2022).

6E20 und **6E21**: Depressive Episoden, die in der **Peripartalzeit**, also während der Schwangerschaft und bis zu 6 Wochen nach der Geburt auftreten, sollten wegen der Auswirkungen auf die Versorgung des Neugeborenen und Besonderheiten in Therapie und Verlauf (Kühner et al. 2021) eine Zusatzkodierung erhalten, entweder als Episode ohne (6E20) oder mit psychotischen Symptomen (6E21).

Kommentar

Insgesamt ist es begrüßenswert, dass hinsichtlich des Ziels einer passgenauen Personalisierung der Behandlungen bei der großen Heterogenität „Depressive[r] Störungen" diese aufgrund der vorherrschenden Symptomatik, des Verlaufs oder der Kontextbedingungen weiter differenziert werden können. Die hier vorgeschlagenen „Qualifier" decken die wichtigen Untergruppen gut ab. Im Gegensatz zum DSM-5 wurde die „atypische Depression" nicht aufgenommen. Atypische Symptome werden, wenn überhaupt, dann eher bei bipolaren Störungen beschrieben, ihre Abgrenzung ist unklar, und sie bedingen gemäß heutigem Stand der Psychopharmakologie keine spezifische Behandlungsimplikation (Paykel et al. 2012).

7.3.2 „Dysthyme Störung" (6A72)

Die **„Dysthyme Störung"** wird in der ICD-11 der Gruppe **„Depressive Störungen" (6A7)** zugerechnet (vgl. Tab. 7.1). D. h., sie ist nicht – wie in der ICD-10 – eine Kategorie der „Anhaltenden affektiven Störungen" (F34). Die Kriterien entsprechen denen der ICD-10, wobei jedoch in der ICD-11 ein Zeitkriterium von **„2 Jahren oder länger"** der **subsyndromalen depressiven Symptomatik** vorgegeben wird. Die depressiven Symptome sind in dieser Zeit also weder in der Anzahl noch in der Dauer ausreichend, um die diagnostischen Anforderungen für eine depressive Episode zu erfüllen. Es gibt keine symptomfreien Intervalle, die länger als 2 Monate dauern. Die Symptomatik erzeugt eine so **starke Belastung,** dass **signifikante Beeinträchtigungen** in den **relevanten Lebensbereichen (s. o.)** bestehen. Wenn die Tätigkeitsbereiche aufrechterhalten werden, gelingt dies nur durch große zusätzliche Anstrengungen.

Wenn nach den ersten zwei Jahren der Dysthymie die Kriterien einer depressiven Episode erfüllt werden, können Dysthymie und depressive Episode gemeinsam diagnostiziert werden (sogenannte **„Double Depression"**).

Bei Kindern sollte schon nach einer kürzeren Zeit von beispielsweise 1 Jahr die Diagnose einer Dysthymie erwogen werden.

Kommentar

Die Auflösung des gesonderten Kapitels F34 in der ICD-10 ist aufgrund der genetischen Überschneidungen und der ähnlichen Behandlungsstrategien bei Dysthymien und depressiven Episoden berechtigt, außerdem zeigen sich häufig klinische Verläufe mit Übergängen von Dysthymien und depressiven Episoden. Das Kriterium einer mindestens 2 Jahre bestehenden subsyndromalen depressiven Symptomatik zur Diagnosestellung ist hilfreich, da ansonsten die differenzialdiagnostische Abgrenzung zu depressiven Episoden mit Residualsymptomatik oft schwierig sein dürfte.

7.3.3 „Gemischte depressive Störung und Angststörung" (6A73)

In der ICD-11 wurde innerhalb der depressiven Störungen die Kodierung „Gemischte depressive Störung und Angststörung" (6A73) aufgenommen. Sie wurde damit gegenüber der ICD-10, wo sie unter den neurotischen Belastungs- und somatoformen Störungen als F41.2 aufgelistet ist, deutlich aufgewertet, obwohl für die Diagnosestellung weiterhin nur eine **subklinische** Depressions- und Angstsymptomatik bestehen darf: Weder die Kriterien für eine leichte depressive Episode noch für eine Angststörung sind erfüllt. Entsprechend der Eingliederung in die depressiven Störungen wird jedoch gefordert, dass **eines der beiden depressiven „Entry Level Symptome"**, d. h. depressive Stimmung oder deutlicher Verlust von Interesse und Freude an Alltagsaktivitäten, für mindestens 2 Wochen vorliegt. Die diagnostische Einordnung trägt der **hohen Prävalenz** in der Bevölkerung (Paykel et al. 2012) und insbesondere in der nicht-fachpsychiatrisch-/psychotherapeutischen Primärversorgung Rechnung. Außerdem geht die Störung mit dem **gesteigerten Risiko** der Entwicklung einer voll ausgeprägten depressiven Episode oder Angsterkrankung einher (Möller et al. 2016).

Kommentar
Da in der ICD-11 dem sehr häufigen gleichzeitigen Auftreten von depressiven und Angstsymptomen wesentlich stärker als in der ICD-10 Rechnung getragen wird, gibt es hierzu drei verschiedene Kodierungswege:

a. Wie bereits dargestellt, kann bei Vorliegen einer depressiven Episode bei gleichzeitigem Auftreten von Angstsymptomen, die nicht stark genug ausgeprägt sind, dass sie die Diagnosekriterien für eine „Angst- oder furchtbezogene Störung" (6B0) erfüllen, mit den Zusatzkodierungen **6A80.0** bzw. **6A80.1** als „Qualifier" dokumentiert werden.

b. Sollten die Angstdiagnosekriterien jedoch erfüllt sein, sind depressive Episode und Angst- oder furchtbezogene Störung **separat zu kodieren.**

c. Sind weder die Diagnosekriterien für eine depressive Störung noch für eine Angststörung erfüllt (subsyndromale Symptomatik) besteht die Kodiermöglichkeit **„Gemischte depressive Störung und Angststörung"** (6A73).

Letztere hat eine Relevanz in der psychosomatischen Grundversorgung, birgt aber die Gefahr, dass sowohl komorbide depressive und Angststörungen als auch leichte depressive Episoden mit Angstsymptomen fälschlicherweise darunter kodiert werden. Diesem Umstand sollte wegen seiner differenzialtherapeutischen Relevanz in der Aus- und Weiterbildung, der Leitlinienformulierung sowie der klinischen Praxis Rechnung getragen werden.

7.3.4 „Prämenstruelle dysphorische Störung" (6A34.41)

Das Störungsbild ist zwar der Struktur der ICD-11 entsprechend unter den gynäkologischen Erkrankungen kodiert, gehört aber inhaltlich auch zu den depressiven Störungen (s. Tab. 7.2). Während in der ICD-10 die **„Prämenstruelle dysphorische Störung"** (**PMDS**) unter der unspezifischen Kategorie „prämenstruelle Beschwerden" (N94.3) Erwähnung findet, erhält sie in der ICD-11 den Stellenwert einer eigenen diagnostischen Entität (**6A34.41**). D. h., sie ist nicht lediglich mittels eines „Qualifiers" zu kodieren, wie etwa die depressiven Episoden in der Peripartalzeit. Die PMDS ist charakterisiert durch verschiedene **affektive** (Stimmungslabilität, Depressivität, Angst), **kognitive** (Konzentrationsstörungen, Vergesslichkeit) und **somatische Symptome** (Lethargie, Gelenkschmerzen, Hypersomie, Heißhunger etc.). Die Beschwerden beginnen mehrere Tage vor und klingen innerhalb einer Woche nach Beginn der Menstruation ab. Die Beschwerden müssen so ausgeprägt sein, dass sie zu signifikanten Funktionsbeeinträchtigungen führen.

Kommentar
Die WHO sieht die PMDS primär als eine gynäkologische Störung im Zusammenhang mit hormonellen Schwankungen. In der ICD-11 wird sie aber auch unter den depressiven Störungen als Querverweis aufgeführt, da auch die affektive Symptomatik eine erhebliche Belastung oder Beeinträchtigung verursachen kann. Deshalb kann auch eine psychiatrisch/psychosomatische Mitbehandlung indiziert sein. Die PMDS stellt aber keine Verschlimmerung einer vorbestehenden psychischen Störung dar.

7.4 „Bipolare oder verwandte Störungen" (6A6)

Tab. 7.6 zeigt die Struktur der **Bipolaren Störungen** in der ICD-11, die wie in der ICD-10, aber divergent zum DSM-5, gemeinsam mit „Depressiven Störungen" in dem Kapitel „Affektive Störungen" zusammengefasst sind. Sie umfassen die **„Bipolare Störung Typ I"**, **„Bipolare Störung Typ II"**, die **„Zyklothyme Störung"** und die sonstigen näher oder nicht näher bezeichneten Störungen. Entscheidende Unterschiede zur Systematik der ICD-10 sind folgende:

- Die Abgrenzung einzelner manischer Phasen von den bipolaren Störungen wurde aufgegeben, d. h., in der ICD-11 reicht **eine manische** oder **gemischte Phase** zur Diagnosestellung einer **Bipolaren Störung**.
- Während in der ICD-10 **Hypomanien** und **Bipolar-II-Störungen** lediglich unter der Kodierung „Andere bipolare Störungen" (F38) erfasst werden, erhält die **„Bipolare Störung Typ II"** in der ICD-11 mit **6A61** eine **eigene Kategorie**. Dies erfolgte, obwohl Hypomanien nicht mit einer ausgeprägten Funktionseinschränkung verbunden sind.

Tab. 7.6 Bipolare und verwandte Störungen in ICD-11, ICD-10 und DSM-5

ICD-11 Code	ICD-11 Bezeichnung	ICD-10 Code	ICD-10 Bezeichnung	DSM-5 Bezeichnung
–	Einzelne Manische/Hypomanische Episode	F30.1/F30.0	Manie ohne psychotische Symptome/Hypomanie	–
6A60	Bipolare Störung Typ I	F31	Bipolare affektive Störung	Bipolar-I Störung
6A61	Bipolare Störung Typ II	F31.8*	Sonstige bipolare affektive Störungen	Bipolar-II-Störung
6A62	Zyklothyme Störung	F34.0	Zyklothymia	Zyklothyme Störung
6A6Y	Sonstige näher bezeichnete bipolare oder verwandte Störung	F31.8	Sonstige bipolare affektive Störungen	Andere näher bezeichnete bipolare und verwandte Störungen
6A6Z	Bipolare oder verwandte Störungen, nicht näher bezeichnet	F31.9	Bipolare affektive Störung, nicht näher bezeichnet	Nicht näher bezeichnete bipolare und verwandte Störungen

* Die Bipolar-II-Störung wird in der ICD-10 unter F31.8 (andere bipolare affektive Störungen) gelistet, hat damit bislang keinen eigenen Diagnosecode

- Das gleiche gilt für **gemischte Episoden,** bei denen ein rascher Wechsel oder ein gleichzeitiges Auftreten von markanten depressiven und manischen Symptomen für mindestens 1 Woche vorliegen. Sie werden nicht wie bisher lediglich unter „Andere affektive Störungen" (F38.8) geführt, sondern erhalten in der ICD-11 eine Kodierung als **Subtyp** von **„Bipolare Störung Typ I"** (6A60.9).
- Analog zur Dysthymie wurde die **„Zyklothyme Störung"** mit Auflösung der ICD-10 Kategorie „Anhaltende affektive Störungen" (F34) als eigenständige Kategorie den Bipolaren und verwandten Störungen als **6A62** hinzugefügt.

Kommentar
Das Aufgeben der einzelnen manischen Episode als Diagnose ist folgerichtig, da sich keine die Trennung unterstützenden Ergebnisse in Familien-, Therapie- und Verlaufsstudien fanden (Strakowsky 2012). Außerdem zeigen Langzeitstudien, dass die Prognose der ersten Phase günstiger ist, wenn bereits unmittelbar mit einer phasenprophylaktischen Medikation behandelt wird (Berk & Vieta 2020). Die eigenständige Kodierung der Bipolar-II-Störung ist zu begrüßen, da genetische Studien diese Sichtweise stützen und Prognose und Ansprechen auf Therapien bei Bipolar-II-Störungen meist günstiger verlaufen (Vieta und Suppes 2012).

7.4.1 „Bipolare Störung Typ I" (6A60) und „Bipolare Störung Typ II" (6A61)

7.4.1.1 Diagnosekriterien

Anders als bei den Kriterien der depressiven Episode erfolgt für die bipolaren und verwandten Störungen lediglich eine **Auflistung prototypischer Symptome** ohne eine numerische Operationalisierung. Es wird nur gefordert, dass bei einer **Bipolar-I-Manie** die **beiden sogenannten „Entry Level Symptome"** 1 und 2 gemeinsam und durchgehend an den meisten Tagen für mindestens **1 Woche** bestehen. Ansonsten wird nur gefordert, dass **mehrere der übrigen Symptome** eine **signifikante Veränderung** des **üblichen Verhaltens** und **subjektiven Befindens** bedingen.

Prototypische Symptome einer manischen Episode in ICD-11
„Entry Level Symptome"

- Ein extremer Stimmungszustand, der durch Euphorie, Reizbarkeit oder expansives Verhalten gekennzeichnet ist und eine signifikante Veränderung der typischen Gestimmtheit der Betroffenen bedingt. Sie zeigen typischerweise einen raschen Wechsel zwischen unterschiedlichen Stimmungszuständen.
- Erhöhte Aktivität oder ein subjektives Erleben gesteigerter Energie gegenüber dem personentypischen Energieniveau.

Weitere Symptome

- Beschleunigte Sprache, erhöhter Rededrang
- Ideenflut oder das Erleben rascher oder rasender Gedanken
- Gesteigertes Selbstwertgefühl oder Grandiosität. In psychotischen Zuständen der Manie kann es zu manifestem Größenwahn kommen.
- Vermindertes Schlafbedürfnis
- Ablenkbarkeit
- Impulsives, rücksichtsloses Verhalten
- Gesteigerte Sexualität und Geselligkeit sowie darauf ausgerichtete Aktivitäten

Die manische Symptomatik führt zu **signifikanten Beeinträchtigungen** in den **wichtigen Funktionsbereichen (s. o.)** und erfordert eine **intensive Behandlung** (z. B. im stationären/geschützten Rahmen), um Schaden für den Betroffenen selbst oder andere zu verhindern. Die Symptomatik kann mit **Wahn** und **Halluzinationen** einhergehen.

Die weitere Typisierung von Bipolar-I Störungen erfolgt nach **Schweregrad,** Auftreten **psychotischer Symptome** sowie nach partiellem oder komplettem **Remissionsgrad.**

Kommentar
Manien sind komplexe, dynamische Krankheitsbilder, bei denen fast immer neben dem extremen Stimmungszustand ein erhöhtes Aktivitätsniveau besteht. Daraus ergab sich die neue Dyade der „Entry Level Symptome". Wegen fehlender Studien zur klinischen Bedeutung der zur Diagnosestellung notwendigen Phasenlänge wurde an dem bisherigen 1-Woche-Kriterium festgehalten.

7.4.1.2 Schweregradeinteilung
Die Einteilung erfolgt analog der Systematik bei unipolaren depressiven Episoden in leicht, mittelgradig und schwer in Abhängigkeit von der **klinisch eingeschätzten Symptomschwere** und der **Funktionsbeeinträchtigung** (s. Tab. 7.4). Im Hinblick auf den manischen Pol ist lediglich eine Schweregradeinteilung in Hypomanie und Manie vorgesehen.

Eine **„Bipolare Störung Typ II"** (6A61) kann diagnostiziert werden, wenn mindestens eine hypomanische Episode und wenigstens eine depressive Episode aufgetreten sind. Als Hypomanie gilt ein Symptomcluster wie bei manischen Episoden, nur nicht so stark ausgeprägt, dass sie zu einer erheblichen Beeinträchtigung des beruflichen Funktionsniveaus oder in sozialen Aktivitäten oder Beziehungen führt. Außerdem dürfen keine Wahnsymptome und Halluzinationen auftreten. Die Symptomatik muss für mindestens **mehrere Tage** bestehen.

Kommentar
Die Diagnose einer Bipolar-II-Störung dürfte häufig verpasst werden, da Patienten in hypomanischen Zuständen meist keinen Arzt oder Psychotherapeuten konsultieren und sich auch rückblickend meist nicht als krank während dieser Zeit erachten und es demzufolge in der Anamnese nicht berichten. Der Forderung, aus diesem Grund für die Diagnosestellung 2 oder mehr hypomanische Episoden zu verlangen, wurde jedoch nicht entsprochen (Strakowsky 2012).

Bei den **Gemischten Episoden (6A60.9 und 6A60.A)** treten die markanten depressiven oder manischen Symptome aus dem Gesamtspektrum der Depressiven und Manischen Episoden entweder **gleichzeitig** oder sehr **rasch alternierend** auf (z. B. im 48-Stunden-Rhythmus). Dies muss an den meisten Tagen über einen **Mindestzeitraum von 2 Wochen** erfolgen. Dabei können Wahn- und halluzinatorische Symptome auftreten.

Die **detaillierte Subtypisierung** in der ICD-11 von z. B. der Bipolar-I-Störung
umfasst insgesamt **16 Kodierungsmöglichkeiten** (6A60.0: „Bipolare Störung Typ
I, gegenwärtig manische Episode, ohne psychotische Symptome" bis zu 6A60.F:
„Bipolare Störung Typ I, gegenwärtig in Vollremission").

7.4.1.3 Symptom- und Verlaufscharakteristika
In den CDDR wird auch hier umfänglich dargestellt, welche klinischen Besonderheiten
manische Phasen aufweisen können, die im Folgenden beispielhaft erwähnt werden:

Manische Episoden können ein **weites Spektrum psychotischer Symptome**
aufweisen. Der Größenwahn bezieht sich z. B. darauf, ein Auserwählter Gottes
oder mit speziellen Kräften ausgestattet zu sein. Die **Halluzinationen** sind vornehmlich akustischer Art und reichen bis hin zu Verfolgungserleben.

Der **Krankheitsbeginn** liegt **meist im Jugendalter**, ist aber auch in späteren
Lebensabschnitten möglich. Sogenannte „**Late-onset-Manien**" sind eher durch
Medikamente, Substanzen oder somatische Erkrankungen bedingt. Auf die Hälfte
der manischen Phasen folgt unmittelbar eine depressive Episode. Bipolar-I-Patien-
ten haben ein **erhöhtes Suizidrisiko.**

Geschlechtsspezifische Merkmale: Es besteht eine **Gleichverteilung** von
Männern und Frauen mit früherem Erkrankungsbeginn bei den Männern. Bei
Männern überwiegen schwere Manien, bei **Frauen** depressive Episoden, gemischte Zustände und „Rapid Cycling". Bei Männern tritt oft als Komorbidität
eine Suchterkrankung, bei Frauen treten somatische Erkrankungen, Angststörungen oder Essstörungen auf.

7.4.1.4 Zusatzkodierungsmöglichkeiten („Qualifier")
In Hinblick auf die genauere Kodierung von depressiven, manischen, gemischten
und hypomanischen Episoden bietet die ICD-11 auch hier einen „**Qualifier**" als
Zusatzkodierungsmöglichkeit für spezifische Verläufe.

6A80.5: Mit der Zusatzkodiermöglichkeit „**Rapid Cycling**" sollen Verläufe gekennzeichnet werden, die durch eine Episodenhäufigkeit von mindestens vier während der letzten 12 Monate definiert sind. Dabei können die Episoden direkt inei-
nander übergehen oder von einem freien Intervall getrennt sein. Insbesondere die
Depressionen können kürzer als üblich verlaufen. Falls sich jedoch depressive und
manische Symptome sehr rasch, etwa von Tag zu Tag oder innerhalb eines Tages
abwechseln, sollte eine **gemischte Episode** diagnostiziert werden.

7.4.2 „Zyklothyme Störung" (6A62)

Neben den **Bipolar-I-** und **Bipolar-II-Störungen** zählt auch die „Zyklothyme Störung" zu den bipolaren und verwandten Störungen, d. h., sie ist - wie auch die Dysthymie bei den depressiven Störungen - nicht wie in der ICD-10 kategoriell abgetrennt („Anhaltende affektive Störungen" F34). Die Kriterien entsprechen denen der ICD-10, die Stimmungsinstabilität in Form von **wiederkehrenden hypomanischen und subklinischen depressiven Perioden** hält über einen Zeitraum von **2 Jahren und länger** an. **Symptomfreie Intervalle** können eintreten, sollten aber **nicht länger als 2 Monate** anhalten. Nach Beginn der zyklothymen Störung dürfen die Kriterien einer depressiven Episode nur für kürzer als 2 Wochen bestehen. Manische Episoden sind mit der Diagnose nicht vereinbar. Die Gesamtsymptomatik muss eine so starke Belastung erzeugen, dass **signifikante Beeinträchtigungen** in den o. g. wichtigen Funktionsbereichen bestehen. Wenn die Tätigkeiten aufrechterhalten bleiben, gelingt dies nur durch **große zusätzliche Anstrengung.**

Kommentar

Trotz ihres relativ seltenen Auftretens scheint die Beibehaltung der zyklothymen Störung aus folgenden Gründen sinnvoll: Erstens besteht hier ein erhöhtes Risiko, eine Bipolar-I- oder Bipolar-II-Störung zu entwickeln, und zweitens ist es klinisch relevant, bei dem typischen Auftreten der Symptome in der Adoleszenz altersbedingte Stimmungsschwankungen oder eine ADHS gegenüber der Zyklothymie differenzialdiagnostisch abzugrenzen.

7.5 Abschließende Bewertung und Ausblick

Psychische Erkrankungen einschließlich der substanzbezogenen Störungen verursachen weltweit eine erhebliche Krankheitslast, fast die Hälfte davon ist durch die Gruppe der affektiven Störungen bedingt. So sind die depressiven Störungen für 40 % der durch psychische Erkrankungen beeinträchtigten Lebensjahre verantwortlich, die bipolaren Störungen immerhin für weitere 7 %. Die insbesondere in den sozioökonomisch schwachen Ländern geringen Erkennens- und Behandlungsraten – auch der affektiven Störungen – werden als erhebliches Problem angesehen.

Die WHO verfolgte bei der Neuformulierung der ICD-11 folgende Hauptziele: A) Ausrichtung der Kriterien am gegenwärtigen Forschungsstand, B) Verbesserung der klinischen Nutzbarkeit („Utility") und C) (mindestens) Beibehaltung der mit der ICD-10 erreichten diagnostischen Genauigkeit (Übersicht: Kogan et al. 2021).

Die Erreichung des letzteren Ziels konnte durch eine internationale Feldstudie mit etwa 2000 Teilnehmern, vornehmlich Psychiatern, insgesamt bestätigt werden. Sowohl bei depressiven Episoden, Dysthmien und Zyklothymien zeigte sich in der diagnostischen Genauigkeit kein Unterschied zwischen der ICD-11 und der ICD-10. Eine eingeschränkte Genauigkeit zeigte sich lediglich bei den Bipolar-I-Störungen durch die Neueinführung der Bipolar-II-Kategorie und bei der Abgrenzung von schweren und moderaten depressiven Episoden durch den Wegfall der numerischen Differenzierung. Dafür gelang z. B. die Abgrenzung gegenüber „noch normalen" Zuständen besser. Auch erbrachte eine entsprechende vorherige WHO-Studie eine gute Interrater-Reliabilität der ICD-11 bei affektiven Störungen (Reed et al. 2018).

Die klassifikatorische Integration einmaliger manischer Phasen in die bipolaren Störungen, die Einführung der Bipolar-II-Störung oder der persistierenden depressiven Episode sind mit Evidenzen gut begründet und auch klinisch überzeugend. Aus Sicht der Autoren ist die ICD-11 damit deutlich näher an den „State-of-the-Art" herangerückt.

Der Verbesserung der klinischen Nutzbarkeit in der globalen Anwendung wurde in vielfältiger Weise Rechnung getragen. Insbesondere die sehr ausführlich manualisierte Darstellung der zahlreichen Facetten der einzelnen Störungsbilder in den CDDR dient diesem Ziel, und zwar nicht nur wegen der global unterschiedlichen Perspektiven, sondern auch wegen der Tatsache, dass in vielen sozioökonomisch schwachen Ländern Psychiater und Psychologen eine Minderheit in der Gruppe der Behandelnden darstellen. Für dieses Ziel wurde aber auch auf eine größere diagnostische Genauigkeit, z. B. bei der nur noch auf dem klinischen Eindruck beruhenden Schweregradeinteilung depressiver Episoden verzichtet.

Es ist daher davon auszugehen, dass die ICD-11 bei Klinikern auf große Akzeptanz stoßen wird. Zwar ist die Kodierung kleinteiliger und differenzierter geworden, entspricht aber damit auch dem allgemeinen Bemühen um eine noch stärkere Personalisierung der Behandlungsstrategien. Die größere Betonung der Funktionsbeeinträchtigung bei der Diagnostik dürfte dazu beitragen, neben der Symptomreduktion v. a. die Verbesserung der Funktionseinbußen und der Lebensqualität als wichtige therapeutische Ziele zu definieren. Die deutliche Hervorhebung der Angstsymptome bei depressiven Störungen wird Impuls sein, diesem oft vernachlässigten Phänomen wissenschaftlich und klinisch mehr Beachtung zu schenken.

In wissenschaftlicher Hinsicht ist einerseits zu begrüßen, dass es zu einer Annäherung in der ICD-11 an die DSM-5-Kriterien gekommen ist. Das erhöht die Vergleichbarkeit von Studienergebnissen mit den unterschiedlichen Diagnosekriterien zur Stichprobendefinition. Wegen der deutlichen Rücknahme der numerischen Operationalisierungen zugunsten einer mehr deskriptiven prototypischen Charakterisierung in der ICD-11 ist aber zu vermuten, dass die diesbezüglich präziseren DSM-5-Kriterien häufiger in klinischen Studien als Ein- und Ausschlusskriterien favorisiert werden.

Literatur

Ayuso-Mateus JL und Lopes-Garcia P (2012) Severity of depressive disorders. Considerations for ICD-11. World Psychiatry 11: 48–52.

Bedding T und Kühner C (2017) Aktuelle Aspekte zur Prämenstruellen Dysphorischen Störung-Ein Überblick. Psychotherapie, Psychosomatik, Medizinische Psychologie, 67, 504–513

Berger M, van Calker D, Brakemeier E, et al. (2018) Affektive Störungen. In: Berger M (Hrsg): Psychische Erkrankungen. Klinik und Therapie. 6. Aufl. München–Jena: Elsevier/Urban & Fischer. S. 359–438

Berk M und Vieta E. (2020) Bipolar Disorders. In: Stein, D.J., Szatmari, P., Gaebel, W. et al. Mental, behavioral and neurodevelopmental disorders in the ICD-11: an international perspective on key changes and controversies. (2020) BMC Medicine 18, 1–115

Bundesärztekammer (BÄK), Kassenärztliche Bundesvereinigung (KBV), Arbeitsgemeinschaft der Wissenschaftli chen Medizinischen Fachgesellschaften (AWMF). Nationale Versorgungs-Leitlinie Unipolare Depression – Leitlinienreport, Version 3.0. 2022 [cited: YYYY-MM-DD]. DOI: https://doi.org/10.6101/AZQ/000494

Cuijpers P, Cristea IA, Karyotaki E et al. (2017) Melancholic and atypical depression as predictor and moderator of outcome in cognitive behavior therapy and pharmacotherapy for adult depression. Depression and Anxiety, 34, 246–256

McElroy SL, Keck PE et al (1992) Clinical and research implications of the diagnosis of dysphoric and mixed mania or hypomania. 149, 1633–1644

Gaspersz R, Nawijn L, Lamers F et al. (2018) Patients with anxious depression: Overview of prevalence, pathophysiology and impact on course and treatment outcome. Current Opinion in Psychiatry, 31, 17–25

Hölzel L, Härter M, Reese C, Kriston L (2011) Risk factors for chronic depression – A systematic review. J Affect Disord 129 (1–3): 1–13

Kogan CS, Maj M, Rebello TJ et al. (2021) A global field study of the international classification of diseases (ICD-11) mood disorders clinical descriptions and diagnostic guidelines. J Affect Disord 295, 1135–1150

Kühner Ch, Schricker IF und Nayman S (2021) Depressive Störungen in der ICD-11: Was bleibt, was ist neu? 4, 330–338

May M. Depression. In: Stein DJ, Szatmari P, Gaebel W. et al. Mental, behavioral and neurodevelopmental disorders in the ICD-11: an international perspective on key changes and controversies. (2020) BMC Medicine, 18, 1–115

Möller HJ, Bandelow B, Volz HP et al. (2016) The relevance of „mixed anxiety and depression" as a diagnostic category in clinical practice. European Archives of Psychiatry and Clinical Neuroscience. 266, 725–736.

Paykel E, Andrade LH, Njenga F et al. (2012) Changes needed in the classification of depressive disorders: options for ICD-11. World Psychiatry 11S, 37–42

Reed GM, Sharan P, Rebello TJ et al. (2018) The ICD-11 developmental field study of reliability of diagnoses of high-burden mental disorders: results among adult patients in mental health settings of 13 countries. World Psychiatry, 17,1074–186

Reed GM, First MB, Kogan CS et al. (2019) Innovations and changes in the ICD-11 classification of mental, behavioural and neurodevelopmental disorders. World Psychiatry, 18,3–19

Strakowsky SM (2012) Bipolar Disorders in ICD-11. World Psychiatry 11 S 31–36

Vieta E und Suppes T (2012) Bipolar II disorder: arguments for and against a distinct diagnostic entity. Bipolar Disord 10, 163–178

Wagner B (2016) Wann ist Trauer eine psychische Erkrankung? Trauer als diagnostisches Kriterium in der ICD-11 und im DSM-5. Psychotherapeutenjournal, 15(3), 250–255

World Health Organization (2022) ICD-11 Clinical Descriptions and Diagnostic Requirements-Mood Disorders. In: Global Clinical Practice (GCP) Network.

ICD-11 Guidelines. Verfügbar unter: https://gcp.network/de/icd-11-guidelines/

Angst- oder furchtbezogene Störungen

8

Cüneyt Demiralay, Alessandra Voggt und Michael Kellner

Inhaltsverzeichnis

C. Demiralay (✉)
Oberberg Tagesklinik, Hamburg, Deutschland
E-Mail: Cueneyt.Demiralay@oberbergkliniken.de

A. Voggt
Oberberg Fachklinik Marzipanfabrik, Hamburg, Deutschland

M. Kellner
Klinik für Psychiatrie und Psychotherapie, TU München, München, Deutschland

© Der/die Autor(en), exklusiv lizenziert an Springer-Verlag GmbH, DE, ein Teil
von Springer Nature 2024
L. Hölzel und M. Berger (Hrsg.), *ICD-11 – Psychische Störungen*,
https://doi.org/10.1007/978-3-662-67687-5_8

133

8.1   ICD-11 im Vergleich zur ICD-10

Wesentliche Änderungen

Die Angststörungen in der ICD-11 bilden unter den „**Angst- oder furcht-bezogenen Störungen**" (6B0) eine eigene Gruppe von Erkrankungen, bei denen Angst oder Furcht als zentrales Symptom führend ist und deren wesentliches Unterscheidungsmerkmal der **Fokus der störungsspezifischen Befürchtung** darstellt.

Durch die Neuorganisation der ICD-11 auf Basis einer **Lebenszeitachse** wurden die kinderspezifischen Kategorien der ICD-10 aufgelöst und dafür **altersbezogene Symptomausprägungen** den verschiedenen Angststörungen zugeordnet. Die „**Störung mit Trennungsangst**" und „**Selektiver Mutismus**" können nunmehr auch im Erwachsenenalter diagnostiziert werden und wurden den „Angst- oder furchtbezogenen Störungen" zugeordnet.

Die diagnostischen **Kriterien** bezüglich „**Generalisierte Angststörung**", „**Agoraphobie**" und „**Spezifische Phobie**" wurden modifiziert.

Auf eine **explizite Anzahl an Symptomkriterien** bei Diagnosestellung wird verzichtet.

In der ICD-11 können **Panikattacken** bei anderen Angststörungen als der „Panikstörung" als **Schweremerkmal** zusätzlich kodiert werden. Zudem können nunmehr auch **verschiedene Angstsymptome** außerhalb der kategorialen Angststörungen diagnostiziert werden.

8.2   Vorbemerkungen

Angststörungen sind sehr häufig und vielgestaltig (Domschke et al. 2021). Während in der ICD-10 die Angststörungen in dem Kapitel „Neurotische, Belastungs- und somatoforme Störungen" eingeordnet sind, bilden die Angststörungen in der ICD-11 nun eine eigene Gruppe. In dieser Gruppe der „**Angst- oder furchtbezogenen Störungen**" (engl. „Anxiety- or fear-related disorders") sind Erkrankungen zusammengefasst, bei denen Angst oder Furcht als zentrales Symptom führend ist (s. Tab. 8.1). Die Angst oder Furcht ist dabei durch ein unverhältnismäßig überhöhtes Ausmaß charakterisiert, das zu hohem Leidensdruck und/oder psychosozialen Einschränkungen führt. Bei der Diagnosestellung der Angststörungen wird in der ICD-11 auf eine explizite Anzahl an Symptomkriterien verzichtet.

8.3   „Angst- oder furchtbezogenen Störungen" (6B0)

Die vormalige Unterscheidung zwischen phobischen und anderen Angststörungen ist in der ICD-11 aufgehoben. Als wesentliches Unterscheidungsmerkmal zwischen den „Angst- oder furchtbezogene Störungen" gilt der **Fokus der störungsspezifischen**

Tab. 8.1 „Angst- oder furchtbezogene Störungen" in der ICD-11

Code	Bezeichnung
6B00	Generalisierte Angststörung
6B01	Panikstörung
6B02	Agoraphobie
6B03	Spezifische Phobie
6B04	Soziale Angststörung
6B05	Störung mit Trennungsangst
6B06	Selektiver Mutismus Substanzinduzierte Angststörungen
6B23*	Krankheitsangststörung
6E63*	Sekundäres Angstsyndrom*
6B0Y	Sonstige näher bezeichnete Angst- oder furchtbezogene Störungen
6B0Z	Angst- oder furchtbezogene Störungen, nicht näher bezeichnet

* Crosslink (primär einer anderen Kategorie zugeordnet)

Befürchtung, d. h. der Reiz oder die Situation, die die Angst oder Furcht auslöst. Dieser kann hochspezifisch sein, wie bei den spezifischen Phobien, oder mehrere Umstände umfassen, wie bei der generalisierten Angststörung. Die klinische Präsentation der Angst- oder furchtbezogenen Störungen umfasst neben körperlichen Anzeichen und Verhaltensreaktionen in der Regel auch **spezifische assoziierte Kognitionen,** die bei der Unterscheidung zwischen den Störungen helfen können, indem sie den Fokus der Befürchtung verdeutlichen (Kogan et al. 2016).

Tab. 8.2 stellt die Einteilung der Angststörungen in der ICD-10, ICD-11 und DSM-5 gegenüber. Die ICD-11 weicht in folgenden Punkten von der Systematik der ICD-10 ab (Vloet & Romanos 2021):

- Vor dem Hintergrund der Neuorganisation der ICD-11 auf Basis einer **Lebenszeitachse** (engl. „Lifetime Axis") und der entwicklungsbezogenen Dimension von Angststörungen wurden die kindesaltersspezifischen Kategorien der ICD-10 (F93: „Emotionale Störungen des Kindesalters") aufgelöst und dafür altersbezogene Symptomausprägungen bei verschiedenen Angststörungen beschrieben. Die **„Störung mit Trennungsangst"** und der **„Selektive Mutismus"** sind den „Angst- oder furchtbezogenen Störungen" zugeordnet und können nunmehr auch im Erwachsenenalter diagnostiziert werden.
- Die Diagnose „Angst und depressive Störung, gemischt" (ICD-10: F41.2) ist in der ICD-11 nicht mehr unter den Angststörungen, sondern unter den „Depressiven Störungen" als „Gemischte depressive Störung und Angststörung" (Ziffer 6A73) aufgeführt.
- Die „Krankheitsangststörung" ist primär den „Zwangsspektrumsstörungen" (Ziffer 6B23) zugeordnet.

Tab. 8.2 „Angst- oder furchtbezogenen Störungen" in ICD-11, ICD-10 und DSM-5

ICD-11 Code	ICD-11 Bezeichnung	ICD-10 Code	ICD-10 Bezeichnung	DSM-5 Bezeichnung
6B00	Generalisierte Angststörung	F41.1	Generalisierte Angststörung	Generalisierte Angststörung
6B01	Panikstörung	F41.0	Panikstörung	Panikstörung ohne Agoraphobie
6B02	Agoraphobie	F40.0	Agoraphobie	Agoraphobie ohne Panikstörung
6B03	Spezifische Phobie	F40.2	Spezifische (isolierte) Phobien	Spezifische Phobie
6B04	Soziale Angststörung	F40.1	Soziale Phobien	Soziale Angststörung
6B05	Störung mit Trennungsangst	F93.0	Emotionale Störung mit Trennungsangst des Kindesalters	Störung mit Trennungsangst
6B06	Selektiver Mutismus	F94.0	Elektiver Mutismus	Selektiver Mutismus
6B0Y	Andere spezifische Angststörungen	F41.8	Sonstige spezifische Angststörungen	Andere näher bezeichnete Angststörung
6B0Z	Nicht näher bezeichnete Angststörungen	F41.9	Angststörung, nicht näher bezeichnet	Nicht näher bezeichnete Angststörung

Entsprechend der Gesamtsystematik der ICD-11 werden sämtliche Angst- oder furchtbezogenen Störungen, die substanz- bzw. medikamenteninduziert sind, so wie die sekundären Angststörungen als direkte Folge einer nicht-psychischen Grunderkrankung in anderen Kapiteln der ICD-11 abgehandelt (Kategorie 6C4: **„Substanzinduzierte Angststörungen"**; Kategorie 6CE: **Sekundäres Angstsyndrom**) behandelt.

Da in der ICD-11 jetzt auch einzelne psychische Symptome ohne kategoriale Diagnose kodiert werden können (Vloet & Romanos 2021), sind verschiedene **angstbezogene Symptome** im Kapitel 21 „Symptome, Zeichen oder klinische Befunde, anderenorts nicht klassifiziert" unter „Symptome, Zeichen oder klinische Befunde, die die Psyche oder das Verhalten betreffen" aufgeführt (s. Tab. 8.3).

Tab. 8.3 Angstbezogene Symptome

Code	Bezeichnung
MB23.H	Panikattacke
MB24.3	Angst
MB24.A	Angst
MB24.H	Sorge
MB26.7	Verfolgungsidee

8.3.1   „Generalisierte Angststörung" (6B00)

Im Vergleich zu ICD-10 werden für die „Generalisierte Angststörung" in ICD-11 die klinischen Charakteristika genauer gefasst (Shear 2012). Neben allgemeiner Besorgnis („freischwebende Angst") gehört nun auch **„übermäßige Besorgnis"**, die sich auf mehrere, alltägliche Ereignisse konzentriert, die meist die Familie, die Gesundheit, die Finanzen und die Schule oder den Beruf betreffen, zu den möglichen Symptomen. Als mögliche Begleitsymptome werden jetzt auch zusätzlich Konzentrations- und Schlafstörungen explizit genannt.

Weiterhin werden die Zeitkriterien (mehrere Monate) und die Auswirkungen auf das psychosoziale Funktionsniveau genauer definiert. Dies führte in einer globalen fallkontrollierten Feldstudie für die „Generalisierte Angststörung" zu einer signifikant **gesteigerten diagnostischen Akkuratesse** bei der Anwendung von ICD-11 gegenüber ICD-10 (Rebello et al. 2019).

Ferner gibt es nun – im Gegensatz zur ICD-10 – nicht mehr einen Diagnoseausschluss beim Vorliegen einer spezifischen Phobie, sozialen Angststörung, Panikstörung, Zwangsstörung oder Krankheitsangststörung (Shear 2012).

> **Kommentar**
> Die Einführung des diagnostischen Kriteriums „übermäßige Besorgnis" ist folgerichtig, da hiermit der Studienlage Rechnung getragen wird, dass Besorgnis über das alltägliche Leben das zentrale Symptom der „Generalisierten Angststörung" darstellt. Die Überarbeitung der diagnostischen Kriterien und der Begleitsymptomatik erhöht die diagnostische Akkuratesse. Die Revision von Ausschlussdiagnosen ist zu begrüßen, da die Gefahr einer möglichen Unterdiagnostik und Unterbehandlung der „Generalisierten Angststörung" gemindert werden könnte.

8.3.2   „Panikstörung" (6B01)

Die „Panikstörung" wird nicht mehr – wie in ICD-10 – der Agoraphobie taxonomisch untergeordnet (ICD-10: „Agoraphobie ohne Panikstörung" und „Agoraphobie mit Panikstörung"), sondern es werden, wenn beide Störungen zugleich nach

ICD-11 erfüllt sind, zwei Diagnosen gestellt (Kogan et al. 2016). Epidemiologische Befunde zeigen, dass einerseits viele Patienten eine **Panikstörung ohne Agoraphobie** entwickeln (Kessler et al. 2006), andererseits erlebt ein substanzieller Anteil von **agoraphoben Patienten keine Panikattacken** (Craske et al. 2010). Der synonym verwendete Begriff „Episodisch paroxysmale Angst" wurde gestrichen.

Die Konzeptualisierung von Panikattacken im Rahmen der Panikstörung gleicht sich in ICD-10 und ICD-11, wobei das rasche und gleichzeitige Auftreten „mehrerer" charakteristischer Panikattackensymptome gefordert wird, die situationsungebunden sind. Im Gegensatz zum DSM fehlt aber weiterhin eine klarere Definition einer Mindestanzahl der genannten Symptome. Die Zeitdauer einer konsekutiv entwickelten antizipatorischen Angst bleibt weiterhin vage.

Ein Novum im ICD-11 stellt (in Analogie zum DSM-5 **„Panic Attack Specifier"**) die postkoordinative Möglichkeit dar, ein Auftreten von Panikattacken (MB23.H) bei anderen Angststörungen als der Panikstörung sowie im Rahmen weiterer psychischer Störungen zusätzlich zu diagnostizieren,

Kommentar
Die Einführung eines „Panic Specifier" ist zu begrüßen, da Panikattacken einen schweren Verlauf von anderen Angst- und furchtbezogenen Störungen anzeigen können. Durch die Erfassung situationsgebundener Panikattacken kann einerseits die Überdiagnose einer Panikstörung (situationsungebundene Panikattacken) vermindert werden, andererseits ergeben sich daraus auch therapeutische Implikationen, wenn Panikattacken außerkategorial im Rahmen anderer psychischer Störungen diagnostiziert werden. Außerdem werden der Forschung z. B. als mögliches Schwere- oder Verlaufsmerkmal weitere Wege eröffnet.

8.3.3 „Agoraphobie" (6B02)

In der ICD-11 werden die **agoraphoben Stimuli weiter gefasst** und die **kognitive Komponente** der Störung genauer beschrieben (Kogan et al. 2016). So werden die agoraphoben Stimuli auf Sorgen vor Situationen, bei denen ein Entkommen erschwert ist bzw. Hilfe nicht zur Verfügung steht, erweitert. Betroffene befürchten negative Konsequenzen in Verbindung mit den entsprechenden Situationen. Die vermeidenden Verhaltensaspekte werden nun nicht mehr so streng wie in ICD-10 gefordert, sondern ein Aufsuchen der agoraphoben Situationen unter gewissen Umständen (z. B. mit einer Begleitperson) oder unter Ertragen intensiver Angst oder Furcht zugelassen. Sollten im agoraphoben Kontext Panikattacken auftreten, soll dies über den „Specifier" Panikattacke (MB23H) zusätzlich vermerkt werden. Treten situationsungebunden zusätzlich Panikattacken auf, ist, wie bereits erwähnt, zu prüfen, ob die diagnostischen Kriterien einer Panikstörung zusätzlich erfüllt sind.

Kommentar

Vor dem Hintergrund klinischer und epidemiologischer Studien ist die neue Klassifikation der „Agoraphobie" und „Panikstörung" als separate Erkrankungen folgerichtig. Statt der bisher drei Diagnosen werden nun nur noch die „Agoraphobie" und die „Panikstörung" ausgewiesen. Das komorbide Auftreten beider Störungen zu kodieren, bleibt aber ohne komplexe differenzialdiagnostische Regeln möglich.

Durch Anpassung der agoraphoben Stimuli und Konkretisierung der kognitiven Komponenten wird das enge Konzept der ICD-10-Kriterien erweitert.

8.3.4 „Spezifische Phobie" (6B03)

Der Terminus „spezifische (isolierte) Phobie" wurde in der ICD-11 in „Spezifische Phobie" abgeändert. Das für die Diagnosestellung notwendige zentrale Merkmal ist weiterhin **ausgeprägte und übermäßig Angst oder Furcht,** die immer dann auftritt, wenn man einem oder mehreren bestimmten Objekten oder Situationen ausgesetzt ist oder diese erwartet. Eine Vermeidung phobischer Objekte oder Situationen ist in ICD-11 nunmehr nicht zwingend notwendig. Eine Diagnosestellung ist nun auch bereits beim **Ertragen intensiver Angst oder Furcht** möglich (Kogan et al. 2016).

Auf eine **Subtypisierung (in Tier-, Umwelt-, Situationstypus und andere)** wurde in der ICD-11 wegen unzureichend valider pathobiologischer Differenzierbarkeit verzichtet. Zudem unterscheiden sich mit Ausnahmen der Blut-, Spritzen- und Verletzungsphobie Behandlung und Therapieresponse der spezifischen Phobien nicht voneinander. So soll in der ICD-11 eine Überspezifizierung ohne therapeutische Implikationen verhindert werden (Emmelkamp 2012).

Bei Diagnosestellung sind die **Abgrenzung zur Normalität und der Entwicklungsverlauf** zu berücksichtigen (Gullone 2000). So können gerade bei Kindern manche Ängste Teil der normalen Entwicklung sein (z. B. Angst vor Dunkelheit, Tieren oder Insekten) und eine spezifische Phobie nur diagnostiziert werden, wenn die Ängste im Vergleich zu Gleichaltrigen übermäßig stark sind.

Kommentar

Die diagnostische Anpassung in Bezug auf das Ertragen von Angst oder Furcht entspricht der klinischen Praxis und folgt der Gesamtsystematik der ICD-11 bei „Angst- oder furchtbezogenen Störungen".

8.3.5 „Soziale Angststörung" (6B04)

Die „soziale Phobie" wurde in der ICD-11 in „Soziale Angststörung" umbenannt. Damit sollen Unterschiede zur DSM-5-Klassifizierung und der gängigen wissenschaftlichen Literatur vermieden werden. Eine konzeptionelle Änderung ist mit der Umbenennung nicht verbunden. Lediglich der **Fokus der Befürchtung vor negativer Bewertung wird betont** (Kogan et al. 2016).

Da sich die „Soziale Angststörung" überwiegend in der Kindheit und frühen Jugend manifestiert, muss sie daher insbesondere von normalen entwicklungsbedingten Ängsten (z. B. Fremdeln) differenziert werden. Bei der Abgrenzung zur Normalität müssen Schüchternheit und häufige moderate Ängste (wie z. B. Lampenfieber) berücksichtig werden. Eine soziale Angststörung soll daher nur dann diagnostiziert werden, wenn die Ängste in dem spezifischen kulturellen Kontext übermäßig stark sind und zu hohem Leidensdruck führen (Emmelkamp 2012). Unter **Berücksichtigung kulturspezifischer Charakteristika** kann in der ICD-11 in Anlehnung an DSM-5 nun auch „Taijin kyofusho" diagnostiziert werden, eine spezifische, kulturgebundene, vornehmlich in Japan vorzufindende Form der sozialen Angststörung (Kinoshita et al. 2008). Betroffene fürchten und meiden soziale Kontakte. Allerdings besteht der störungsspezifische Fokus der Befürchtung sozialer Kontakte nicht darin, unangenehm aufzufallen und negativ bewertet zu werden, sondern vielmehr in der Angst, dass Aussehen oder die Körperform oder -funktionen für andere beleidigend oder unangenehm sind. Der Fokus liegt demnach darauf, Schaden von anderen abzuwenden, nicht von sich selbst. Bei Anwendung der ICD-10-Kriterien würde diese soziale Angststörung nicht als solche diagnostiziert werden können.

> **Kommentar**
> Die Umbenennung in „Soziale Angststörung" und damit Vereinheitlichung mit der wissenschaftlichen Literatur und dem DSM-5 ist zu begrüßen. Die Berücksichtigung kulturspezifischer Charakteristika in der ICD-11 erleichtert die transkulturelle Diagnostik von Angststörungen.

8.3.6 „Störung mit Trennungsangst" (6B05)

Die „Störung mit Trennungsangst" wird in der ICD-11 neu den **„Angst- oder furchtbezogene Störungen"** zugeordnet (Kogan et al. 2016). In der ICD-10 war sie noch unter „Verhaltens- und emotionale Störungen mit Beginn in der Kindheit und Jugend" (F90-F98) aufgeführt als „Emotionale Störung mit Trennungsangst des Kindesalters" (F93.0). Die alte Einteilung folgte der Idee der „Entwicklungsbezogenheit" als „diagnostisches Schlüsselmerkmal" für die Unterscheidung „emotionale Störungen des Kindesalters" (F93) von „Neurotische-, Belastungsund somatoforme Störungen" (F40-F48) (Remschmidt et al. 2006/2012). Mit der neuen Einordnung folgt die ICD-11 dem DSM-5.

Kommentar
Die neue Zuordnung der „Störung mit Trennungsangst" zu „Angst- oder furchtbezogene Störungen" ist plausibel. Es hebt ihre Zugehörigkeit zu anderen Angsterkrankungen hervor und trägt dem zentralen Merkmal der Störung „ausgeprägte und übermäßige Furcht oder Angst vor der Trennung" Rechnung. Das damit verbundene Herauslösen aus dem Kontext der „Entwicklungsbezogenheit" ist folgerichtig.

Für die Diagnosestellung notwendiges zentrales Merkmal ist die „ausgeprägte und übermäßige Furcht oder Angst vor der Trennung" von Bezugspersonen, in Abgrenzung zu entwicklungsgemäßen Ängsten im Kindesalter (s. u.). Das diagnostische Merkmal des Erkrankungsbeginns in der Kindheit ist in der ICD-11 aufgehoben. Bei Kindern und Jugendlichen bezieht sich die Trennungsangst z. B. auf Eltern oder andere Familienmitglieder. Es wird jetzt explizit auch auf Erwachsene mit Trennungsangst eingegangen, hier bezieht sich die **Trennungsangst auf „Lebenspartner oder die Kinder"** (Vloet & Romanos 2021).

Kommentar
Neben einem lebenslangen Verlauf mit Beginn in der Kindheit und Jugend kann es auch zur Erstmanifestation der „Störung mit Trennungsangst" im Erwachsenenalter kommen und als Neuerung der ICD-11 auch in diesem Fall als Diagnose gestellt werden. Diese Veränderung, die Öffnung der Diagnose für das Erwachsenenalter, ist begrüßenswert und vereinbar mit Studienergebnissen der Weltgesundheitsorganisation (WHO), nach denen bei einer Lebenszeitprävalenz von 4,8 % und bei einem Anteil von 43,1 % der Betroffenen der Beginn der Erkrankung erst nach dem vollendeten 18. Lebensjahr lag (Silove et al. 2015).

Die Angst vor Trennung kann sich sowohl auf **Gedankenebene** („Gedanken an einen Schaden oder unangenehme Ereignisse, die der Bezugsperson zustoßen"), auf **Verhaltensebene** („Abneigung, zur Schule oder zur Arbeit zu gehen, (...) getrennt von der Bezugsperson zu schlafen") und in einer **emotionalen Belastung** („übermäßiger Kummer bei der Trennung", „wiederkehrende Albträume") zeigen. Auch körperliche Symptome wie Übelkeit, Erbrechen, Bauch- oder Kopfschmerzen können bei der angstbesetzten Trennung auftreten. Als Zeitkriterium wird nun eine längere Zeitspanne von „mindestens mehrere[n] Monate[n]" angegeben. Es wird auf die für die Diagnosestellung erforderliche Schwere der Erkrankung hingewiesen, mit erheblicher „Beeinträchtigung in (…) wichtigen Funktionsbereichen" (persönlich, familiär, sozial, schulisch, beruflich). Ein Ausschluss erstreckt sich in der ICD-11 auf „Affektive Störungen" (6A60-6A8Z), die „Soziale Angststörung" (6B04) und auf „Selektiver Mutismus" (6B06). Für die Diagnosen „Störung mit Trennungsangst" und „Generalisierte Angststörung" wird jetzt eine Komorbidität zugelassen.

Bei Diagnosestellung ist die Abgrenzung zur Normalität (wie starke, gesunde Bindung an Mitmenschen, nicht-pathologische Stressreaktionen im Rahmen der Anpassung an neue Lebensumstände, anders bedingte Schulverweigerung) und der Entwicklungsverlauf eines Kindes (wie entwicklungsgemäße Trennungsangst ohne Störungscharakter) zu berücksichtigen (Schiele & Domschke 2021). Angststörungen sind die häufigsten Störungen in der Kindheit und Jugend. Unter den Angststörungen ist die „Störung mit Trennungsangst" eine der häufigsten bei kleinen Kindern. Die **Erscheinungsformen der Störung mit Trennungsangst können je nach Entwicklungsstand variieren.** So kann es im Jugendalter um realistische Ängste (Unfall einer Bezugsperson) und um sozialen Rückzug gehen, im Kindesalter dagegen kann es auch zu unrealistischen Ängsten (eigene Entführung aus dem Bett) und vermehrten Wutanfällen und Weinen kommen. Die kulturelle Norm kann beeinflussen, wann eine Trennung von Angehörigen als angemessen gilt.

Kommentar

Der entscheidende Veränderungsschritt von ICD-10 zu ICD-11, die mögliche Diagnosestellung bei Erstmanifestation im Erwachsenenalter, bedeutet auch, dass es für die klinische Arbeit spezifisch(er)e Behandlungsprogramme für Erwachsene mit „Trennungsangststörung" geben muss (Manicavasagar et al. 2010), die bisher noch fehlen (Schiele & Domschke 2021).

Wünschenswert wäre, dass die gemeinsame Behandlung von Eltern und Kind in den Fokus rückt, bei der eine Trennung voneinander erschwert ist und sich womöglich Trennungsängste auf beiden Seiten gegenseitig verstärken.

Präventionsprogramme für erwachsene Zielgruppen mit Risikofaktoren für die Entwicklung von Angststörungen (Domschke et al. 2021) sollten auch zur Vorbeugung von Trennungsangststörungen in Betracht gezogen werden.

8.3.7 „Selektiver Mutismus" (6B06)

Wie die „Störung mit Trennungsangst" ist auch „Selektiver Mutismus" in der ICD-11 erstmalig eine **eigenständige Diagnose im Kapitel der „Angst- oder furchtbezogene Störungen"** (Kogan et al. 2016), in Anlehnung an das DSM-5. In der ICD-10 war diese (kindesaltersspezifische) Diagnose den „Verhaltens- und emotionale[n] Störungen mit Beginn in der Kindheit und Jugend" zugeordnet als „Störung sozialer Funktionen" (F94.0 „Elektiver Mutismus"). Die Diagnose wurde unter F94 zusammen mit den Bindungsstörungen gefasst, ätiologisch wurde von „schwerwiegende[n] Milieuschäden oder Deprivation" ausgegangen. Der „Elektive Mutismus" wird ersetzt durch den Begriff „Selektiver Mutismus". Das diagnostische Merkmal des Erkrankungsbeginns in der Kindheit wird in der ICD-11 aufgehoben und die Störung auch für Erwachsene definiert.

Kommentar

Der Begriff „Elektiver Mutismus", der suggerieren könnte, die Betroffenen hätten eine Wahl hinsichtlich des Einsatzes ihrer Sprache, weicht dem Begriff „Selektiver Mutismus". Mit Umbenennung wird einer Bagatellisierung der Störung entgegengewirkt (Rogoll et al. 2018).

Für die Diagnosestellung notwendiges zentrales Merkmal ist weiterhin eine „anhaltende Selektivität beim Sprechen". Die Betroffenen haben eine „angemessene Sprachkompetenz", typischerweise im häuslichen Umfeld, in anderen sozialen Kontexten wie Schule spricht der oder die Betroffene konsequent nicht. Das zeitliche Kriterium umfasst einen Monat. Der erste Schulmonat ist explizit ausgenommen, Anpassungsschwierigkeiten in diesem Kontext werden nicht als pathologisch betrachtet. Ausgeschlossen werden müssen zudem auch eine generelle Unkenntnis der Sprache, z. B. wenn „in der Schule eine andere Sprache gesprochen wird als zu Hause". Die Störung muss zu einer Beeinträchtigung der „schulischen Leistungen oder sozialen Kommunikation" (und damit Teilhabe) führen. Ausschlussdiagnosen sind weiterhin Störungen, die mit Beeinträchtigungen der Sprache einhergehen können, wie „Schizophrenie" (6A20) und „Autismus-Spektrum-Störung" (6A02). Ein vorübergehender Mutismus als „Ausdruck einer Trennungsangst" (6B05) des Kindes soll zudem weiterhin nicht zusätzlich als „Selektiver Mutismus" kodiert werden.

Als zusätzliche klinische Merkmale werden weiterhin Temperamentsmerkmale wie soziale Ängstlichkeit, Rückzug und oppositionelles Verhalten beschrieben (Diliberto & Kearney 2018). „Selektiver Mutismus" wird nicht als „Variante" der „Soziale[n] Angststörung" gesehen, sondern zeichnet sich aus durch ein früheres Erkrankungsalter, eher subtile Sprachbeeinträchtigungen und reaktives oppositionelles Verhalten, wenn in gefürchteten Situationen zum Sprechen aufgefordert wird. Es besteht eine hohe Komorbidität mit anderen Angststörungen, insbesondere der „Sozialen Angststörung".

Kommentar

Ein entscheidender Veränderungsschritt von ICD-10 zu ICD-11 ist die Zuordnung des „Selektiven Mutismus" zu den Angststörungen, auch wenn auffällt, dass das Erleben von Angst weiterhin kein Diagnosekriterium des selektiven Mutismus darstellt. Die Studienlage zeigt, dass das Merkmal „Angst" bei Patienten mit selektivem Mutismus häufig ist und sich viele ätiologische Faktoren (von anderen Angststörungen und selektivem Mutismus) überschneiden. Die gleichen therapeutischen Strategien (behaviorale und kognitiv-behaviorale Therapie, Pharmakotherapie mit selektiven Serotonin-Wiederaufnahme-Hemmern [SSRI]) sind für beide Störungen ähnlich effektiv (Steinhausen 2010).

> Durch die neue Einordnung als Angststörung entsteht ein Fokus auf Angstmerkmale bei der Diagnosevergabe selektiver Mutismus. Es kann kritisch diskutiert werden, inwieweit in der klinischen Arbeit andere, durchaus auch relevante Merkmale wie oppositionelles Verhalten, Sprache und Entwicklungsschwierigkeiten dadurch in der Therapie in den Hintergrund rücken (Steinhausen 2010).

Der Verlauf ist gekennzeichnet durch Erkrankung in der frühen Kindheit (vor dem 5. Lebensjahr), ggf. aber Manifestation erst mit erhöhten Anforderungen im schulischen Kontext. Die durchschnittliche Dauer beträgt 8 Jahre, aber auch eine Persistenz der Symptomatik oder Übergang in eine andere Störung, wie die „Soziale Angststörung", kann erfolgen. Prognostisch ungünstig ist eine Familiengeschichte mit „Selektivem Mutismus".

In der **differenzialdiagnostischen Abwägung** sind Störungen der Sprech- und Sprachentwicklung kein Ausschluss mehr (Remschmidt et al. 2006/2012), sie können zusammen kodiert werden. Abzugrenzen von der Diagnose ist kulturabhängiges Verhalten, wie bestimmte Themen aufgrund von Schamgefühlen nicht anzusprechen.

> **Kommentar**
> Die Möglichkeit, Störungen der Sprech- oder Sprachentwicklung zusammen mit der Diagnose „Selektiver Mutismus" kodieren zu können, erscheint sinnvoll vor dem Hintergrund ätiologischer Gesichtspunkte. So scheint eine Entwicklung einer emotionalen Belastung resp. Entwicklung von Ängsten bei bestehenden Entwicklungsstörungen im Bereich Sprache und konsekutiv aversiv erlebten sozialen Situation, in denen gesprochen werden soll, ein Faktor in einem multifaktoriellen Erklärungsmodell für die Entstehung eines selektiven Mutismus (Steinhausen 2010).

8.4   Abschließende Bewertung und Ausblick

„Angst- oder furchtbezogene Störungen" gehören weltweit zu den häufigsten psychischen Erkrankungen. Vor dem Hintergrund wachsender Erkenntnisse in der Grundlagen- und klinischen Forschung (Daniel-Watanabe & Fletcher 2021) erfolgte in der ICD-11 eine Rekonzeptionalisierung der „Angst- oder furchtbezogenen Störungen". Neben der Berücksichtigung des gegenwärtigen Forschungsstands sollten dabei eine Verbesserung der klinischen Nutzbarkeit und mindestens die Beibehaltung der mit ICD-10 erlangten diagnostischen Genauigkeit erreicht werden (Rebello et al. 2019).

Die Gruppierung der „Angst- und furchtbezogene[n] Störungen" anhand des **Fokus der störungsspezifischen Befürchtung** ist plausibel, und die Betonung der damit assoziierten Kognition und vermeidenden Verhaltensaspekte klinisch überzeugend. Der Verzicht auf eine arbiträre Anzahl an Kriterien entspricht der klinischen Praxis und vermeidet Pseudogenauigkeit. Die Vereinheitlichung der Terminologie mit dem DSM-5 und der wissenschaftlichen Literatur ist zu begrüßen.

Die Neuorganisation der ICD-11 auf Basis einer **Lebenszeitachse** unterstreicht im Besonderen bei den Angststörungen ihre entwicklungsbezogene Dimension. Vor diesem Hintergrund ist die Auflösung der Kategorie „Verhaltens- und emotionale Störungen mit Beginn in der Kindheit" folgerichtig und die Zuordnung der Trennungsängstlichkeit und des selektiven Mutismus zu den Angst- oder furchtbezogenen Störungen mit Evidenzen gut begründet. Für die klinische Praxis bedeutet dies aber auch, Behandlungsprogramme für Erwachsene mit diesen Erkrankungen vorzuhalten. Aus klinisch-wissenschaftlicher Perspektive sollte eine stärker längsschnittliche Betrachtung von Angststörungen die Forschung nach Entwicklungswegen und Prädiktoren befördern, um Prävention und Frühinterventionen zu optimieren (Vloet & Romanos 2021).

Die Betonung der psychosozialen Funktionsbeeinträchtigung bei der Diagnostik „Angst- oder furchtbezogene[r] Störungen" dürfte dazu beitragen, in der klinischen Praxis neben der Symptomreduktion auch eine Verbesserung der Funktionseinbußen und der Lebensqualität als wichtige therapeutische Ziele zu definieren.

Mit der Anpassung der diagnostischen Kriterien und der Konkretisierung klinischer Charakteristika konnte bei Anwendung der ICD-11 im Vergleich zur ICD-10 in einer globalen fallkontrollierten Feldstudie mindestens eine gleichwertige diagnostische Akkuratesse der Angst- oder furchtbezogenen Störungen gezeigt werden. Die diagnostische Genauigkeit der generalisierten Angststörung, der spezifischen Phobie und der adulten Störung mit Trennungsangst war bei Anwendung der ICD-11-Kriterien sogar noch höher. Damit einhergehend konnte auch eine Verbesserung der klinischen Nutzbarkeit gezeigt werden (Rebello et al. 2019), weshalb davon auszugehen ist, dass die ICD-11 bei Klinikern auf große Akzeptanz stoßen wird.

Literatur

Craske MG, Kircanski K, Epstein A et al. (2010) Panic disorder: a review of DSM-IV panic disorder and proposals for DSM-V. Depression and Anxiety. 27:93–112.

Daniel-Watanabe L, Fletcher PC (2021) Are Fear and Anxiety Truly Distinct? Biological Psychiatry. 2:341–349

Diliberto R, Kearney C (2018) Latent Class Symptom Profiles of Selective Mutism: Identification and Linkage to Temperamental and Social Constructs. Child Psychiatry & Human Development. 49:551–562.

Domschke K, Schiele M, Romanos M (2021) Prävention von Angsterkrankungen. Nervenarzt. 92:450–456.

Emmelkamp PMG (2012) Specific and social phobias in ICD-11. World Psychiatry. 11(Suppl 1):94–99

Kessler RC, Chiu WT, Jin R, et al. (2006) The epidemiology of panic attacks, panic disorder, and agoraphobia in the National Comorbidity Survey Replication. Archives of General Psychiatry. 63:415–424.

Kinoshita Y, Chen J, Rapee et al. (2008) Cross-cultural study of con viction subtype Taijin Kyofu: proposal and reliability of Nagoya Osaka diagnostic criteria for social anxiety disorder. J Nerv Ment Dis.196:307–313

Gullone E (2000) The development of normal fear: a century of research. Clin Psychol Rev. 20:429–451.

Kogan CS, Stein DJ, Maj M et al. (2016) The classification of anxiety and fear-related disorders in the ICD-11. Depression and Anxiety. 33:1141–1154.

Manicavasagar V, Marnane C, Pini et. al. (2010). Adult Separation Anxiety Disorder: A Disorder Comes of Age. Curr Psychiatry Rep. 12:290–297.

Muris P, Ollendick T. (2015). Children Who are Axious in Silence: A Review on Selective Mutism, the New Anxiety Disorder in DSM-5. Clin Child Fam Psychol Rev.18:151–169

Rebello TJ, Keeley JW, Kogan CS et al. (2019) Anxiety and fear-related disorders in the ICD-11: Results from a global case-controlled field study. Archives of Medical Research 50:490–501

Remschmidt H, Schmidt M, Poustka F (2006/2012) Multiaxiales Klassifikationsschema für psychische Störungen des Kindes- und Jugendalters nach ICD-10 der WHO. 6. Auflage. Verlag Hans Huber, Hogrefe AG, Bern. S.47–49, 54–55.

Rogoll J, Petzold M, Ströhle A (2018) Selektiver Mutismus. Nervenarzt. 89:591–602.

Schiele M, Domschke K (2021) Trennungsangststörung. Nervenarzt. 92:426–432.

Shear MK (2012) Generalized anxiety disorder in ICD-11. World Psychiatry 11(Suppl 1):82–88.

Silove D, Alonso J, Bromet E et al. (2015) Pediatric-Onset and Adult-Onset Separation Anxiety Disorder Across Countries in the World Mental Health Survey. Am J Psychiatry. 172(7): 647–656.

Steinhausen H (2010) Psychische Störungen bei Kindern und Jugendlichen. 7. Auflage. Urban & Fischer Verlag, Elsevier GmbH, München. S. 180–181.

Vloet TD, Romanos M.Z (2021) Angststörungen – von der ICD-10 zur ICD-11. Kinder Jugendpsychiatr Psychother. Nov;49(6):429–435.

Zwangsstörung oder verwandte Störungen

9

Andreas Wahl-Kordon, Alexandra Zürn, Götz Berberich und Tobias Freyer

Inhaltsverzeichnis

A. Wahl-Kordon (✉) · A. Zürn
Oberberg Fachklinik Schwarzwald, Hornberg, Deutschland
E-Mail: andreas.wahl-kordon@oberbergkliniken.de

G. Berberich
Psychosomatische Klinik Windach, Windach, Deutschland

T. Freyer
Oberberg Parkklinik Schlangenbad, Schlangenbad, Deutschland

© Der/die Autor(en), exklusiv lizenziert an Springer-Verlag GmbH, DE, ein Teil von Springer Nature 2024
L. Hölzel und M. Berger (Hrsg.), *ICD-11 – Psychische Störungen*, https://doi.org/10.1007/978-3-662-67687-5_9

9.1   ICD-11 im Vergleich zur ICD-10

Wesentliche Änderungen

„Zwangsstörungen oder verwandte Störungen" bezeichnen eine Gruppe klinischer Zustandsbilder, die unter der Prämisse gemeinsamer ätiologischer und diagnostischer Charakteristika subsumiert werden und sich symptomatisch primär durch repetitive, sich aufdrängende Gedanken und Verhaltensweisen auszeichnen. Die ICD-11 weist diesen Subsyndromen unter 6B2 ein eigenständiges Kapitel zu, was in Abgrenzung zur ICD-10 eine eklatante Neuerung darstellt, da diese bislang ohne Bezug auf eine gemeinsame Genese überwiegend dem Kapitel F4 „Neurotische-, Belastungs- und somatoforme Störungen" zugeordnet waren sowie F63 „Abnorme Gewohnheiten und Störungen der Impulskontrolle".

Die ICD-11 weist in Kapitel 6B2 außerdem erstmalig die verwandten, in der Literatur häufig als „Zwangsspektrumsstörungen" bezeichneten Symptombilder „Olfaktorsiche Referenzstörung", „Pathologisches Horten" und „Skin-Picking-Störung" als eigenständige Diagnosen aus.

Auf eine Kategorisierung der Zwangsstörung mit vorwiegend Zwangsgedanken (F42.0), vorwiegend Zwangshandlungen (F42.1) sowie Zwangsgedanken und -handlungen gemischt (F42.2) verzichtet die ICD-11 zugunsten einer deskriptiven Annäherung an die begleitenden störungsimmanenten kognitiven Phänomene und repetitive Verhaltensweisen der klinischen Beschwerdebilder, was einem besseren Verständnis der zugrunde liegenden Psychopathologie

Rechnung trägt und Implikationen bezüglich psychotherapeutischer Interventionen generiert.

Sowohl „Zwangsstörung" als auch „Olfaktorsiche Referenzstörung", „Körperdysmorphe Störung" und „Krankheitsangststörung" sind durch kognitive Phänomene in Form von wiederkehrenden, sich aufdrängenden Gedanken mit zwangstypischen oder sorgenassoziierten Inhalten gekennzeichnet und werden von repetitiven Verhaltensweisen begleitet. „Pathologisches Horten" sowie „Körperbezogene repetitive Verhaltensstörungen" („Trichotillomanie", „Skin-Picking-Störung") sind dagegen nicht mit intrusiven Gedanken verbunden – der wiederkehrende Charakter bildet sich lediglich auf Verhaltensebene ab, etwa durch wiederkehrende Handlungen, Besitz anzuhäufen bei mangelnder Möglichkeit, sich von diesem zu trennen, bzw. repetitivem schädigendem Verhalten in Bezug auf den eigenen Körper.

Zusätzlich kann in der ICD-11 der Grad der Einsicht bezüglich störungsspezifischer Überzeugungen dichotom kodiert werden, entsprechend „mit mittelmäßiger bis guter Einsicht" und „mit schlechter bis fehlender Einsicht". Dies ermöglicht auch bei fehlender Einsicht eine Diagnosestellung bei phänomenologisch und ätiologisch persistierender zwangstypischer Symptomatik, in Form von repetitiven Verhaltensweisen mit bzw. ohne intrusive Gedanken. Der Verzicht auf das Diagnosekriterium der „Ich-Dystonie" stellt eine vollständige Neuorientierung mit weitreichenden diagnostischen, psycho- und pharmakotherapeutischen Implikationen dar, da dies eine Abkehr von der Klassifizierung des entsprechenden Beschwerdebilds als psychotische Störung bedeutet.

9.2   Vorbemerkungen

„Zwangsstörungen oder verwandte Störungen", die sich durch gemeinsame ätiologische und diagnostische Charakteristika auszeichnen und phänomenologisch durch repetitive, sich aufdrängende Gedanken und Verhaltensweisen imponieren, werden in der **ICD-11** in einem **eigenständigen Kapitel** subsumiert und finden sich thematisch sinnvoll zwischen dem Kapitel der „Angst- oder furchtbezogene Störungen" und dem Kapitel „Spezifisch Belastungs-assoziierte Störungen" wieder. Dies stellt eine grundsätzliche Neuerung dar, da die entsprechenden Subsyndrome in der ICD-10 bislang ohne Bezug auf eine gemeinsame Genese überwiegend den Kapiteln F4 „Neurotische-, Belastungs-, und somatoforme Störungen" sowie F63 „Abnorme Gewohnheiten und Störungen der Impulskontrolle" zugeordnet waren (Dilling et al. 2013). Erstmalig werden in der ICD-11 auch Symptombilder, die in der Literatur häufig als „Zwangsspektrumsstörungen" bezeichnet werden (Anlauf & Kordon 2010; Backenstraß 2022; Hollander et al. 2011), als eigenständige Diagnosen integriert.

Die unspezifische Klassifizierung diverser Störungsbilder als „Zwangsspektrumsstörungen" in der bisherigen Literatur hat dazu geführt, dass diese ein Konglomerat unterschiedlicher Symptombilder mit unscharfen Kategoriegrenzen repräsentieren, wobei diese basierend auf variierenden Konzeptualisierungen die „Körperdysmorphe Störung", „Anorexia nervosa", „Olfaktorsiche Referenzstörung", „Pathologisches Horten", „Pathologisches Stehlen", „Anankastische Persönlichkeit[sstörung]", „Ticstörungen" und „Tourette-Syndrom", „Autismus-Spektrum-Störung" sowie die „Schizophrenie" umfassen können (Hollander et al. 2011). Diese Unschärfe und Indifferenz bezüglich ätiologischer und diagnostischer Faktoren stellen sowohl aus wissenschaftlicher als auch aus klinischer Sicht eine erhebliche Erschwernis dar.

Die ICD-11 legt ihrer Klassifizierung sowohl ätiologische und diagnostische Äquivalenz, als auch phänomenologische Gemeinsamkeiten in Form von repetitiven Verhaltensweisen und intrusiven Gedanken als Überlappungspunkt zugrunde, um die folgenden fünf Störungsbilder als eigenständige Krankheitsentitäten im Kapitel 6B2 als **verwandte Störungen** zu integrieren: **„Körperdysmorphe Störung" (6B21)**, **„Olfaktorsiche Referenzstörung" (6B22)**, **„Krankheitsangststörung" (6B23)**, **„Pathologisches Horten" (6B24)** sowie **„Körperbezogene repetitive Verhaltensstörungen" (6B25)** mit den Subtypen **„Trichotillomanie" (6B25.0)** und **„Skin-Picking-Störung" (6B25.1)**. Dabei besteht bei **6B21** bis **6B24** die Möglichkeit, den **Grad der Einsicht bezüglich störungsspezifischer Überzeugungen** dichotom zu kodieren: **„mit mittelmäßiger bis guter Einsicht" (6B2X.0)** versus **„mit schlechter bis fehlender Einsicht" (6B2X.1)**. Zusätzlich umfasst das Kapitel die Restkategorie **„nicht näher bezeichnet" (6B2Z)**.

Im Kapitel „Zwangsstörungen oder verwandte Störungen" finden auch **„Substanzinduzierte Zwangs- oder verwandte Störungen" (6C4X.72)**, **„Sekundäre Zwangssyndrom oder verwandte Syndrome" (6E64)** und das **„Tourette-Syndrom" (8A05.00)** Erwähnung. Entsprechend der Systematik der ICD-11 sind diese jedoch vorrangig anderen Kapiteln zugeordnet und werden lediglich aufgeführt: „Substanzinduzierte Zwangs- oder verwandte Störungen" sind als Subtypen der **„Störungen durch Substanzgebrauch oder Verhaltenssüchte" (6C4X und 6C5X)** klassifiziert. „Sekundäres Zwangssyndrom oder verwandte Syndrome" werden dem Kapitel **„Sekundäre psychische oder Verhaltenssyndrome bei anderenorts klassifizierten Störungen oder Erkrankungen" (6E6X)** zugeordnet. Das „Tourette-Syndrom" ist den **„Krankheiten des Nervensystems"**, mit der Unterkategorie **„Bewegungsstörungen" als Subtypus „Ticstörungen" (8A05)** aufgeführt. Die Zuordnung des Tourette-Syndroms zu beiden Kapiteln geht auf die häufig persistierende Komorbidität mit einer Zwangsstörung sowie empirisch nachweisbare genetisch-familiäre Assoziationen und phänomenologischer Ähnlichkeit bezüglich der zwangstypischen, sich aufdrängenden Impulse bezüglich repetitiver Verhaltensweisen zurück.

Umgekehrt wird die **„Krankheitsangststörung"** auch im Kapitel der **„Angst- oder furchtbezogenen Störungen" (6B0X)** aufgeführt, erhielt jedoch eine Kodierung, die sie primär den Zwangsstörungen und verwandten Störungen zuweist.

Kommentar

Die Klassifizierung und Subsumierung der „Zwangsstörung oder verwandten Störungen" als eigenständiges Kapitel und die Integration einer Gruppe von Zustandsbildern, die bisher den „Zwangsspektrumsstörungen" zugeordnet waren, tragen der gegenwärtigen empirischen Ausgangslage Rechnung und bilden in ihrer Neugruppierung die zugrunde liegenden Gemeinsamkeiten hinsichtlich klinischer, genetischer, neurobiologischer und epidemiologischer Charakteristika in deutlich adäquaterer Entsprechung als vorherige Klassifikationssysteme ab. Auch die typischen Komorbiditäten sowie die Überlappungen in den leitliniengerechten psychotherapeutischen und psychopharmakologischen Behandlungsprinzipien sprechen für diese Neugliederung (Stein et al. 2016). Einen Überblick über die nun deutlich differenziertere und umfassendere Systematik der ICD-11 im Vergleich zur ICD-10 und dem DSM-5 gibt Tab. 9.1.

9.2.1 Übergreifende Diagnosekriterien

Die zentralen phänomenologischen Charakteristika von „Zwangsstörung oder verwandte Störungen" bestehen in wiederkehrenden, intrusiven Gedanken und/oder damit assoziierten repetitiven Verhaltensweisen. Während die ICD-10 eine Kategorisierung in „Vorwiegend Zwangsgedanken oder Grübelzwang" (F42.0), „Vorwiegend Zwangshandlungen (Zwangsrituale)" (F42.1) und „Zwangsgedanken und -handlungen, gemischt" (F42.2) vornimmt, verzichtet die ICD-11 auf diese Differenzierung.

Die ICD-11 legt den Fokus der diagnostischen Klassifizierung auf eine deskriptive Perspektive und stellt dementsprechend bei **6B20 bis 6B23** (d. h. „Zwangsstörung", „Körperdysmorphe Störung", „Olfaktorische Referenzstörung" und „Krankheitsangststörung") die begleitenden **kognitiven Phänomene** in Form von wiederkehrenden, sich aufdrängenden Gedanken mit zwangstypischen oder sorgenassoziierten Inhalten sowie überwertige Ideen **in den Mittelpunkt**. Diese werden durch inhaltlich bezugnehmende, repetitive Verhaltensweisen wie Zwangshandlungen (z. B. vermehrtes Händewaschen) oder vermehrtes Kontrollieren (z. B. Überprüfen des Körpers auf Krankheitssymptome oder vermeintliche Entstellungen) ergänzt. In Abgrenzung dazu zeichnen sich **6B24 und 6B25** („Pathologisches Horten" und „Körperbezogene repetitive Verhaltensstörungen" mit den Subtypen „Trichotillomanie" und „Skin-Picking-Störung" [„Dermatillomanie"]) nicht durch charakteristische kognitive Begleitphänomene aus, sondern durch **spezifische sich wiederholende („zwanghafte") Verhaltensweisen**: Das zwanghafte Anhäufen von Besitz bei mangelnder Möglichkeit, sich von diesem zu trennen („Pathologisches Horten") sowie spezifische Impulse zu körperbezogenem, schädigenden Verhalten in Form von Haare ausreißen („Trichotillomanie") bzw. der Haut oberflächliche Verletzungen zufügen („Skin-Picking-Störung").

Tab. 9.1 Zwangsstörungen oder verwandte Störungen in ICD-11, ICD-10 und DSM 5 (Mod. nach Dilling et al. 2013; WHO 2019/2021)

ICD-11 Code	ICD-11 Bezeichnung	ICD-10 Code	ICD-10 Bezeichnung	DSM-5 Bezeichnung
–	Zwangsstörung oder verwandte Störungen		–	Zwangsstörung und verwandte Störungen
6B20	Zwangsstörung	F42	Zwangsstörung	Zwangsstörung
6B20.0	– Mit mittelmäßiger bis guter Einsicht			
6B20.1	– Mit schlechter bis fehlender Einsicht			
–	–	F42.0	Vorwiegend Zwangsgedanken oder Grübelzwang	–
–	–	F42.1	Vorwiegend Zwangshandlungen (Zwangsrituale)	–
–	–	F42.2	Zwangsgedanken und -handlungen gemischt	–
6B21	Körperdysmorphe Störung	F45.2	Dysmorphophobie (nicht wahnhaft)	Körperdysmorphe Störung
6B21.0	– Mit mittelmäßiger bis guter Einsicht			
6B21.1	– Mit schlechter bis fehlender Einsicht			
6B21.Z	– Nicht näher bezeichnet			
6B22	Olfaktorische Referenzstörung		Keine Kodierung vorhanden, Alternative: Soziale Phobie (F40.1)	Olfaktorisches Referenzsyndrom (hier kulturell gebundenes Leidenskonzept – keine Erkrankung; in Japan: Jikoshu-kyofu)
6B22.0	– Mit mittelmäßiger bis guter Einsicht			
6B22.1	– Mit schlechter bis fehlender Einsicht			
6B22.Z	– Nicht näher bezeichnet			

(Fortsetzung)

Tab. 9.1 (Fortsetzung)

ICD-11 Code	ICD-11 Bezeichnung	ICD-10 Code	ICD-10 Bezeichnung	DSM-5 Bezeichnung
6B23	Krankheitsangststörung	F45.2	Hypochondrische Störung	Krankheitsangststörung (unter Somatische Belastungsstörung)
6B23.0	– Mit mittelmäßiger bis guter Einsicht			
6B23.1	– Mit schlechter bis fehlender Einsicht			
6B23.Z	– Nicht näher bezeichnet*			
6B24	Pathologisches Horten		Keine Kodierung vorhanden, Alternative: Zwangsstörung (F42)	Pathologisches Horten
6B24.0	– Mit mittelmäßiger bis guter Einsicht			
6B24.1	– Mit schlechter bis fehlender Einsicht			
6B24.Z	– Nicht näher bezeichnet			
6B25	Körperbezogene Repetitive Verhaltensstörungen			
6B25.0	Trichotillomanie	F63.3	Trichotillomanie	Trichotillomanie
6B25.1	Skin-Picking-Störung	–	nicht vorhanden	Dermatillomanie
6B25.Y	Sonstige, näher bezeichnete körperbezogene repetitive Verhaltensstörungen			
6B25.Z	Körperbezogene repetitive Verhaltensstörungen, nicht näher bezeichnet			
	Substanzinduzierte Zwangs- oder verwandte Störungen*	–	–	Substanz-/medikamenteninduzierte Zwangsstörung und verwandte Störungen
6C45.72	Zwangsstörung oder verwandte Störungen durch Kokain*			

(Fortsetzung)

Tab. 9.1 (Fortsetzung)

ICD-11 Code	ICD-11 Bezeichnung	ICD-10 Code	ICD-10 Bezeichnung	DSM-5 Bezeichnung
6C46.72	Zwangsstörung oder verwandte Störungen durch Stimulanzien, einschließlich Amphetamine, Methamphetamine oder Methcathinone			
6C47.72	Zwangsstörung oder verwandte Störungen durch synthetische Cathinone*			
6C4E.72	Zwangsstörung oder verwandte Störungen durch sonstige näher bezeichnete psychoaktive Substanzen*			
6C4G.72	Zwangsstörung oder verwandte Störungen durch unbekannte oder nicht näher bezeichnete psychoaktive Substanzen*			
6C4F.72	Zwangsstörung oder verwandte Störungen durch multiple näher bezeichnete psychoaktive Substanzen*			
6E64	Sekundäres Zwangssyndrom oder verwandtes Syndrom, u. a.:* - PANDAS (Paediatric Autoimmune Neuropsychiatric Disorder Associated with Streptococcal infections) - PANS (Pediatric Acute Onset Neuropsychiatric Syndrome)			Zwangsstörung und verwandte Störung aufgrund eines anderen medizinischen Krankheitsfaktors
6B2Y	Sonstige näher bezeichnete Zwangsstörung oder verwandte Störung*	F42.8	Sonstige Zwangsstörungen	Andere näher bezeichnete Zwangsstörungen
6B2Z	Zwangsstörung oder verwandte Störung, nicht näher bezeichnet	F42.9	Zwangsstörungen, nicht näher bezeichnet	Andere nicht näher bezeichnete Zwangsstörungen
8A05.00	Tourette-Syndrom	F95.2	Kombinierte vokale und multiple motorische Tics (Tourette-Syndrom)	Tic-Störung -Tourette-Störung

* Crosslink

Als weiteres Diagnosekriterium wird gefordert, dass die Symptomatik zeitaufwendig ist (z. B. mehr als eine Stunde/Tag) oder zu erheblichem Leidensdruck bzw. zu schwerwiegenden Beeinträchtigungen in persönlichen, familiären, sozialen, schulischen, beruflichen oder anderen wichtigen Funktionsbereichen führt.

Als Ausschlusskriterium gilt, dass das Beschwerdebild nicht durch andere psychische (z. B. Angststörungen) oder neurologische Erkrankungen (z. B. Schädigung der Basalganglien) oder Substanzkonsum verursacht sein darf.

9.2.2 Zusatzkodierungsmöglichkeiten („Qualifier")

Zusätzlich zu den Hauptkategorien (6B20–6B24) lassen sich jeweils die beiden Subtypen „Mit mittelmäßiger bis guter Einsicht" (6B2X.0) sowie „Mit schlechter bis fehlender Einsicht" (6B2X.1) kodieren. Damit berücksichtigt die ICD-11, dass das Kriterium der Ich-Dystonie, d. h., dass die wiederkehrenden intrusiven Gedanken und Impulse als eigene erkannt und gleichzeitig als unsinnig oder übertrieben beurteilt werden, bei 10–20 % der Betroffenen nicht vollständig nachweisbar ist. Eine entsprechend geringe bis fehlende Einsicht geht mit einer schlechteren Prognose einher und erschwert die Abgrenzung gegenüber Psychosen. Gleichzeitig verhindert die Kodierung „Mit schlechter bis fehlender Einsicht", dass Personen mit einer phänomenologisch eindeutigen Zwangsstörung oder verwandten Störungen die unzutreffende Diagnose einer Psychose oder Schizophrenie erhalten, obwohl keinerlei andere psychosetypischen Diagnosekriterien wie Wahn (z. B. Verfolgungswahn, Beziehungswahn, Größenwahn), Halluzinationen, desorganisierte Sprechweise oder Verhaltensweisen oder Negativsymptomatik vorliegen und in der Folge keine wirksame störungsspezifische oder gar schädigende Therapie erhalten.

9.3 „Zwangsstörung" (6B20)

9.3.1 Diagnosekriterien

Die ICD-11 fordert zur Diagnosestellung

- Das Vorliegen persistierender Zwangsgedanken und/oder Zwangshandlungen:
  - Zwangsgedanken sind definiert als wiederkehrende, persistierende Gedanken, Bilder oder Impulse von unerwünschtem, intrusivem Charakter, die typischerweise als ängstigend erlebt werden und von Versuchen begleitet sind, diese zu ignorieren, zu unterdrücken oder durch Zwangshandlungen zu neutralisieren.
  - Zwangshandlungen beschreiben repetitive Verhaltensweisen oder Rituale, die sowohl auf Verhaltensebene als auch mental ablaufen können und durch Zwangsgedanken initiiert werden, Folge eines rigiden, intrapsychischen Re-

gelwerks sind oder durchgeführt werden, um ein Konsistenzerleben zu generieren. Diese dienen dem Zweck, Unglück vorzubeugen, sowie der Rückversicherung, keinen Schaden verursacht zu haben. Weiter wird spezifiziert, dass Zwangshandlungen in keinem realistischen Zusammenhang mit den abzuwendenden Befürchtungen stehen oder einen Verhaltensexzess darstellen.

- Die intrusiven Gedanken und/oder repetitiven Verhaltensweisen sind zeitaufwendig (z. B. mehr als eine Stunde/Tag) oder führen zu erheblichem Leidensdruck bzw. erheblichen Beeinträchtigungen im persönlichen, familiären, sozialen, schulischen, beruflichen Bereich oder anderen wichtigen Lebensbereichen. Wenn die Funktionsfähigkeit aufrechterhalten werden kann, dann nur durch erhebliche zusätzliche Anstrengungen.
- Die Symptomatik ist nicht Folge einer anderen Erkrankung, von Substanzgebrauch bzw. Medikation oder von Entzugserscheinungen, die sich auf das zentrale Nervensystem auswirken.

In Abgrenzung zur ICD-10 wird somit das **Zeitkriterium** für das Vorliegen der Zwangsgedanken und/oder Zwangshandlungen **„an den meisten Tagen über einen Zeitraum von mindestens zwei Wochen" aufgegeben**. Auch bezüglich der Definition von Zwangsgedanken werden Modifikationen vorgenommen, so werden nun auch **Impulse inkludiert**. Zwangshandlungen werden um **mentale/kognitive Verhaltensweisen ergänzt** und somit nach ihrer Wirkungsweise im Störungsmodell definiert. Die Klassifizierung der Zwangsgedanken bzw. Zwangshandlungen bleibt wie auch in der ICD-10 überwiegend phänomenologisch konzipiert, nimmt jedoch **stärkeren Bezug auf** die dahinterliegenden motivationalen und damit aufrechterhaltenden **Prozesse** der Zwangserkrankung (Unglück vorzubeugen, Rückversicherungsverhalten, Konsistenzerleben). Auch wird **Kausalität** hergestellt zwischen der **Zwangshandlung und** den zugrunde liegenden **handlungsauslösenden Faktoren** (Folge von Zwangsgedanken, rigiden Regeln). Auf das Kriterium der „Ich-Dystonie" wird **verzichtet** sowie damit einhergehend die **Bewertung als „übertrieben oder unsinnig"**, stattdessen wird die Möglichkeit implementiert, diesbezüglich **Subtypen** zu kodieren („Qualifier"). Die ICD-11 **wendet sich** in ihrer Klassifikation auch **vom** in der ICD-10 geforderten **aversiven Charakter** der Zwangsgedanken bzw. Zwangshandlungen **ab** (siehe B2. „unangenehm" sowie B4. „für sich genommen nicht angenehm"), verweist stattdessen auf eine angstauslösende Qualität. Der in der ICD-10 beschriebene Widerstand gegen die entsprechenden Gedanken bzw. Handlungen wird in der ICD-11 umformuliert und als **„unerwünscht"** bzw. **„intrusiv"** beschrieben und mit den entsprechenden **Kompensationsversuchen** („Ignorieren", „Unterdrücken") sowie den **neutralisierenden Korrelaten** (Handlung, mentaler Prozess) in Verbindung gebracht, was dem phänomenologischen Fokus Rechnung trägt. Weiter führt die ICD-11 die **normabweichende Qualität** der Zwangsgedanken und -handlungen ein (unrealistischer Zusammenhang mit Befürchtungen, Verhaltensexzess).

9.3.2   Symptom- und Verlaufscharakteristika

Kommentar

Die ICD-11 (WHO 2019/2021) präzisiert in ihren Symptom- und Verlaufs-
beschreibungen, dass Zwangserkrankungen ein breites Spektrum umfassen
und je nach Schweregrad variieren. Innerhalb dieses Kontinuums können
verschiedene inhaltliche Subtypen identifiziert werden, die sich auf Themen
wie Waschen (Kontamination, Waschzwang), Symmetrie (Symmetrie, Ordnen, Zählen, Wiederholung), Tabuisierungen (aggressive, sexualisierte oder
religiöse Inhalte) sowie Horten zur Neutralisation vorhergehender Zwangsgedanken beziehen können. In der Regel umfasst das Symptombild mehrere
Themenkomplexe. Obwohl Zwangshandlungen nicht als angenehm empfunden werden, verschaffen sie durch ein vorübergehendes Nachlassen der
Angst Erleichterung und vermitteln so ein subjektives Gefühl der Kontrolle.
Bei Konfrontation mit auslösenden Situationen können Betroffene eine Vielzahl aversiver Emotionen erleben, was häufig zu ausgeprägten Vermeidungs-
strategien führt. Bezüglich ihrer Grundüberzeugungen zeigen Betroffene oft
eine hohe Bereitschaft zur Übernahme von Verantwortung, eine Tendenz zur
Überschätzung von Bedrohungen, Perfektionismus, eine verringerte Fähigkeit, Unsicherheit zu tolerieren, sowie überwertige Vorstellungen über die
realen Auswirkungen von Gedanken (Gedanken-Handlungs-Fusion). Der
Schweregrad der Symptomatik variiert erheblich, von gelegentlicher Bean-
spruchung bis hin zu fast kontinuierlichen intrusiven Gedanken und repetitiven Verhaltensweisen. Bei simultan auftretenden intrusiven Gedanken und
repetitiven Verhaltensweisen, sind Letztere oft Kompensationsversuche, die
sich aufdrängenden Gedanken zu neutralisieren. Zwangserkrankungen werden in der Regel im späten Teenageralter bis zur frühen Adoleszenz manifest.
Ein späteres Auftreten ist untypisch und oft mit einer vorangegangenen chro-
nifizierten, subklinischen Symptomatik verbunden. Erste Symptome können
bereits in der Kindheit auftreten (bei etwa 30–50 % der Betroffenen), wobei
rund 40 % dieser Gruppe eine Remission in der frühen Adoleszenz erleben.
Der Schweregrad der Symptome schwankt typischerweise, mit episodischen
Verläufen und gelegentlichen Verschlechterungen. Das erste Auftreten von
Symptomen vor dem 10. Lebensjahr ist bei Männern häufiger (ca. 25 %),
während es bei Frauen eher in der Adoleszenz auftritt. Ein früheres Auftreten
ist stärker genetisch bedingt und mit einer ungünstigeren Prognose verbunden. Im höheren Lebensalter ist die Prävalenz von Zwangserkrankungen bei
Männern etwas höher. In der Kindheit und Adoleszenz konzentrieren sich die
Inhalte eher auf Befürchtungen, dass Andere Schaden nehmen, später stehen
eher Tabuisierungen im Vordergrund. Zwangserkrankungen treten oft komorbid mit anderen Störungen auf, wobei etwa 30 % der Betroffenen im Laufe
ihres Lebens an einer Tourette-Störung oder einer anderen Ticstörung leiden.
Körperdysmorphe Störung und pathologisches Horten treten in der Adoleszenz häufig gemeinsam mit Zwangsstörungen auf.

9.3.3   Zusatzkodierungsmöglichkeiten („Qualifier")

Die ICD-11 verzichtet in Abgrenzung zur ICD-10 auf das Kriterium der „Ich-Dystonie", trägt diesem jedoch mit der Implementierung der Möglichkeit, Subtypen in Bezug auf das Kriterium der Einsicht bezüglich störungsspezifischer Überzeugungen zu kodieren, Rechnung. Dabei wird differenziert zwischen „Mit mittelmäßiger bis guter Einsicht" (6B20.0) versus „Mit schlechter bis fehlender Einsicht" (6B20.1). Das Einsichtsniveau kann dabei auch über kurze Zeitperioden erheblich schwanken, etwa abhängig vom gegenwärtigen Ausmaß an Angst oder Stress, sodass eine Beurteilung über einen längeren Zeitraum, d. h. über einige Tage bis Wochen, sinnvoll ist.

Kommentar

In Abgrenzung zur ICD-10 fokussiert die ICD-11 einen phänomenologisch geprägten Ansatz, der dem klinischen Erscheinungsbild stärker Rechnung trägt und somit auch erste Implikationen für das therapeutische Vorgehen abbildet. Außerdem ermöglicht die ICD-11 durch ihren deskriptiven Charakter eine verbesserte Einordnung und Identifikation von Zwangsgedanken und -handlungen und stärkt damit die Handhabung in der Praxis. Weitere Änderungen sind:

- Verzicht auf Zeitkriterium des Verlaufs
- Konzeption betont aufrechterhaltende motivationale Prozesse
- der aversive Charakter der Zwangsgedanken/-handlungen ist kein Diagnosekriterium mehr
- das Konzept der Intrusionen ersetzt das Symptomkriterium „aktiver Widerstand" gegen Zwangsgedanken
- dezidierte Verlaufscharakteristika und Komorbiditätsmuster werden aufgeführt

9.4   „Körperdysmorphe Störung" (6B21)

9.4.1   Diagnosekriterien

Die ICD-11 legt die folgenden Kriterien zur Diagnosestellung fest:

- Die anhaltende Beschäftigung mit einem oder mehreren wahrgenommenen Makeln im Aussehen oder dem subjektiven Empfinden allgemeiner Hässlichkeit, die für andere so nicht wahrnehmbar sind.
- Die übermäßige gedankliche Beschäftigung mit wahrgenommenen Makeln, oft mit der Überzeugung, dass andere Menschen die vermeintlichen Makel wahrnehmen, beurteilen oder darüber sprechen.

- Die Besorgnis wird von einem der folgenden Punkte begleitet:
  - **Wiederholte und exzessive Verhaltensweisen**, wie z. B. wiederholtes Überprüfen des Aussehens oder der Schwere der wahrgenommenen Makel oder Vergleiche des betreffenden Merkmals mit dem von anderen Personen,
  - übermäßige Versuche, den wahrgenommenen **Makel zu kaschieren oder zu verändern** (z. B. durch chirurgische Eingriffe),
  - ausgeprägte **Vermeidung sozialer oder anderer Situationen** oder Reize, die das aversive Erleben bezüglich des wahrgenommenen Makels verstärken (z. B. Schwimmbadbesuche).
- Die Symptome sind nicht Ausdruck einer anderen Erkrankung und nicht auf die Wirkung einer Substanz oder eines Medikaments zurückzuführen, auch nicht auf Entzugserscheinungen.
- Die Symptome führen zu erheblichem Leidensdruck oder erheblichen Beeinträchtigungen im persönlichen, familiären, sozialen, schulischen, beruflichen Bereich oder in anderen wichtigen Funktionsbereichen. Wenn die Funktionsfähigkeit aufrechterhalten werden kann, dann nur durch erhebliche zusätzliche Anstrengungen.

Die ICD-11 klassifiziert die „Körperdysmorphe Störung" erstmalig als **eigenständige Störungskategorie**, während die ICD-10 lediglich eine Kodierung als **Subkategorie der „Hypochondrische[n] Störung"** (F45.21 „Dysmorphophobie") zuließ. Die Namensgebung klarifiziert den Körper als Fokus, simultan tritt die phobische Qualität der Störung in den Hintergrund. In Abgrenzung zur ICD-10 wird die Generalisierung **allgemeine Hässlichkeit** aufgenommen, was eine Erweiterung zu konkreten subjektiven Makeln darstellt. Die ICD-11 führt die Einbettung in den sozialen Kontext ein, betont, dass der **Makel für andere nicht wahrnehmbar** sein darf und erweitert das kognitive Korrelat der Störung um die **antizipierte Beurteilung des sozialen Umfelds** sowie die **Vermeidung sozialer Situationen**, womit der phobischen Komponente Rechnung getragen wird. Dies stellt eine Neukonzeption und **Anlehnung an die „Soziale Angststörung"** dar, während die ICD-10 stärker die **Sorge um den Makel** und kompensatorische **medizinische Untersuchungen** in den Vordergrund stellt. Dem gegenübergestellt konzipiert die ICD-11 die Kompensationsversuche in Form von Verhaltensexzessen (vermehrtes Kontrollieren bzw. Vergleichen) und **aktiven Handlungen den Makel zu verändern** (z. B. operative Eingriffe) bzw. dessen **Sichtbarkeitt**. Auch führt die ICD-11 „Vermeidungsverhalten" als assoziiertes Korrelat ein, was ebenfalls die phobische Konzeption unterstreicht. **Verzichtet** wird hingegen **auf** das Diagnosekriterium der „Unkorrigierbarkeit" bezüglich des wahrgenommenen Makels bzw. der allgemeinen Hässlichkeit, stattdessen besteht die Möglichkeit, dies als Subtyp bezüglich **störungsspezifischer Einsicht** zu kodieren.

9.4.2   Symptom- und Verlaufscharakteristika

Gemäß der ICD-11 (WHO 2019/2021) kann der wahrgenommene Makel jeden
Körperteil betreffen, wobei jedoch oft Teile des Gesichts in den Fokus rücken
(z. B. Nase, Augen, Lippen, Zähne, Kinn). Häufig werden mehrere Makel gleichzeitig wahrgenommen. Das subjektiv erlebte Defizit kann als fehlerhaft, defekt,
asymmetrisch, über- oder unterproportional oder als defizitär in seiner Beschaf-
fenheit (z. B. dünnes Haar, Akne, Falten, unzureichende Muskelmasse usw.) beschrieben werden. Es kann auch ein diffuser Eindruck von allgemeiner Hässlichkeit, mangelnder Ästhetik oder geringer Weiblichkeit/Männlichkeit bestehen. In
der Adoleszenz und im Erwachsenenalter ist das Störungsbild mit einem erhöhten Suizidrisiko verbunden, insbesondere bei gleichzeitig bestehender depressiver
Störung. Die Diagnosestellung „Körperdysmorphe Störung" ist oft nicht auf An-
hieb möglich, da Betroffene aufgrund von Scham und subjektiver Stigmatisierung
häufig nicht über ihre Symptome sprechen. Von „Körperdysmorphe Störung by
proxy" spricht man, wenn der wahrgenommene Makel oder die empfundene Hässlichkeit sich auf eine 3. Person bezieht. Die Störung beginnt meist in der Adoleszenz. Subklinische Symptome treten häufig im Alter zwischen 12 und 13 Jahren
auf. Üblicherweise verschlechtert sich die Symptomatik allmählich von subklinischen zu klinischen Symptomen. Erstmanifestationen vor dem 18. Lebensjahr sind
normalerweise mit einem graduellen Verlauf, Komorbiditäten und einem erhöhten
Suizidrisiko verbunden. Die Erkrankung nimmt oft einen chronischen Verlauf und
bleibt ohne Intervention bestehen. Die Prävalenzrate beträgt bei Jugendlichen 2 %,
wobei Frauen eine höhere Prävalenz aufweisen. Ein frühes Auftreten ist mit einer
ungünstigeren Prognose verbunden.

9.4.3   Zusatzkodierungsmöglichkeiten („Qualifier")

Auch für die „Körperdysmorphe Störung" implementiert die ICD-11 die Möglichkeit, Subtypen bezüglich des Grads der Einsicht in störungsspezifische Überzeugungen zu kodieren, wobei eine Unterscheidung zwischen „Mit mittelmäßiger bis
guter Einsicht" (6B21.0) versus „Mit schlechter bis fehlender Einsicht" (6B21.1)
getroffen werden kann. Das Einsichtsniveau kann dabei auch über kurze Zeitperioden erheblich schwanken, etwa abhängig vom gegenwärtigen Ausmaß an Angst
oder Stress, und sollte daher über einen längeren Zeitraum beurteilt werden, d. h.
über einige Tage bis Wochen.

Kommentar

Mit der Aufnahme der „Körperdysmorphe[n] Störung" in die ICD-11 wird der bislang häufig unterschätzten Prävalenzrate Genüge getan und erstmals ein Äquivalent geschaffen, das es ermöglicht, diese auch diagnostisch abzubilden. Weitere Änderungen sind:

- Erweiterung der konkreten, subjektiven Makel um generalisierte Hässlichkeit
- Einbezug des sozialen Kontexts
- Verzicht auf das Kriterium der Unkorrigierbarkeit des subjektiven Makels, stattdessen Kodierung über den Grad der Einsicht in störungsspezifische Überzeugungen

9.5   „Olfaktorsiche Referenzstörung" (6B22)

Mit der Möglichkeit, dem vorliegenden Symptombild erstmals eine eigenständige Diagnose zuzuordnen, stellt sich auch die Frage nach einem adäquaten deutschsprachigen Pendant zum englischsprachigen „Olfactory Reference Syndrome" in der Namensgebung. Die vom BfArM (Bundesinstitut für Arzneimittel und Medizinprodukte) zunächst gewählte Bezeichnung als „Olfaktorsiche Referenzstörung" schien in ihrer Trefflichkeit deutlich limitiert, da die Zusatzkodierungsmöglichkeit („Qualifier") „Mit mittelmäßiger bis guter Einsicht" (6B22.0) einer Konzeptualisierung als „Wahn" zuwiderlief. Auch warf die Namensgebung die Frage auf, wieso ein als „Wahn" bezeichnetes Störungsbild dem Kapitel der „Zwangsstörung oder verwandten Störungen" zugeordnet werden soll und nicht Integration in das Kapitel der „Schizophrenie oder andere primär psychotische Störungen" fand. Eine alternative Benennung als *Eigengeruchszwang* besticht durch seine deskriptive Prägnanz und Verständlichkeit, wird simultan der Konzeption als zwangsassoziierten Erkrankung gerecht und bildet die zugrunde liegende Psychopathologie in Abgrenzung zu psychotischen Erkrankungen treffend ab. In der Bezeichnung als Olfaktorische Referenzstörung findet sich zwar eine Entsprechung des zum DSM-5 wieder, es imponieren jedoch sowohl ein geringes Maß an intuitiver Verständlichkeit als auch das Fehlen subtiler Hinweise auf die zugrunde liegende Psychopathologie.

9.5.1   Diagnosekriterien

Die ICD-11 fordert die folgenden Kriterien zur Diagnosestellung:

- Die anhaltende Beschäftigung mit der Befürchtung einen übelriechenden oder belästigenden Körpergeruch oder Atem (z. B. Mundgeruch) zu verströmen, der für andere nicht oder nur geringfügig wahrnehmbar ist, sodass die Sorge des

Betroffenen in deutlichem Missverhältnis zum Geruch steht, sofern dieser überhaupt wahrnehmbar ist.

- Gesteigerte Aufmerksamkeit bezüglich des wahrgenommenen Geruchs, einschließlich übertriebener Kognitionen dazu (z. B. der Überzeugung, dass andere Menschen den Geruch wahrnehmen, beurteilen oder darüber sprechen).
- Die Beschäftigung wird von einem der folgenden Merkmale begleitet:
  - **Wiederholte und exzessive Verhaltensweisen**, wie z. B. wiederholtes Überprüfen des Körpergeruchs, das Überprüfen des wahrgenommenen Ursprungs des Geruchs (z. B. Kleidung) oder wiederholtes Rückversichern.
  - übermäßige Versuche den wahrgenommenen **Geruch zu überdecken, verändern oder vorzubeugen** (z. B. durch Parfüm oder Deo, wiederholtes Duschen, Zähneputzen oder Kleidung wechseln, Meiden bestimmter Speisen),
  - ausgeprägte **Vermeidung sozialer oder anderer Situationen** oder Reize, die das aversive Erleben bezüglich des wahrgenommenen Geruchs verstärken (z. B. Öffentliche Verkehrsmittel).
- Die Symptome sind nicht Ausdruck einer anderen Erkrankung und nicht auf die Wirkung einer Substanz oder eines Medikaments zurückzuführen, die das Zentrale Nervensystem beeinflussen, auch nicht auf Entzugserscheinungen.
- Die Symptome verursachen erheblichen Leidensdruck oder erhebliche Beeinträchtigungen im persönlichen, familiären, sozialen, schulischen, beruflichen Bereich oder in anderen wichtigen Funktionsbereichen. Wenn die Funktionsfähigkeit aufrechterhalten werden kann, dann nur durch erhebliche zusätzliche Anstrengungen.

Mit der ICD-11 wird der in der Literatur bislang den „Zwangsspektrumsstörungen" zugeordnete „Olfaktorische Referenzstörung" **erstmalig als eigenständige Diagnose klassifiziert** und entsprechend in das Kapitel der „Zwangsstörung oder verwandten Störungen" integriert. Eine diagnostische Zuordnung war bislang nur im DSM-5 als Restkategorie bzw. als kulturspezifische Erscheinung in Japan möglich.

9.5.2 Symptom- und Verlaufscharakteristika

Die Diagnosestellung gemäß ICD-11 (nach WHO 2019/2021) orientiert sich partiell am tatsächlichen Vorhandensein des wahrgenommenen Geruchs. Zunächst müssen andere medizinische und zahnärztliche Ursachen ausgeschlossen werden. Die Intensität des wahrgenommenen Geruchs kann variieren. Betroffene sind oft nicht bereit, ihre Bemühungen, den Geruch zu überdecken, aufzugeben, was die Ermittlung des tatsächlichen Ausmaßes erschwert. Die Erstmanifestation tritt häufig in der späten Adoleszenz auf, kann aber auch in der Pubertät oder Adoleszenz erfolgen. Die Störung verläuft in der Regel chronisch, mit anhaltenden Symptomen und einer allmählichen Verschlechterung. Schamgefühle in Kombination mit mangelnder Einsicht und falschen Überzeugungen bezüglich der Intensität des Geruchs führen dazu, dass die Symptome häufig verschwiegen werden und folglich die Prävalenzrate unterschätzt wird. Betroffene suchen oft bei Fachärzten Hilfe, hauptsächlich, um eine Diagnose aufgrund des wahrgenommenen Geruchs zu erhalten. In kollektivistischen Kulturen steht gedanklich die Besorgnis im Vordergrund, bei Anderen Anstoß zu erregen.

9.5.3 Zusatzkodierungsmöglichkeiten („Qualifier")

Die ICD-11 bietet auch für die „olfaktorsiche Referenzstörung" die Möglichkeit, Subtypen bezüglich des Grads der Einsicht in störungsspezifische Überzeugungen zu kodieren, wobei eine Unterscheidung zwischen „Mit mittelmäßiger bis guter Einsicht" (6B22.0) versus „Mit schlechter bis fehlender Einsicht" (6B22.1) getroffen werden kann. Da das Einsichtsniveau auch über kurze Zeitperioden erheblich schwanken kann, etwa abhängig vom gegenwärtigen Ausmaß an Angst oder Stress, sollte die Beurteilung sinnvollerweise über einen längeren Zeitraum, d. h. über einige Tage bis Wochen, erfolgen.

Kommentar
Mit der Aufnahme der „olfaktorischen Referenzstörung" in die ICD-11 ergibt sich erstmals die Möglichkeit, die entsprechende Symptomatik in Form einer eigenständigen Diagnose abzubilden (auch im Vergleich zur DSM-5). Näherer Überprüfung bedarf es, die klinische Relevanz dieser Diagnose empirisch zu erfassen, um deren Bedeutsamkeit für die Praxis besser einordnen zu können.

9.6 „Krankheitsangststörung" (6B23)

9.6.1 Diagnosekriterien

Die ICD-11 fordert die folgenden Kriterien zur Diagnosestellung:

- Wiederkehrende Beschäftigung oder Furcht vor der Möglichkeit eine oder mehrere ernstzunehmende, fortschreitende oder lebensbedrohliche Erkrankung/en zu haben.
- Die Beschäftigung wird von einem der folgenden Punkte begleitet:

- **Wiederholte und exzessive gesundheitsbezogene Verhaltensweisen**, wie z. B. wiederholtes Überprüfen des Körpers auf Anzeichen für eine Erkrankung, übermäßig zeitaufwendige Informationssuche bezüglich der gefürchteten Erkrankung, wiederholte Rückversicherungen (vielfache, umfangreiche medizinische Konsultationen),
- **maladaptives Vermeidungsverhalten** in Bezug auf die eigene Gesundheit.
• Die Symptome führen zu erheblichem Leidensdruck oder erheblichen Beeinträchtigungen im persönlichen, familiären, sozialen, schulischen, beruflichen Bereich oder in anderen wichtigen Funktionsbereichen. Wenn die Funktionsfähigkeit aufrechterhalten werden kann, dann nur durch erhebliche zusätzliche Anstrengungen.

Die ICD-11 **verzichtet** auf die Einschränkung des ICD-10, dass Überzeugungen bestehen, an „**höchstens zwei schweren körperlichen Krankheiten (…) zu leiden**", ebenso **entfällt** das **Zeitkriterium „mindestens sechs Monate"**. Die Kodierung der „**Dysmorphophobie" als Subkategorie** (F45.21) wird, wie bereits beschrieben, **zugunsten** einer **eigenständigen Störungskategorie aufgegeben**. Die ICD-11 legt den **Fokus** der Verhaltenskorrelate (Überprüfen des Körpers, elaborierte Informationssuche, Rückversicherungen) auf den **repetitiven Charakter** und beschreibt diese als **Verhaltensexzess**, der in Abgrenzung zur ICD-10 **nicht auf wiederholte medizinische Untersuchungen/Arztbesuche reduziert** wird. Diese Konzeption schafft entsprechend **Verbindung zu den anderen Störungskategorien** des Kapitels und hebt die **wiederkehrenden Verhaltensweisen als Gemeinsamkeit** hervor. Simultan wird mit der **Aufnahme** des **Vermeidungsverhaltens als Diagnosekriterium** eine Erweiterung vorgenommen, die beide Pole dysfunktionaler Kompensationsmechanismen als Dichotomie abbildet. Dem Diagnosekriterium der ICD-10, dass „**hartnäckige Weigerung** [besteht], die medizinische Feststellung zu akzeptieren, dass **keine ausreichende körperliche Ursache** (…) vorliegt" wird in der ICD-11 mit der Kodierungsmöglichkeit von **Subtypen** bezüglich des **Grads der Einsicht** in störungsspezifische Überzeugungen entsprochen.

9.6.2 Symptom- und Verlaufscharakteristika

Die ICD-11 (WHO 2019/2021) definiert „Krankheitsangststörung" durch eine anhaltende Angst vor Krankheiten sowie wiederholtes exzessives Kontroll- und Rückversicherungsverhalten bezüglich vermeintlicher Krankheitssymptome, was auf eine enge Verwandtschaft zur „Zwangsstörung" hinweist. Aus diesem Grund wird Krankheitsangststörung den Störungen zugeordnet, die mit Zwangsstörungen verwandt sind. Gleichzeitig wird sie aufgrund ihrer phobischen Komponente im Kapitel über „Angst- oder furchtbezogene Störungen" erwähnt. Zudem werden wichtige klinische Merkmale differenziert beschrieben: Betroffene interpretieren normale oder alltägliche Körperwahrnehmungen, Zeichen oder Symptome als Hinweise auf schwerwiegende körperliche Krankheiten. Sie zeigen ein übermäßig hohes Angstniveau und fokussieren verstärkt auf Körperempfindungen oder vermeintliche Symptome, was oft zu Angstzuständen bis hin zu Panikattacken führt und einen Teufelskreis auslösen kann. Deshalb wird die Störung auch als „Gesundheitsangststörung" bezeichnet. Betroffene unterziehen sich wiederholt unnötigen diagnostischen Untersuchungen, was zu Spannungen in der Arzt-Patienten-Beziehung und häufigem „Doctor-Shopping" führt. Sie suchen auch exzessiv Gesundheitsinformationen im Internet. Der mit der Angst vor Krankheiten verbundene Kompensationsmechanismus kann auch ausgeprägtes Vermeidungsverhalten umfassen, wodurch die Betroffenen den Kontakt zu gesundheitsbezogenen Reizen meiden, wie Arztbesuche, Gesundheitsdienstleistungen und gesundheitsbezogene Informationen im Allgemeinen. Nachrichten über Krankheiten im Bekanntenkreis können die Symptome verstärken. Trotz angemessener ärztlicher Untersuchung und Rückversicherung bleibt die Symptomatik bestehen oder tritt erneut auf. Die Einschätzung der Schwelle zur „Krankheitsangststörung" sollte die Akuität, das Risiko für eine ernsthafte Erkrankung und das Alter des Betroffenen berücksichtigen. Hypochondrische Ängste beziehen sich normalerweise auf körperliche, nicht jedoch auf psychische Erkrankungen. Sie treten meist im frühen bis mittleren Erwachsenenalter auf, können aber bereits in der Kindheit und Jugend auftreten und sind besonders im fortgeschrittenen Erwachsenenalter häufig. Betroffene im höheren Lebensalter klagen oft auch über Gedächtnisverlust, was die Krankheitsangststörung leicht übersehen lässt.

9.6.3   Zusatzkodierungsmöglichkeiten („Qualifier")

Auch für die „Krankheitsangststörung" implementiert die ICD-11 die Möglichkeit, Subtypen bezüglich des Grads der Einsicht in störungsspezifische Überzeugungen zu kodieren, wobei eine Differenzierung zwischen „Mit mittelmäßiger bis guter Einsicht" (6B23.0) versus „Mit schlechter bis fehlender Einsicht" (6B23.1) getroffen werden kann. Das Einsichtsniveau kann dabei auch über kurze Zeitperioden erheblich schwanken, etwa abhängig vom gegenwärtigen Ausmaß an Angst oder Stress, und sollte daher über einen längeren Zeitraum beurteilt werden, d. h. über einige Tage bis Wochen.

Kommentar
Mit der Aufnahme im Kapitel der Zwangsstörungen und einer entsprechenden Neukonzeption der „Krankheitsangststörung" mit Fokus auf die repetitiven Verhaltenskorrelate wird die zwangsassoziierte Komponente der Störung unterstrichen, was insgesamt eine adäquatere Abbildung des psychopatholo-

gischen Störungsmodells darstellt und Implikationen für therapeutische Interventionen zur Folge hat.

Weitere Veränderungen sind:

- Verzicht auf Zeitverlaufskriterium und Limitation der Anzahl befürchteter Erkrankungen
- Konzeption als Verhaltensexzess von repetitivem Charakter
- Verhaltenskorrelate sind nicht auf wiederholte medizinische Untersuchungen reduziert
- Aufnahme von Vermeidungsverhalten als Kriterium
- Weigerung, fehlende körperliche Ursache anzuerkennen über Zusatzkodierung verschlüsselt

9.7 „Pathologisches Horten" (6B24)

9.7.1 Diagnosekriterien

Die ICD-11 legt zur Diagnosestellung folgende Kriterien fest:

- Anhäufen von Besitz in einem solchen Ausmaß, dass der Wohnraum in der Folge so überfüllt ist, dass dessen Nutzungsmöglichkeit eingeschränkt oder die Sicherheit gefährdet ist. Im Fall, dass der Wohnraum nicht überfüllt ist, geht dies lediglich auf das Eingreifen Dritter (z. B. Familienmitglieder, Reinigungskräfte oder Behörden) zurück. Das Anhäufen erfolgt sowohl durch:
  - Den wiederholten Drang bzw. damit assoziierte Verhaltensweisen, der/die auf das Anhäufen von Besitz abzielen, wobei dies sowohl passiv (z. B. Sammeln von eingehenden Flugblättern oder Mails) als auch aktiv (z. B. übermäßiger Erwerb kostenloser, gekaufter oder auch gestohlener Gegenstände) stattfinden kann.
  - Begrenzte Möglichkeiten, sich von Besitztümern zu trennen, aufgrund eines wahrgenommenen Drangs, Besitz anzuhäufen und aversiven Affekten beim Versuch, sich diesem zu entledigen.
- Die Symptome führen zu erheblichem Leidensdruck oder erheblichen Beeinträchtigungen im persönlichen, familiären, sozialen, schulischen, beruflichen Bereich oder in anderen wichtigen Funktionsbereichen. Wenn die Funktionsfähigkeit aufrechterhalten werden kann, dann nur durch erhebliche zusätzliche Anstrengungen.

Mit der ICD-11 wird das in der bisherigen Literatur den „Zwangsspektrumsstörungen" zugeordnete „Pathologische Horten" **erstmalig als eigenständige Diagnose** kodiert und in das Kapitel der „Zwangsstörung oder verwandten Störungen" eingebettet. In der ICD-10 bestand **bisher** lediglich die Möglichkeit das Symptombild als „**Zwangsgedanken und -handlungen, gemischt**" (F42.2) zu verschlüsseln.

9.7.2 Symptom- und Verlaufscharakteristika

Wie im DSM-5 wurde auch in der ICD-11 (WHO 2019/2021) das „Pathologische Horten" als eigenständige Diagnose anerkannt und in das Kapitel der „Zwangsstörung oder verwandte Störungen" integriert. Das Störungsbild ist gekennzeichnet durch das exzessive und wiederholte Anhäufen von Besitztümern, sodass der Wohnraum überfüllt und kaum noch nutzbar ist, während ein hohes Sicherheitsrisiko besteht. Das Horten kann passiv oder aktiv erfolgen und resultiert sowohl aus dem wiederholten Drang, Gegenstände zu sammeln, als auch aus der reduzierten Möglichkeit, sich von den Besitztümern zu trennen, da dies aversive Emotionen erzeugt. Oft bleibt der Zustand der Wohnräume nur durch das Eingreifen Dritter in ordentlichem Zustand. Für die Diagnose „Pathologisches Horten" ist häufig eine Fremdanamnese oder die persönliche Inspektion des Wohnraums erforderlich. Die gesammelten Objekte haben oft eine besondere emotionale Bedeutung oder einen persönlichen bzw. instrumentellen Wert für die Betroffenen, sie sind jedoch oft nicht in der Lage, wichtige Gegenstände wiederzufinden. Durch die stetig wachsende Ansammlung von Gegenständen, die oft mit zunehmender Verwahrlosung einhergeht, ist der Gebrauch des Wohnraums oft stark eingeschränkt, und es besteht höheres Risiko für Unfälle, verdorbene Lebensmittel oder Stauballergien. Betroffene leiden oft an einer Vielzahl chronischer medizinischer Probleme. Im Gegensatz zum Pathologischen Horten zeichnen sich echte Sammler durch gezielteres Vorgehen bei der Anschaffung, differenziertere Auswahl und einen höheren Grad der Organisation aus. „Pathologische Horten" beginnt oft bereits in der Kindheit oder Adoleszenz und persistiert bis ins Erwachsenenalter. Eine Erstmanifestation nach dem 40. Lebensjahr ist selten. Es handelt sich in der Regel um eine chronische, fortschreitende Erkrankung. Häufig treten auch andere psychische Erkrankungen wie „Zwangsstörungen" oder „ADHS im Kindesalter" sowie „Autismus-Spektrum-Störungen" oder das „Prader-Willi-Syndrom" bei Adoleszenten komorbid auf. Bei Erwachsenen zeigen sich oft komorbide depressive Störungen, Angsterkrankungen oder Posttraumatische Belastungsstörungen (PTBS), während im höheren Lebensalter häufig eine begleitende Demenz auftritt.

9.7.3 Zusatzkodierungsmöglichkeiten („Qualifier")

Die ICD-11 implementiert auch für „Pathologisches Horten" die Möglichkeit, Subtypen bezüglich des Grads der Einsicht bezüglich störungsspezifischer Überzeugungen zu kodieren, wobei eine Unterscheidung zwischen „Mit mittelmäßiger bis guter Einsicht" (6B24.0) versus „Mit schlechter bis fehlender Einsicht" (6B24.1) möglich ist. Das Einsichtsniveau kann dabei auch über kurze Zeitperioden erheblich schwanken, etwa abhängig vom gegenwärtigen Ausmaß an Angst oder Stress, sodass eine Einschätzung über einen längeren Zeitraum, d. h. über einige Tage bis Wochen, sinnvoll ist.

> **Kommentar**
> Mit der Erweiterung der ICD-11 um die Diagnose „Pathologisches Horten" wurde eine wichtige Ergänzung geschaffen, um der zugrunde liegenden Symptomatik eine adäquate diagnostische Entsprechung beimessen zu können und damit auch die deutliche Prävalenzrate in der Gesamtbevölkerung abzubilden.

9.8 „Körperbezogene repetitive Verhaltensstörungen" (6B25)

„Körperbezogene repetitiven Verhaltensstörungen" zeichnen sich durch wiederkehrende, gewohnheitsmäßige Handlungen aus, die sich explizit auf die äußere Körperhülle beziehen bzw. mit ihr in naher Verbindung stehen (z. B. Haare ausreißen, Lippe beißen, Haut aufkratzen) und sind typischerweise von erfolglosen Versuchen begleitet, das Problemverhalten zu reduzieren oder zu unterlassen, sodass dermatologische Folgen entstehen (z. B. Haarverlust, Hautläsionen, Abschürfungen). Die Symptome verursachen erheblichen Leidensdruck oder erhebliche Beeinträchtigungen im persönlichen, familiären, sozialen, schulischen, beruflichen Bereich oder in anderen wichtigen Funktionsbereichen. Die Handlungen laufen automatisiert und ohne vorangegangene unerwünschte, intrusive Gedanken ab, sodass die ICD-11 auf die Kodierung von Subtypen nach dem Grad der Einsicht bezüglich störungsspezifischer Überzeugungen verzichtet.

9.8.1 „Trichotillomanie" (6B25.0)

9.8.1.1 Diagnosekriterien
Die ICD-11 beschreibt folgende Diagnosekriterien:

- Wiederholtes Ausreißen der eigenen Haare,
- erfolglose Versuche, das Ausreißen zu reduzieren oder zu unterlassen,

- beträchtlicher Haarverlust aufgrund dieser Verhaltensweise,
- die Symptome führen zu erheblichem Leidensdruck oder erheblichen Beeinträchtigungen im persönlichen, familiären, sozialen, schulischen, beruflichen Bereich oder in anderen wichtigen Funktionsbereichen.

Die ICD-11 fokussiert in ihren diagnostischen Kriterien in Abgrenzung zur ICD-10 verstärkt einen phänomenologischen Ansatz und **verzichtet** auf den begleitenden emotionalen Prozess, spezifiziert als **„zunehmend[e] Spannung vorher und einem Gefühl der Erleichterung hinterher"**. Auch das **Ausschlusskriterium** des „Fehlens einer vorbestehenden Hautentzündung; nicht im Zusammenhang mit einem Wahn oder Halluzinationen" **entfällt. Ergänzt** werden die Kriterien in der ICD-11 um den **Leidensdruck bzw. Funktionseinschränkungen. Neu aufgenommen** wird außerdem, dass explizit **erfolglos Widerstand gegen den Drang**, sich Haare auszureißen geleistet wird, was in der ICD-10 lediglich implizite Erwähnung in Kriterium A findet.

9.8.1.2 Symptom- und Verlaufscharakteristika

Kommentar
Die Symptomatik kann sich gemäß ICD-11 (WHO 2019/2021) auf jegliche Körperbehaarung auswirken, wobei Kopfhaar, Augenbrauen und Wimpern am häufigsten betroffen sind. Der Grad des Haarverlusts kann stark variieren, von leichter Ausdünnung bis hin zum vollständigen Verlust. Oft werden die Haare in großflächigen Bereichen herausgerissen, um den Verlust zu kaschieren, und Maßnahmen angewendet, um ihn zu verbergen. Die Häufigkeit der Episoden kann stark variieren, von kurzen, über den Tag verteilten Episoden, bis hin zu weniger häufigen, aber längeren Episoden. Häufig gehen die Symptome mit ritualisierten Handlungen einher, bei denen das Haar im Fokus steht, etwa visuelles oder taktiles Untersuchen. Das Verschlucken oder Essen der Haare kann schwerwiegende bis lebensbedrohliche Magen-Darm-Beschwerden verursachen. Eine Kulmination der Symptomatik wird oft mit Episoden von erhöhtem Stress in Verbindung gebracht und dient der Regulation von Anspannung oder Angst bis hin zu Stimulation, was zur Aufrechterhaltung der Störung beiträgt. „Trichotillomanie" tritt oft zusammen mit anderen psychischen Erkrankungen wie Skin-Picking-Störung, Depressionen, Angststörungen, Zwangsstörungen oder anderen körperbezogenen repetitiven Verhaltensweisen auf. Die Erkrankung hat oft einen chronischen Verlauf, wobei die Wahrscheinlichkeit einer Remission mit zunehmender Persistenz der Symptomatik abnimmt. Vulnerable Phasen für das erstmalige Auftreten liegen sowohl in der frühen Kindheit als auch in der Adoleszenz. Es gibt jedoch auch chronische Verläufe, die in der frühen Kindheit beginnen und als Subtyp angesehen werden können, wobei ungeklärt ist, welche Faktoren zur Persistenz beitragen. Das erstmalige Auftreten in der frühen Adoleszenz geht oft mit dem Eintritt in die Pubertät einher und ist häufig mit einem höheren Maß an Chronifizierung und Beeinträchtigung verbunden. Die Prävalenz in der Adoleszenz ist vergleichbar mit der im Erwachsenenalter und beträgt zwischen 1 % und 2 % in der Gesamtbevölkerung. Kinder und Jugendliche zeigen oft ein höheres Maß an Automatisierung. Gezieltes Ausreißen

tritt in der Regel in der Adoleszenz oder im Erwachsenenalter auf, oft mit einem starken Handlungsimpuls und nachfolgender Erleichterung. Bei Kindern und Jugendlichen besteht oft eine komorbide ADHS. In der Kindheit sind die Prävalenzraten für beide Geschlechter gleich, während in der Adoleszenz und im Erwachsenenalter eine leicht höhere Rate bei Frauen besteht.

Kommentar

Die ICD-11 orientiert sich in ihrer Neukonzeption an einem deskriptiven Ansatz, der die störungsimmanente Phänomenologie in den Vordergrund stellt und der zugrunde liegenden regulatorischen Funktion im Vergleich zur ICD-10 weniger Bedeutung beimisst. Hervorgehoben wird außerdem die Notwendigkeit des aktiven Widerstands, was eine Anlehnung an die Konzeption der Zwangserkrankung in der ICD-10 darstellt und somit die ätiologische Nähe betont.

- Konzeptioneller Verzicht auf aufrechterhaltende emotionsregulierende Prozesse
- Ergänzung um das Diagnosekriterium des expliziten aktiven Widerstands

9.8.2 „Skin-Picking-Störung" (6B25.1)

9.8.2.1 Diagnosekriterien

Die ICD-11 definiert folgende diagnostische Kriterien:

- Wiederholtes Entfernen von Fragmenten der eigenen Haut,
- erfolglose Versuche, diese Verhaltensweise zu reduzieren oder zu unterlassen,
- beträchtliche Hautverletzungen aufgrund des beschriebenen Verhaltens,
- die Symptome führen zu erheblichem Leidensdruck oder erheblichen Beeinträchtigungen im persönlichen, familiären, sozialen, schulischen, beruflichen Bereich oder in anderen wichtigen Funktionsbereichen.

In der ICD-11 wird die „Skin-Picking-Störung" **erstmalig als eigenständige Diagnose in Form einer Subkategorie** der „Körperbezogenen repetitiven Verhaltensstörungen" **klassifiziert** und entsprechend in das Kapitel der „Zwangsstörung oder verwandten Störungen" integriert. Eine diagnostische Kodierung war in der ICD-10 lediglich in Form einer Zuordnung zur Restkategorie **„Sonstige abnorme Gewohnheiten und Störungen der Impulskontrolle"** (F63.8) möglich.

9.8.2.2 Symptom- und Verlaufscharakteristika

Die ICD-11 (WHO 2019/2021) beschreibt dezidiert, dass sich die Symptomatik in der Regel auf Gesicht, Arme und Hände konzentriert und sowohl gesunde Haut als auch Hautunregelmäßigkeiten, Läsionen oder frühere durch die Störung verursachte Hautschädigungen betrifft. Zumeist werden die Verletzungen mit den Fingernägeln zugefügt. Es werden oft Anstrengungen unternommen, um die Hautläsionen zu verbergen. Die Betroffenen verwenden oft erhebliche Zeit für dieses Verhalten, zum Teil mehrere Stunden am Tag. Die „Skin-Picking-Störung" steht oft mit ritualisierten Handlungen in Verbindung, die auf die Haut Bezug nehmen, wie visuelle oder taktile Untersuchungen oder sogar Verzehren der Hautfragmente. Die Symptomatik dient oft der Regulation von hoher Anspannung oder emotionaler Erregung, induziert mitunter Entspannung, was zur Aufrechterhaltung der Erkrankung beiträgt. Längerfristig werden mit Blick auf das störungsimmanente Verhalten negative Emotionen wie Scham und subjektiver Kontrollverlust berichtet. Der Grad der Automatisierung und damit auch das Bewusstsein für das Verhalten variiert stark. Die Erstmanifestation kann in jedem Lebensalter auftreten, häufig jedoch mit dem Eintritt in die Pubertät. Der Impuls das Verhalten auszuführen, wird bei einigen durch externe (z. B. erhöhte taktile Sensibilität durch Hautirritationen), bei anderen durch interne (z. B. aversive Emotionen/Anspannung) Auslöser verstärkt und erleichtert in der Folge durch Verringerung der Anspannung bzw. der Intensität der Emotionen. Die Erkrankung verläuft oft chronisch, wobei sich das Erscheinungsbild im Laufe des Lebens ändern kann. Erstmanifestationen in der Kindheit sind bei Frauen häufiger und stehen mit einem höheren Grad der Automatisierung in Verbindung, wobei sie oft in der Adoleszenz und im Erwachsenenalter bestehen bleiben. Die Prävalenz der „Skin-Picking-Störung" ist insgesamt bei Frauen deutlich höher, während die Erstmanifestationen bei Männern früher auftreten können. Die „Skin-Picking-Störung" tritt oft gemeinsam mit Angststörungen, Zwangsstörungen, depressiven Störungen, Trichotillomanie oder anderen körperbezogenen repetitiven Verhaltensstörungen auf.

Kommentar

Die ICD-11 ermöglicht mit der Aufnahme der „Skin-Picking-Störung" als Subkategorie der „Körperbezogene[n] repetitive[n] Verhaltensstörungen" erstmals die Vergabe einer eigenständigen Diagnose und damit eine wichtige Ergänzung, um ein differenzierteres Bild in Form bestehender Komorbidität bei anderen psychischen Störungen zu zeichnen.

9.9   „Substanzinduzierte Zwangs- oder verwandte Störungen" (6C4X.72)

9.9.1   Diagnosekriterien

Die ICD-11 fordert folgende Diagnosekriterien:

- Das klinische Symptombild weist primäre phänomenologische Merkmale einer Zwangsstörung oder verwandten Störung auf, z. B. wiederkehrende, intrusive Gedanken oder Sorgen; repetitive Verhaltensweisen, z. B. mit Bezug auf die äußere Körperhülle (Hautfragmente abzupfen, Haare ausreißen) oder andere körperbezogene repetitive Verhaltensweisen.
- Die Zwangs- oder verwandte Symptomatik tritt während oder kurz nach einer Intoxikation bzw. dem Entzug der entsprechenden Substanz oder der Einnahme bzw. dem Absetzen eines Medikaments auf.
- Die Intensität oder Dauer der repetitiven Verhaltensweisen übersteigt die analogen Störungen, die für eine Vergiftung oder einen Entzug charakteristisch sind, erheblich.
- Die Symptomatik ist nicht besser durch eine andere psychische Störung, insbesondere „Zwangsstörung oder verwandte Störungen", erklärbar. Gegen die Vergabe der Diagnose spricht das Auftreten des klinischen Bilds der Zwangs- oder verwandten Symptomatik vor dem Konsum bzw. der Einnahme des Medikaments und/oder das Persistieren der Symptomatik über einen beträchtlichen Zeitraum nach Beendigung des Konsums bzw. des Entzugs hinaus sowie andere Anzeichen einer bereits bestehenden psychischen Störung mit Zwangs- oder verwandten Symptomen.
- Die Symptomatik ist keine Manifestation einer anderen Erkrankung.
- Die Symptome führen zu erheblichem Leidensdruck oder erheblichen Beeinträchtigungen im persönlichen, familiären, sozialen, schulischen, beruflichen Bereich oder in anderen wichtigen Funktionsbereichen.

9.9.2   Implikationen für zusätzliche Kodierungen

Die Vergabe der Diagnose „Substanzinduzierte Zwangs- oder verwandte Störungen" erfordert eine zusätzliche Kodierung, die das zugrunde liegende Konsumverhalten spezifiziert. Dazu gehören Episode des schädlichen Gebrauchs, schädliches Muster des Gebrauchs und Abhängigkeit sowie bei Bedarf die Diagnosestellung einer Intoxikation oder des Entzugs.

9.9.3 Symptom- und Verlaufscharakteristika

Die ICD-11 (WHO 2019/2021) beschreibt, dass „Substanzinduzierte Zwangs-oder verwandte Störungen" in ihrer Symptomausprägung eine klinische Bandbreite zeigen, die durch individuelle Merkmale des Patienten, wie beispielsweise genetische Anfälligkeit, Metabolismus und Persönlichkeitsmerkmale, beeinflusst wird. Ein gesteigerter Konsum über längere Zeiträume erhöht das Risiko für die Entwicklung einer substanzinduzierten Zwangsstörung oder einer verwandten Störung. Nach Abstinenz tritt in der Regel eine teilweise oder vollständige Remission ein, wobei die Dauer des Entzugs je nach Substanz variieren kann. Bei verlängertem Entzug können die Zwangssymptome noch mehrere Wochen lang fortbestehen. Der gleichzeitige Konsum mehrerer Substanzen macht es oft schwierig, die zwanghaften Symptome einer spezifischen Substanz zuzuordnen. Ist eine eindeutige Zuordnung der auslösenden Substanz nicht möglich, sollte die Diagnose „Substanzinduzierte Zwangsstörung oder verwandte Störung aufgrund mehrerer spezifischer psychoaktiver Substanzen, einschließlich Medikamente" in Betracht gezogen werden. Beim Gebrauch multipler Substanzen, die sich in der Genese der Symptomatik ergänzen, ist es angemessen, entsprechend die spezifischen Diagnosen einer „Substanzinduzierte[n] Zwangsstörung oder verwandte[n] Störungen" zu vergeben.

> **Kommentar**
> Die ICD-11 bietet mit „Substanzinduzierte Zwangs- oder verwandte Störungen" erstmals die Möglichkeit zur Vergabe einer Diagnose, um eine zwangsassoziierte Symptomatik als Korrelat und Folge von (multiplem) Substanzgebrauch abbilden zu können, und nähert sich damit der klinischen Realität bestehender Komorbiditäten an.

9.10 „Sekundäres Zwangssyndrom oder verwandtes Syndrom" (6E64)

9.10.1 Diagnosekriterien

Die ICD-11 legt zur Diagnosestellung folgende Kriterien fest:

- Das Vorhandensein einer Symptomatik, die für eine „Zwangsstörung oder verwandte Störungen" charakteristisch ist, wie wiederkehrende, intrusive Gedanken; repetitive Verhaltensweisen, z. B. mit Bezug auf die äußere Körperhülle (Hautfragmente abzupfen, Haare ausreißen) oder andere körperbezogene repetitive Verhaltensweisen.

- Die Symptomatik wird aufgrund anamnestischer Daten, körperlicher Untersuchungen oder Laborbefunde als direkte pathophysiologische Folge einer körperlichen Erkrankung eingestuft. Die Einschätzung beruht auf der Feststellung, dass:
  - Bekannt ist, dass die Erkrankung die Symptomatik hervorrufen kann,
  - Der Verlauf der Symptomatik (z. B. Beginn, Remission, Ansprechen auf die Behandlung der zugrunde liegenden Erkrankung) äquivalent zu dem der körperlichen Erkrankung ist,
  - Die Symptomatik nicht besser durch eine andere psychische Störung (z. B. eine „Zwangsstörung oder verwandte Störungen") oder durch Medikamenteneinwirkung bzw. Substanzen, einschließlich Entzugserscheinungen, erklärbar ist.
- Die Symptomatik erfüllt nicht die diagnostischen Anforderungen für sekundäre Tics, die im Kapitel „Erkrankungen des Nervensystems" der Gruppe der „Bewegungsstörungen" zugeordnet sind.
- Die Symptomatik erfüllt einen solchen Schweregrad, dass eine besondere Schwerpunktsetzung des klinischen Augenmerks erforderlich wird.

9.10.2 Diagnosestellung in Abgrenzung von anderen Störungen

Die ICD-11 (WHO 2019/2021) weist darauf hin, dass eine Differenzierung, ob eine bestehende Zwangs- oder verwandte Symptomatik auf eine körperliche Erkrankung zurückzuführen ist oder auf die Manifestation einer primären psychischen Störung, sich aufgrund vielfältiger ätiologischer Überlappungen oft herausfordernd gestaltet. Für die Zuweisung der Diagnose „Sekundäres Zwangssyndrom oder verwandtes Syndrom" ist es daher entscheidend, das Vorhandensein einer somatischen Erkrankung als Ursache der Symptomatik festzustellen und den zeitlichen Zusammenhang zwischen dieser Erkrankung und den zwangsassoziierten Symptomen zu eruieren. Ein „Sekundäres Zwangssyndrom oder verwandtes Syndrom" zeigt oft klinische Merkmale, die für „Zwangsstörungen und verwandte Störungen" untypisch sind, wie z. B. ein höheres Erkrankungsalter, akutes Auftreten der Symptome, begleitende kognitive Beeinträchtigungen oder fokale neurologische Symptome. Um die Diagnose stellen zu können, muss zusätzlich ausgeschlossen werden, dass die zwangsassoziierte Symptomatik auf die Wirkung von Medikamenten, Substanzen oder Entzugserscheinungen zurückzuführen ist. Dabei bedarf es zunächst der Überprüfung, ob die entsprechende Medikation oder der Substanzkonsum bekanntermaßen Zwangs- oder verwandte Symptome hervorrufen kann sowie des zeitlichen Zusammenhangs zwischen der Einnahme des Medikaments und dem Auftreten der Symptome. Dieses Vorgehen gilt ebenfalls für den Konsum psychoaktiver Substanzen in Verbindung mit Vergiftungs- oder Entzugserscheinungen. In einem solchen Fall ist die Diagnose „Substanzinduzierte Zwangs- oder verwandte Störungen" angebracht.

9.10.3 Assoziierte körperliche Erkrankungen

Zu den Störungen des Gehirns sowie allgemeinen Erkrankungen, die erwiesenermaßen zwangs- oder verwandte Symptome auslösen können, zählen:

- Erkrankungen des Nervensystems (z. B. Epilepsie, Huntington, myoklonische Erkrankungen, Parkinson, pädiatrische neuropsychiatrische Autoimmunerkrankungen im Zusammenhang mit Streptokokkeninfektionen [PANDAS], pädiatrisch akut einsetzendes neuropsychiatrisches Syndrom [PANS], sekundäre Chorea einschließlich Chorea aufgrund von Neuroakanthozytose und McLeod-Syndrom, Schlaganfall)
- Bestimmte infektiöse oder parasitäre Erkrankungen (z. B. rheumatische Chorea, [Sydenham-Chorea])
- Endokrine, ernährungsbedingte oder metabolische Erkrankungen (z. B. Pantothenatkinase-assoziierte Neurodegeneration)
- Verletzung, Vergiftung oder bestimmte andere Folgen externer Ursachen (z. B. Hirnverletzung)
- Neubildungen (z. B. Neubildungen des Gehirns oder der Hirnhäute)

Kommentar
Die ICD-11 ermöglicht mit „Sekundäres Zwangssyndrom oder verwandtes Syndrom" erstmals die Vergabe einer eigenständigen Diagnose und generiert damit ein wichtiges Instrument, um das klinische Bild zwangstypischer oder verwandter Symptomatik als Begleiterscheinung und Folge körperlicher Erkrankungen kodieren zu können.

9.11 Abschließende Bewertung

Die ICD-11 verfolgt in ihrer Konzeption der „Zwangsstörung oder verwandten Störungen" in einem eigenständigen Kapitel einen deskriptiven Ansatz, der sich an den gemeinsamen phänomenologischen Charakteristika wiederkehrender, intrusiver Gedanken und/oder damit assoziierter repetitiver Verhaltensweisen als verbindendes Element zwischen den Störungskategorien orientiert. Dadurch entsteht ein trennscharfes Feld inkludierter Erkrankungen, das dem diffusen Konglomerat der „Zwangsspektrumsstörungen" gegenübergestellt ist und in seiner Klarheit als echte Weiterentwicklung bewertet werden kann. Herausgestellt werden dabei die begleitenden kognitiven Phänomene in Form von sich aufdrängenden, zwangstypischen bzw. sorgenassoziierten Inhalten oder überwertigen Ideen, die in regulatorischer Funktion mit repetitiven Verhaltenskorrelaten verknüpft sind. Dadurch erfolgt in Abgrenzung zur ICD-10 eine deutliche Klarifizierung der zugrunde liegenden Mechanismen der Symptombilder, wobei zugleich Implikationen für therapeutische Interventionen generiert werden.

In der Neukonzeption der Zwangsstörung wird dies im Besonderen eklatant und trägt zu einem verbesserten Verständnis von Genese und Aufrechterhaltung der Störung bei. Auch die Ergänzung der Zwangshandlungen um mentale Prozesse stellt in diesem Zusammenhang eine wichtige Neuerung dar, da sie die häufig verdeckt ablaufende kompensatorische Neutralisation expliziert und durch ihre Transparenz die Sensibilität für die Praxis erhöht. Problematisch an der Neukonzeption der Zwangsstörung in ihrem Bezug auf zugrunde liegende motivationale Prozesse erscheint die Formulierung, dass diese Folge eines rigiden, intrapsychischen Regelwerks seien oder zur Generierung von Konsistenzerleben dienten. Dies erschwert eine Abgrenzung von der anankastischen Persönlichkeitsstörung, da dies einen gewissen Grad von Ich-Syntonie impliziert, insbesondere bei zusätzlicher Kodierung von geringer bzw. fehlender Einsicht. Die Herauslösung der „Körperdysmorphe[n] Störung" aus dem Subkategoriestatus der „Hypochondrische[n] Störung" stellt eine sinnvolle Neuerung dar. In der Versorgungsrealität wird deutlich, dass die Vorteile einer Gruppierung nach pathopsychologischen Gemeinsamkeiten in Form von körperbezogenen Fehlattribuierungen bezogen auf Aussehen („Körperdysmorphe Störung") bzw. körperliche Erkrankungen („Krankheitsangststörung") die Nachteile der fehlenden Genauigkeit des klinischen Bildes und mangelnden Implikationen für therapeutische Interventionen nicht aufwiegen. Der Einbezug des sozialen Kontexts als Diagnosekriterium und ätiologischer Faktor trägt dieser Problematik Rechnung und kann in diesem Sinne als wünschenswerte Entwicklung betrachtet werden. Die Erweiterung der „Krankheitsangststörung" um Vermeidungsverhalten als entgegengesetztes dysfunktionales Pendant zu Kontrollexzessen sowie dessen Generalisierung präzisiert die Phänomenologie des klinischen Symptombilds und lenkt damit das Augenmerk auf weitere aufrechterhaltende Faktoren der Erkrankung.

Die ICD-11 konzipiert im Kapitel „Zwangsstörung oder verwandten Störungen" erstmals die phänomenologisch orientierten Krankheitsbilder „Olfaktorische Referenzstörung", „Pathologisches Horten" und „Skin-Picking-Störung" als eigenständige Störungskategorien und ermöglicht damit eine direkte Diagnosevergabe. Mit dieser deskriptiven Herangehensweise wird lediglich das Handwerkszeug bereitgestellt, bereits bestehende Syndrome mit einer adäquaten Klassifikation zu versehen und damit interdisziplinäres Verständnis und therapeutisches Vorgehen zu erleichtern. Inwieweit sich ein solches Vokabular in der klinischen Praxis als nützlich erweist und in seiner Handhabung tatsächlich von Relevanz und Mehrwert ist, bedarf zunächst weiterer empirischer Etablierung. Nicht aus dem

Fokus gerückt werden darf dabei die Gefahr der Pathologisierung von Verhaltensweisen, die sich zwar auf einem quantitativen Kontinuum erfassen lassen, deren Krankheitswert jedoch an einer willkürlichen – in der ICD-11 nicht näher spezifizierten – Messgröße festgelegt wird.

Literatur

Anlauf, M., Kordon, A. (2010). Zwangsspektrumerkrankungen. *Psychiatrie und Psychotherapie Up2date 4*, 161–176.

Backenstraß, M. (2022). Zwangsstörungen und verwandte Störungen in DSM-5 und ICD-11. *Verhaltenstherapie und Verhaltensmedizin, 43* (1), 9-20.

Dilling, H., Mombour, W, Schmidt, M. H. (Hrsg.). (2013). Internationale Klassifikation Psychischer Störungen. ICD-10. Kapitel V (F). Klinisch-diagnostische Leitlinien, 9. Aufl. Bern: Huber.

Hollander, E., Zohar, J. , Sirovatka, P. J. & Regier, D. A. (2011). Obsessive-compulsive Spectrum Disorders: Refining the research agenda for DSM-V. Arlington: American Psychiatric Publishing.

Stein, D. J., Kogan, C. S., Atmaca, M., Fineberg, N. A., Fontenelle, L. F., Grant, J. E., Matsunaga, H., Reddy, Y. C. J., Simpson, H. B., Thomsen, P. H., van den Heuvel, O. A., Veale, D., Woods, D. W. & Reed, G. M. (2016). The Classification of Obsessive-Compulsive and Related Disorders in the ICD-11. *J Affect Disord, 190,* 663-674. https://doi.org/10.1016/j.jad.2015.10.061.

World Health Organization (WHO). International Classification of Diseases, Eleventh Revision (ICD-11). 2019/2021. Online verfügbar unter: https://icd.who.int/browse11 (abgerufen am 22.03.2024; Version 01/2023). Licensed under Creative Commons Attribution-NoDerivatives 3.0 IGO licence (CC BY-ND 3.0 IGO).

Spezifisch Belastungs-assoziierte Störungen

10

Lars Hölzel, Stefan Röpke, Ewa Cionek-Szpak und Thomas Ehring

Inhaltsverzeichnis

L. Hölzel (✉)
Oberberg Parkklinik Wiesbaden Schlangenbad, Schlangenbad, Deutschland
E-Mail: lars.hoelzel@oberbergkliniken.de

Oberberg Tagesklinik Frankfurt am Main, Frankfurt am Main, Deutschland

Klinik für Psychiatrie und Psychotherapie, Universitätsmedizin Mainz, Mainz, Deutschland

S. Röpke
Oberberg Fachkliniken für Psychiatrie, Psychosomatik und Psychotherapie, Berlin und
Brandenburg, Deutschland

E. Cionek-Szpak
Oberberg Fachklinik Wasserschlösschen, Mönchengladbach, Deutschland

T. Ehring
Lehrstuhl für Klinische Psychologie und Psychotherapie, LMU München, München,
Deutschland

S. Röpke
Klinik für Psychiatrie und Psychotherapie, Charité – Universitätsmedizin Berlin,
Campus Benjamin Franklin, Berlin, Deutschland

10.1   ICD-11 im Vergleich zur ICD-10

Wesentliche Änderungen

Das Kapitel „Spezifisch Belastungs-assoziierte Störungen" ist eine **Neukonzeption**, die es in dieser Zusammensetzung in der ICD-10 noch nicht gab. Gemeinsamer Nenner aller in diesem Kapitel aufgeführten Störungen ist, dass per Definition ein Trauma, Belastungsfaktor oder anderer Stressor vorgelegen haben muss.

Die Diagnosekriterien für die **„Posttraumatische Belastungsstörung"** **(PTBS)** wurden unter Beibehalt der drei Symptomcluster gegenüber der ICD-10 reduziert, beim Traumakriterium wurde auf das individuelle Erleben der betroffenen Person fokussiert und das Zeitkriterium offener formuliert.

Die **„Komplexe Posttraumatische Belastungsstörung"** ist als eine neue Kategorie hinzugekommen. Sie enthält alle Kernmerkmale der PTBS, ist jedoch zusätzlich durch Probleme in Affektregulation, Selbstbild und zwischenmenschlichen Beziehungen gekennzeichnet.

Die **„Anhaltende Trauerstörung"** stellt ebenfalls eine neue Kategorie dar, aus der sich in Abgrenzung zu den Diagnosen Depression, PTBS oder Angststörung wichtige Behandlungsimplikationen ergeben.

Die **„Anpassungsstörung"** ist eindeutiger operationalisiert als in der ICD-10 und durch eine klare Symptombeschreibung definiert. Sie ist durch eine anhaltende Beschäftigung mit dem auslösenden Stressor oder seinen Folgen sowie einer fehlenden Adaptation gekennzeichnet.

Die beiden Störungen des Kindes- und Jugendalters, **„Reaktive Bindungsstörung"** und **„Störung der sozialen Bindung mit enthemmtem Verhalten"**, wurden der neuen Kategorie hinzugefügt. Bei beiden Störungen werden die ätiologischen Faktoren nun Teil der Diagnosekriterien.

10.2   Vorbemerkungen

Bei der Neukonzeption des Kapitels „Spezifisch Belastungs-assoziierte Störungen" waren folgende Grundüberlegungen leitend (vgl. Maercker et al. 2013): Es gibt einen klaren Zusammenhang zwischen Belastung bzw. Stress und dem Risiko für psychische Störungen, dieser ist jedoch transdiagnostisch und nicht störungsspezifisch. So führen selbst traumatische Erfahrungen und Extrembelastungen nicht zwangsläufig zu einer psychischen Störung, sondern können von vielen Betroffenen gut bewältigt werden. Traumata und andere Belastungsfaktoren erhöhen jedoch das Risiko für ein breites Spektrum psychischer Störungen, wie beispielsweise Substanzkonsumstörungen, Depression, Angststörungen, Persönlichkeitsstörungen oder Psychosen. Somit können Traumata, Stress und andere Belastungsfaktoren als unspezifische Risiko- oder Auslösefaktoren für psychische Störungen verstanden werden. Bei einer bestimmten Gruppe von Störungen spielen Traumata oder andere einschneidende Erlebnisse jedoch eine besonders herausgehobene Rolle und es bestehen Modelle der Ätiologie, welche die Erkrankung in einen direkten und kausalen Zusammenhang zu dem Stressor stellen. Diese Störungen wurden durch die von der Weltgesundheitsorganisation (WHO) mit der Überarbeitung beauftragten Arbeitsgruppe in einem neu geschaffenen Kapitel zusammengefasst, dessen Konzept sich in seinem Namen „Spezifisch Belastungs-assoziierte Störungen" klar ausdrückt. Das bisherige Kapitel F43 „Reaktionen auf schwere Belastungen und Anpassungsstörungen" der ICD-10 geht in dem neuen Kapitel auf (vgl. Tab. 10.1).

> In der offiziellen Übersetzung des BfArM (Bundesinstitut für Arzneimittel und Medizinprodukte) wird die Kategorie „Disorders specifically associated with stress" mit „Spezifisch Belastungs-assoziierte Störungen" übersetzt. Das englische Wort „stress" entspricht nicht vollständig dem deutschen Wort „Stress", weshalb in der Übersetzung das Wort „Belastung" gewählt wurde.

Die „Akute Belastungsreaktion" wird in der ICD-11 nicht länger als Störung, sondern als eine Reaktion innerhalb der Norm angesehen und deshalb als „Problematik in Verbindung mit schädlichen oder traumatischen Ereignissen" dem Kapitel „Faktoren, die den Gesundheitszustand beeinflussen oder zur Inanspruchnahme des Gesundheitswesens führen" zugeordnet. Die Kategorien „Posttraumatische Belastungsstörungen" und „Anpassungsstörung" finden sich mit einigen konzeptionellen Änderungen auch in der neuen ICD-11 (vgl. Tab. 10.2). Die in der ICD-10 enthaltene Störung F62.0 „Andauernde Persönlichkeitsänderung nach Extrembelastung" wurde in der ICD-11 aufgegeben; dafür wurde die „Komplexe Posttraumatische Belastungsstörung" als neue Störung aufgenommen. Die „Anhaltende Trauerreaktion" stellt eine komplett neue diagnostische Kategorie, ohne Entsprechung in der ICD-10, dar (Maercker et al. 2013).

Tab 10.1 „Spezifisch Belastungs-assoziierte Störungen" in der ICD-11

Code	Bezeichnung
6B40	Posttraumatische Belastungsstörung
6B41	Komplexe Posttraumatische Belastungsstörung
6B42	Anhaltende Trauerstörung
6B43	Anpassungsstörung
6B44	Reaktive Bindungsstörung
6B45	Störung der sozialen Bindung mit enthemmtem Verhalten
6B4Y	Sonstige näher bezeichnete Spezifisch Belastungs-assoziierte Störungen
6B4Z	Spezifisch Belastungs-assoziierte Störungen, nicht näher bezeichnet

Tab. 10.2 „Spezifisch Belastungs-assoziierte Störungen" in ICD-11, ICD-10 und DSM-5

ICD-11 Code	ICD-11 Bezeichnung	ICD-10 Code	ICD-10 Bezeichnung	DSM-5 Bezeichnung
	Spezifisch Belastungs-assoziierte Störungen	*F43*	*Reaktionen auf schwere Belastungen und Anpassungsstörungen*	*Trauma- und belastungsbezogene Störungen*
	(Akute Belastungsreaktion*)	F43.0	Akute Belastungsreaktion	Akute Belastungsstörung
6B40	Posttraumatische Belastungsstörung	F43.1	Posttraumatische Belastungsstörung	Posttraumatische Belastungsstörung
6B41	Komplexe Posttraumatische Belastungsstörung		–	Posttraumatische Belastungsstörung
6B42	Anhaltende Trauerstörung		–	(Störung durch eine Anhaltende Komplexe Trauerreaktion)**
6B43	Anpassungsstörung	F43.2	Anpassungsstörungen	Anpassungsstörungen
6B44	Reaktive Bindungsstörung	F94.1	Reaktive Bindungsstörung des Kindesalters	Reaktive Bindungsstörung
6B45	Störung der sozialen Bindung mit enthemmtem Verhalten	F94.2	Bindungsstörung des Kindesalters mit Enthemmung	Bindungsstörung mit Enthemmung

* keine Störung in ICD-11, ** nachdem die Kategorie im DSM-5 zunächst keine reguläre Kategorie, sondern unter „Klinische Erscheinungsbilder mit weiterem Forschungsbedarf" gelistet war, wurde sie in die überarbeitete Version (DSM-5-TR) aufgenommen

10.3 „Posttraumatische Belastungsstörung" (6B40)

Die Definition der „Posttraumatischen Belastungsstörung" in der ICD-11 wurde gegenüber der ICD-10 weiter vereinfacht.

Traumakriterium

Eine kleine, aber entscheidende Veränderung gibt es bereits beim ersten Kriterium, der Definition eines Traumas: Die ICD-11 beschreibt, sehr ähnlich zur ICD-10, ein Trauma als extrem bedrohliches oder entsetzliches Ereignis oder als eine Reihe von Ereignissen, **verzichtet** aber **auf** den in der ICD-10 vorhandenen **Zusatz** „das bei fast jedem eine **tiefe Verzweiflung** hervorrufen würden". Hierdurch können auch Ereignisse als traumatisch klassifiziert werden, die es nach ICD-10 nicht waren, z. B. Vernachlässigung in der Kindheit und emotionaler Missbrauch oder Stalking oder Bulling (Hyland et al. 2021). In der ICD-11 werden erneut Beispiele für traumatische Ereignisse genannt: Solche Ereignisse sind unter anderem – aber nicht ausschließlich – das direkte Erleben von Naturkatastrophen oder durch Menschen verursachte Katastrophen, militärische Kampfeinsätze, schwere Unfälle, Folter, sexuelle Gewalt, Terrorismus, Überfälle oder akut lebensbedrohliche Krankheiten (z. B. Herzinfarkt); Zeuge sein von drohender oder tatsächlicher Verletzung oder des Todes einer anderen Person auf plötzliche, unerwartete oder gewaltsame Weise; und das Erfahren des plötzlichen, unerwarteten oder gewaltsamen Todes einer geliebten Person. Mit dieser Aufzählung sind viele Ereignisse beschrieben, die auch im DSM-5 als Traumata definiert wurden (s. Tab. 10.3), lediglich die Traumata in Ausübung des Berufes sind im ICD-11 nicht explizit aufgeführt, werden jedoch durch die breitere, auf das subjektive Erleben fokussierende Traumadefinition mit abgedeckt. Mit der neuen Definition eines Traumas

Tab 10.3 Symptomcluster der „Posttraumatischen Belastungsstörung" (PTBS)

ICD-11	ICD-10	DSM-5
Extrem bedrohliches oder entsetzliches Ereignis oder eine Reihe von Ereignissen	Ein belastendes Ereignis oder eine Situation außergewöhnlicher Bedrohung oder katastrophenartigen Ausmaßes, die bei fast jedem eine tiefe Verzweiflung hervorrufen würden	Tatsächliche/r oder angedrohte/r Tod, schwerwiegende Verletzungen oder sexuelle Gewalt: - Direktes Erleben - Miterleben, wie es anderen zustößt - Erfahren, dass es einem engen Familienmitglied oder Bekannten zugestoßen ist - Konfrontation mit Details des Traumas

in der ICD-11 wird empirischen Befunden Rechnung getragen, dass eine Vielzahl von Ereignissen subjektiv als „extrem bedrohlich" oder „entsetzlich" verarbeitet werden können (Hyland et al. 2021).

Zeitkriterium
Fordern ICD-10 und DSM-5 noch mindestens 4 Wochen, in denen die Symptome vorliegen müssen, verzichtet das ICD-11 auf eine genaue Zeitangabe. Entsprechend ICD-11 halten die Symptome mindestens mehrere Wochen lang an und verursachen erhebliche Beeinträchtigungen in persönlichen, familiären, sozialen, schulischen, beruflichen oder anderen wichtigen Funktionsbereichen.

Funktionsbeeinträchtigung
Die Symptome verursachen erhebliche Beeinträchtigungen in persönlichen, familiären, sozialen, schulischen, beruflichen oder anderen wichtigen Funktionsbereichen.

Symptomcluster
Übereinstimmend mit der ICD-10 wurden in der ICD-11 die drei Symptomcluster „Wiedererleben", „Vermeidung" und „Anhaltende Bedrohungswahrnehmung" (vgl. Tab. 10.4) beibehalten. Waren in der ICD-10 noch insgesamt 17 Symptome auf diese drei Symptomcluster aufgeteilt, sind es in der ICD-11 nur noch sechs Symptome, zwei pro Symptomcluster.

Tab 10.4 Symptomcluster der „Posttraumatischen Belastungsstörung" (PTBS) in der ICD-11

Wiedererleben

Wiedererleben des traumatischen Ereignisses oder der traumatischen Ereignisse in der Gegenwart in Form von lebhaften aufdringlichen Erinnerungen, Rückblenden oder Albträumen. Das Wiedererleben kann über eine oder mehrere Sinnesmodalitäten erfolgen und wird typischerweise von starken oder überwältigenden Emotionen, insbesondere Angst oder Entsetzen, und starken körperlichen Empfindungen begleitet

Vermeidung

Vermeidung von Gedanken und Erinnerungen an das Ereignis bzw. die Ereignisse oder Vermeidung von Aktivitäten, Situationen oder Personen, die an das Ereignis bzw. die Ereignisse erinnern

Anhaltende Bedrohungswahrnehmung

Anhaltende Wahrnehmung einer erhöhten aktuellen Bedrohung, die sich z. B. durch Hypervigilanz oder eine verstärkte Schreckreaktion auf Reize wie unerwartete Geräusche zeigt

10.4 „Komplexe Posttraumatische Belastungsstörung" (6B41)

Die Diagnose „Komplexe Posttraumatische Belastungsstörung" (kPTBS) wurde neu in der ICD-11 eingeführt. Für die Vergabe der Diagnose müssen alle Kernkriterien der (non-komplexen) PTBS erfüllt sein, darüber hinaus jedoch noch weitere Symptome vorliegen. So kann die Diagnose nur dann vergeben werden, wenn eine Person zum einen mit einem oder mehreren **traumatischen Ereignissen** konfrontiert war (für eine genaue Definition, s. Tab 10.3) und zum anderen die PTBS-Kernsymptome „**Wiedererleben**", „**Vermeidung**" und „**Anhaltende Bedrohungswahrnehmung**" vorhanden sind (s. Tab. 10.4). Die kPTBS grenzt sich jedoch von der PTBS dadurch ab, dass *zusätzlich* auch noch die folgenden Merkmale vorliegen:

1. Schwerwiegende und anhaltende **Probleme der Emotionsregulation,** z. B. erhöhte emotionale Reaktivität, gewaltsame Ausbrüche, rücksichtsloses oder selbstverletzendes Verhalten, dissoziative Symptome oder emotionale Taubheit.
2. Ein anhaltend **negatives Selbstkonzept,** z. B. die Überzeugung, minderwertig, unterlegen oder wertlos zu sein, sowie intensive und anhaltende Gefühle der Scham, Schuld oder des Versagens in Bezug auf das Trauma.
3. Schwerwiegende und anhaltende **Probleme in zwischenmenschlichen Beziehungen,** z. B. Schwierigkeiten, persönliche Beziehungen einzugehen oder aufrechtzuerhalten, instabile Beziehungen oder auch Vermeidung von Beziehungen und sozialen Kontakten.

Zudem müssen die beschriebenen Symptome für eine Diagnosestellung zu erheblichen Beeinträchtigungen in persönlichen, familiären, sozialen, schulischen, beruflichen oder anderen wichtigen Funktionsbereichen führen.

In Bezug auf die auslösenden Traumata gibt es Hinweise darauf, dass die kPTBS vor allem nach lang anhaltenden oder wiederholten traumatischen Ereignissen auftritt, aus denen Flucht schwierig oder unmöglich ist, beispielsweise sexuelle oder körperliche Gewalt in der Kindheit, wiederholte häusliche Gewalt, Folter, Inhaftierung oder organisierte Gewalt.

Cave: In der klinischen Praxis wird der Begriff der „Komplexen PTBS" häufig auch dann verwendet, wenn keine PTBS-Kriterien erfüllt sind, sich jedoch Probleme der Affektregulation, des Selbstbildes und der Interaktion mit Traumabezug zeigen. Dies entspricht einem mittlerweile veralteten Diagnosekonzept, das in der Vergangenheit für das DSM-IV vorgeschlagen worden war (vgl. van der Kolk et al., 2005), sich empirisch jedoch nicht bewährt hat. Nach ICD-11 müssen **die Kernsymptome der PTBS zwingend** vorhanden sein.

Kommentar

Den Vorschlag, zwischen einer „klassischen" und einer „komplexen" Form der PTBS zu unterscheiden, findet man schon seit einigen Jahrzehnten in der Fachliteratur zu Traumafolgestörungen. Der Hintergrund ist die klinische Beobachtung, dass insbesondere frühe Traumatisierung sowie wiederholte traumatische Erfahrungen häufig zu einem komplexen Symptombild führen, das durch die Kernsymptome der PTBS nicht ausreichend abgedeckt ist. ICD-11 und DSM-5 beschreiten unterschiedliche Wege, um diese Symptomkomplexität diagnostisch abzubilden. Im DSM-5 sind sowohl die Kernsymptome als auch komplexe interpersonelle, affektive und kognitive Symptome in einer einheitlichen Diagnose der PTBS enthalten, was zu einer hohen Heterogenität der unter diese Diagnose fallenden klinischen Bilder führt (vgl. Galatzer-Levy & Bryant 2013, die berechnet haben, dass es nach DSM-5 insgesamt 636.120 verschiedene Symptomkombination der PTBS gibt).

Die ICD-11 geht hier einen anderen Weg und unterscheidet die lediglich durch die Kernsymptomatik gekennzeichnete PTBS von einer komplexen Variante. Sowohl für die klinische Praxis als auch die Forschung erscheint eine stärkere Differenzierung zwischen diesen Unterformen durchaus sinnvoll. Es wird sich jedoch noch erweisen müssen, ob sich aus der neuen Diagnose reliable und valide Vorhersagen für eine differenzielle Therapieindikation ergeben.

Für die Verwendung in der klinischen Praxis ist zu beachten, dass die Bezeichnung der kPTBS nach ICD-11 von früheren Konzepten abweicht und alle Kernkriterien der PTBS ebenfalls erfüllt sein müssen.

10.4.1 Zusätzliche klinische Merkmale und Verlaufscharakteristika

Zusätzlich zu den definitorischen Kennzeichen treten nach ICD-11 gemeinsam mit der kPTBS **häufig Suizidalität, problematischer Substanzkonsum, depressive Symptome, psychotische Symptome** und **somatische Beschwerden** auf.

Die Störung beginnt typischerweise unmittelbar nach der Konfrontation mit massiven Traumata; ein **verzögerter Beginn** ist jedoch auch möglich. Im Vergleich zur PTBS ist von einem höheren Symptomschweregrad auszugehen (WHO 2024).

10.4.2 Entwicklungstypische und kulturspezifische Merkmale

Die in den Clinical descriptions and diagnostic requirements (CDDR) beschriebenen entwicklungstypische und kulturspezifische Merkmale erscheinen besonders relevant und werden hier auszugsweise dargestellt: Die kPTBS kann in jedem Lebensalter auftreten. Allerdings ist davon auszugehen, dass wiederholte Traumata in Kindheit und Jugend mit einem höheren Risiko für eine Störungsentwicklung assoziiert sind als vergleichbare Traumata im Erwachsenenalter.

Kinder und **Jugendliche** mit kPTBS haben häufiger kognitive Schwierigkeiten (z. B. Aufmerksamkeit, Problemlösung, Planung), die das schulische oder berufliche Funktionsniveau beeinträchtigen können.

Probleme der Emotionsregulation sowie in zwischenmenschlichen Beziehungen können sich im Kindesalter u. a. durch rücksichtsloses oder aggressives Verhalten sowie Schwierigkeiten mit Gleichaltrigen zeigen, ebenso Dissoziation, emotionale Vermeidung oder Unterdrückung von Emotionen.

Im Jugendalter sind Substanzkonsum, Risikoverhalten und aggressive Verhaltensweisen besonders typische Merkmale der affektiven und interpersonellen Probleme.

Im **höheren Erwachsenenalter** kann nach ICD-11 das klinische Bild der kPTBS insbesondere von Vermeidung von Gedanken, Gefühlen, Erinnerungen und Situationen, körperlichen Angstsymptomen sowie starken Gefühlen des Bedauerns über den Einfluss traumatischer Erlebnisse auf das zurückliegende Leben gekennzeichnet sein.

Bei der Diagnosestellung sollten mögliche **kulturelle Variationen** des Symptomausdrucks berücksichtigt werden. So können bei einigen Personengruppen dissoziative oder somatische Symptome im Vordergrund stehen sowie die Effekte von Traumatisierung auf das soziale Netzwerk oder ganze Populationen eine wichtige Rolle spielen. Bei geflüchteten Traumaüberlebenden haben zudem Postmigrationsstressoren häufig einen starken Einfluss auf die Aufrechterhaltung der Symptomatik (WHO 2024).

10.4.3 Differenzialdiagnosen

Die Abgrenzung der **kPTBS** von der klassischen **PTBS** kann herausfordernd sein, da es sich insbesondere bei den komplexen affektiven, kognitiven und interpersonellen Symptomen in der Regel nicht um kategoriale, sondern kontinuierliche Merkmale handelt. Differenzialdiagnostisch leitend ist hier die Frage, wie stark Schweregrad, Persistenz und Funktionsbeeinträchtigung ausgeprägt sind (vgl. auch WHO 2024).

Die differenzialdiagnostische Unterscheidung zwischen der kPTBS und **Persönlichkeitsstörungen**, insbesondere der Borderline-Persönlichkeitsstörung, können klinisch herausfordernd sein. Die ICD-11-Feldstudien haben gezeigt, dass sich auf Populationsniveau kPTBS und Borderline-Störung unterscheiden lassen (z. B. Cloitre et al. 2014). Auch hier zeigen sich bei der klinischen Einzelfallentscheidung jedoch häufig Überschneidungen. Wenn sowohl die Kriterien für eine kPTBS als auch eine Persönlichkeitsstörung gegeben sind, ist die **Vergabe komorbider Diagnosen möglich**.

Kommentar

Die Abgrenzung der kPTBS von Persönlichkeitsstörungen kann klinisch herausfordernd sein und sollte im Einzelfall auch Überlegungen zur klinischen Nützlichkeit mitberücksichtigen.

10.5 „Anhaltende Trauerstörung" (6B42)

Die neu aufgenommene ICD-11-Diagnose „Anhaltende Trauerstörung" setzt **den Verlust einer nahestehenden Person**, wie etwa eines Partners, Elternteils, Kindes oder einer anderen bedeutsamen Person voraus. Der Verlust ist mit **intensivem und anhaltendem emotionalem Schmerz** verbunden, der sich in Sehnsucht nach oder einer anhaltenden Beschäftigung mit dem Verstorbenen ausdrückt. Dies kann sich auf unterschiedliche Weise äußern, wie z. B.:

- Traurigkeit
- Weigerung, den Tod zu akzeptieren
- Gefühl, einen Teil von sich selbst verloren zu haben
- Unfähigkeit, eine positive Stimmung zu erleben
- Gefühl der Gefühllosigkeit
- Schwierigkeiten, soziale oder andere Aktivitäten durchzuführen
- Schuldgefühle
- Schuldzuweisungen
- Wut

Da Trauerreaktionen stark **kulturell beeinflusst** sind, muss die Länge der Trauerreaktion den aufgrund der für die Person relevanten sozialen, kulturellen und/oder religiösen Normen zu erwartenden Zeitraum nach dem Verlust eindeutig übersteigen. Als **Mindestlänge** kann von **6 Monaten** ausgegangen werden. Trauerreaktionen, die länger als ein halbes Jahr dauern, aber der für die Person relevanten kulturellen Norm entsprechen, werden als normal angesehen.

Die **Störung** verursacht eine erhebliche Beeinträchtigung in persönlichen, familiären, sozialen, schulischen, beruflichen oder anderen **wichtigen Funktionsbereichen**. Wenn die Funktionsfähigkeit erhalten bleibt, kann dies nur mit einem deutlichen zusätzlichen Kraftaufwand erreicht werden.

Kommentar

Der Umgang mit dem Thema Trauer, insbesondere in Abgrenzung zur Depression oder der Posttraumatischen Belastungsstörung, stellt schon seit Längerem ein wichtiges Thema dar. Da diese Unterscheidung auch für die Behandlung wichtig ist, ist diese neue Kategorie begrüßenswert. Der Ansatz der ICD-11, kein festes Zeitkriterium zu definieren, sondern bei der Entscheidung auch soziale und gesellschaftliche Einflüsse zu berücksichtigen, erscheint stimmig. Die erforderliche „erhebliche Beeinträchtigung" in wichtigen Funktionsbereichen sollte unbedingt beachtet werden, um eine Pathologisierung von Trauerprozessen und ein Überdiagnostizieren zu vermeiden.

10.5.1 Zusätzliche klinische Merkmale und Verlaufscharakteristika

Neben den oben dargestellten diagnostischen Kriterien geben die CDDR (WHO 2024) darüber hinaus ausführliche Informationen zu klinischen Merkmalen und Verlaufscharakteristika, entwicklungstypischen Merkmalen, kulturellen Faktoren und anderem mehr. Diese Informationen können hier und im nächsten Abschnitt nur auszugsweise dargestellt werden.

Die anhaltende Beschäftigung kann sich auf folgende Bereiche beziehen:

- die Umstände des Todes
- das Erhalten der Besitztümer der verstorbenen Person in dem Zustand, in dem sie direkt vor dem Tod waren

Betroffene können zwischen der exzessiven Beschäftigung und der Vermeidung von Erinnerungen an den Verstorbenen schwanken.

Es können Probleme auftreten:

- beim Zurechtkommen ohne die verstorbene Person
- beim Aufrufen positiver Erinnerungen an den Verstorbenen
- anderen zu vertrauen
- in Form von sozialem Rückzug
- durch das Gefühl, dass das Leben bedeutungslos sei
- in Form von erhöhtem Konsum von Suchtmitteln (Tabak, Alkohol oder andere Substanzen)
- in Form von Suizidgedanken und
- suizidalem Verhalten

Die „Anhaltende Trauerstörung" tritt bei **Frauen überproportional** häufig auf.

10.5.2 Entwicklungstypische Merkmale

Die Störung kann in allen Altersstufen auftreten, äußert sich aber in Abhängigkeit vom Entwicklungsstand und dem damit verbundenen altersspezifischen Konzept des Todes unterschiedlich (WHO 2024):

Bei der Bewertung von **Trauerreaktionen im Kinder- und Jugendalter** sollte die Diagnose einer „Anhaltende Trauerstörung" **nur mit Vorsicht** vergeben werden, da für Kinder und Adoleszente die primären Bezugspersonen häufig eine besondere

Bedeutung besitzen. Der Verlust einer solchen engen Bezugsperson kann mit einer in Symptomatik und Dauer deutlich erhöhten, intensiven und andauernden Trauerreaktion verbunden sein, ohne eine Störung im Sinne der ICD-11 darzustellen. Bei Kindern im Vorschulalter sind Schwierigkeiten, den Verlust zu akzeptieren, häufig. Auch kann die Trauerreaktion im Entwicklungsverlauf reaktualisiert werden, wenn neue Bedürfnisse auftreten, die normalerweise von der verstorbenen Bezugsperson erfüllt worden wären.

Bei Kindern kann sich das Sehnen nach dem Verstorbenen oder die anhaltende Beschäftigung mit dem Tod eines geliebten Menschen auf Verhaltensebene im Spiel oder in anderen Verhaltensweisen mit Bezug zu den Themen Trennung oder Tod äußern, wie:

- Warten für die verstorbene Person
- Rückkehr an Plätze, wo sie die verstorbene Person zuletzt gesehen haben
- Ängste, dass andere versterben könnten
- magisches Denken
- Trennungsangst mit Sorgen um das Wohlergehen und die Sicherheit ihre Bezugspersonen

Bei jüngeren Kindern kann eine intensive Traurigkeit oder emotionaler Schmerz wechselnd mit einer anscheinend angemessenen Stimmung vorliegen. Mit dem Verlust verbundene Wut kann sich bei Kindern und Jugendlichen als Irritabilität, Protestverhalten, Trotzanfälle, oppositionelles Verhalten oder Verhaltensprobleme äußern.

Äußere Faktoren können **bei Kindern** die Symptomatik stark beeinflussen. Z. B. können Veränderung der sozialen Umgebung des Kindes oder Jugendlichen, Art des Umgangs der Eltern oder Bezugspersonen mit dem Verlust und der Familienkommunikation die Symptomatik stark beeinflussen.

Bei **älteren Erwachsenen** kann sich die „Anhaltende Trauerstörung" als anhaltende Depression mit dem Gefühl, einen Teil des eigenen Selbst verloren zu haben, und einem verstärkten Gefühl der Leere äußern. Gefühle wegen des Verlustes wie betäubt oder benommen zu sein, sind verbreitet. Eine Beschäftigung mit somatischen Beschwerden ist häufig das Hauptanzeichen für Leid in dieser Altersstufe.

Kommentar
Gerade bei Kindern und Jugendlichen sollte die Diagnose mit Vorsicht gestellt werden. Hier sind Erfahrungswerte über die Trauer in Abhängigkeit von verschiedenen Entwicklungsständen hilfreich, um die Reaktionen richtig einordnen zu können.

10.6 „Anpassungsstörung" (6B43)

Die „Anpassungsstörung" wurde in der ICD-11 dem neuen Kapitel „Spezifisch Belastungs-assoziierte Störungen" zugeordnet. Inhaltlich erfolgte eine grundlegende Überarbeitung der Diagnose in der ICD-11 gegenüber der ICD-10. Die „Anpassungsstörung" ist in der ICD-11 anhand zweier klinischer Hauptsymptome definiert, der ständigen **Beschäftigung mit dem auslösenden Stressor** oder **seinen Folgen** sowie einer **fehlenden Adaptation** (vgl. Tab. 10.5; Kazlauskas et al. 2018). Zusätzlich sind Ausschlusskriterien benannt, die Symptome sollen nicht besser durch

Tab 10.5 Kriterien der „Anpassungsstörung" in ICD-11 und ICD-10

ICD-11	ICD-10	*Änderungen*
Maladaptive Reaktion auf einen oder mehrere psychosoziale Stressoren	Psychosoziale Belastung von einem nicht außergewöhnlichen oder katastrophalen Ausmaß	
Normalerweise innerhalb eines Monats	Beginn der Symptome innerhalb eines Monats	
Beschäftigung mit dem Stressor oder seinen Folgen • wiederkehrende Gedanken • Grübeln über Auswirkungen • Versagen bei der Anpassung	Symptome und Verhaltensstörungen wie bei • affektiven Störungen • neurotischen, • Belastungs- und somatoformen Störungen • Störungen des Sozialverhaltens	*Eigene Symptome benannt*
Nicht besser durch andere Störung erklärbar (affektive Störung, spezifisch mit Stress assoziierte Störung)	Erfüllen nicht die Kriterien einer einzelnen Störung	
	Vorherrschendes Erscheinungsbild der Symptome • Kurze depressive Reaktion • Längere depressive Reaktion • Angst und depressive Reaktion gemischt • Mit vorwiegender Beeinträchtigung von anderen Gefühlen • Mit vorwiegender Störung des Sozialverhaltens • Mit gemischter Störung von Gefühlen und Sozialverhalten	*Subtypen entfallen*
Erhebliche Beeinträchtigungen in wichtigen Funktionsbereichen		*Beeinträchtigung in Funktionsbereichen ergänzt*
Klingen in der Regel innerhalb von 6 Monaten ab, es sei denn der Stressor hält länger an	Nicht länger als 6 Monate nach Ende der Belastung (außer bei einer längeren depressiven Reaktion)	

andere psychische Störungen erklärbar sein. Die Diagnose „Anpassungsstörung" wird somit von einer eher unspezifischen syndromalen Reaktion in der ICD-10 (Angst, Depression bzw. Sozialverhalten) zu einer klar definierten Diagnose in der ICD-11. Beim Zeitkriterium folgen die Autoren der ICD-11 der ICD-10. Die Symptome treten normalerweise innerhalb eines Monats nach dem Stressor auf und klingen in der Regel innerhalb von 6 Monaten ab, es sei denn, der Stressor hält länger an.

10.6.1 Zusätzliche klinische Merkmale

- Die Symptome der Besorgnis können sich verschlimmern, wenn an den/die Stressor(en) erinnert wird, was dazu führt, dass Reize, Gedanken, Gefühle oder Gespräche im Zusammenhang mit dem/den Stressor(en) **vermieden** werden, um Sorgen oder Stress zu vermeiden.
- **Zusätzliche** Symptome der Anpassungsstörung können depressive oder Angstsymptome sowie impulsive „externalisierende" Symptome, insbesondere erhöhter Tabak-, Alkohol- oder sonstiger Substanzkonsum sein.
- Die Symptome einer Anpassungsstörung **klingen in der Regel ab**, wenn der Stressor beseitigt wird, wenn ausreichende Unterstützung geleistet wird oder wenn die betroffene Person zusätzliche Bewältigungsmechanismen oder -strategien entwickelt.

10.7 „Reaktive Bindungsstörung" (6B44)

„Reaktive Bindungsstörung" gehört zu den Störungen, die sich durch anhaltende **Auffälligkeiten im Muster der sozialen Bindungen** zu Fremden und zu Bezugspersonen bereits im **Kleinkindalter** oder im **jungen Kindesalter** manifestieren (vgl. Tab. 10.6). Die betroffenen Kinder sind meistens furchtsam und übervorsichtig, sprechen auf Zuspruch nicht an, meiden oft soziale Kontakte mit Gleichaltrigen und reagieren auf diese mit Aggression und Unglücklichsein. Das Syndrom ist eine **Folge** ausgeprägter **Vernachlässigung, Missbrauchs oder Misshandlung**. Es wird davon ausgegangen, dass die Vernachlässigung der Pflege und Fürsorge in der frühen Kindheit für das anhaltende und durchdringende Muster des oben beschriebenen Verhaltens verantwortlich ist. Das beschriebene abnorme Bindungsverhalten ist nicht auf eine bestimmte dyadische Beziehung beschränkt, sondern tritt in verschiedenen Variationen von Beziehung zu Beziehung auf.

10.7.1 Zusätzliche klinische Merkmale

Anhaltende **Missachtung** der Grundbedürfnisse des Kindes oder grobe Vernachlässigung können definiert werden als Handlungen oder Unterlassungen einer Betreuungsperson, die einem Kind die erforderliche altersadäquate Pflege vorenthalten und zu körperlichen oder psychischen Schäden führen können. Die „Reaktive Bindungsstörung" ist eher mit anhaltender Vernachlässigung als mit einzelnen Vorfällen verbunden.

Tab. 10.6 Kriterien der Reaktive[n] Bindungsstörung in ICD-11 und ICD-10

ICD-11	ICD-10	Änderungen
Geschichte grob unangemessener Kinderbetreuung (z. B. schwere Vernachlässigung, Misshandlung)		*Betonung der ätiologischen Faktoren bereits als Diagnosekriterium in der ICD*
Entwicklung in den ersten fünf Lebensjahren nicht vor dem Alter von einem Jahr	Beginn vor dem fünften Lebensjahr	*In der ICD-11 wird die Exklusivität der Diagnose für Kinder betont, was sich in der ICD-10 schon durch die Zuordnung zum Kapitel F9 ergibt*
Abnormes Bindungsverhalten	Widersprüchliche oder ambivalente soziale Reaktionen	*In der ICD-10 wird die Art der Auffälligkeit im Sozialverhalten beschrieben, während in der ICD-11 an der Stelle nur vom „abnormen Bindungsverhalten" gesprochen wird*
Kind sucht keinen Trost, Unterstützung oder Pflege bei primärer Betreuungsperson nur selten sicherheitssuchende Verhaltensweisen gegenüber Erwachsenen reagiert nicht, wenn Trost angeboten wird	Emotionale Störungen • Verlust emotionaler Ansprechbarkeit • Sozialem Rückzug • Aggressiven Reaktionen • Ängstliche Überempfindlichkeit	*Schwerpunkt in der ICD-11 auf den Charakteristika des Bindungsverhaltens, während in der ICD-10 Fokus auf das Sozialverhalten im Allgemeinen*
	Nachweis, dass soziale Gegenseitigkeit und Ansprechbarkeit möglich ist	*In der ICD-10 wird zusätzlich hervorgehoben, dass es – im Gegensatz zum Autismus, bei den bindungsgestörten Patienten auch Situationen geben muss – in denen die soziale Gegenseitigkeit zu beobachten ist; dieses Kriterium wird in der ICD-11 so konkret nicht ausgeführt*
Autismus-Spektrum-Störung als Ausschluss	Kriterien der Tiefgreifenden Entwicklungsstörung werden nicht erfüllt	*In der ICD-11 werden als Ausschlussdiagnosen die Autismus-Spektrum-Störungen genannt, während in der ICD-10 die Tiefgreifenden Entwicklungsstörungen (breitere Gruppe von Störungen)*

- **Misshandlung** ist durch eines oder mehrere der folgenden Merkmale gekennzeichnet: nicht zufällige körperliche Gewalthandlungen, die zu körperlichen Schäden führen können oder die erhebliche Angst hervorrufen; sexuelle Handlungen mit einem Kind, die dazu bestimmt sind, einem Erwachsenen sexuelle Befriedigung zu verschaffen, oder nicht zufällige verbale oder symbolische Handlungen, die zu erheblichen psychischen Schäden führen. Die „Reaktive Bindungsstörung" ist in der Regel eher mit anhaltender Misshandlung als mit einzelnen Vorfällen verbunden.

Kinder mit „Reaktive[r] Bindungsstörung" im Zusammenhang mit wiederholter Misshandlung (z. B. chronischer körperlicher oder sexueller Missbrauch) sind **gefährdet**, gleichzeitig eine **PTBS** oder eine **kPTBS** zu entwickeln.

Kommentar

Die „Reaktive Bindungsstörung" wird in der ICD-11 den „Spezifisch Belastungs-assoziierte Störungen" zugeordnet. Diese Zuordnung erscheint in der Logik der ICD-11 stringent und wird noch dadurch gestärkt, dass die ätiologischen Faktoren nun auch in die Diagnosekriterien aufgenommen wurden. Bei der Störung handelt es sich um eine Störung, die ausschließlich im Kindesalter diagnostiziert wird und über deren Auswirkungen auf das Erwachsenenalter bislang wenig bekannt ist, wodurch eine Betrachtung über die Lebensspanne – wie sonst bei der ICD-11 üblich – bislang nur sehr eingeschränkt möglich ist (s. u.).

Bezüglich der Symptomatik, bei der in der ICD-10 „soziale Reaktionen" und „emotionale Störungen" im Zentrum standen, wird in der ICD-11 das „Bindungsverhalten" fokussiert, was den Kern der Störung noch einmal klarer adressiert.

10.7.2 Entwicklungstypische Merkmale und Verlaufscharakteristika

Viele Kinder zeigen eine vorübergehende Verringerung des Bindungsverhaltens gegenüber einem Elternteil oder einer Bezugsperson als normalen Teil der Entwicklung. Im Gegensatz dazu zeigen Kinder mit einer „Reaktive[n] Bindungsstörung" deutlich **atypische soziale Reaktionen** gegenüber Bezugspersonen, die **über einen längeren Zeitraum** andauern, sich auf **alle sozialen Situationen** erstrecken und **nicht auf eine dyadische Beziehung zu einer bestimmten Bezugsperson** beschränkt sind. Bei Kindern mit „Reaktive[r] Bindungsstörung" kann es bei angemessener Betreuung zu einer fast vollständigen Remission der Symptome kommen. Wenn keine angemessene Betreuung gewährleistet ist, können die Symptome anhalten.

Im Jugend- und Erwachsenenalter haben Kinder mit „Reaktive[r] Bindungsstörung" ein höheres **Risiko, depressive Störungen** und andere internalisierende Störungen zu entwickeln. Sie können auch Probleme bei der Entwicklung und Aufrechterhaltung gesunder zwischenmenschlicher Beziehungen haben.

10.8 6B45 „Störung der sozialen Bindung mit enthemmtem Verhalten"

Auch die „Störung der sozialen Bindung mit enthemmtem Verhalten" manifestiert sich bereits im **Kleinkindalter** oder im **jungen Kindesalter**, jedoch steht hier ein **Anklammerungsverhalten** und **diffuses**, nicht selektives **Bindungsverhalten** im Fokus (vgl. Tab. 10.7). Das Kind zeigt eine oder mehrere der folgenden Verhaltensweisen: **übermäßig vertrautes Verhalten** gegenüber unbekannten Erwachsenen, einschließlich verbaler oder körperlicher Überschreitung von sozial angemessenen körperlichen und verbalen Grenzen (z. B. Trost bei fremden Erwachsenen suchen, altersunangemessene Fragen an fremde Erwachsene), und/oder verringertes oder fehlendes Zurückmelden bei einer erwachsenen Bezugsperson nach dem Weggehen, auch in ungewohnter Umgebung (kein Aufsuchen der Bezugsperson, um sich abzusichern), und/oder die Bereitschaft, mit einem unbekannten Erwachsenen ohne oder nur mit geringem Zögern wegzugehen. Die Diagnose fordert eine **schwere Vernachlässigung**, die wie folgt beschrieben werden kann: entweder eine anhaltende Missachtung der emotionalen Grundbedürfnisse des Kindes nach Trost, Anregung und Zuneigung oder eine anhaltende Missachtung der körperlichen Grundbedürfnisse des Kindes oder wiederholte Wechsel der primären Betreuungspersonen (z. B. häufige Wechsel der Pflegeeltern) oder Aufwachsen in ungewöhnlichen Umgebungen (z. B. Institutionen), welche die Bildung stabiler selektiver Bindungen verhindern, oder eine körperliche Misshandlung oder Missbrauch.

Mit der Reifung in der **mittleren** und **späteren Kindheit** rückt **aufmerksamkeitssuchendes** und **wahllos freundliches Verhalten** in den Vordergrund und ersetzt das Anklammerungsverhalten. Auch hier wird angenommen, dass es an Gelegenheiten zur **Entwicklung selektiver Bindungen mangelt**, also sich ein solches Verhaltensmuster als eine mögliche Konsequenz eines häufigen Wechsels der Bezugspersonen manifestiert.

Kinder unterscheiden sich stark in ihren Temperamentsmerkmalen und es soll darauf geachtet werden, die „Störung der sozialen Bindung mit enthemmtem Verhalten" von der Überschwänglichkeit im Kindesalter zu unterschieden. Kennzeichnend für die „Störung der sozialen Bindung mit enthemmtem Verhalten" sind die dysfunktionale Natur des Verhaltens und die Verbindung mit einer Geschichte der groben Vernachlässigung.

Tab. 10.7 Kriterien der „Störung der sozialen Bindung mit enthemmtem Verhalten" in ICD-11 und ICD-10

ICD-11	ICD-10	Änderungen
6B45 Störung der sozialen Bindung mit enthemmtem Verhalten	**Bindungsstörung des Kindesalters mit Enthemmung (F94.2)**	
stark abnormales soziales Verhalten im Zusammenhang mit einer Vorgeschichte **grob unzureichender Kinderbetreuung** entwickelt sich innerhalb der **ersten fünf Lebensjahre, nicht vor** dem Alter von **einem Jahr** oder mit einer Autismus-Spektrum-Störung Kind geht **wahllos** auf Erwachsene zu, hat keine Scheu, sich zu nähern,	**Bindungen** sind ein anhaltendes Merkmal während der **ersten fünf Lebensjahre** Relatives Fehlen selektiver sozialer Bindungen mit: 1. Der Tendenz, beim Unglücklichsein Trost bei anderen zu suchen 2. Abnorme (relative) **Wahllosigkeit** bezüglich der Personen, bei denen Trost gesucht wird	*Betonung der ätiologischen Faktoren in ICD-11 In der ICD-11 wird ein Mindestalter zur Diagnosestellung aufgestellt Die abnorme Wahllosigkeit in Bezug auf die Personen, denen sich das Kind anvertraut, wird in beiden Klassifikation betont und als Kerncharakteristikum gesehen*
geht mit unbekannten Erwachsenen weg und zeigt gegenüber Fremden ein übermäßig vertrautes Verhalten	Wenig modulierte soziale Interaktionen mit unvertrauten Personen	*in der ICD-11 werden konkrete Beispiele für inadäquate soziale Interaktionen als allgemeine Diagnosekriterien genannt*
	Mindestens eins der folgenden Merkmale: 1. Allgemeines Anklammerungsverhalten in der Kleinkindzeit 2. Aufmerksamkeitssuchendes und unterschiedslos freundliches Verhalten in der frühen oder mittleren Kindheit	*in der ICD-10 werden andere Beispiele genannt und zur Bedingung für die Diagnosestellung genannt, während in ICD-11 diese Bedingung entfällt*
	Eindeutig keine Situationsspezifität der oben angegebenen Merkmale	
Diagnose nur bei Kindern und Entwicklung innerhalb der ersten fünf Jahre		*Im ICD-11 wird die Exklusivität der Diagnose für Kinder betont, was sich im ICD-10 schon durch die Zuordnung zum Kapitel F9 ergibt*
Ausschlussdiagnosen: - Anpassungsstörung (6B43) - Aufmerksamkeitsdefizit- und Hyperaktivitätsstörung [ADHS] (6A05) - Asperger-Syndrom (6A02) - Reaktive Bindungsstörung des Kindesalters (6B44)	Ausschlussdiagnosen: - Asperger Syndrom (F84.5) - Hyperkinietische Störungen (F90) - Leichter Hospitalismus bei Kindern (F43.2) - Reaktive Bindungsstörung des Kindesalters (F94.1)	***Abweichung in den Ausschlussdiagnosen:*** Leichter Hospitalismus bei Kindern (F43.2) im ICD-10 und Anpassungsstörung (6B43) im ICD-11

Kommentar

Die „Spezifisch Belastungs-assoziierte Störungen" wird in der ICD-11 der Kategorie „Störungen, die spezifisch Stress-assoziiert sind" zugeordnet. Eine Diagnose, die stringent erscheint, insbesondere durch die Aufnahme von Belastungsfaktoren bei der Entstehung der Störung als Teil der diagnostischen Kriterien. Wie auch bei der „Reaktive[n] Bindungsstörung" wird in dieser Kategorie ein Mindestalter von 1 Jahr oder einem Entwicklungsalter von 9 Monaten als Voraussetzung für die Diagnose eingeführt. Dieses Mindestalter erscheint sinnvoll, da Kinder erst ab einem gewissen Alter selektive Bindungen entwickeln. Bezüglich der Symptomatik kommt es zu einer Fokussierung auf das Bindungsverhalten. Anklammerungs- und aufmerksamkeitssuchendes Verhalten werden nicht länger als Kriterien geführt, eine Modifikation, die aus klinischer Perspektive Sinn macht, da das Bindungsverhalten alleine, ohne die zwei konkreten Symptome, auf schädliche Einflüsse für das Kind hinweist und eine entsprechende Diagnose und Therapie begründet.

10.8.1 Zusätzliche klinische Merkmale

- **Misshandlung**: Absichtliche körperliche oder sexuelle Gewalthandlungen. Die „Störung der sozialen Bindung mit enthemmtem Verhalten" ist in der Regel eher mit anhaltender Misshandlung als mit einzelnen Vorfällen verbunden.
- Erhöhtes **Risiko** für die Entwicklung einer **enthemmten sozialen Bindungsstörung**, wenn die Vernachlässigung bereits sehr früh stattgefunden hat (vor dem Alter von zwei Jahren). Die „Störung der sozialen Bindung mit enthemmtem Verhalten" ist jedoch **selten** und die meisten Kinder mit einer solchen Vorgeschichte entwickeln sie nicht.
- Im Gegensatz zur „Reaktive[n] Bindungsstörung" scheinen die Symptome der **enthemmten sozialen Bindungsstörung persistenter** zu sein.

10.8.2 Entwicklungstypische Merkmale und Verlaufscharakteristika

In der Kindheit äußert sich die „Störung der sozialen Bindung mit enthemmtem Verhalten" meistens in der Verletzung von sozialen Normen bezüglich angemessener körperlicher und verbaler Grenzen (z. B. unangemessene Fragen an unvertraute Erwachsene stellen, Umarmen oder Sich-Anklammern an fremde Erwachsene).

In der Adoleszenz zeigen Personen mit der Diagnose einer „Störung der sozialen Bindung mit enthemmtem Verhalten" oberflächliche Beziehungen zu Gleichaltrigen, definieren häufig oberflächliche Bekanntschaften als enge Freundschaften und neigen gleichzeitig vermehrt zu Konflikten mit Gleichaltrigen.

10.9   Abschließende Bewertung und Ausblick

Die Einführung der neuen Diagnose „**Komplexe Posttraumatische Belastungs-störung**" (kPTBS) stellt einen wichtigen Meilenstein dar. In der Fachwelt wurde diese Neuerung sehr kontrovers diskutiert und unterschiedlich bewertet. Die unterschiedlichen Sichtweisen haben dazu geführt, dass wie unter Abschn. 10.4 beschrieben, DSM-5 und ICD-11 zur diagnostischen Einordnung der Symptomkomplexität nach wiederholter Traumatisierung unterschiedliche Wege gegangen sind. Ob sich die neue Diagnose in der ICD-11 niedergelegten Form bewährt, wird sich erst in der Zukunft zeigen. Eine wichtige Rolle werden dabei die Fragen spielen, ob sich die kPTBS verlässlich von Persönlichkeitsstörungen abgrenzen lässt, ob sich differenzielle therapeutische Indikationen aus den PTBS- versus kPTBS-Diagnosen ergeben und ob die gewählte kategoriale Unterscheidung zwischen den beiden Varianten der PTBS die klinische Heterogenität adäquat abbildet.

Zur Behandlung der kPTBS liegen naturgemäß bisher kaum Ergebnisse aus kontrollierten Studien vor. Aktuelle Leitlinienempfehlungen streichen jedoch sowohl für die PTBS als auch für die kPTBS die zentrale Rolle der **trauma-fokussierten Psychotherapie** als Behandlung erster Wahl heraus, bei der die Verarbeitung der Traumaerinnerungen und/oder die Beschäftigung mit trauma-bezogenen Bewertungen im Zentrum stehen (vgl. S3-Leitlinie PTBS; Schäfer et al. 2019). Es erscheint jedoch insbesondere bei der kPTBS notwendig, diese in ein umfassendes Behandlungskonzept einzubetten, in dem ebenfalls die **emotionalen, kognitiven und interpersonellen Probleme** berücksichtigt werden.

Die Diagnose „**Anhaltende Trauerstörung**" wurde neu in die ICD aufgenommen. Kritische Stimmen argumentieren, dass die neue Kategorie zu einer Pathologisierung eines normalen Trauerprozesses beiträgt (Cacciatore et al. 2022). Allerdings zeigt sich in wissenschaftlichen Studien, dass es zunehmende Evidenz für einen abgrenzbaren und beeinträchtigenden Zustand gibt, der bislang nicht adäquat in der ICD abgebildet ist (Maercker et al. 2013; Reed et al. 2022). Die Diagnosekriterien werden weltweit, altersunabhängig und kulturübergreifend von einem kleinen, aber konsistenten Anteil von etwa **10 % der Trauernden** erfüllt (Lundorff et al. 2017). Auch Untersuchungen von Hirnaktivitäten konnten Hinweise auf zwei unterscheidbare Aktivitätsmuster bei normaler und pathologischer Trauer finden (Kakarala et al. 2020). Für die Versorgung relevant erscheint die Kategorie auch deshalb, da eine rein medikamentöse Behandlung nicht ausreichend zu sein scheint und gerade die **störungsspezifischen Behandlungsansätze** hier sehr Erfolg versprechend sind (Na et al. 2021; Zisook et al. 2018). In einer Studie mit Hilfe von Fallvignetten konnte gezeigt werden, dass mehr als 90 % aller Kliniker eine Fallvignette mit einer „Anhaltende[n] Trauerstörung" korrekt als solche diagnostizierten, wogegen bei einer Diagnosestellung nach ICD-10 eine ganze Bandbreite unterschiedlicher Diagnosen gestellt wurde. Bei einer anderen Fallvignette wurde eine normale Trauerreaktion dargestellt. Hier zeigte sich eine starke **Überdiagnostik** und nur ein marginal besseres Ergebnis für die ICD-11. Dieses Ergebnis weist auf die Schwierigkeit hin, eine normative Trauerreaktion von einer

„Anhaltende[n] Trauerstörung" zu unterscheiden. Besonders das Zeitkriterium schien den Klinikern in dieser Studie Probleme zu bereiten und sollte deshalb auch in der klinischen Praxis besondere Aufmerksamkeit verdienen (Keeley et al. 2016). Allerdings konnte eine andere Studie zeigen, dass die Anwendung der ICD-11 im Vergleich zur ICD-10 das Risiko einer Diagnose nicht erhöht und Fehldiagnosen eher verhindert (Lichtenthal et al. 2018).

Die „**Anpassungsstörung**" wurde im Rahmen der Revision der ICD überarbeitet und dem neu entstandenen Kapitel „Spezifisch Belastungs-assoziierte Störungen" zugeordnet. Während die „Anpassungsstörung" in der ICD-10 durch das Auftreten von subsyndromalen Beschwerden gekennzeichnet war, erhält die „Anpassungsstörung" nun in der ICD-11 eine eigene Symptomatik. Obwohl die Diagnose häufig vergeben wurde, war sie aufgrund der fehlenden eigenständigen Symptomatik eine unscharfe Diagnose mit einer niedrigen Übereinstimmung zwischen Klinikern. Es ist zu erwarten, dass sich dies mit der Revision der ICD nun geändert hat, was zu begrüßen ist.

Mit der „**Reaktive[n] Bindungsstörung**" und der „**Störung der sozialen Bindung mit enthemmtem Verhalten**" werden dem neuen Kapitel der Stress-assoziierten Störungen zwei Kategorien des Bereiches „Verhaltens- und emotionale Störungen mit Beginn in der Kindheit und Jugend" zugeordnet. In Übereinstimmung mit der inhaltlichen Ausrichtung des Kapitels wird der ätiologische Zusammenhang – schwere Belastungen als Auslöser der Symptomatik – nun direkt als Kriterium aufgenommen.

Literatur

Cacciatore J, Francis A (2022) DSM-5-TR turns normal grief into a mental disorder. Lancet Psychiatry, 9(7):e32. Erratum in: Lancet Psychiatry. 2022 Sep;9(9):e39

Cloitre M, Garvert DW, Weiss B et al. (2014) Distinguishing PTSD, Complex PTSD, and Borderline Personality Disorder: A latent class analysis. European Journal of Psychotraumatology, 5

Galatzer-Levy, IR und Bryant, RA (2013) 636,120 Ways to Have Posttraumatic Stress Disorder. Perspectives on Psychological Science, 8(6): 651–662

Hyland P, Karatzias T, Shevlin M et al. (2021) Does requiring trauma exposure affect rates of ICD-11 PTSD and complex PTSD? Implications for DSM-5. Psychol Trauma, 13(2): 133–141

Kakarala SE, Roberts KE, Rogers M et al. (2020) The neurobiological reward system in Prolonged Grief Disorder (PGD): A systematic review. Psychiatry Res Neuroimaging, 303: 111135

Kazlauskas E, Zelviene P, Lorenz L et al. (2018) A scoping review of ICD-11 adjustment disorder research. Eur J Psychotraumatol, 8(sup7): 1421819

Keeley JW, Reed GM, Roberts MC et al. (2016) Disorders specifically associated with stress: A case-controlled field study for ICD-11 mental and behavioural disorders. Int J Clin Health Psychol, 16(2): 109–127

van der Kolk BA, Roth S, Pelcovitz D et al. (2005) Disorders of extreme stress: The empirical foundation of a complex adaptation to trauma. J Trauma Stress, 18(5): 389–399

Lichtenthal WG, Maciejewski PK, Craig Demirjian C (2018) Evidence of the clinical utility of a prolonged grief disorder diagnosis. World Psychiatry, 17(3): 364–365

Lundorff M, Holmgren H, Zachariae R et al. (2017) Prevalence of prolonged grief disorder in adult bereavement: A systematic review and meta-analysis. Journal of Affective Disorders, 212: 138–149

Maercker A, Brewin CR, Bryant RA et al. (2013) Diagnosis and classification of disorders specifically associated with stress: proposals for ICD-11. World Psychiatry, 12(3): 198–206

Na PJ, Adhikari S, Szuhany KL et al. (2021) Posttraumatic Distress Symptoms and Their Response to Treatment in Adults With Prolonged Grief Disorder. J Clin Psychiatry, 82(3): 20m13576

Reed GM, First MB, Billieux J et al. (2022) Emerging experience with selected new categories in the ICD-11: complex PTSD, prolonged grief disorder, gaming disorder, and compulsive sexual behaviour disorder. World Psychiatry, 21(2): 189–213

Schäfer I, Gast U, Hofmann, A et al. (2019) S3-Leitlinie Posttraumatische Belastungsstörung. Springer Verlag, Berlin

World Health Organization (2024). *Clinical descriptions and diagnostic requirements for ICD-11 mental, behavioural and neurodevelopmental disorders*. Geneva: World Health Organization.

Zisook S, Shear MK, Reynolds CF et al. (2018) Treatment of Complicated Grief in Survivors of Suicide Loss: A HEAL Report. J Clin Psychiatry, 79(2): 17m11592

Dissoziative Störungen

11

Christian Schmahl, Kathlen Priebe, Christian Stiglmayr,
Matthias Michal und Carsten Spitzer

Inhaltsverzeichnis

C. Schmahl (✉)
Zentralinstitut für Seelische Gesundheit Mannheim, Mannheim, Deutschland
E-Mail: Christian.Schmahl@zi-mannheim.de

K. Priebe
Charité - Universitätsmedizin Berlin, Berlin, Deutschland

C. Stiglmayr
AWP Berlin, Berlin, Deutschland

M. Michal
Klinik und Poliklinik für Psychosomatische Medizin und Psychotherapie,
Universitätsmedizin der Johannes Gutenberg-Universität Mainz, Mainz, Deutschland

C. Spitzer
Universitätsklinik für Psychosomatische Medizin und Psychotherapie, Rostock, Deutschland

© Der/die Autor(en), exklusiv lizenziert an Springer-Verlag GmbH, DE, ein Teil
von Springer Nature 2024
L. Hölzel und M. Berger (Hrsg.), *ICD-11 – Psychische Störungen*,
https://doi.org/10.1007/978-3-662-67687-5_11

201

11.1   ICD-11 im Vergleich zur ICD-10

Wesentliche Änderungen
- Die „**Dissoziative Fugue**" wurde in die „**Dissoziative Amnesie**" integriert.
- Es wird unterschieden zwischen „**Dissoziative Amnesie mit dissoziativer Fugue**" und „**Dissoziative Amnesie ohne dissoziative Fugue**".
- Die „**Multiple Persönlichkeit(sstörung)**" wurde in „**Dissoziative Identitätsstörung**" umbenannt – mit der Subdifferenzierung in „**Partielle dissoziative Identitätsstörung**".
- Die „**Depersonalisations-Derealisations-Störung**" wurde aus der Kategorie „andere neurotische Störungen" zu den dissoziativen Störungen verschoben und wird nicht mehr als selten bezeichnet. Die ausführlichere Beschreibung des Krankheitsbildes und der differenzialdiagnostischen Kriterien wird in Zukunft die Diagnosevergabe erleichtern.
- Der Begriff „Konversionsstörungen" wurde abgelöst durch „**Dissoziative Störung mit neurologischen Symptomen**". Die in ICD-10 als „dissoziative Krampfanfälle" benannten Anfälle wurden in „Dissoziative Störung mit neurologischen Symptomen: nichtepileptischer Anfall" unbenannt.
- Das bisher zusammengefasste Bild der „Trance und Besessenheitszustände" wird in eine „**Trance-Störung**" und eine „**Besessenheits-Trance-Störung**" aufgefächert.
- „**Dissoziativer Stupor**" wird in der ICD-11 nicht mehr als eigene Diagnose geführt.

11.2   Vorbemerkungen

Einen Überblick über die Codes der „Dissoziative[n] Störungen" in der ICD-11 wird in Tab. 11.1 gegeben. In Tab. 11.3 werden die sich weitgehend entsprechenden Definitionen von „Dissoziative Störungen" in ICD-10 und ICD-11 dargestellt, wobei in der ICD-10 der Begriff der „Konversionsstörungen" zugunsten anderer neu aufgenommener Störungen gestrichen wurde. Tab. 11.2 stellt – von der bisherigen Kategorisierung in ICD-10 ausgehend – die Neustrukturierungen in ICD-11 und den Vergleich mit DSM-5 dar.

11.3   „Dissoziative Störung mit neurologischen
         Symptomen" (6B60)

Die in der **ICD-10** beschriebenen Störungen mit vorwiegend körperlichen Symptomen („**Konversionsstörungen**") werden in der **ICD-11 als „Dissoziative Störung mit neurologischen Symptomen**" klassifiziert. Die in der ICD-10 als „dis-

Tab. 11.1 „Dissoziative Störungen" in der ICD-11

Code	Bezeichnung
6B60	Dissoziative Störungen mit neurologischen Symptomen
6B60.0	Dissoziative Störung mit neurologischen Symptomen: Sehstörung
6B60.1	Dissoziative Störungen mit neurologischen Symptomen: Hörstörung
6B60.2	Dissoziative Störungen mit neurologischen Symptomen: Schwindel oder Benommenheit
6B60.3	Dissoziative Störungen mit neurologischen Symptomen: sonstige sensorische Störungen
6B60.4	Dissoziative Störungen mit neurologischen Symptomen: nichtepileptischer Anfall
6B60.5	Dissoziative Störung mit neurologischen Symptomen: Sprech- und Sprachstörungen
6B60.6	Dissoziative Störungen mit neurologischen Symptomen: Parese oder Muskelschwäche
6B60.7	Dissoziative Störungen mit neurologischen Symptomen: Gangstörung
6B60.8	Dissoziative Störungen mit neurologischen Symptomen: Bewegungsstörung
6B60.9	Dissoziative Störungen mit neurologischen Symptomen: Kognitive Symptome
6B60.Y	Sonstige näher bezeichnete Dissoziative Störung mit neurologischen Symptomen
6B60.Z	Dissoziative Störung mit neurologischen Symptomen, nicht näher bezeichnet
6B61	Dissoziative Amnesie
6B61.0	Dissoziative Amnesie mit dissoziativer Fugue
6B61.1	Dissoziative Amnesie ohne dissoziativer Fugue
6B61.Z	Dissoziative Amnesie, nicht näher bezeichnet
6B62	Trance-Störung
6B63	Besessenheits-Trance-Störung
6B64	Dissoziative Identitätsstörung
6B65	Partielle dissoziative Identitätsstörung
6B66	Depersonalisations-Derealisationsstörung
6E65	Sekundäres dissoziatives Syndrom*
6B6Y	Sonstige näher bezeichnete Dissoziative Störungen
6B6Z	Dissoziative Störungen, nicht näher bezeichnet

* Crosslink

soziative Krampfanfälle" benannten Anfälle wurden in „nichtepileptische Anfälle" unbenannt. Die früher beschriebenen Merkmale, die den nichtepileptischen Anfall von einem epileptischen Anfall abgrenzen sollten (selten Zungenbiss, selten Verletzungen beim Sturz oder Urininkontinenz, kein Bewusstseinsverlust), wurden in der ICD-11 gestrichen.

Wie auch bei den anderen dissoziativen Störungen wird **kein zeitlicher Zusammenhang mehr zu traumatischen Ereignissen, Konflikten oder Beziehungsstörungen gefordert.** Somit ist zur Diagnosevergabe nach den Diagno-

Tab. 11.2 Übersicht über die dissoziativen Störungen in ICD-11, ICD-10 und DSM-5

ICD-11 Code	ICD-11 Bezeichnung	ICD-10 Code	ICD-10 Bezeichnung	DSM-5 Bezeichnung
6B6	Dissoziative Störungen	F44	Dissoziative Störungen (Konversionsstörungen)	Dissoziative Störungen
6B60	Dissoziative Störung mit neurologischen Symptomen	F44.4	Dissoziative Bewegungsstörungen	Konversionsstörung (unter: Somatische Belastungsstörung und verwandte Störungen)
6B60.0	Mit Sehstörung	F44.5	Dissoziative Krampfanfälle	
6B60.1	mit Hörstörung	F44.6	Dissoziative Sensibilitäts- und Empfindungsstörungen	
6B60.2	mit Schwindel oder Benommenheit	F44.7	Dissoziative Störungen (Konversionsstörungen) gemischt	
6B60.3	Mit anderen sensorischen Störungen			
6B60.4	Mit nichtepileptischen Anfällen			
6B60.5	Mit Sprech- und Sprachstörungen			
6B60.6	Mit Lähmungen oder Muskelschwäche			
6B60.7	Mit Gehstörung			
6B60.8	Mit Bewegungsstörung			
6B60.9	Mit kognitiven Symptomen			
6B60.Y	Sonstige näher bezeichnete Dissoziative Störung mit neurologischen Symptomen (z. B. Ganser-Syndrom)	F44.8 F44.80 F48.1	Sonstige dissoziative Störungen: Ganser-Syndrom Depersonalisations-/Derealisationsstörung	Andere näher bezeichnete und nicht näher bezeichnete dissoziative Störungen (z. B. partielle dissoziative Identitätsstörung, Stupor, Trance)
6B60.Z	Dissoziative Störung mit neurologischen Symptomen, nicht näher bezeichnet			

(Fortsetzung)

Tab. 11.2 (Fortsetzung)

ICD-11 Code	ICD-11 Bezeichnung	ICD-10 Code	ICD-10 Bezeichnung	DSM-5 Bezeichnung
6B61	Dissoziative Amnesie	F44.0	Dissoziative Amnesie	Dissoziative Amnesie
6B61.0	Mit Dissoziativer Fugue			mit dissoziativer Fugue
6B61.1	Ohne dissoziative Fugue			
	Subsummiert unter Dissoziativer Amnesie	F44.1	Dissoziative Fugue	Subsummiert unter Dissoziativer Amnesie
		F44.2	Dissoziativer Stupor	Stupor Unter: andere näher bezeichnete dissoziative Störungen
6B62	Trancestörung	F44.3	Trance- und Besessenheitszustände	
6B63	Besessenheits-Trance-Störung			
6B64	Dissoziative Identitätsstörung	F44.81	Multiple Persönlichkeitsstörung	Dissoziative Identitätsstörung
6B65	Partielle dissoziative Identitätsstörung			
6B66	Depersonalisations-/ Derealisationsstörung	F48.1	Depersonalisations-/Derealisationssyndrom	Depersonalisations-/Derealisationsstörung
6E65	Sekundäres dissoziatives Syndrom*			

* Crosslink

Tab. 11.3 Kriterien dissoziativer Störungen in ICD-11 und ICD-10

ICD-11	ICD-10	Änderungen
Dissoziative Störungen sind gekennzeichnet durch eine unwillkürliche Störung der normalen Integration eines oder mehrerer der folgenden Bereiche: Identität, Empfindungen, Wahrnehmungen, Affekte, Gedanken, Erinnerungen, Kontrolle über Körperbewegungen oder Verhalten	Das allgemeine Kennzeichen der **dissoziativen oder Konversionsstörungen** besteht in teilweisem oder völligem Verlust der normalen Integration der Erinnerung an die Vergangenheit, des Identitätsbewusstseins, der Wahrnehmung unmittelbarer Empfindungen sowie der Kontrolle von Körperbewegungen	*Streichung des Begriffs „Konversionsstörung"*

sekriterien vor allem die Ausschlussdiagnostik mit einer sorgfältigen somatischen und neurologischen Diagnostik zentral.

In der ICD-11 wird für die Diagnosestellung „Dissoziative Störung mit neurologischen Symptomen" das Auftreten von **motorischen, sensorischen oder kognitiven Symptomen für mindestens mehrere Stunden**, die eine unwillkürliche Unterbrechung oder Diskontinuität der normalen Integration motorischer, sensorischer oder kognitiven Funktionen implizieren, gefordert.

- Der klinische Befund darf nicht mit einer anerkannten Erkrankung des Nervensystems (z. B. einem Schlaganfall) oder einer anderen medizinischen Erkrankung (z. B. einer Kopfverletzung) erklärbar sein.
- Auch sollten sie nicht auf die Wirkungen einer Substanz oder eines Medikaments auf das zentrale Nervensystem oder auf Entzugserscheinungen zurückzuführen sein.
- Die Symptome lassen sich nicht besser durch eine andere psychische Störung erklären (z. B. Schizophrenie, PTBS).
- Die Symptome führen zu einer erheblichen Beeinträchtigung in persönlichen, familiären, sozialen, schulischen, beruflichen oder anderen wichtigen Funktionsbereichen. Die ICD-11 beinhaltet gegenüber der ICD-10 ein deutlich erweitertes Spektrum an **„Qualifiern" als Zusatzkodierungsmöglichkeiten** für spezifische Symptomkonstellationen.

6B60.0 (Sehstörung): Gekennzeichnet durch visuelle Symptome wie Blindheit, Tunnelblick, Diplopie, visuelle Verzerrungen oder Halluzinationen.
6B60.1 (Hörstörung): Gekennzeichnet durch auditive Symptome wie Hörverlust oder akustische Halluzinationen.
6B60.2 (Schwindel oder Benommenheitsgefühl): Gekennzeichnet durch ein Gefühl des Drehens im Stand (Schwindel) oder Schwindelgefühl.
6B60.3 (sonstige sensorische Störung): Gekennzeichnet durch sensorische Symptome, die nicht in anderen spezifischen Kategorien in dieser Gruppierung identifiziert wurden, wie Taubheit, Engegefühl, Kribbeln, Brennen, Schmerzen, oder an-

dere Symptome im Zusammenhang mit Berührung, Geruch, Geschmack, Gleichgewicht, Propriozeption, Kinästhetik oder Thermorezeption.

6B60.4 (nichtepileptischer Anfall): Gekennzeichnet durch ein symptomatisches Auftreten von Krampfanfällen oder Zuckungen.

6B60.5 (Sprech- und Sprachstörungen): Gekennzeichnet durch Symptome wie Schwierigkeiten beim Sprechen (Dysphonie), Verlust der Fähigkeit zu sprechen (Aphonie) oder schwierige oder undeutliche Artikulation der Artikulation der Sprache (Dysarthrie).

6B60.6 (Parese oder Muskelschwäche): Gekennzeichnet durch eine Schwierigkeit oder Unfähigkeit, Teile des Körpers willentlich zu bewegen, Körperteile zu bewegen oder Bewegungen zu koordinieren.

6B60.7 (Gangstörung): Gekennzeichnet durch Symptome, die die Fähigkeit oder die Art des Gehens der Person betreffen, einschließlich Ataxie und der Unfähigkeit, ohne fremde Hilfe zu stehen.

6B60.8 (Bewegungsstörung): Gekennzeichnet durch Symptome wie Chorea, Myoklonus, Tremor, Dystonie, Gesichtskrampf, Parkinsonismus oder Dyskinesie.

6B60.9 (Kognitive Symptome): Gekennzeichnet durch beeinträchtigte kognitive Leistungen in Gedächtnis, Sprache oder anderen kognitiven Bereichen, die in sich widersprüchlich sind.

Kommentar

Die Umbenennung der „Konversionsstörungen" in „Dissoziative Störung mit neurologischen Symptomen" erscheint sinnvoll, da die nun rein deskriptive Bezeichnung der Symptomatik sowohl die relevante Differenzialdiagnostik neurologischer Erkrankungen impliziert als auch auf unklare ätiologische Konzepte verzichtet. Die Ausdifferenzierung von Symptomkonstellationen erleichtert Prävalenzstudien und möglicherweise auch die Entwicklung spezifischer therapeutischer Strategien. Der Wegfall der früheren Charakteristika von nichtepileptischen Anfällen („selten Zungenbiss, selten Verletzungen beim Sturz oder Urininkontinenz, kein Bewusstseinsverlust") entspricht der Datenlage, dass diese Merkmale keine notwendigen Symptome eines epileptischen Anfalls sind und auch nichtepileptische Anfälle mit Störungen des Bewusstseins assoziiert sein können. Die vollständige Streichung des vormals notwendigen Kriteriums eines zeitlichen Zusammenhangs zu einem Stressor wurde entsprechend den Befunden vorgenommen, dass nicht in allen Fällen ein solcher Stressor identifizierbar war. Gleichzeitig war dies jedoch in einer Teilgruppe der Fall, sodass auch die Abschwächung von einem notwendigen hin zu einem häufigen Kriterium möglich gewesen wäre, um so auf die Wichtigkeit psychologischer Diagnostik und Anamneseerhebung hinzuweisen. Im aktuellen Diagnosesystem ist die Diagnosestellung „Dissoziative Störung mit neurologischen Symptomen" fast ausschließlich eine Ausschlussdiagnostik.

In den „Clinical descriptions and diagnostic requirements (CDDR)" werden u. a. folgende Verlaufsmerkmale aufgeführt:

- **Beginn** typischerweise zwischen der **Pubertät und dem frühen Erwachsenenalter.**
- Eine Erstmanifestation nach dem 35. Lebensjahr ist selten.
- Der Beginn ist in der Regel **akut**, und die Störung kann entweder vorübergehend oder anhaltend sein. Die Symptome sind typischerweise von **kurzer Dauer** (z. B. Remission innerhalb von 2 Wochen), **treten aber häufig wieder auf**.
- Der Krankheitsbeginn steht häufig im **Zusammenhang mit einem traumatischen oder belastenden Lebensereignis**. Frühere körperliche Gewalt und eine Geschichte von Missbrauch oder Vernachlässigung in der Kindheit sind Risikofaktoren für eine „Dissoziative Störung mit neurologischen Symptomen" (DNS). Darüber hinaus ist eine frühere Erkrankung des Nervensystems ein Risikofaktor für die Störung (z. B. Epilepsie). Die Symptome können auch den Symptomen körperlicher Krankheiten von Freunden oder Familienmitgliedern der Betroffenen ähneln.
- Nichtepileptische Anfälle treten eher zu einem früheren Zeitpunkt im Leben auf als motorische Symptome.
- Zu den negativen prognostischen Faktoren gehören persistierende oder polysymptomatische Zustandsbilder, das Vorhandensein komorbider medizinischer oder psychischer Erkrankungen (z. B. affektive oder Angststörungen). Personen mit Persönlichkeitsstörung, sexuellem Missbrauch oder schlechter körperlichem Funktionsstatus vor der Diagnose haben ebenfalls eine schlechtere Prognose.
- Die DNS wird 2- bis 3-mal so häufig bei Frauen diagnostiziert, die auch ein jüngeres Erkrankungsalter aufweisen.

Bezüglich der Abgrenzung zu anderen Störungen und Zuständen werden u. a. folgende Erwägungen aufgelistet:

- Die **dissoziative Amnesie** beinhaltet Gedächtnislücken die sich in der Unfähigkeit äußern, wichtige autobiografische Erinnerungen abzurufen. Wenn sich die kognitiven Symptome auf das autobiografische Gedächtnis beschränken, ist die „Dissoziative Amnesie" die angemessenere Diagnose. Kognitive Symptome die bei einer DNS auftreten, betreffen andere kognitive Phänomene.
- **Dissoziative motorische, sensorische oder kognitive Symptome** sind häufig Teil der klinischen Präsentation der „Trance-Störung" (TS), „Besessenheits-Trance-Störung" (BS) oder der „(Partiellen) Dissoziativen Identitätsstörung" (DI). Eine separate Diagnose DNS sollte nicht vergeben werden, wenn die Symptome ausschließlich während symptomatischer Episoden einer anderen dissoziativen Störung auftreten.

- Somatische Symptome, die nicht im Einklang mit einem identifizierbaren medizinischen Zustand übereinstimmen, treten auch bei der **körperlichen Belastungsstörung**, bei der **Schizophrenie** oder anderen primären psychotischen Störungen, **affektiven Störungen, Angst- und Zwangsstörungen** auf. Die DNS sollte nicht diagnostiziert werden, wenn die Symptome durch eine andere psychische Störung erklärt werden können.

- Die Diagnose einer DNS erfordert eine medizinische Beurteilung zum Ausschluss von Erkrankungen des Nervensystems und anderen medizinischen Erkrankungen als Ursache für die vorliegenden motorischen, sensorischen oder kognitiven Symptome. Bei der DNS sind die klinischen und Laborbefunde nicht mit den anerkannten Symptomen von Erkrankungen des Nervensystems oder anderen Erkrankungen des Nervensystems oder anderer medizinischer Zustände vereinbar.

11.4 „Dissoziative Amnesie" (6B61)

11.4.1 Diagnosekriterien

Während in der ICD-10 die „**Dissoziative Amnesie**" (**DA; F44.0**) und die „**Dissoziative Fugue**" (**DF; F44.1**) noch als 2 getrennte Störungen geführt werden, ist in der ICD-11 Letztere in die **Diagnose der DA (6B61) integriert** worden. Dies liegt zum einen an dem sehr seltenen Auftreten der DF, zum anderen an dem Umstand, dass die Amnesie neben der Ortsveränderung das Hauptmerkmal der DF ist. Gleichwohl wird in einer Unterkategorie zwischen DA mit DF (6B61.0) und ohne DF (6B61.1) unterschieden (Tab. 11.4).

Bei der DA handelt es sich um einen **autobiografischen Erinnerungsverlust**, der über eine normale Vergesslichkeit deutlich hinausgeht und gelegentlich mit zielgerichtetem oder ziellosem Umherwandern einhergeht (Fugue). In der Regel bezieht sich die Amnesie auf einen **umgrenzten Zeitabschnitt, auf ein spezifisches Ereignis, auf bestimmte Inhalte oder generell die Unfähigkeit, neue Ereignisse zu erinnern.** Zumeist gehen der Amnesie **traumatische oder belastende Ereignisse voraus.** Häufig sind sich die Betroffenen ihrer Erinnerungslücken nicht bewusst, realisieren diese erst über die Konfrontation mit externen Hinweisreizen (z. B. bei einem Gespräch mit einem guten Freund über „vergangene Zeiten"). Viele Betroffene haben aufgrund ihrer Amnesien Schwierigkeiten in der Alltagsgestaltung, z. B. befriedigende zwischenmenschliche Beziehungen zu

Tab. 11.4 „Dissoziative Amnesie" in der ICD-11

Code	Bezeichnung
6B61	Dissoziative Amnesie
6B61.0	Dissoziative Amnesie mit dissoziativer Fugue
6B61.1	Dissoziative Amnesie ohne dissoziative Fugue
6B61.Z	Dissoziative Amnesie, nicht näher bezeichnet

führen. Die **Störung kann mit selbstverletzendem Verhalten, Suizidversuchen, Hochrisikoverhalten, depressiven Symptomen, Depersonalisation und sexuellen Funktionsstörungen assoziiert** sein. Die Diagnose der DA darf nur vergeben werden, wenn die Amnesie nicht auf den Konsum einer Substanz bzw. eines Medikaments, auf Entzugserscheinungen, auf eine Erkrankung des Nervensystems oder auf ein Kopftrauma zurückzuführen ist.

Diagnosekriterien der „Dissoziativen Amnesie" nach ICD-11 (6B61)

6B61 „Dissoziative Amnesie"

- Eine DA ist durch die Unfähigkeit gekennzeichnet, wichtige autobiografische Erinnerungen, typischerweise an kürzlich stattgefundene traumatische oder belastende Ereignisse, abzurufen, was nicht mit einem normalen Vergessen vereinbar ist
- Die Amnesie tritt nicht ausschließlich im Rahmen einer TS, BS, DI oder partiellen DI auf und lässt sich nicht besser durch eine andere psychische, verhaltensbezogene oder neurologische Entwicklungsstörung erklären (z. B. Posttraumatische Belastungsstörung [PTBS], komplexe Posttraumatische Belastungsstörung [kPTBS], neurokognitive Störung wie Demenz).
- Die Amnesie ist nicht auf die direkten Auswirkungen einer Substanz oder eines Medikaments auf das zentrale Nervensystem (z. B. Alkohol) zurückzuführen, auch nicht auf Entzugserscheinungen, und sie ist nicht auf eine Erkrankung des Nervensystems oder ein Kopftrauma zurückzuführen.
- Die Amnesie führt zu einer erheblichen Beeinträchtigung in persönlichen, familiären, sozialen, schulischen, beruflichen oder anderen wichtigen Funktionsbereichen.

Anwesenheit oder Abwesenheit einer Dissoziativen Fugue:

6B61.0. Dissoziative Amnesie mit Dissoziativer Fugue

- Eine DA mit DF ist durch alle Merkmale der DA gekennzeichnet, begleitet von einer DF, d. h. einem Verlust des Gefühls der persönlichen Identität und einer plötzlichen Abwesenheit von zu Hause, von der Arbeit oder von wichtigen Bezugspersonen über einen längeren Zeitraum (Tage oder Wochen). Es kann eine neue Identität angenommen werden

6B61.1. Dissoziative Amnesie ohne Dissoziativer Fugue

- Eine DA ohne DF ist dadurch gekennzeichnet, dass alle Merkmale einer DA auftreten, ohne dass Symptome einer DF vorhanden sind

Kommentar

Die Integration der DF in die DA ist aus den genannten Gründen ein sinnvoller Schritt, auch weil die zuvor getrennten Störungen im therapeutischen Vorgehen nicht unterschiedlich behandelt werden müssen. Beibehalten wurde, dass sich die Amnesie für gewöhnlich auf traumatische Ereignisse zentriert und nicht mit normaler Vergesslichkeit erklärt werden kann. Aufgrund einer nicht ausreichenden Datenlage wurde hingegen nicht mehr aufgeführt, dass die DA in der Regel unvollständig und selektiv ist. Bei der DA mit DF wurde die „zielgerichtete Ortsveränderung" ebenso wie, dass die betreffende Person sich geordnet und für einen unabhängigen Beobachter „vollständig normal" verhält, nicht wieder mit aufgenommen.

Da Vergessen in der normalen Lebensgeschichte ein gängiges Phänomen ist, wird der Unterschied von DA in der ICD-11 dazu wie folgt herausgestellt: 1) **Normales Vergessen** ist typischerweise nicht anhaltend und umfassend bezüglich wesentlicher Lebensepisoden oder bedeutender Lebensereignisse oder bedeutsamer persönlicher Fakten; 2) wird in der Regel im Anschluss an Hinweise auf vergessene Episoden und persönliche Fakten wieder erinnert; 3) tritt nicht nach belastenden oder traumatischen Ereignissen auf und 4) führt nicht zu einer erheblichen Beeinträchtigung der Funktionsfähigkeit.

Die Prävalenz der DA ist bei **Männern und Frauen ähnlich**.

Im Hinblick auf die Verlaufsmerkmale werden folgende charakteristische Kriterien von DA aufgelistet:

a) Sie tritt in der Regel akut auf, etwa **nach traumatischen oder stark belastenden Ereignissen** (z. B. Krieg, Naturkatastrophe, Misshandlung), und zwar entweder unmittelbar nach der Belastung oder mit erheblicher Verzögerung.

b) Sie wird am häufigsten im Alter **zwischen 20 und 40 Jahren** diagnostiziert.

c) Es bestehen sehr große interindividuelle Unterschiede bezüglich des vom Gedächtnisverlust betroffenen Intervalls und der Dauer einer bestimmten Episode. Zu unterscheiden sind **akute Fälle**, bei denen die Amnesie spontan und schnell verschwindet (z. B. nachdem ein Stressor überwunden wurde), während in **chronischen Fällen** die Fähigkeit, die dissoziierten Erinnerungen abzurufen, entweder langsam wiedererlangt oder nie wieder vollständig wird. Die DA mit DF hat einen eher **persistierenden Verlauf**.

d) Einmalige Amnesieepisoden sind eher selten. Personen, die bereits eine Amnesieepisode erlebt hatten, sind prädisponiert, weitere zu entwickeln. D. h., die meisten Patienten erleben zwei oder mehr DA-Episoden.

e) Nach dem Wiedererlangen der Erinnerungen kann sich eine **PTBS** entwickeln. In solchen Fällen können diese Erinnerungen in Form von Flashbacks auftreten.

In Kulturen mit streng definierten sozialen Rollenerwartungen kann die DA verstärkt mit schweren psychischen Belastungen oder Konflikten (z. B. Ehekonflikte, andere familiäre Störungen, Bindungsprobleme, Konflikte aufgrund von Einschränkung oder Unterdrückung) anstatt mit traumatischen Erlebnissen wie körperlichem oder sexuellem Missbrauch einhergehen.

Im transkulturellen Vergleich sollte beachtet werden, dass eine Amnesie, die nach kulturell akzeptierten religiösen Aktivitäten mit dissoziativer Trance oder Besessenheit einhergeht, in der Regel nicht als DA diagnostiziert werden sollte; es sei denn, sie geht über das hinaus, was als kulturell normativ angesehen wird und geht zusätzlichen mit funktionellen Beeinträchtigung einher.

Großer Stellenwert wird in den ICD-11-Kriterien der Differenzialdiagnose der DA beigemessen.

a) „**Akute Stressreaktion**": Zu den Symptomen einer akuten Stressreaktion können eine vorübergehende Amnesie für den unmittelbaren Zeitraum sowie die Ursache(n) des Stressors gehören. Sie klingt meistens innerhalb weniger Tage nach dem Ereignis oder nach Verlassen der bedrohlichen Situation ab. Wenn die Amnesie autobiografische Informationen enthält, die nicht direkt mit dem Stressor in Verbindung stehen, oder wenn die amnestische Episode länger als die unmittelbare Zeit nach dem Stressor andauert (d. h. mehrere Stunden bis mehrere Tage), sollte eine DA als Diagnose in Betracht gezogen werden,

b) Im Gegensatz zu **Gedächtnisdefiziten bei der „Dissoziativen Störung mit neurologischen Symptomen**", die eine Vielzahl von kognitiven Symptomen umfassen kann, ist die DA die geeignetere Diagnose, wenn sich die kognitiven Symptome ausschließlich auf das autobiografische Gedächtnis begrenzen.

c) „**Trance-Störung**" und „**Besessenheits-Trance-Störung**": Hier steht die DA im Zusammenhang mit Episoden, in welchen das Eindringen einer neuen Identität erlebt wird, die einem Geist, einer Macht, einer Gottheit oder einer anderen spirituellen Entität zugeschrieben wird. Die TS umfasst auch Verhaltensweisen oder Bewegungen, die als vom besitzergreifenden Agens kontrolliert erlebt werden, also Symptome, die bei der DA typischerweise nicht vorhanden sind

d) „**Dissoziative Identitätsstörung**" und „**Partielle dissoziative Identitätsstörung**": Episoden von Amnesie sind bei der DI häufig und können auch bei der partiellen DI auftreten. Hier beschränkt sich die Amnesie jedoch in der Regel auf einen kurzen Zeitraum und auf extreme emotionale Zustände oder Episoden von Selbstverletzung. Außerdem ist die DA nicht durch das Erleben von 2 oder mehr unterschiedlichen, alternierenden Persönlichkeitszuständen gekennzeichnet. Bei DA mit DF ist der Betroffene typischerweise über seine Identität verwirrt. Wenn 2 oder mehr verschiedene Persönlichkeitszustände immer wieder die Kontrolle über das Bewusstsein und das Funktionieren der Person übernehmen, was Episoden von Amnesie einschließen kann, ist die DI die angemessenere Diagnose.

e) „**Posttraumatische Belastungsstörung**" und „**Komplexe PTBS**": Bei der PTBS und der kPTBS können die Erinnerungen an das/die traumatische(n)

Ereignis(e) fragmentiert, desorganisiert oder unvollständig sein. Wenn die Amnesie ausgeprägter ist und auch autobiografische Erinnerungen umfasst, die nicht mit dem/den traumatischen Ereignis(sen) zusammenhängen, kann – sofern die diagnostischen Anforderungen der DA erfüllt sind – zusätzlich die Diagnose DA gestellt werden,

Auch ist die Diagnose einer DA natürlich nicht zutreffend, wenn Intoxikationen oder organische Hirnerkrankungen die amnestische Episode bedingen.

11.5 „Trance-Störung" (6B62) und „Besessenheits-Trance-Störung" (6B63)

Während die ICD-10 die „Trance- und Besessenheitszustände" als eine dissoziative Störung zusammenfasst (F44.3), grenzt die ICD-11 die **„Trance-Störung"** (6B62) von der **„Besessenheits-Trance-Störung"** (6B63) als je **eigenständige dissoziative Störungen** ab.

Trance und Besessenheit stellen distinkte, sich häufig überlappende Formen qualitativer Bewusstseinsveränderungen dar. Ihr zentrales und gemeinsames Charakteristikum ist ein **hypnoid verändertes Bewusstsein** im Sinne einer Einengung mit einem gestörten oder fehlenden Gefühl von Urheberschaft („Agency"). Bei der reinen Trance ist das Gefühl der personalen Identität reduziert bis aufgehoben; im Unterschied dazu wird bei der Besessenheits-Trance das „normale" Gefühl der personalen Identität durch eine den Betroffenen von außen beherrschende „Macht" ersetzt (meist ein Geist, eine Gottheit oder eine andere „Kraft"). Bei der BS und der TS ist eine vollständige oder teilweise Amnesie für die Episode die Regel; Betroffene zeigen ein transkulturell sehr variables klinisches Bild.

Diagnosekriterien der „Trance-Störung" (6B62)

- Auftreten eines Zustands, in dem es zu einer deutlichen Veränderung des Bewusstseinszustands der Person oder zu einem Verlust des normalen Gefühls der persönlichen Identität kommt, gekennzeichnet durch die beiden folgenden Punkte:

  - Einengung des Bewusstseins auf die unmittelbare Umgebung oder ungewöhnlich enge und selektive Fokussierung auf bestimmte Umweltreize; und
  - Einschränkung von Bewegungen, Körperhaltungen und Sprache auf die Wiederholung eines kleinen Repertoires, das als außerhalb der eigenen Kontrolle liegend erlebt wird.

- Der Trance-Zustand geht nicht mit der Erfahrung einher, dass die übliche persönliche durch eine andere Identität ersetzt wird.
- Die Trance-Episoden treten immer wieder auf, oder, falls die Diagnose auf einer einzigen Episode beruht, hat diese Episode mindestens mehrere Tage gedauert.

- Der Trance-Zustand ist unfreiwillig und unerwünscht und wird nicht als Teil einer kollektiven kulturellen oder religiösen Praxis akzeptiert.
- Die Symptome sind nicht auf die Wirkung einer Substanz oder eines Medikaments auf das zentrale Nervensystem (einschließlich Entzugserscheinungen), auf Erschöpfung oder auf hypnagoge oder hypnopompöse Zustände und nicht auf eine Erkrankung des Nervensystems (z. B. komplexe partielle Anfälle), ein Kopftrauma oder eine Schlaf-Wach-Störung zurückzuführen.
- Die Symptome führen zu erheblichem Leidensdruck oder zu erheblichen Beeinträchtigungen in persönlichen, familiären, sozialen, schulischen, beruflichen oder anderen wichtigen Funktionsbereichen. Wenn die Funktionsfähigkeit aufrechterhalten werden kann, dann nur durch erhebliche zusätzliche Anstrengungen.

Diagnosekriterien der „Besessenheits-Trance-Störung" (6B63)
- Auftreten eines Zustands, bei dem eine deutliche Veränderung des Bewusstseinszustands der Person eintritt und das normale Gefühl der persönlichen Identität durch eine externe „besitzergreifende" Identität ersetzt wird. Der Trance-Zustand ist durch Verhaltensweisen oder Bewegungen gekennzeichnet, die als von der besitzergreifenden Person kontrolliert erlebt werden.
- Besessenheits-Episoden werden dem Einfluss eines externen „besitzergreifenden" Geistes, einer Macht, einer Gottheit oder einer anderen spirituellen Entität zugeschrieben.
- Weitere Kriterien wie bei der TS

Kommentar
Aufgrund ihrer geringen Prävalenz bestehen in unserem Kulturkreis wenig klinische und wissenschaftliche Erfahrungen mit diesen Störungsbildern, die sich durch ihre Kulturabhängigkeit phänomenologisch sehr variabel darstellen. Erste Hinweise aus nicht-westlichen Ländern legen nahe, dass dort die Abgrenzung der „Besessenheits-Trance-Störung" von der „Partiellen dissoziativen Identitätsstörung" schwierig ist. Auch die Aufgabe der diagnostischen Kategorie „Dissoziativer Stupor" könnte die Validität dieser Störungsgruppe einschränken, zumindest in Kulturkreisen, in denen die genannten Störungen deutlich häufiger sind.

11.6 „Dissoziative Identitätsstörung"

In der ICD-10 wird dieses Störungsbild als „Multiple Persönlichkeit(sstörung)" noch unter „andere dissoziative Störungen (Konversionsstörungen)" (F44.8) geführt; in der ICD-11 gibt es eine **separate diagnostische Entität** der (partiellen) DI. Hauptmerkmal ist die **Aufspaltung des Ich der betreffenden Person in zwei** oder mehr subjektiv wahrgenommene, dissoziierte „Identitäten", die für den Betreffenden und gelegentlich auch für Außenstehende in sich schlüssig und abgeschlossen wirken. Der Betroffene äußert häufig, mehrere Personen in sich zu haben, die unterschiedlich dächten und fühlten, aber auch miteinander kommunizieren könnten. Die jeweils anwesende oder bestimmende Person beeinflusse dann das Denken, Handeln und Fühlen in der jeweiligen Situation. Die verschiedenen Persönlichkeitsmuster können aber auch als völlig voneinander getrennt und ohne Wissen um die Existenz der anderen erlebt werden. Beim voll ausgeprägten Störungsbild bestehen ausgeprägte **Diskontinuitäten in der Wahrnehmung des Selbst und der Handlungsfähigkeit,** während bei der partiellen DI diese Diskontinuitäten nicht so stark ausgeprägt sind. Auch nehmen bei der partiellen DI die nicht-dominanten Persönlichkeitsanteile nicht regelmäßig die exekutive Kontrolle über das Bewusstsein und die Funktionsweise der Person ein.

Für die Entstehung der Störung werden häufig schwere Traumatisierungen in der Kindheit verantwortlich gemacht, z. B. schwere Formen der sexuellen oder körperlichen Gewalt mit teilweise hoher Brutalität (**Traumamodell**). Die verschiedenen „Identitäten" werden demnach als **„personifizierter" Bewältigungsversuch** für extreme psychomotorische Erlebenszustände betrachtet. Die Integration der Erlebnisse misslingt aufgrund ihres extremen Charakters, aber auch wegen dysfunktionaler Bindungserfahrungen mit den primären Bezugspersonen. Zur Aufrechterhaltung dieses Verarbeitungsmusters tragen aber auch Umgebungsfaktoren bei. Diskutiert werden auch iatrogene und soziokulturelle Mechanismen, die bei dafür vulnerablen Personen zu einer Abspaltung von verschiedenen Rollen führen können (**soziokognitives Modell**).

Diagnosekriterien der (partiellen) dissoziativen Identitätsstörung nach ICD-11 (6B64 und 65)
Dissoziative Identitätsstörung:

- Identitätsstörung, die durch das **Vorhandensein von zwei oder mehr unterschiedlichen Persönlichkeitszuständen** (dissoziative Identitäten) gekennzeichnet ist, die mit ausgeprägten Diskontinuitäten in der Wahrnehmung des Selbst und der Handlungsfähigkeit einhergehen. Jeder Persönlichkeitszustand beinhaltet sein eigenes Muster des Erlebens, der Wahrnehmung, der Vorstellung und der Beziehung zu sich selbst, dem Körper und der Umwelt
- Mindestens zwei verschiedene Persönlichkeitszustände übernehmen immer wieder die **Kontrolle über das Bewusstsein und die Funktionsweise des Individuums** in der Interaktion mit anderen oder mit der Umwelt, z. B. bei der Ausführung bestimmter Aspekte des täglichen Lebens (z. B. Elternschaft, Arbeit) oder als Reaktion auf bestimmte Situationen (z. B. solche, die als bedrohlich empfunden werden)
- Veränderungen des Persönlichkeitszustands gehen mit entsprechenden **Veränderungen in den Bereichen Empfindung, Wahrnehmung, Affekt, Kognition, Gedächtnis, motorische Kontrolle und Verhalten** einher. Typischerweise

kommt es zu Episoden von Amnesie, die mit normalem Vergessen unvereinbar sind und schwerwiegend sein können

- Die Symptome lassen sich **nicht besser durch eine andere psychische Störung erklären** (z. B. Schizophrenie oder eine andere primäre psychotische Störung)
- Die Symptome sind **nicht auf die Wirkung einer Substanz oder eines Medikaments auf das zentrale Nervensystem zurückzuführen**, auch nicht auf Entzugserscheinungen, und sind nicht auf eine Erkrankung des Nervensystems (z. B. komplexe partielle Anfälle) oder eine Schlaf-Wach-Störung zurückzuführen
- Die Symptome führen zu **erheblichen Beeinträchtigungen im persönlichen, familiären, soziaen, schulischen, beruflichen oder anderen wichtigen Funktionsbereichen**

Partielle Dissoziative Identitätsstörung:

- Identitätsstörung, die durch das **Erleben von zwei oder mehr unterschiedlichen Persönlichkeitszuständen** (dissoziative Identitäten) gekennzeichnet ist und Diskontinuitäten in der Wahrnehmung des Selbst und der Handlungsfähigkeit beinhaltet. Jeder Persönlichkeitszustand beinhaltet sein eigenes Muster des Erlebens, der Wahrnehmung, der Vorstellung und der Beziehung zu sich selbst, dem Körper und der Umwelt
- **Ein Persönlichkeitszustand ist dominant und funktioniert im täglichen Leben** (z. B. Elternschaft, Arbeit), wird aber von einem oder mehreren nicht-dominanten Persönlichkeitszuständen beeinträchtigt (dissoziative Beeinträchtigungen). Diese Übergriffe können kognitiver (eindringende Gedanken), affektiver (eindringende Affekte wie Angst, Wut oder Scham), wahrnehmungsbezogener (z. B. eindringende Stimmen, flüchtige visuelle Wahrnehmungen, Empfindungen wie Berührungen), motorischer (z. B. unwillkürliche Armbewegungen) oder verhaltensbezogener Natur sein (z. B. eine Handlung, die kein Gefühl von Handlungsfähigkeit oder Verantwortung vermittelt)
- Die **nicht-dominanten Persönlichkeitszustände übernehmen nicht regelmäßig die exekutive Kontrolle** über das Bewusstsein und die Funktionsweise der Person in dem Maße, wie sie in bestimmten Aspekten des täglichen Lebens (z. B. Elternschaft, Arbeit) auftreten. Es kann jedoch gelegentliche, begrenzte und vorübergehende Episoden geben, in denen ein bestimmter Persönlichkeitszustand die exekutive Kontrolle übernimmt, um sich in umschriebenen Verhaltensweisen zu engagieren (z. B. als Reaktion auf extreme emotionale Zustände oder während Episoden der Selbstverletzung oder des Wiederauflebens traumatischer Erinnerungen)
- Übrige Kriterien wie bei der dissoziativen Identitätsstörung

Kommentar

Die Unterscheidung einer partiellen DI, bei der von den zwei oder mehreren Persönlichkeitszuständen einer durchgehend dominant bleibt und im täglichen Leben funktioniert, von dem Vollbild der DI, bei der das nicht der Fall ist, erscheint sehr sinnvoll. Es bleibt abzuwarten, wie häufig diese Störungsbilder diagnostiziert werden, es kann jedoch erwartet werden, dass die partielle DI im klinischen Alltag häufiger anzutreffen sein wird.

Bezüglich der Grenzen zur Normalität (Schwellenwert) wird konstatiert, dass das Vorhandensein von zwei oder mehr ausgeprägten Persönlichkeitszuständen nicht immer auf das Vorliegen einer psychischen Störung hindeutet. Unter bestimmten Umständen (z. B. bei „Medien" oder anderen kulturell akzeptierten spirituellen Praktizierenden) werde das Vorhandensein multipler Persönlichkeitszustände nicht als unangenehm empfunden und sei nicht mit einer Beeinträchtigung der Funktionsfähigkeit verbunden. In diesen Fällen sollte die Diagnose einer DI nicht gestellt werden.

In den CDDR wird erstens davon ausgegangen, dass das Auftreten einer DI am häufigsten mit **traumatischen Erfahrungen** in Verbindung steht, insbesondere mit körperlichem, sexuellem und emotionalem Missbrauch oder Vernachlässigung in der Kindheit. Eine DI könne zweitens durch die Entfernung aus anhaltend traumatisierenden Umständen, den Tod oder eine schwere Erkrankung des Missbrauchstäters oder durch andere, nicht damit zusammenhängende traumatische Erfahrungen, im späteren Leben ausgelöst werden.

- Charakteristisch sei, dass die DI in der Regel einen **rezidivierenden und fluktuierenden klinischen Verlauf** habe, einige Betroffene trotz Behandlung in den meisten Aspekten ihrer Funktionsfähigkeit stark beeinträchtigt bleiben und bei Personen mit DI ein hohes Risiko für selbstverletzendes Verhalten und Suizidversuche besteht.
- Obwohl sich die Symptome mit zunehmendem Alter spontan zurückbilden können, kann es in Zeiten erhöhter Belastung zu einem Wiederauftreten kommen.
- Wiederkehrende oder chronisch anhaltende traumatische Erfahrungen seien mit einer schlechteren Prognose verbunden.
- Eine Komorbidität mit anderen psychischen Störungen sei häufig. In solchen Fällen könnten Identitätswechsel die Symptomdarstellung der gleichzeitig auftretenden Störungen beeinflussen.

Kommentar

Es ist hier wichtig, zu betonen, dass die DI (wie auch die anderen dissoziativen Störungen) gehäuft mit traumatischen, oft frühen, Erfahrungen zusammenhängt, dass aber der Umkehrschluss – wenn dissoziative Störung, dann auf jeden Fall Missbrauch – nicht zulässig ist.

- Zwar kann eine DI während der gesamten Lebensspanne auftreten, doch wird entsprechend dem Traumamodell davon auszugehen sein, dass erste Identitätsveränderungen in der Regel schon in jungen Jahren auftreten.
- Frühe Identitätsveränderungen im Jugendalter, die für die DI charakteristisch sind, könnten mit entwicklungstypischen Schwierigkeiten bei der Emotionsund Verhaltensregulation verwechselt werden.
- Ältere Betroffene mit DI können sich mit dem Bild einer scheinbar spät einsetzenden Paranoia oder kognitiven Beeinträchtigung oder mit atypischen Stimmungs-, Psychose- oder Zwangssymptomen vorstellen.

11.7 „Depersonalisations-Derealisationsstörung"

In der **ICD-10** wird das „Depersonalisations- und Derealisationssyndrom" mit der Begründung nicht zu „Dissoziative Störungen" gerechnet, dass in der Regel nur Teilbereiche der persönlichen Identität betroffen seien und nicht mit Leistungseinbußen in den Bereichen Wahrnehmung, Gedächtnis oder Bewegung einhergingen. Zumindest werden sie unter **„andere neurotische Störungen" als Syndrom (F48.1)** aufgelistet, da die Zahl der Patienten, die diese Störung in reiner und isolierter Form erleben, klein sei. In der **ICD-11** wird aus dem vormaligen als Syndrom kategorisierten Erscheinungsbild die **„Depersonalisations-Derealisationsstörung" (DDS)** eine Subkategorie der **„Dissoziative[n]" Störungen (6B66).** Eine kleine – aber wichtige – Änderung ist, dass die Störung im Einleitungssatz nicht mehr fälschlicherweise als „selten" bezeichnet wird.

Hauptmerkmal der Störung sind dauernd oder fast dauernd vorhandene nicht-psychotische Wahrnehmungsstörungen, bei denen das Selbst (einschließlich Körper, Handlungen) oder die Umgebung und andere Menschen als fremd oder unwirklich erlebt werden. Die Symptomatik darf dabei nicht besser durch eine andere psychische Störung oder organische Faktoren erklärt werden und muss eine Belastung für den Betroffenen darstellen. Im Gegensatz zur DI finde sich weniger Korrelation mit schwerer Traumatisierung in der Kindheit. Der Verlauf sei typischerweise **chronisch und persistierend.** Häufig findet sich eine Komorbidität mit affektiven Störungen, Angststörung und Persönlichkeitsstörungen. Viele Betroffene berichten, dass die Symptomatik durch den Konsum von Marihuana oder Halluzinogenen ausgelöst wurde. Die psychoaktiven Substanzen sind aber nicht die Ursache für die Depersonalisations-Derealisations-Zustände, die noch lange nach der Intoxikation fortbestehen.

Für die ICD-11-Diagnose müssen anhaltende oder wiederkehrende Erfahrungen von entweder Depersonalisation oder Derealisation oder beiden bestehen:

Dabei sollte Depersonalisation gekennzeichnet sein durch das Erleben des Selbst als fremd oder unwirklich oder durch das Gefühl, von den eigenen Gedanken, Gefühlen, Empfindungen, dem Körper oder den Handlungen losgelöst zu sein oder sich wie von außen zu beobachten. Depersonalisation kann sich in Form von emotionaler und/oder körperlicher Betäubung, dem Gefühl, sich selbst aus der Ferne zu beobachten oder „in einem Theaterstück" zu befinden, oder in Form von Wahrnehmungsveränderungen (z. B. einem verzerrten Zeitempfinden) äußern.

Derealisation ist in ICD-11 so charakterisiert, dass man andere Personen, Objekte oder die Welt als fremd oder unwirklich (z. B. traumartig, weit entfernt, neblig, leblos, farblos oder visuell verzerrt) erlebt oder sich von seiner Umgebung losgelöst fühlt. Dabei bleibt die **Realitätsprüfung intakt.**

Die Symptome lassen sich nicht besser durch eine andere psychische Störung erklären (z. B. eine PTBS, eine Angststörung, eine andere dissoziative Störung oder eine Persönlichkeitsstörung).

Die Symptome führen zu erheblichem Leidensdruck oder zu erheblichen Beeinträchtigungen im persönlichen, familiären, sozialen, schulischen, beruflichen Bereich oder in anderen wichtigen Funktionsbereichen. Wenn die Funktionsfähigkeit aufrechterhalten werden kann, dann nur durch erhebliche zusätzliche Anstrengungen.

Häufiges Begleitsymptom der „Depersonalisations-Derealisationsstörung" sind ein verändertes Zeitempfinden.

- katastrophisierende Kognitionen (z. B. häufige Ängste, „verrückt zu werden"), zusammen mit einem Mangel an Lebendigkeit bei autobiografischen Erinnerungen. Episoden können mit negativen Lebensereignissen oder zwischenmenschlichen Konflikten verbunden sein.
- Die DDS tritt bei Männern und Frauen ähnlich häufig auf.

Vorübergehende Depersonalisations- oder Derealisationssymptome können unter Stress, bei extremer emotionaler Belastung oder Erschöpfung, bei körperlicher Krankheit oder unter dem Einfluss von Substanzen auftreten. Anders als bei der DDS verschwinden solche Erfahrungen mit dem Wegfall der emotionalen oder körperlichen Belastungen.

- Sehr umfangreich wird in den CDDR auf die **Verlaufsmerkmale** eingegangen:
- Möglicher Beginn in der Kindheit, **meist im mittleren Jugendalter.** Ein Auftreten nach dem 25. Lebensjahr ist sehr selten.
- Das Auftreten kann von akut bis allmählich und schleichend variieren, mit anfänglichen Episoden von begrenzter Schwere und Häufigkeit, gefolgt von solchen, die extremer und anhaltender sind.
- Einzelne Episoden können von kurzer Dauer (z. B. Stunden oder Tage) bis zu längerer Dauer (z. B. Wochen, Monate oder Jahre) sein. Der Verlauf der Störung ist in der Regel **chronisch und anhaltend.**
- Die meisten Patienten leiden entweder an kontinuierlichen Symptomen oder an einem anfänglich episodischen Verlauf, der mit der Zeit kontinuierlich wird. Ein anhaltender episodischer Verlauf ist weniger häufig, er betrifft etwa ein Drittel der Fälle. Die Intensität der Symptome kann zwischen den Episoden variieren oder über Jahre oder sogar Jahrzehnte konstant bleiben.
- Interne und externe Faktoren wie emotionaler Stress, Angst oder negative Gefühle, Reizüberflutung, Schlafmangel oder Drogenkonsum können die Intensität der Symptome verstärken. Einige Personen berichten, dass körperliche Stimulation (z. B. Sport, leichte Selbstverletzung) oder beruhigende zwischenmenschliche Interaktionen die Symptomintensität verringern können.

- **Häufig Komorbidität** mit affektiven Störungen, Angst- oder Persönlichkeitsstörungen. Das gleichzeitige Auftreten dieser Diagnosen scheint jedoch den Schweregrad der Depersonalisations- oder Derealisationssymptome nicht zu verändern.
- Obwohl eine Vorgeschichte von emotionalem Missbrauch, Vernachlässigung und anderen Formen zwischenmenschlicher Traumata in der Kindheit mit der Entwicklung einer DDS in Verbindung gebracht wird, ist der Zusammenhang nicht so stark wie bei anderen dissoziativen Störungen (z. B. DA, DI). In einigen Fällen tritt die DDS scheinbar aus heiterem Himmel auf und kann nicht mit identifizierbaren Auslösern in Verbindung gebracht werden.
- Der Konsum psychoaktiver Substanzen, insbesondere von Marihuana oder Halluzinogenen, ist ein häufiger Auslöser für Depersonalisations- und Derealisationssymptome. Die Diagnose einer DDS kann jedoch nur gestellt werden, wenn die Symptome über den Zeitraum der Intoxikation oder des Entzugs hinaus andauern.

Kommentar
Bei den Diagnosekriterien fehlt eine Angabe zur zeitlichen Erstreckung der Symptome, obgleich diese Informationen leicht zu erheben und entscheidend für differenzialdiagnostische Erwägung sind. In der Regel kann die Diagnose nur gestellt werden, wenn die Symptome Depersonalisation oder Derealisation über mindestens drei Monate andauernd oder mindestens die Hälfte der Zeit vorhanden sind.

Bezüglich der Differenzialdiagnosen werden aufgelistet:

- Depersonalisations- und Derealisationserfahrungen treten häufig bei **anderen dissoziativen Störungen** auf, insbesondere bei der (partiellen) DI, der TS und der BS. Wenn die diagnostischen Voraussetzungen für eine andere dissoziative Störung erfüllt sind, sollte die Diagnose DDS nicht zusätzlich vergeben werden.
- Bei „**Schizophrenie oder andere primäre psychotische Störungen**" treten während psychotischer Episoden häufig Depersonalisations- oder Derealisationserfahrungen auf, die von wahnhaften Interpretationen dieser Erfahrungen begleitet sein können. Wenn Depersonalisation und/oder Derealisation bei einer Person mit der Störung „**Schizophrenie** oder **andere primäre psychotische Störungen**" auf die Zeiträume mit psychotischen Symptomen beschränkt ist/ sind, sollte keine zusätzliche Diagnose einer DDS vergeben werden.
- Depersonalisation und Derealisation treten häufig während **depressiver Episoden** auf und können anhaltend sein. Eine zusätzliche Diagnose DDS sollte nicht vergeben werden, wenn die Symptome nur während depressiver Episoden auftreten oder anderweitig besser durch eine depressive Störung erklärt werden können.

Kommentar

Die differenzialdiagnostischen Erwägungen zu depressiven Störungen sind nicht schlüssig, weil die diagnostischen Kriterien depressiver Störungen an keiner Stelle Bezug auf die Symptome Depersonalisation und Derealisation nehmen. Sinn ergäben diese differenzialdiagnostischen Erwägungen nur, wenn es für depressive Episoden die Zusatzkodierung „Depressive Episode mit Depersonalisation und Derealisation" gäbe analog der Zusatzkodierung „Depressive Episode mit Panikattacken" (6A80.1). Die Literatur zur Phänomenologie affektiver Störungen würde eine solche Zusatzkategorie unterstützen (Kendler 2016).

- **Panikattacken** im Rahmen einer Panikstörung oder einer anderen psychischen Störung können mit ausgeprägten Depersonalisations- bzw. Derealisationssymptomen einhergehen, die auch nach Abklingen der Panikattacke noch eine Zeit lang anhalten können. Wenn Depersonalisations-/Derealisationssymptome ausschließlich während der Panikattacken auftreten oder nur für kurze Zeit danach anhalten, ist eine separate Diagnose DDS nicht gerechtfertigt.
- Vorübergehende Depersonalisations- oder Derealisationserfahrungen sind auch bei anderen Angst- oder angstbezogenen Störungen wie „Soziale Angststörung" und „Generalisierte Angststörung" häufig. Wenn Depersonalisation und/oder Derealisation besser durch eine Angst- oder phobische Störung erklärt werden kann/können (z. B., wenn diese Erfahrungen nur im Zusammenhang mit der Konfrontation mit dem entsprechenden phobischen Stimulus auftreten), sollte die zusätzliche Diagnose DDS nicht gestellt werden.
- Depersonalisations- und Derealisationserfahrungen sind bei der **PTBS** häufig, insbesondere während des Wiedererlebens des traumatischen Ereignisses (Intrusionen). Wenn sich die Depersonalisation oder Derealisation bei einer Person mit (k)PTBS auf Intrusionen beschränkt, sollte keine zusätzliche Diagnose DDS vergeben werden. Wenn jedoch eine klinisch signifikante Depersonalisation und Derealisation außerhalb von Intrusionen auftritt oder nach solchen Episoden anhält und die diagnostischen Anforderungen beider Störungen erfüllt sind, kann eine zusätzliche Diagnose DDS vergeben werden.
- Depersonalisations- oder Derealisationserlebnisse können bei einer „**Persönlichkeitsstörung**" auftreten, insbesondere wenn die Person unter Stress steht. Wenn die Symptome besser durch eine Persönlichkeitsstörung erklärt werden können, sollte die Zusatzdiagnose DDS nicht vergeben werden.

11.8 Abschließende Bewertung und Ausblick

Die Neuordnung der dissoziativen Störungsbilder in der ICD-11 erscheint insgesamt als sehr sinnvoll. Die Annäherung an die DSM-5-Kriterien ist ebenfalls zu begrüßen und wird die Vergleichbarkeit der Diagnosekriterien in Klinik und

Forschung sicherlich verbessern. Hervorzuheben ist, dass in der Bezeichnung der einzelnen Störungsbilder nun weitgehend deskriptiv vorgegangen wird und auf ätiologische Implikationen (z. B. Konversion) verzichtet wurde. Auch eine genauere Unterdifferenzierung (z. B. in partielle und vollständige DI oder in Trance- und Besessenheits-Trance-Störung) wird den komplexen Störungsbildern und dem inzwischen gewachsenen Verständnis bezüglich der Schweregrade und unterschiedlichen Ausprägungen besser gerecht. Die Umbenennung der „Multiplen Persönlichkeit(sstörung)" in (partielle) DI erscheint sehr sinnvoll und durch die eher deskriptive Bezeichnung der Symptomatik angemessen. Hier erscheint die partielle DI als Unterkategorie ebenfalls sinnvoll, und es kann hier eine höhere Prävalenz im Vergleich zum Vollbild erwartet werden. Da die dissoziative Amnesie eines der Hauptbestandteile der dissoziativen Fugue ist und in ihrem Erscheinungsbild ohnehin sehr selten ist, erscheint eine Integration „Dissoziative Fugue" in das Störungsbild „Dissoziative Amnesie" sinnvoll und angebracht. Ob die Ausdifferenzierung der bisher zusammengefassten „Trance- und Besessenheitszustände" in zwei distinkte Diagnosen klinisch und wissenschaftlich sinnvoll ist, wird sich erst zeigen müssen; da diese Zustände in unserem Kulturraum sehr selten sind, werden die Erfahrungen aus sogenannten Entwicklungs- und Schwellenländern abzuwarten sein.

Eine wichtige Neuerung betrifft die Umbenennung der „Konversionsstörungen" in „Dissoziative Störung mit neurologischen Symptomen", die einhergeht mit einer weiteren Ausdifferenzierung anhand der betroffenen sensorischen und motorischen Systeme. Diese eher deskriptive Herangehensweise könnte zu einer Verbesserung der dahinterliegenden Mechanismen und integrativen Behandlungsansätzen im Grenzbereich zwischen neurologischen und psychischen Erkrankungen beitragen. Die wichtigste Änderung bei der Neufassung der „Depersonalisations-Derealisationsstörung" betrifft den Wegfall der fälschlichen Bezeichnung als „seltene Störung", was die deutliche Unterdiagnostizierung dieser Störung mit befördert haben wird. Die Auswertung von Krankenkassendaten ergab eine administrative Prävalenz Einjahresprävalenz von nur 0,007 % für das Jahr 2006 in Deutschland (Michal et al. 2010), obwohl alle systematischen Erhebungen davon ausgehen, dass die Prävalenz der DDS in der Allgemeinbevölkerung bei etwa 1 % liegt (Yang et al. 2023). Die Korrektur dieses falschen Primings und die ausführlichere Beschreibung der Störung können es erleichtern, dass diese bisher deutlich unterdiagnostizierte Störung besser erfasst und häufiger diagnostiziert wird. Dies wäre dann ein wichtiger Schritt in Richtung einer verbesserten Integration der dissoziativen Störungen in den klinischen Alltag und die klinische Forschung. Insgesamt bleibt festzuhalten, dass nur wenn wir dissoziative Störungen zuverlässiger erfassen, wir unseren Patienten helfen können, eine Lösung für ihre massiven – und prognostisch hochrelevanten (Lyssenko et al. 2018) – Probleme mit der Integration von Identität, Gedächtnis, Wahrnehmung und Bewusstsein zu finden (Spiegel 2018).

Literatur

Lyssenko, L., Schmahl, C., Bockhacker, L., Vonderlin, R., Bohus, M. & Kleindienst, N. (2018). Dissociation in Psychiatric Disorders: A Meta-Analysis of Studies Using the Dissociative Experiences Scale. Am J Psychiatry 175, 37–46.

Michal, M., Beutel, M.E., Grobe, T.G. (2010). Wie oft wird die Depersonalisations-Derealisationsstörung (ICD-10: F48.1) in der ambulanten Versorgung diagnostiziert?. Z Psychosom Med Psychother 56(1), 74–83.

Kendler KS. The Phenomenology of Major Depression and the Representativeness and Nature of DSM Criteria. Am J Psychiatry. 2016 Aug 1;173(8):771–80. https://doi.org/10.1176/appi.ajp.2016.15121509. Epub 2016 May 3. PMID: 27138588.

Spiegel, D. (2018). Integrating Dissociation. Am J Psychiatry 175, 4–5.

Yang, J., Millman, L. S. M., David, A. S. & Hunter, E. C. M. (2023). The Prevalence of Depersonalization-Derealization Disorder: A Systematic Review. J Trauma Dissociation 24, 8–41.

Fütter- oder Essstörungen

Reinhild Schwarte und Andrea Stippel

12

Inhaltsverzeichnis

12.1 ICD-11 im Vergleich zur ICD-10

> **Wesentliche Änderungen**
> Fütter- und Essstörungen wurden in einem Kapitel „**Fütter- oder Essstörungen**" **(6B8)** zusammengefasst.

R. Schwarte · A. Stippel (✉)
Oberberg Fachklinik Konraderhof, Hürth, Deutschland
E-Mail: andrea.stippel@oberbergkliniken.de

© Der/die Autor(en), exklusiv lizenziert an Springer-Verlag GmbH, DE, ein Teil
von Springer Nature 2024
L. Hölzel und M. Berger (Hrsg.), *ICD-11 – Psychische Störungen*,
https://doi.org/10.1007/978-3-662-67687-5_12

Die „Binge-Eating-Störung" (BES) sowie die „Vermeidend-restriktive Ernährungsstörung [ARFID]" wurden als Krankheitsentitäten eingeführt.

Unspezifische Diagnosen wie die „Atypische Anorexia nervosa" (F50.1), **„Atypische Bulimia nervosa"** (F50.3) und **„Essattacken bei anderen psychischen Erkrankungen"** (F50.4) bzw. **„Erbrechen bei anderen psychischen Erkrankungen"** (F50.5) entfallen.

Schwellenwerte für Dauer und Häufigkeit symptomatischen Verhaltens entfallen.

Das **Gewichtskriterium der „Anorexia nervosa"** wurde angepasst und erweitert (inklusive massivem Gewichtsverlust und ausbleibender Gewichtszunahme), außerdem wurden gewichtsbezogene **Subgruppen nach Schweregrad** gebildet.

Menstruationskriterium sowie Gewichtsphobie entfallen als obligatorische Diagnostikkriterien bei der „Anorexia nervosa".

Mit der **„Anorexia nervosa in Remission mit normalem Körpergewicht"** gibt es ein neues Krankheitsbild, das den Zustand nach erfolgter Gewichtsrehabilitation beschreibt.

12.2 Vorbemerkungen

Schwerpunkte dieses Kapitels stellen die Veränderungen im Bereich der „Anorexia nervosa", hierbei insbesondere aus kinder- und jugendpsychiatrischer Sicht, dar. Dies ist einerseits den zahlreichen Veränderungen in diesem Bereich geschuldet, andererseits scheint dieser Schwerpunkt bei einem epidemiologischen Gipfel an Ersterkrankten im Altersbereich von 14–16 Jahren notwendig, zumal sich das Altersspektrum zunehmend in den kindlichen Bereich verschiebt (Tab. 12.1).

Tab 12.1 „Fütter- oder Essstörungen" in ICD-11

Code	Bezeichnung
6B80	Anorexia nervosa
6B81	Bulimia nervosa
6B82	Binge-eating-Störung
6B83	Vermeidend-restriktive Ernährungsstörung (ARFID)
6B84	Pica
6B85	Ruminations- oder Regurgitationsstörung
6B8Y	Sonstige näher bezeichnete Fütter- oder Essstörungen
6B8Z	Fütter- oder Essstörungen, nicht näher bezeichnet

12.3   Veränderungen von der ICD-10 zur ICD-11

Fütter- und Essstörungen sind in der ICD-11 zu einer übergeordneten Kategorie zusammengeführt worden. Damit umfasst der Bereich 6B8x der ICD-11 jegliche Form von abnormem Ess- oder Fütterverhalten, das nicht anderweitig, etwa durch andere Erkrankungen oder Entwicklung erklärt werden kann und das nicht kulturell eingebettet ist. Hierzu gehören auf der einen Seite die **Fütterstörungen**, also Verhaltensstörungen, die nicht mit dem Körpergewicht und der Körperform zusammenhängen, auf der anderen Seite die **Essstörungen**, also abnormales Essverhalten und die Beschäftigung mit dem Essen sowie ausgeprägte Bedenken hinsichtlich des Körpergewichts und der Körperform. Insbesondere durch die Eingliederung der kindlichen Essstörungen, z. B. Pica und Rumination, nimmt die ICD-11 eine **entwicklungspsychologische Perspektive** ein (Tab. 12.2).

Zusätzlich   geht   mit **„Vermeidend-restriktive   Ernährungsstörung [ARFID]"** ein ebenfalls entwicklungspsychologisch relevantes neues Krankheitsbild in die ICD ein. Es wird damit der Fokus auf kindliche Fütter- und Essstörungen

Tab 12.2 „Fütter- oder Essstörungen" in ICD-10 (World Health Organization 1992, 2025 ICD-10-CM Codes F50*: Eating disorders (icd10data.com)), ICD-11 (und DSM-5, (American Psychiatric Association 2013))

ICD-11 Code	ICD-11 Bezeichnung	ICD-10 Code	ICD-10 Bezeichnung	DSM-5
6B80	Anorexia nervosa	F50	Anorexia nervosa	Anorexia nervosa
6B81	Bulimia nervosa	F50.2	Bulimia nervosa	Bulimia nervosa
6B82	Binge-Eating-Störung	F50.4 F50.81 F50.9	Essattacken bei anderen psychischen Störungen Binge-Eating-Störung Essstörungen, nicht näher bezeichnet	Binge-Eating Disorder
6B83	Vermeidend-restriktive Ernährungsstörung (ARFID)	F50.82	ARFID- Vermeidend-restriktive Ernährungsstörung	Avoidant/Restrictive Food Intake Disorder
6B84	Pica	F98.3 F50.8	Pica im Kindesalter Pica bei Erwachsenen	Pica
6B85	Ruminations- oder Regurgitationsstörung	P92.1 F98.21	Ruminations- oder Regurgitationsstörung beim Neugeborenen Rumination im Kindesalter	Rumination Disorder
6B8Y	Sonstige näher bezeichnete Fütter- oder Essstörungen	F50.8	Andere näher bezeichnete Fütter- oder Essstörungen	Other Specified Feeding or Eating Disorder (OSFED)
6B8Z	Fütter- oder Essstörungen, nicht näher bezeichnet	F50.9	Nicht näher bezeichnete Essstörung	Unspecified Feeding and Eating Disorders (UFED)

gelegt, und es werden sowohl inhaltliche Zusammenhänge als auch eine fluidere, dimensionalere Sichtweise nahegelegt.

Die **„Binge-Eating-Störung" (BES)** wird als Störungsbild definiert und eingruppiert. Damit wird sie als vollwertige psychische Störung anerkannt.

Bei der Diagnosestellung wird **interkulturellen Aspekten** Rechnung getragen. Es gilt, auftretende Verhaltensweisen und Erleben am jeweiligen kulturellen Rahmen zu relativieren und damit einer voreiligen, fälschlichen Normierung vorzubeugen. So unterscheiden sich Essensmengen und Bewertungen derselben aufgrund kultureller Hintergründe. Diagnostische Einordnungen sollen vor diesem Hintergrund stattfinden. Beispiele hier sind etwa die Bewertung von Essensmengen beim Fasten bzw. Fastenbrechen im Ramadan oder mehrgängigen Menüs in mediterranen Kulturen.

Das **Gewichtskriterium bei der Diagnose der „Anorexia nervosa"** wurde nach BMI (Body Mass Index) für Erwachsene und Altersperzentilen für Kinder und Jugendliche definiert. Zusätzlich wurden der rasche Gewichtsverlust, etwa vom Übergewicht in den normalgewichtigen Bereich, sowie ausbleibende entwicklungsangemessene Gewichtszunahme in der Adoleszenz, beispielsweise fehlende Gewichtszunahme bei gleichzeitigem Wachstum, ergänzt. Das ermöglicht eine individuellere, pragmatischere Diagnostik.

Die **Aufgliederung in Subgruppen erfolgt bei der „Anorexia nervosa"** nunmehr zunächst nach der Ausprägung des Untergewichtes, wobei zwischen „signifikant erniedrigtem Untergewicht" und „kritisch erniedrigtem Untergewicht" unterschieden wird. Es wird hierdurch der medizinisch relevante Aspekt der höheren Mortalität sowie der häufigeren medizinischen Komplikationen deutlicher. Erst auf einer zweiten Ebene erfolgt die bereits in der ICD-10 gängige Differenzierung nach restriktivem und Binge-Purging-Verhaltensmuster.

Mit der **„Anorexia nervosa in Remission mit normalem Körpergewicht"** wird der Zustand nach Gewichtsrehabilitation nicht nur diagnostizierbar, sondern als eigene diagnostische Entität begriffen. Damit entsteht mit Normalisierung des Gewichts kein „atypisches" Bild wie bisher, sondern der typische Zustand der Remission mit noch vorhandener verbleibender Symptomatik sowie hoher Rückfallgefahr.

Die Störung des endokrinen Systems ist für die Diagnose der „Anorexia nervosa" nicht mehr obligatorisch. So wird der entwicklungspsychologischen Sicht sowie einer genderneutralen Perspektive Rechnung getragen. Auch entfällt die **Angst vor der Gewichtszunahme** als obligatorisches Kriterium. Das ist zum einen in Anbetracht der steigenden Zahlen der kindlichen Variante hochrelevant, da sich diese in der Praxis häufig durch eine größere Varianz in der Psychopathologie auszeichnet. Auch im Erwachsenenbereich wird dieses Kriterium und verschiedenen Gründen häufig verneint. In der Praxis ergibt sich so die Möglichkeit, die Diagnose in der Zusammenschau der Symptomatik zu stellen und nicht in der Differenzierung und Diskussion einzelner Kriterien zu verhaften.

Die Dauer und Häufigkeit der Symptomatik, etwa für die Diagnose der **„Bulimia nervosa",** wurde reduziert und somit dem DSM angepasst. Bei der Definition der Essanfälle steht das subjektive Erleben im Vordergrund. Auch hier findet sich der Entfall der obligatorischen Gewichtsphobie.

12.4   Klinische Beschreibung der zugehörigen Störungsbilder

12.4.1 „Anorexia nervosa" (6B80)

- Für Körpergröße, Alter und Entwicklungsstand signifikant niedriges Körpergewicht, das nicht auf eine andere gesundheitliche Störung oder auf die Nichtverfügbarkeit von Nahrung zurückzuführen ist. Das bedeutet hier:
  a) BMI von weniger als 18,5 kg/m² bei Erwachsenen und ein BMI unter dem 5. BMI-Altersperzentil für Kinder und Jugendliche **oder**
  b) rascher Gewichtsverlust (z. B. mehr als 20 % des Körpergewichts innerhalb von 6 Monaten) **oder**
  c) ausbleibende Gewichtszunahme bei Kindern und Jugendlichen, wie es aufgrund des individuellen Entwicklungsverlaufs zu erwarten wäre.
- Anhaltendes Verhaltensmuster, das die Wiederherstellung des Normalgewichts verhindern soll.
- Niedriges Körpergewicht oder schlanke Körperform stehen im Mittelpunkt der Selbsteinschätzung der Person oder werden fälschlicherweise als normal empfunden.

6B80.0 „Anorexia nervosa mit signifikant erniedrigtem Körpergewicht": BMI zwischen 18,5 kg/m2 und 14,0 kg/m² für Erwachsene oder zwischen der 5. BMI-Altersperzentile und der 0,3-Perzentile bei Kindern und Jugendlichen.

6B80.1 „Anorexia nervosa mit kritisch erniedrigtem Körpergewicht": BMI unter 14,0 kg/m² bei Erwachsenen oder unter der 0,3 BMI-Altersperzentile bei Kindern und Jugendlichen.

6B80.0 und 6B80.1 werden weiterführend differenziert in

- **6B80.×0** „Anorexia nervosa mit (…) erniedrigtem Körpergewicht, **restriktives Verhaltensmuster**": ausschließlich eingeschränkte Nahrungsaufnahme oder Fasten oder in Kombination mit einem erhöhten Energieverbrauch (z. B. durch exzessive körperliche Betätigung), d. h. keine Essanfälle oder ein Purging-Verhalten.
- **6B80.×1** „Anorexia nervosa mit (…) erniedrigtem Körpergewicht, **Binge-Purging Verhaltensmuster**": Vorliegen von Binge-Eating- oder Purging-Verhalten, d. h. entweder ausgeprägtes Abführverhalten (z. B. selbst herbeigeführtes Erbrechen, Missbrauch von Abführmitteln oder Einläufe) und/ oder Essanfälle.
- 6B80.xZ „Anorexia nervosa mit (…) erniedrigtem Körpergewicht, nicht näher bezeichnet": ergänzende Diagnosekategorie für ansonsten nicht klar zuordenbare Bilder.

6B80.2 „Anorexia nervosa in Remission mit normalem Körpergewicht": Zustand nach Gewichtsrehabilitation (z. B. für mindestens 1 Jahr nach Absetzen der intensiven Behandlung).

6B80.Y „Sonstige näher bezeichnete Anorexia nervosa": ergänzende Diagnosekategorie für ansonsten nicht klar zuordenbare Bilder, für die aber eine Bezeichnung, ein Konzept existiert.

6B80.Z „Anorexia nervosa, nicht näher bezeichnet": ergänzende Diagnosekategorie für ansonsten nicht klar zuordenbare Bilder (Tab. 12.3).

Tab 12.3 Kriterien „Anorexia nervosa" in ICD-11 und ICD-10

ICD-11	ICD-10	*Änderungen*
Für Körpergröße, Alter und Entwicklungsstand signifikant niedriges Körpergewicht: Untergewicht (BMI < 18,5 kg/m² oder <5. Altersperzentil) oder Rascher Gewichtsverlust (Z. B. mehr als 20 % des Körpergewichts innerhalb von 6 Monaten) oder Ausbleibende Gewichtszunahme bei Kindern und Jugendlichen	Untergewicht: Körpergewicht mindestens 15 % unter dem erwarteten Gewicht oder Body-Mass $\leq$ 17,5 kg/m²	*Veränderung der Gewichtskriterien (Erweiterung für Erwachsene, Verengung für Kinder und Jugendliche) Hinzufügen der häufigsten Gewichtssituationen der ehemals atypischen Anorexie*
Anhaltendes Verhaltensmuster, das die Wiederherstellung des Normalgewichts verhindern soll	Gewichtsverlust ist selbst herbeigeführt	*Betrachten der gewichtsregulativen Maßnahmen als Symptomatik*
Niedriges Körpergewicht oder schlanke Körperform stehen im Mittelpunkt der Selbsteinschätzung der Person oder werden fälschlicherweise als normal empfunden	Körperschemastörung; überwertige Idee, zu dick zu sein/zu werden, sehr niedrige Gewichtsschwelle	*Erweiterung der Definition der Körperbildsymptomatik: Körperschemastörung nicht mehr obligat*
	Endokrine Störung (Hypothalamus-Hypophysen-Gonaden-Achse)	*Endokrine Störung nicht mehr obligat*
Einteilung der Anorexia nervosa zunächst nach Schweregrad/Ausmaß des Untergewichtes (6B80.0 und 6B80.1), In 2. Linie nach Maßnahmen zur Gewichtsreduktion (6B80.×1 und 6B80.×2)	Einteilung der Anorexia nervosa nach Maßnahmen zur Gewichtsreduktion (F50.00 restriktiv versus F50.01 aktiver Typus)	*Ausmaß des Untergewichtes geht in die Diagnostik ein*
Bei gebessertem Gewicht Übergang in „Anorexia nervosa in Remission mit normalem Körpergewicht" (6B80.2)	Bei gebessertem Gewicht Übergang in „atypische Anorexia nervosa" (F50.1)	*Spezifische Entität für Behandlungsphase nach Gewichtsrehabilitation*

Kommentar

Bei der Beschreibung der Störungsbilder ist es gut gelungen, ein wertfreies, beschreibendes Wording zu nutzen. Dies zeigt sich insbesondere in der Formulierung der Gewichtskriterien bei der „Anorexia nervosa". Hier wird viel Wert auf den Wegfall von Verantwortungs- und Schuldzuschreibungen gelegt, was auch den aktuellen Forschungsbefunden entspricht, nach denen somatische Ursachen, deutlich mehr als bisher bekannt, zur Ätiologie der Störung beitragen. Ebenso bedeutend ist die Erweiterung der Diagnose um die Kategorie der „Anorexia nervosa in Remission mit normalem Körpergewicht". Sie weist darauf hin, dass für diese Phase zumeist relevantere Aspekte wie Leidensdruck, die Störung aufrechterhaltendes Verhalten oder symptomatische Gedanken, typischerweise noch lange nach erfolgreicher Gewichtsrehabilitation vorliegen. Auch hier verliert das Gewichtskriterium an Bedeutung. Bei entsprechender Psychoedukation können damit auch die Erwartungen von Betroffenen und Bezugspersonen auf eine schnelle vollständige Genesung an die Prognoserealität angenähert werden. Nicht zuletzt kann die Diagnose die Bewilligung von Hometreatment-Maßnahmen und ambulanter Folgebehandlungen unterstützen. So entstehen neue Rahmenbedingungen, um eine nachhaltige Behandlung zu gewährleisten.

Wichtig ist auch der Wegfall des Menstruationskriteriums. Dadurch wird der Einbezug der steigenden Anzahl von kindlicher Anorexia nervosa (Herpertz-Dahlmann & Dahmen 2019) sowie eine Betrachtung bezogen auf Gender ermöglicht. Dies erscheint insbesondere mit Blick auf die statistisch relevanten Gruppen von männlichen oder diversen Betroffenen sinnvoll. Auch wird die Gruppe der hormonellen Kontrazeptiva einnehmenden weiblichen Betroffenen dadurch aus der diagnostischen Grauzone geholt. Dabei bleibt die Relevanz der (Wieder-)Herstellung des endokrinologischen Gleichgewichts im klinischen Alltag weiterhin ein wichtiges Ziel der Behandlung. Das gilt auch für kindliche Anorexia nervosa, bei der auch bei Gewichtsrehabilitation ein hohes Risiko für das Fortbestehen der Amenorrhö vorliegt (Dempfle et al. 2013).

12.4.2 „Bulimia nervosa" (6B81)

(s. Tab. 12.4)

- Häufige, wiederkehrende Essanfälle (z. B. 1-mal pro Woche oder öfter über einen Zeitraum von mindestens 1 Monat)
- Unangemessene kompensatorische Verhaltensweisen, die Gewichtszunahme verhindern sollen (z. B. selbst herbeigeführtes Erbrechen, Missbrauch von Abführmitteln oder Einläufen, anstrengender Sport)
- Gedanken über Körperform oder Gewicht, was die Selbsteinschätzung stark beeinflusst

Tab 12.4 Kriterien „Bulimia nervosa" in ICD-11 und ICD-10

ICD-11	ICD-10	*Änderungen*
Subjektiv erlebter Kontrollverlust bezüglich Essen	Häufige, wiederkehrende Essanfälle	*Erleben der Heißhungerattacken im Vordergrund*
Kompensatorisches Verhalten (Purging)	Kompensatorisches Verhalten (Purging)	
Essattacken + Purging über 1 Monat mindestens 1× wöchentlich	Essattacken + Purging über 3 Monate mindestens 2× wöchentlich	*Veränderung (Erweiterung) der vorgegebenen Dauer und Frequenz der Symptomatik*
Gedanken über Körperform oder Gewicht, was die Selbsteinschätzung stark beeinflusst,		*Gedanken, Körperbildthema als zentraler Aspekt*
Leidensdruck wegen Symptomatik oder deren Folgen	Angst vor Gewichtszunahme obligatorisch	*Erweiterung des emotionalen Kriteriums*
	Häufige Vorgeschichte mit Anorexia nervosa	*Entfällt*

- Ausgeprägter Leidensdruck
  a) in Bezug auf Essverhalten und unangemessenes kompensatorisches Verhalten **oder**
  b) eine erhebliche Beeinträchtigung in persönlichen, familiären, sozialen, schulischen, beruflichen oder anderen wichtigen Funktionsbereichen
- Keine „Anorexia nervosa"
- Differenzialdiagnosen: „Binge-Eating-Störung" (6B82), „Ruminations- oder Regurgitationsstörung" (6B85)

Kommentar
Die neue Einteilung in der ICD-11 berücksichtigt Forschungsergebnisse (Attia et al. 2013), die zeigen konnten, dass Prognose und Schweregrad der „Bulimia nervosa" nicht von der Dauer und Häufigkeit des Binge-Purge-Verhaltens abhängig sind. Auch hier stehen die Betroffenen mit ihrem Leidensdruck und der Betonung auf der kognitiven Belastung, durch ständig sich wiederholende Gedanken, im Vordergrund. Es wird dabei sowie auch bei der Essensmenge der Essattacken zudem auf konkrete Schwellenwerte verzichtet, was zusätzlich die Diagnose bisher subsyndromaler Zustände ermöglicht.

12.4.3 „Binge-Eating-Störung" (6B82)

Die „Binge-Eating-Störung" wurde als neue Krankheitsentität in die ICD-11 eingeführt. In der ICD-10 sind die Symptome nur in verschiedenen Kategorien einer

„sonstigen" oder „nicht näher bezeichnete Essstörung" (F50.4 oder F50.8 oder F50.9 zu erfassen). Es gibt in der ICD-10 CM 2025 die Möglichkeit im Rahmen der ICD-10 Klassifikation die Binge-Eating-Störung mit 50.81 zu kennzeichnen.

- Häufige, wiederkehrende Episoden von Essanfällen (z. B. 1-mal pro Woche oder öfter über einen Zeitraum von mehreren Monaten)
- Keine unangemessenen kompensatorischen Verhaltensweisen
- Ausgeprägten Leidensdruck
  a) aufgrund der Essanfälle **oder**
  b) eine erhebliche Beeinträchtigung in persönlichen, familiären, sozialen, schulischen, beruflichen oder anderen wichtigen Bereichen
- Differenzialdiagnose: „Bulimia nervosa" (6B81)

Kommentar
Durch die Aufnahme der „Binge-Eating-Störung" als Krankheitsentität in die ICD-11 wurde einer sehr großen Patientengruppe mit wiederkehrenden Essattacken ohne unangemessene Gegenmaßnahmen, der Zugang zu einer valideren Diagnosestellung und damit einhergehenden Behandlungsoptionen ermöglicht. So kommt dem Kontrollverlust eine Krankheitswertigkeit zu, die gesellschaftlich bisher oft den Betroffenen als menschliches Versagen angekreidet worden ist. Das könnte helfen, vorhandene Stereotype zu überwinden. Auch bei diesem Krankheitsbild sind Leidensdruck und Gedankenwelt die leitenden Kriterien. Auf exakte Anzahlen von Essattacken oder Zeitkriterien wurde wiederum verzichtet. Es ist zu hoffen, dass die erforderlichen, zusätzlichen Behandlungskapazitäten und Schulungen bezüglich der vorliegenden Behandlungskonzepte schnell geschaffen werden können.

12.4.4 „Störung mit Vermeidung oder Einschränkung der Nahrungsaufnahme" (6B83)

Die Störung ist durch ein abnormes Ess- und Fütterverhalten gekennzeichnet, bei dem eine zu geringe Nahrungsmenge oder Nahrungsmittelvielfalt aufgenommen wird, um einen adäquaten Energie- und Nährstoffgehalt zu decken.

- Vermeidung oder Einschränkung der Nahrungsaufnahme; als Folge:
  a) signifikanter Gewichtsverlust, klinisch bedeutsame Ernährungsdefizite, Abhängigkeit von oralen Nahrungsergänzungsmittel oder Sondennahrung oder eine anderweitige Beeinträchtigung der körperlichen Gesundheit **oder**
  b) signifikante Beeinträchtigung in persönlichen, familiären, sozialen, schulischen, beruflichen oder anderen wichtigen Funktionsbereichen (z. B. aufgrund der Vermeidung oder des Stresses im Zusammenhang mit der Teilnahme an sozialen Erfahrungen, die mit Essen verbunden sind)
- Essverhalten ist nicht durch die Beschäftigung mit dem Körpergewicht oder der Körperform motiviert

- Symptomatik ist nicht durch eine andere gesundheitliche Störung oder durch die Nichtverfügbarkeit von Nahrung erklärbar
- Differenzialdiagnosen: „Anorexia nervosa" (6B80), „Ernährungsprobleme im Säuglings- und Kleinkindalter" (MG43.30) oder „Ernährungsprobleme beim Neugeborenen" (KD32)

Kommentar

Die Betroffenen weisen einige demografische Übereinstimmungen auf. Die Essstörung manifestiert sich hauptsächlich im Kindes- einschließlich Säuglingsalter. Sie sind eher männlich und berichten über eine durchschnittlich längere Erkrankungsdauer als bei anderen Essstörungen wie „Anorexia nervosa" oder „Bulimia nervosa". In der Forschung sind bisher relativ geringe Fallzahlen beschrieben.

12.4.5 „Pica" (6B84)

(Siehe Tab. 12.5)

Tab 12.5 Kriterien „Pica" in ICD-11 und ICD-10

ICD-11	ICD-10	*Änderungen*
• Regelmäßiger Verzehr von nicht nahrhaften Stoffen oder rohen Nahrungsmittelbestandteilen	• Regelmäßiger Verzehr von nicht nahrhaften Stoffen oder rohen Nahrungsmittelbestandteilen	*Pica bei Kindern und Jugendlichen und Pica bei Erwachsenen wurden in einer gemeinsamen Codierung zusammengefasst*
• Körperliche Schäden oder Risiken (anhaltend oder schwerwiegend genug für klinische Behandlung)	• Körperliche Schäden oder Risiken (anhaltend oder schwerwiegend genug für klinische Behandlung)	
• Entwicklungsalter, in dem man erwarten würde, dass sie zwischen essbaren und nicht essbaren Stoffen unterscheiden kann (etwa 2 Jahre)	• Chronologisches und geistiges Alter von mindestens 2 Jahren	*Alterskriterium anders gefasst*

12.4.6 „Ruminations- oder Regurgitationsstörung" (6B85)

- Absichtliches, wiederholtes Zurückbringen zuvor geschluckter Nahrung in den Mund (= Regurgitation), erneutes Kauen und Schlucken (= Rumination) oder absichtliches Ausspucken (jedoch nicht wie beim Erbrechen)
- Nicht auf eine andere Erkrankung rückführbar

- Mindestens mehrmals pro Woche und über einen Zeitraum von mindestens mehrere Wochen
- Entwicklungsalter: mindestens 2 Jahre
- Differenzialdiagnosen: „Ruminationssyndrom des Erwachsenen" (DD90.6), „Übelkeit oder Erbrechen" (MD90), „Bulimia nervosa" (6B81)

Kommentar
Durch die Einführung der „Binge-Eating-Störung" sowie die Eingliederung der „Ruminations- oder Regurgitationsstörung" sind 2 mögliche Ausschlussdiagnosen in das entsprechende Kapitel der ICD-11 aufgenommen worden, was eine entsprechende Abgrenzung und damit validere Diagnosestellung erleichtert.

12.4.7 „Sonstige näher bezeichnete Fütter- oder Essstörungen" (6B8Y)

Ergänzende Diagnosekategorie für ansonsten nicht klar zuordenbare Bilder, für die aber eine Bezeichnung, ein Konzept existiert.

12.4.8 „Fütter- oder Essstörungen, nicht näher bezeichnet" (6B8Z)

Ergänzende Diagnosekategorie für ansonsten nicht klar zuordenbare Bilder.

12.5 Abschließende Bewertung und Ausblick

Zusammenfassend ist festzustellen: Zahlreiche Ziele für die Überarbeitung der ICD (vgl. Gradl-Dietsch et al. 2021; Claudino et al. 2019; Al-Adawi et al. 2013) sind erreicht: Die Feldstudie von Claudino et al. (2019) belegt eine **valide Diagnostik mit besserer Benutzerfreundlichkeit**. Durch die Einführung der BES und der „Störung mit Vermeidung oder Einschränkung der Nahrungsaufnahme" sind 2 neue Diagnosen entstanden, die den Anteil an Diagnosen atypischer oder nicht näher bezeichneter, sonstiger Störungsbilder verringert. Dieser Effekt wird durch das veränderte Gewichtskriterium bei der Anorexia nervosa sowie durch den Entfall der Schwellenwerte für Dauer und Häufigkeit symptomatischen Verhaltens bei anderen Störungsbildern noch zusätzlich verstärkt.

Die **Zusammenführung in „Fütter- oder Essstörungen"** gibt den symptomatischen Phänomenen der Fütterstörungen eine höhere Gewichtung und damit neues zusätzliches Augenmerk für die klassischerweise kindlichen Erkrankungen Pica und Rumination. Die von Al-Adawi et al. (2013) berichteten Prävalenzen von 4–5 % der entsprechenden Verhaltensweisen bei 7- bis 14-Jährigen belegen die Relevanz der

Störungsbilder. Die Einführung der im Kindesalter häufigen „Störung mit Vermeidung oder Einschränkung der Nahrungsaufnahme" wird der entwicklungspsychologischen Perspektive zusätzlich gerecht. Hier ist insbesondere die dadurch mögliche Differenzierung zwischen kindlicher Anorexia nervosa und „Störung mit Vermeidung oder Einschränkung der Nahrungsaufnahme" ermöglicht eine deutlich validere Diagnostik und verbesserte klinische Anwendbarkeit. Es ist zu hoffen, dass so betroffene Kinder und Jugendliche schneller in spezialisierte Behandlung kommen, aber auch, dass die kindlichen psychischen Erkrankungen so mehr in den Fokus von Forschung, Lehre und Behandlungsstrukturen geraten.

Der **Einbezug kultureller Aspekte** ist als zeitgemäß und positiv zu werten und ermöglicht einen individuelleren, dimensionaleren Blick, der insbesondere bei den Essstörungen erforderlich ist. Durch diese Erweiterung der diagnostischen Perspektive sind individuellere Diagnosen und Behandlungsziele möglich. In Bezug auf kulturelle Maßstäbe gilt es abzuwarten, wie sich gesellschaftliche Normen entwickeln. Unterstützt durch Social Media werden immer wieder ehemals auffällige Verhaltensweisen zum Mainstream. Bei einer dauerhaften gesellschaftlichen Entwicklung dieser Art wäre fraglich, wie sich dann die Diagnostik entwickelt, so sie die kulturellen Rahmenbedingungen einbezieht. Leitend sollte weiterhin der individuelle Leidensdruck bzw. die medizinische Gefährdung bleiben. Positiv hervorzuheben ist, dass durch den Einbezug kultureller Aspekte die globale Anwendbarkeit des Diagnosesystems gegeben ist. Insbesondere in Anbetracht steigender Prävalenzen etwa in Asien (Pike & Dunne 2015) ist das eine angezeigte Entwicklung.

Bei der Diagnose der **„Anorexia nervosa"** sind die vielfältigsten Veränderungen zu verzeichnen. Daher sollen diese hier ausführlicher behandelt werden.

Im Sinne der Betroffenen ist es zu werten, dass durch die Erweiterung des Gewichtskriteriums bis zu einem BMI von 18,5 kg/m^2 sowie durch das Hinzufügen des Gewichtsverlustes und der ausbleibenden entwicklungsangemessenen Gewichtszunahme in Kindheit und Adoleszenz viele bislang als atypisch diagnostizierte Fälle in das Vollbild der Anorexia eingruppiert werden. Dies lässt hoffen, dass zahlreiche bisher undiagnostizierte Fälle rechtzeitiger in Behandlung gelangen, es erfordert aber auch eine ausreichende Information von Erstbehandlern.

Da es der Erkrankung innewohnt, dass das Gewicht im Mittelpunkt der Selbsteinschätzung steht, spielt das Gewichtskriterium für die Selbstwahrnehmung der Betroffenen eine wichtige Rolle: Nahmen sich betroffene Patienten mit Normalgewicht bei den bisherigen Diagnosekriterien fälschlicherweise häufig als „nicht krank genug" wahr, erfüllen sie nun bei Vorliegen der restlichen Kriterien das Vollbild und können sich damit leichter als „ausreichend krank" wahrnehmen. Gerade für den Bereich der eher normalgewichtigen Betroffenen bedarf es jedoch Forschung. Exemplarisch sei hier die Festsetzung eines individuellen gesunden Gewichtes genannt, wofür bislang keine ausreichende handlungsleitende Empirie vorliegt. Kritisch ist in diesem Zusammenhang die Unterteilung in die beiden gewichtsabhängigen Schweregrade zu betrachten, die grundsätzlich der Risikoeinschätzung dienen soll. Auch diese können jedoch selbstwertrelevante und damit unter Umständen triggernde Funktionen einnehmen. Zusätzlich ist an dieser Stelle eine Zweiklassenmedizin zu befürchten und damit eine Unterversorgung von Patienten mit besserem Gewicht.

Ein hoch relevanter Kritikpunkt am Gewichtskriterium ist an dieser Stelle aus Sicht der Kinder- und Jugendbehandler zu nennen: Statistisch entspricht das 5. BMI-Altersperzentil in keinster Weise dem BMI von 18,5 kg/m². Zudem ist schwer nachvollziehbar, warum das Gewichtskriterium für Erwachsene angehoben wurde, für Kinder und Jugendliche jedoch gesenkt, zumal das Ziel einer entwicklungspsychologischen Perspektive und damit auch einer Homogenisierung der Diagnosen verschiedener Altersbereiche sowie wissenschaftliche Vergleichbarkeit deutlich verfehlt wird, gar das Gegenteil erreicht. Zur Bedeutung des Gewichtskriteriums für Kinder und Jugendliche verfassten zahlreiche namhafte Autoren 2021 einen Überblicksartikel (Engelhardt et al. 2020), in dem das 10. anstelle des 5. Altersperzentils für die Diagnose vorgeschlagen wird. Andere Autoren schlagen das 25. BMI-Altersperzentil vor bzw. das Gewichtskriterium vollends abzuschaffen. Nach Engelhardt et al. (2020) befinden sich über 10 % der adoleszenten Patienten zwischen dem 5. und 10. BMI-Altersperzentil. Aktuell bleibt zu hoffen, dass diese Betroffenen anhand der zusätzlichen Kriterien (Gewichtsverlust bzw. ausbleibende Gewichtszunahme) diagnostizierbar sein werden. Es bleibt dennoch zu befürchten, dass der Cutoff des 5. Perzentils in der Praxis handlungsleitenden Charakter bekommt, was insbesondere bei der Festsetzung eines individuellen gesunden Mindestgewichtes fatal wäre, da dies ggf. prognostisch großen Einfluss hat.

Auch die weiterführende Klassifikation nach dem Gewichtskriterium ist aus Sicht von Behandelnden von Kindern und Jugendlichen kritisch zu betrachten: Auch hier entspricht der Cutoff-Wert von 0,3 BMI-Altersperzentil statistisch nicht dem BMI von 14 kg/m². Viel relevanter erscheint jedoch, dass der reine Blick auf das Gewicht bezogen auf den Schweregrad bei Kindern und Jugendlichen keine ausreichende klinische Validität vorweist und somit schwer kranke bis hin zu medizinisch gefährdeten Fällen übersehen werden könnten (Engelhardt et al. 2020).

Einen Fortschritt für Betroffene und Behandelnde stellt die Erweiterung der Diagnose um die Kategorie der **„Anorexia nervosa in Remission mit normalem Körpergewicht"** dar: Sie trägt der Realität Rechnung, dass ein symptomatischer Zustand typischerweise lange nach erfolgreicher Gewichtsrehabilitation vorliegt. Dadurch rückt das Gewichtskriterium hinter für diese Phase zumeist relevantere Aspekte wie Leidensdruck, symptomatische Gedanken oder aufrechterhaltendes Verhalten. Bei entsprechender Aufklärung werden damit auch die Erwartungen von Betroffenen und Bezugspersonen auf eine schnelle vollständige Genesung an die Prognoserealität angepasst. Nicht zuletzt erleichtert die Diagnose die Bewilligung ambulanter Folgebehandlungen und setzt so neue Rahmenbedingungen, eine nachhaltige Behandlung zu gewährleisten.

Der Wegfall des Kriteriums Gewichtsphobie beinhaltet eine Erweiterung: Gerade die kindliche Anorexia nervosa tritt mit einem großen symptomatischen Facettenreichtum auf, aber auch ältere Betroffene können so weniger schablonenhaft bezogen auf ihre individuelle Gedanken- und Gefühlswelt diagnostiziert werden.

Auch der Wegfall des Menstruationskriteriums ermöglicht es den Einbezug der steigenden Anzahl von kindlicher Anorexia nervosa (Herpertz-Dahlmann & Dahmen 2019). Außerdem öffnet es die Diagnose aber auch bezogen auf Gender, was in Anbetracht der statistisch relevanten Gruppe von männlichen oder diversen Betroffenen sicherlich einen sinnvollen Schritt darstellt. Auch die Gruppe der hormonelle Kontrazeptiva einnehmenden weiblichen Betroffenen befindet sich somit in keiner diagnostischen Grauzone mehr. Nichtsdestotrotz sollte im klinischen Alltag die Relevanz der (Wieder-)Herstellung der endokrinologischen Gesundheit weiterhin ein wichtiges Ziel der Behandlung sein. Das gilt auch für kindliche Anorexia nervosa, bei der auch bei Gewichtsrehabilitation ein hohes Risiko für das Fortbestehen der Amenorrhö vorliegt (Dempfle et al. 2013).

Attia et al. (2013) konnten zeigen, dass Prognose und Schweregrad der „Bulimia nervosa" nicht von Dauer und Häufigkeit des Binge-Purge-Verhaltens abhängig sind. Durch die Anpassung der Kriterien und die stärkere Betonung von Gedankenwelt und Leidensdruck wird das Individuum mehr in dem Mittelpunkt gerückt. Dass die ICD-11 hier sowie auch bei der Essensmenge der Essattacken auf konkrete Schwellenwerte verzichtet, ermöglicht zusätzlich eine Diagnose bisher subsyndromaler Zustände. All das gewährleistet hoffentlich einen schnelleren Zugang der Betroffenen zum Versorgungssystem. Auch hier bedeutet der Wegfall des Kriteriums Gewichtsphobie eine Erweiterung der diagnostischen Möglichkeiten und für alle Beteiligten das Aufgeben von Schablonen zugunsten eines individuelleren Blickes.

Durch die Einführung der „Binge-Eating-Störung" sowie die Eingliederung der „Ruminations- oder Regurgitationsstörung" sind 2 mögliche Ausschlussdiagnosen in das entsprechende Kapitel der ICD-11 geraten, was eine entsprechende Abgrenzung und damit validere Diagnosestellung erleichtert.

Durch die offizielle Anerkennung der „Binge-Eating-Störung" als psychische Erkrankung wird einer großen Gruppe von Betroffenen mit großem Leidensdruck die Diagnose und damit der Zugang zum Versorgungssystem ermöglicht. Gerade für die Betroffenen, aber auch gesellschaftlich ist dies als hoher Wert zu verstehen, wurde häufig dem Kontrollverlust eher der Beigeschmack menschlichen Versagens anstelle von Krankheitswertigkeit zugeordnet.

Im Vordergrund der Kriterien stehen auch hier Leidensdruck und Gedankenwelt; Dauer und Häufigkeit der Essattacken sowie Essensmengen bei Essattacken sind ohne konkrete Schwellenwerte formuliert. Das könnte helfen, vorhandene Stereotype wie mit der BES verbundenes Übergewicht oder überdimensionierte Mengen an Essen zu überwinden. Es ist weiter zu hoffen, dass die mit der Symptomatik häufig verbundene Scham minimiert wird und Betroffene schnell den Weg in die Behandlung finden. Das erfordert zusätzliche Behandlungskapazitäten und Schulungen bezüglich der vorliegenden Behandlungskonzepte.

Bei allen Störungsbildern gelingt es gut, ein **wertfreies, beschreibendes Wording** zu nutzen. Damit wird die Entwicklung, die schon hin zum DSM-5 vorangetrieben wurde, fortgeschrieben. Am deutlichsten zeigt sich dies sicher in der Formulierung der Gewichtskriterien bei der „Anorexia nervosa", bei der viel Wert auf den Wegfall von Verantwortungs- und Schuldzuschreibungen gelegt wird. Dies hilft nicht nur bei Entstigmatisierung, es entspricht auch den aktuellen Forschungsbefunden.

Literatur

Al-Adawi, S., Bax, B., Bryant-Waugh, R., Claudino, A. M., Hay, P., Monteleone, P. et al. (2013). Revision of ICD: Status update on feeding and eating disorders. *Advances in Eating Disorders, 1,* 10–20

American Psychiatric Association. (2013). *Diagnostic and Statistical Manual of Mental Disorders (DSM-5)* (5. ed.). Washington DC: American Psychiatric Publishing.

Attia, E., Becker, A. E., Bryant-Waugh, R., Hoek, H. W., Kreipe, R. E., Marcus, M. D. et al. (2013). Feeding and eating disorders in DSM-5. *American Journal of Psychiatry, 170,* 1237–1239.

Claudino, A. M., Pike, K. M., Hay, P., Keeley, J. W., Evans, S. C., Rebello, T. J. et al. (2019). The classification of feeding and eating disorders in the ICD-11: Results of a field study comparing proposed ICD-11 guidelines with existing ICD-10 guidelines. *BMC Medicine, 17,* 93.

Dempfle, A.; Herpertz-Dahlmann, B.; Timmesfeld, N.; Schwarte, R.; Egberts, K.M.; Pfeiffer, E.; Fleischhaker, C.; Wewetzer, C.; Bühren, K. Predictors of the resumption of menses in adolescent anorexia nervosa. BMC Psychiatry **2013**, 13, 308.

Engelhardt, C., Föcker, M., Bühren, K., Dahmen, B., Becker, K., Weber, L. et al. (2020). Age dependency of body mass index distribution in childhood and adolescent inpatients with anorexia nervosa with a focus on DSM-5 and ICD-11 weight criteria and severity specifiers. *European Child & Adolescent Psychiatry.*

Gradl-Dietsch, G., Herpertz-Dahlmann, B., Degenhardt, F., Hebebrand, J. (2021). ICD-11-Sonderserie: Fütter- und Essstörungen in der ICD-11. *Zeitschrift für Kinder- und Jugendpsychiatrie und Psychotherapie* (2021), *49* (6), 443–452.

Herpertz-Dahlmann, B. & Dahmen, B. (2019). Children in need: Diagnostics, epidemiology, treatment and outcome of early onset anorexia nervosa. *Nutrients, 11,* 1932.

Pike, K. M. & Dunne, P. E. (2015). The rise of eating disorders in Asia: A review. *Journal of Eating Disorders, 3,* 33.

World Health Organization. (1992). *The ICD-10 classification of mental and behavioural disorders: Clinical descriptions and diagnostic guidelines.* World Health Organization.

Ausscheidungsstörungen

13

Janin Buchholz und Gabi Wiltfang

Inhaltsverzeichnis

13.1 ICD-11 im Vergleich zur ICD-10

„Ausscheidungsstörungen" (6C0; engl. „Elimination Disorders") gehören zu den häufigsten Störungen des Kindes- und Jugendalters. Nach aktuellen ICD-11 Kriterien gehören zu den Ausscheidungsstörungen das „wiederholte Absetzen von Urin in die Kleidung oder das Bett (Enuresis) und das wiederholte Absetzen von Stuhl an ungeeigneten Stellen (Enkopresis)" [1, 2]. Ausscheidungsstörungen sind Störungen, die mit der physiologischen Reifung und Entwicklung eines Kindes verbunden sind und somit Alter und Entwicklungsstand berücksichtigen müssen. „Enuresis" und „Enkopresis" sind häufig komorbide miteinander assoziiert (Tab. 13.1).

J. Buchholz (✉) · G. Wiltfang
Oberberg Fachklinik Marzipanfabrik, Hamburg, Deutschland
E-Mail: Janin.Buchholz@oberbergkliniken.de

© Der/die Autor(en), exklusiv lizenziert an Springer-Verlag GmbH, DE, ein Teil von Springer Nature 2024
L. Hölzel und M. Berger (Hrsg.), *ICD-11 – Psychische Störungen*,
https://doi.org/10.1007/978-3-662-67687-5_13

Tab. 13.1 „Ausscheidungsstörungen" in der ICD-11

Enuresis	
Code	*Bezeichnung*
6C00.0	Enuresis nocturna
6C00.1	Enuresis diurna
6C00.2	Enuresis nocturna et diurna
6C00.Z	Enuresis, nicht näher bezeichnet
Enkopresis	
Code	*Bezeichnung*
6C01.0	Enkopresis mit Obstipation oder Überlaufinkontinenz
6C01.1	Enkopresis ohne Obstipation oder Überlaufinkontinenz
6C01.Z	Enkopresis, nicht näher bezeichnet
Ausscheidungsstörungen, nicht näher bezeichnet	

Wesentliche Änderungen

In der ICD-10 finden sich die Ausscheidungsstörungen „Enuresis" und „Enkopresis" unter den F98-kodierten Störungen „andere Verhaltens- und emotionale Störungen mit Beginn in Kindheit und Jugend" [3].

Die ICD-11 formuliert mit den Ziffern 6C ein Kapitel zu Eliminationsstörungen und unterteilt dieses weiter in „Enuresis" (6C00), „Enkopresis" (6C01) und „Ausscheidungsstörungen, nicht näher bezeichnet" (6C0Z) [1, 2].

Nach ICD-10 soll bei Komorbidität „die Kodierung der Enkopresis Vorrang haben" [3], in der ICD-11 können jetzt „Enuresis" und „Enkopresis" gleichzeitig diagnostiziert werden [1, 2].

Hinsichtlich des Unterscheidungsmerkmals Obstipation (Enkopresis *mit/ohne* Obstipation und Überlaufinkontinenz) stellt die ICD-11 in der Unterteilung der „Enkopresis" gegenüber der ICD-10 eine Veränderung dar.

Insgesamt finden sich bezüglich der „Ausscheidungsstörungen" keine wegweisenden Neuerungen in der ICD-11 im Vergleich zur ICD-10.

13.2 „Enuresis" (6C00)

Die „Enuresis" ist in der ICD-11 unter 6C00 aufgelistet und kann nachfolgend genauer spezifiziert werden. Die Einteilung der nichtorganischen Enuresis entspricht in der ICD-11 der Einteilung der ICD-10. Nachfolgend sind die wichtigsten Kriterien nach ICD-10, ICD-11 und DSM-5 aufgelistet (Tab. 13.2).

Tab. 13.2 „Enuresis" in ICD-11, ICD-10 und DSM-5

ICD-11 Code	ICD-11 Bezeichnung	ICD-10 Code	ICD-10 Bezeichnung	DSM-5 Bezeichnung
6C00	Enuresis	F98.0	Nichtorganische Enuresis	Enuresis
6C00.0	Enuresis nocturna	F98.00	Enuresis nocturna	
6C00.1	Enuresis diurna	F98.01	Enuresis diurna	
6C00.2	Enuresis nocturna et diurna	F98.02	Enuresis nocturna et diurna	

13.2.1 Diagnosekriterien und Verlaufscharakteristika der „Enuresis"

„Enuresis" bedeutet das wiederholte Entleeren von Urin in die Kleidung oder das Bett. Es wird davon ausgegangen, dass lediglich ein Drittel der Betroffenen medizinische Hilfe in Anspruch nehmen [4]. In der ICD-10 wird zwischen einer primären und einer sekundären Form unterschieden. In der ICD-11 wird allgemeiner von einer Enuresis nach einer bereits erlangten Kontinenz gesprochen. In beiden Diagnosesystemen wird eine seit Geburt bestehende Enuresis genannt. Das Auftreten der sekundären Form ist laut ICD-10 typisch für das Alter zwischen 5–7 Jahren [3]. Laut ICD-11 ist das typische Alter für das Auftreten einer Enuresis bei Kindern, die bereits eine Harnkontinenz erworben hatten, zwischen dem 5.–8. Lebensjahr [1]. Eine Definition, wie lange der Zeitraum der Trockenheitsperiode sein sollte, fehlt in der ICD-11. Bei der sekundären Enuresis treten psychische Belastungen häufiger auf als bei der primären Enuresis [5] (Tab. 13.3).

Als Ausschlusskriterium werden in der ICD-11 zusätzlich die in Abb. 13.1 dargestellten Diagnosen genannt. Sie beschreiben allesamt Untertypen von MF50.2(x), die den Krankheitsbildern abnormaler Miktion zugeordnet sind und in Assoziation mit ungehemmter Kontraktion des Detrusormuskels verstanden werden.

In der ICD-11 wird im Gegensatz zur ICD-10 wesentlich ausführlicher das Krankheitsbild dargestellt. Gleichbleibend zu ICD-10 kann die „Enuresis" als einzige Diagnose vergeben werden, aber auch Folge oder Teil einer anderen Erkrankung sein. Sollte bei neurologischen oder neurokognitiven Erkrankungen die Enuresis eine klinische Relevanz haben, kann die Diagnose unter Berücksichtigung des Entwicklungsalters gesondert vergeben werden.

Tab. 13.3 Kriterien der Enuresis in ICD-11 und ICD-10

ICD-11	ICD-10	Änderungen
Definition		
Enuresis ist der Urinverlust in Kleidung oder das Bett, bei Tag oder Nacht, bei Individuen, die ein Entwicklungsalter erreicht haben, in dem von einer Urinkontrolle auszugehen ist. Der Urinverlust ist meist unfreiwillig, manchmal aber auch willentlich. Die Diagnose kann in beiden Fällen vergeben werden. Die Symptome sind nicht auf eine körperliche Erkrankung oder Substanz- oder Medikamentenkonsum zurückzuführen	Enuresis ist eine Störung mit unwillkürlichem oder beabsichtigtem Harnabgang in das Bett oder die Kleidung, bei Tag oder Nacht, der im Verhältnis zum geistigen Entwicklungsstand der betroffenen Person abnorm und nicht Folge einer mangelnden Blasenkontrolle aufgrund körperlicher Erkrankungen ist	
Alter		
Entwicklungsalter, in dem normalerweise Kontinenz erwartet wird (ungefähr äquivalent zu einem chronologischen Alter von 5 Jahren oder älter)	5 Jahre und älter oder geistiges Intelligenzalter von 4 Jahren oder älter	
Häufigkeit		
Mehrfach pro Woche oder mehrfach pro Monat	< 7 Jahre: mindestens zweimal im Monat ≥ 7 Jahre: mindestens einmal im Monat	*Altersvorgaben bzgl. Unterscheidung der Häufigkeit aufgehoben*
Dauer		
Keine Angabe	Mindestens 3 Monate	*Aufhebung des Zeitkriteriums*
Ausschlusskriterien		
Körperliche Erkrankung, die eine Kontinenz nicht möglich machen, z. B.: • Erkrankungen des Nervensystems • Muskuloskelettale Erkrankung • Angeborene oder erworbene Abnormalitäten des Urogenitaltrakts • Substanz- oder Medikamentenkonsum	• Neurologisch bedingte Inkontinenz • epileptische Anfälle • Strukturelle Anomalie der ableitenden Harnwege • Folge einer anderen nichtpsychiatrischen, medizinischen Gegebenheit	

- Stressinkontinenz *(MF50.20)*
- Dranginkontinenz *(MF50.21)*
- • Funktionelle Harninkontinenz *(MF50.23)*
- Überlaufinkontinenz *(MF50.2)*
- Reflexinkontinenz *(MF50.24)*
- Extraurethrale Harninkontinenz *(MF50.2)*

Abb. 13.1 Ausschlusskriterien ICD-11 [1] bei Enuresis

Kommentar
Im Vergleich von ICD-10 und ICD-11 finden sich in der Klassifikation der „Enuresis" kaum Unterschiede. Insgesamt sind die Ausführungen zur Enuresis in der ICD-11 erfreulicherweise ausführlicher beschrieben, es wird u. a. kurz auf klinische, soziokulturelle und entwicklungsspezifische Aspekte eingegangen, die den differenzialdiagnostischen Blick schärfen. Die in der ICD-11 genannten Ausschlusskriterien werden in der ICD-10 so nicht benannt. Sie stehen im Kontrast zur Einteilung der „International Children's Continence Society" (ICCS), die einige davon explizit als Subtypen der Harninkontinenz nennt und sie unter diagnostischen und therapeutischen Aspekten als relevant ansieht [7]. Herausfordernd kann es punktuell bei der Vergleichbarkeit von klinischen Studien werden, da sich die Definitionen zwischen ICCS und ICD-11 unterscheiden [8].

13.3 „Enkopresis" (6C01)

Die ICD-11 unterscheidet sich vor allem durch die Einteilung in zwei wichtige Untergruppen: „Enkopresis **mit** Obstipation und Überlaufinkontinenz" (6C01.0) bzw. „Enkopresis **ohne** Obstipation und Überlaufinkontinenz" (6C01.1). Diese diagnostisch wichtige Unterscheidung in Bezug der Obstipation und Überlaufinkontinenz fand sich zuvor bereits beim DSM-5, nicht jedoch in der ICD-10 (Tab. 13.4).

13.3.1 Diagnosekriterien und Verlaufscharakteristika der „Enkopresis"

Die „Enkopresis mit Obstipation und Überlaufinkontinenz" (6C01.0) ist „die häufigste Form der fäkalen Verschmutzung und beinhaltet die Retention und Impaktion von Fäkalien" [1, 2]. In der Anamnese zeigen sich bei diesen Kindern häufig eine Toilettenvermeidung/-verweigerung, die zur Verstopfung führt. Ebenso können laut ICD-11 spezifische Phobien oder soziale Ängste, wie z. B. das Benutzen öffentlicher Toiletten, zu retentivem Verhalten beitragen [1]. Die „Enkopresis ohne Obstipation und Überlaufinkontinenz" (6C01.1) spiegelt nach ICD-11 „eher Widerwillen,

Tab. 13.4 „Enkopresis" in ICD-11, ICD-10 und DSM-5

ICD-11 Code	ICD-11 Bezeichnung	ICD-10 Code	ICD-10 Bezeichnung	DSM-5 Bezeichnung
6C01	Enkopresis	F98.1	Nichtorganische Enkopresis	Enuresis
6C01.0	Enkopresis mit Obstipation oder Überlaufinkontinenz	F98.10	Mangelhafte Entwicklung der physiologischen Darmkontrolle	
6C01.1	Enkopresis ohne Obstipation oder Überlaufinkontinenz	F98.12	Einkoten bei sehr flüssigen Faeces, z. B. Überlaufeinkoten bei Retention	
6C01.Z	Enkopresis, nicht näher bezeichnet	F98.11	Absetzen normaler Faeces an unpassenden Stellen bei adäquater physiologischer Darmkontrolle	

Widerstand oder das Versagen wider, soziale Normen bei der Defäkation (…) einzuhalten" [1, 2]. Für die Stellung der Diagnose „Enkopresis" beziehen sich die Diagnosekriterien nach ICD-11 auf ein Entwicklungsalter von mindestens 4 Jahren, da es sich um ein physiologisches Reifungsphänomen handelt. Enkopresis ist häufig bei Personen mit Störungen der intellektuellen Entwicklung oder tritt bei neurokognitiven Störungen (z. B. Demenz) auf [1]. Daher sollte die Diagnose nur gestellt werden, wenn alle diagnostischen Voraussetzungen erfüllt sind und das Entwicklungsalter der Person dem Alter entspricht, in dem normalerweise eine Stuhlkontinenz erwartet wird, oder der Zustand eine separate klinische Behandlung benötigt [1, 2]. Enkopresis ist bei männlichen Personen häufiger [1, 2, 5, 6] (Tab. 13.5).

Kommentar

Hinsichtlich des Unterscheidungsmerkmals „Obstipation" („Enkopresis mit/ohne Obstipation und Überlaufinkontinenz" 6C01.0/6C01.1) stellt die ICD-11 eine Neuerung dar; allerdings ist die Definition der Obstipation nicht hinreichend differenziert. „Obstipation" (ME05.0) wird nach ICD-11 als „ein akuter oder chronischer Zustand, bei dem der Stuhlgang seltener als gewöhnlich auftritt oder aus harten, trockenen Stühlen besteht (…)" [1, 2] beschrieben. Da diese Klassifikation nicht dem aktuellen Forschungsstand entspricht [6], werden laut Arbeitsgemeinschaft der Wissenschaftlichen Medizinischen Fachgesellschaften e. V. (AWMF) weiterhin die ROM-IV-Kriterien empfohlen. Das Merkmal „Obstipation" bedarf einer genauen Anamnese und Diagnostik (z. B. Appetitminderung, Skybala, Bauchschmerzen, Ultraschallbefunde etc.), um daraus die weiterführende Therapie ableiten zu können.

Tab. 13.5 Diagnosekriterien der Enkopresis in ICD-11 und ICD-10

ICD-10	ICD-11	Änderungen
Definition		
wiederholtes Absetzen von Stuhl an ungeeigneten Stellen	wiederholtes willkürliches Absetzen von Faeces normaler Konsistenz an Stellen, die im soziokulturellen Umfeld nicht dafür vorgesehen sind	*In der ICD-11 Verkürzung auf „Stuhl an ungeeigneten Stellen"*
Alter		
Entwicklungsalter, in dem normalerweise Stuhlkontinenz erwartet wird (4 Jahre)	Chronologisches und geistiges Alter von mindestens 4 Jahren	*Entwicklungsalter in der ICD-11*
Häufigkeit		
wiederholt unangemessener Stuhlgang auftritt z. B. mindestens einmal pro Monat	Mindestens ein Einkoten pro Monat	*keine*
Dauer		
über einen Zeitraum von mehreren Monaten	Dauer von mindestens sechs Monaten	*Dauer ist in ICD-11 vage formuliert*
Ausschlusskriterien		
Wenn Stuhlverschmutzung vollständig auf einen anderen Gesundheitszustand zurückzuführen ist wie z. B aganglionisches Megakolon, Spina bifida, Demenz angeborene oder erworbene Anomalien des Darms, gastrointestinale Infektionen oder übermäßige Verwendung von Abführmitteln	Einkoten infolge einer organischen Krankheit z. B. Analfissur oder gastrointestinaler Infekt Organische Ursachen wie Megacolon congenitum, Spina bifida Bei gleichzeitiger Enuresis und Enkopresis soll nur Enkopresis kodiert werden	*ICD-11 benennt drei organische Erkrankungen als Beispiele für Ausschluss, wobei Demenz bei Kindern keine Relevanz hat Enuresis und Enkopresis können in der ICD-11 separat voneinander kodiert werden*
Subtypen		
6C01.0: Enkopresis mit Obstipation oder Überlaufinkontinenz **6C01.Z**: Enkopresis, nicht näher bezeichnet	**F98.12**: Einkoten mit sehr flüssigen Faeces, Überlaufeinkoten bei Retention	*Obstipation als wichtiges Unterscheidungsmerkmal*
Primär		
Stuhlinkontinenz von Geburt an vorhanden, d. h. eine atypische Erweiterung der normalen kindlichen Inkontinenz	**F98.10**: Unfähigkeit, die physiologische Darmkontrolle zu erwerben und/oder Verlängerung der normalen infantilen Inkontinenz	

Tab 13.5 (Fortsetzung)

ICD-10	ICD-11	Änderungen
Sekundär		
6C01.1: Enkopresis ohne Obstipation oder Überlaufin-kontinenz Stuhlinkontinenz nach einer Phase der erworbenen Darm-kontrolle	**F98.11:** adäquate Darmkontrolle mit Absetzen von Faeces an dafür nicht vorgesehen Stellen, nor-male Konsistenz nach einer Phase bereits er-worbener Darmkontrolle	*Obstipation als wichtiges Unterscheidungsmerkmal*

13.4   Abschließende Bewertung und Ausblick

„Ausscheidungsstörungen" sind häufige Störungen des Kindes- und Jugendalters, für die wirksame und spezifische Therapien vorhanden sind [6]. „Enuresis" und „Enkopresis" sind zumeist intermittierend und weisen eine hohe spontane Remis-sionsrate auf, zudem treten sie häufig als komorbide Störungen gleichzeitig auf [1, 6]. Die Prävalenzzahlen bei Eliminationsstörungen schwanken stark aufgrund des Alters und der damit einhergehenden physiologischen Reifung der Kinder [1, 4, 6].

Insgesamt finden sich bezüglich der „Ausscheidungsstörungen" keine herausra-genden neuen Entwicklungen der ICD-11 im Vergleich zur ICD-10. Laut Gontard und AWMF-Leitlinien eignet sich die ICD-11 nicht dazu, therapieleitende Diagno-sen exakt zu stellen, da die Diagnosen nicht hinreichend relevante Informationen für den klinischen Alltag beinhalten und zudem nicht dem aktuellen Forschungs-stand entsprechen [6, 8]. Nach der AWMF werden weiterhin für „Enuresis" die ICCS-Klassifikation und für „Enkopresis" die ROM-IV-Klassifikation empfohlen [4, 6].

Dennoch regt die ICD-11 mit der Aktualisierung zu einer ausführlicheren Anamneseerhebung im Vergleich zur ICD-10 an, indem sie klinische Merkmale bei „Enuresis" und „Enkopresis", wie z. B. soziale Ängste vor der Benutzung öf-fentlicher Toiletten, anführt oder bei der „Enkopresis" die „Obstipation" als Unter-scheidungsmerkmal benennt.

Wenn kein Nachweis einer organischen Ursache für das Einnässen/Einkoten vorliegt, wird nach AWMF-Leitlinien der neutrale, weniger stigmatisierende Be-griff der (funktionellen) Stuhlinkontinenz/Harninkontinenz bevorzugt. Die ICD-11 beschreibt bei den klinischen Merkmalen, dass Enuresis/Enkopresis bei Personen zu Stigmatisierung, vermindertem Selbstwertgefühl, Peer-Group-Hänseleien oder sozialer Isolation führen können [1]. Die ICD-11 hat in ihrer Aktualisierung daher die Möglichkeit verpasst, durch eine Anpassung des Begriffs in „(funktionelle) Harn-/Stuhlinkontinenz" eine weniger stigmatisierende Diagnose einzuführen.

Literatur

1. World Health Organization: ICD-11 für Mortalitäts- und Morbiditätsstatistik. https://icd.who.int/browse11/l-m/en (2022). Aufgerufen am 30 Nov 2022
2. Bundesinstitut für Arzneimittel und Medizinprodukte: 11. Revision der ICD der WHO. https://www.bfarm.de/DE/Kodiersysteme/Klassifikationen/ICD/ICD-11/uebersetzung/_node.html (2022). Aufgerufen am 30 Nov 2022
3. Remschmidt H, Schmidt MH, Poustka F. Multiaxiales Klassifikationsschema für psychische Störungen des Kindes- und Jugendalters nach ICD 10. Mit einem synoptischen Vergleich von ICD-10 und DSM-5®. 7. aktualisierte Auflage. Bern: Hogrefe; 2017
4. Deutsche Gesellschaft für Kinder- und Jugendpsychiatrie, Psychosomatik und Psychotherapie (DGKJP), Deutsche Gesellschaft für Kinder- und Jugendmedizin (DGKJ): Leitlinie S2k Enuresis und nicht-organische (funktionelle) Harninkontinenz bei Kindern und Jugendlichen. https://register.awmf.org/de/leitlinien/detail/028-026 (2021). Aufgerufen am 30 Nov 2022
5. Gontard A. Kinder- und Jugendpsychiatrische Erkrankungen und Entwicklungsstörungen. Enuresis, Enkopresis. In: Herpertz-Dahlmann B, Resch F, Schulte-Markwort M, Warnke A, Hrsg. Entwicklungspsychiatrie, Biopsychologische Grundlagen und die Entwicklung psychischer Störungen.. 2.Auflage. Stuttgart: Schattauer Verlag; 2008: 652–673
6. Gesellschaft für pädiatrische Gastroenterologie und Ernährung (GPGE), Deutsche Gesellschaft für Kinder- und Jugendpsychiatrie, Psychosomatik und Psychotherapie (DGKJP): Funktionelle (nicht-organische) Obstipation und Stuhlinkontinenz im Kindes- und Jugendalter (S2k-Leitlinie). https://www.awmf.org/leitlinien/detail/anmeldung/1/ll/068-019.html (2022). Aufgerufen am 30 Nov 2022
7. Nieuwhof-Leppink A, Larsson J, Holmdahl G, Goyal A. Urotherapy Book, A Case-Based Approach, ESPU, ESPU-N, ICCS. 2022. https://www.espu.org/e-books/Urotherapy_book. Aufgerufen am 30 Nov 2022.
8. Gontard, A. Ausscheidungsstörungen – Klassifikation und Definition nach ICD-11. Zeitschrift für Kinder- und Jugendpsychiatrie und Psychotherapie (2021), 49 (6), 421–428

Somatische Belastungsstörung oder Störungen der Körpererfahrung

14

Nils Bindeballe und Nina Meyer-Blankenburg

Inhaltsverzeichnis

14.1   ICD-11 im Vergleich zur ICD-10

Wesentliche Änderungen und Neuerungen
Das Kapitel „**Somatoforme Störungen**" der ICD-10 wurde grundlegend verändert.

Im Zuge einer **starken Vereinfachung** der Einteilung findet unter dem neuen Kapitel „**Störung der körperlichen Belastung oder des körper-**

N. Bindeballe (✉) · N. Meyer-Blankenburg
Oberberg Fachklinik Potsdam, Potsdam, Deutschland
E-Mail: nils.bindeballe@oberbergkliniken.de

© Der/die Autor(en), exklusiv lizenziert an Springer-Verlag GmbH, DE, ein Teil
von Springer Nature 2024
L. Hölzel und M. Berger (Hrsg.), *ICD-11 – Psychische Störungen,*
https://doi.org/10.1007/978-3-662-67687-5_14

lichen Erlebens" anders als bei den ICD-10-„Somatoforme[n]-Störungen" keine Aufteilung in unterschiedliche Störungsbilder mehr statt, sondern es werden lediglich **Schweregrade** unterschieden. Dadurch wird prinzipiell weiter eine kategoriale Einordnung vorgenommen, die jedoch ergänzt wird durch eine dimensionale Einschätzung, um ein im Prinzip angenommenes Kontinuum der Symptomatik widerzuspiegeln.

Die **„Neurasthenie"** (ICD-10: F48.0) ist in der ICD-11 als eigenständige Diagnose nicht mehr enthalten und wird in die **„Körperliche Belastungsstörung"** (6C20) integriert.

Die **„Hypochondrische Störung"** (F45.2) wurde aus dem Kapitel herausgenommen und **„Zwangsstörung oder verwandte Störungen"** zugeordnet als **„Krankheitsangststörung"** (6B23).

Am auffälligsten erscheint insgesamt die Veränderung des **Konzepts** und damit der Bezeichnung des Störungskapitels. Es wurde auf die Bezeichnung „somatoform" verzichtet. Die in der ICD-10 geforderte **Unterscheidung zwischen medizinisch erklärten bzw. unerklärten körperlichen Beschwerden entfällt**. Stattdessen werden **spezifische psychologische Kriterien** genannt, die zur Diagnosestellung erfüllt sein müssen.

Bereits ein einziges somatisches Symptom kann zur Diagnosestellung ausreichen. Dies ist insbesondere für Schmerz und Erschöpfungszustände (Fatigue) bedeutsam.

Die **„Körper-Integritäts-Identitätsstörung [BIID]"** wurde vollständig neu in das Kapitel aufgenommen. Die Störung ist sehr selten und betrifft hauptsächlich männliche Jugendliche.

14.2   Vorbemerkungen

In der ICD-11 sind in dem Kapitel „Somatische Belastungsstörung oder Störungen der Körpererfahrung" (Deutsche Fassung: Bundesinstitut für Arzneimittel und Medizinprodukte) die „Somatische Belastungsstörung" („Bodily Distress Disorder") und die „Körper-Integritäts-Identitätsstörung" („Body Integrity Dysphoria") zusammengefasst (s. Tab. 14.1).

14.3   „Somatische Belastungsstörung" (6C20)

In der ICD-11 werden die vormaligen ICD-10-Kategorien F45 und F48 zusammengefasst als „Somatische Belastungsstörung" (6C20), dabei werden alle einzelnen vorher unter der ICD-10: F45 subsumierten Störungsbilder aufgegeben. Die „Hypochondrische Störung" (ICD-10: F45.2) findet sich in der ICD-11 nun bei „Zwangsstörung oder verwandte Störungen" (6B23).

Tab. 14.1 „Somatische Belastungsstörung oder Störungen der Körpererfahrung" in der ICD-11

Code	Bezeichnung
6C20	Somatische Belastungsstörung
6C20.0	Leichtgradige Somatische Belastungsstörung
6C20.1	Mittelgradige Somatische Belastungsstörung
6C20.2	Schwergradige Somatische Belastungsstörung
6C20.Z	Somatische Belastungsstörung, nicht näher bezeichnet
6C21	Körper-Integritäts-Identitätsstörung [BIID]
6C2Y	Sonstige näher bezeichnete somatische Belastungsstörung oder Störungen der Körpererfahrung
6C2Z	Somatische Belastungsstörung oder Störungen der Körpererfahrung, nicht näher bezeichnet

Insofern findet mit der ICD-11 eine Annäherung auch bei dieser Störungsgruppe an das DSM-5 statt. In Tab. 14.2 werden die Unterschiede vergleichend dargestellt.

Tab. 14.2 „Körperliche Belastungsstörung" in ICD-11, ICD-10, und DSM-5

ICD-11 Code	ICD-11 Bezeichnung	ICD-10 Code	ICD-10 Bezeichnung	DSM-5 Bezeichnung
6C2	**Somatische Belastungsstörung oder Störungen der Körpererfahrung**	**F45**	**Somatoforme Störungen**	**Somatische Belastungsstörung**
6C20	Somatische Belastungsstörung	F45.0 F45.1 F45.3 F45.4 F45.5	Somatisierungsstörung Undifferenzierte Somatisierungsstörung Somatoforme autonome Funktionsstörung Anhaltende Schmerzstörung Sonstige somatoforme Störungen	
6C21	Körper-Integritäts-Identitätsstörung [BIID]	–	–	
6C2Y	Sonstige näher bezeichnete somatische Belastungsstörung oder Störungen der Körpererfahrung	F45.8	Sonstige somatoforme Störungen	
6C2Z	Somatische Belastungsstörung oder Störungen der Körpererfahrung, nicht näher bezeichnet	F45.9	Somatoforme Störung, nicht näher bezeichnet	

14.3.1 Diagnosekriterien

Die Diagnosekriterien wurden im Vergleich zum Vorgängerkonzept der ICD-10 grundlegend verändert. Es werden nicht mehr verschiedene Störungsbilder unterschieden (F45.0–45.9 sowie F48.0). Bestimmte Kernkriterien sollen immer vorliegen, die Schweregradeinteilung wird dann anhand der Ausprägung der Beeinträchtigung vorgenommen. Weitere Differenzierungen sind nicht vorgesehen.

Kommentar
Eine Grenzziehung zu häufigen, aber in der Regel wenig belastenden und vorübergehenden Beschwerden ist notwendig, um eine Pathologisierung von gesunden Personen zu vermeiden und eine sinnvolle Schwelle für therapeutische Interventionen zu definieren (Gureje 2015). Damit soll verhindert werden, dass gesunde Personen eine nicht angemessene Diagnose aus dem Bereich der psychischen Störungen erhalten.

Folgende Merkmale werden zur Diagnosestellung gefordert:

- Das **Vorhandensein von körperlichen Symptomen**, die für den Betroffenen **belastend** sind. Meist treten bei einer „Körperliche[n] Belastungsstörung" mehrere körperliche Symptome auf, die im Laufe der Zeit variieren können. Gelegentlich gibt es nur ein einzelnes Symptom – in der Regel Schmerzen oder Müdigkeit –, das mit den anderen Merkmalen der Störung einhergeht.
- Eine **übermäßige Aufmerksamkeit** wird auf die Symptome gerichtet in Form von
  - einer anhaltenden Beschäftigung mit der Schwere der Symptome oder deren negativen Folgen. Wenn eine andere Erkrankung festgestellt wurde, die die Symptome verursacht oder zu ihnen beiträgt, ist der Grad der Aufmerksamkeit auf die Symptome im Verhältnis zur Art und zum Verlauf der Erkrankung eindeutig übermäßig,
  - auf die Symptome bezogenen wiederholten Kontakten zum Gesundheitssystem, deutlich das aus medizinischer Sicht notwendige Ausmaß übersteigend.
- Die übermäßige auf körperliche Symptome gerichtete Aufmerksamkeit wird **nicht** durch geeignete klinische Untersuchungen und Untersuchungen sowie durch angemessene Beruhigungsmaßnahmen gebessert.
- Körperliche Symptome sind **anhaltend** (aber nicht notwendigerweise stets dieselben Symptome) und treten an den meisten Tagen über mehrere Monate hinweg auf (3 Monate oder mehr).
- Die körperlichen Symptome und die damit verbundene Belastung und Aufmerksamkeit führen zu einer deutlichen Beeinträchtigung im Sinne einer **Funktionseinbuße** im persönlichen, familiären, sozialen, Bildungs-, beruflichen Bereich oder in anderen wichtigen Bereichen.

- Die Symptome oder die damit verbundene Belastung und Aufmerksamkeit sind nicht besser erklärbar durch eine andere psychische Störung („Schizophrenie oder andere primäre psychotische Störungen", „Affektive Störungen", „Angst- oder furchtbezogene Störungen").

Kommentar
Dass ein einziges Symptom für die Diagnosestellung ausreichend sein kann, ist gerechtfertigt durch die unterschiedlich starke klinische Belastung, die z. B. bei Schmerz größer sein kann als bei mehreren anderen Symptomen.

14.3.2 Schweregradeinteilung

Die Diagnose „Körperliche Belastungsstörung" kann bezüglich des Schweregrades der Symptomatik weiter differenziert werden. Es wird dabei ausdrücklich keine trennscharfe Abgrenzung der drei Schweregrade vorgesehen, sondern es soll eine globale Einschätzung auf der Basis des klinischen Eindrucks erfolgen. Dabei werden die Schwere der Belastung oder der gedanklichen Beschäftigung mit körperlichen Symptomen einbezogen, ferner die Dauer der Störung und das Ausmaß der Beeinträchtigung. Die notwendigen Kriterien (s. o.) müssen jeweils vollständig erfüllt sein (Tab. 14.3).

Kommentar
Diese etwas unscharfe Schweregradkodierung erscheint dennoch sinnvoll, da es empirisch lediglich grobe Einschätzungen hinsichtlich des Verlaufs dieser Störung, der therapeutischen Maßnahmen, des Therapieansprechens etc. gibt. Die Schweregradeinteilung soll vor allem das Ausmaß der Funktionseinbußen widerspiegeln.

Tab. 14.3 ICD-11: Schweregradeinteilung der „Somatische Belastungsstörung" (6C20)

ICD-11-Code	Somatische Belastungsstörung: Schweregrad	Beschäftigung mit belastenden Symptomen pro Tag	Auswirkungen auf das Leben: Beeinträchtigung
6C20.0	Leichtgradig	Bis zu einer Stunde	In gewissem Maße
6C20.1	Mittelgradig	Erheblich, mehrere Stunden	Mäßig
6C20.2	Schwergradig	Stark und anhaltend, fast ausschließlich	Schwerwiegend

14.3.3 Symptom- und Verlaufscharakteristika

In den „Clinical descriptions and clinical requirements" (CDDR) wird ausführlich beschrieben, welche Eigenschaften und Besonderheiten die „Körperliche Belastungsstörung" aufweisen kann. Da durch diese Symptom- und Verlaufscharakteristika die grundlegende Neueinteilung des Störungskapitels verständlicher wird, sollen diese hier beispielhaft dargestellt werden (World Health Organization 2024).

Häufige körperliche Beschwerden
Die **häufigsten** körperlichen Symptome, die mit der „Somatische[n] Belastungsstörung" verbunden sind, beinhalten Schmerzen (muskuloskelettale Schmerzen, Rückenschmerzen, Kopfschmerz), Erschöpfungszustände (Fatigue), gastrointestinale und respiratorische Symptome. Es können jedoch jegliche körperlichen Symptome mit der Störung verbunden sein. In der Regel können Betroffene genaue Beschreibungen der Symptome angeben, diese können jedoch für den Untersucher schwer anatomischen oder physiologischen Gegebenheiten zuzuordnen sein.

Gesteigerte Bewertung
Betroffene neigen dazu, ihre Symptome übertrieben zu interpretieren bzw. zu katastrophisieren und sich mit hypothetisierten extremen negativen Folgen zu beschäftigen. In schweren Fällen können Symptome als so gravierend bewertet werden, dass sie normale Alltagsaktivitäten verhindern, obwohl für eine derartige Bewertung keine medizinische Grundlage besteht. Dabei kann die Sorge bestehen, durch solche Aktivitäten Schmerzen oder eine Verschlimmerung anderer Symptome hervorzurufen, wodurch in übermäßiger Weise Aktivitäten vermieden werden, was wiederum zu weiteren Beschwerden führen kann, die durch Inaktivität hervorgerufen werden.

Ablehnung psychologischer Erklärungen
Mit zunehmender Schwere der Störung nimmt die Wahrscheinlichkeit zu, dass psychologische Erklärungen der Symptome abgelehnt werden und körperliche Zuschreibungen in den Vordergrund rücken. Manche Betroffene mit „Somatische[r] Belastungsstörung" glauben, dass die Symptome auf eine bestehende körperliche Erkrankung oder Verletzung hinweisen, obwohl diese nicht festgestellt werden konnte. Diese Überzeugung kann zu multiplen medizinischen Untersuchungen und sogar Eingriffen führen. Dieses Muster tritt am häufigsten bei Betroffenen mit einer „Schwergradige[n] Somatische[n] Belastungsstörung" auf, die möglicherweise schon eine lange Vorgeschichte mit multiplen Kontakten sowohl zur Primärversorgung als auch im fachärztlichen Bereich haben, mit vielen ergebnislosen Untersuchungen oder Eingriffen an unterschiedlichen Organsystemen.

Inanspruchnahme ärztlicher Versorgung
Betroffene mit „Somatische[r] Belastungsstörung" stellen sich zumeist in der Primärversorgung, also in der Hausarztpraxis, und nicht in Einrichtungen der Psychiatrie, Psychosomatik oder Psychotherapie vor. Sie sind möglicherweise nicht offen

dafür, eine psychologische Komponente ihrer Beschwerden zu akzeptieren, und reagieren möglicherweise ablehnend auf den Vorschlag, zu einem entsprechenden Facharzt oder Psychotherapeuten überwiesen zu werden.

Betroffene mit „Somatische[r] Belastungsstörung" äußern oft Unzufriedenheit mit ihrer bisherigen medizinischen Behandlung und wechseln unter Umständen häufig die Behandler.

Komorbiditäten

Die „Somatische Belastungsstörung" kommt oft in Verbindung mit komorbiden körperlichen und psychischen Erkrankungen vor, insbesondere „Depressive[n] Störungen" und „Angst- oder furchtbezogene[n] Störungen".

Übergang vom Normalen zur Störung

Das Erleben von körperlichen Symptomen und gelegentliche diesbezügliche Sorgen sind normal. Von „Somatische[r] Belastungsstörung" Betroffene berichten jedoch ein größeres Ausmaß an **Belastung** durch die körperlichen Symptome, als dies noch als **verhältnismäßig** zu der Art der Symptome angenommen werden kann, und die übermäßige Aufmerksamkeit auf die Symptome lässt sich allenfalls kurzfristig vermindern durch eine angemessene klinische Untersuchung, Diagnostik und Beruhigung durch medizinisches Personal.

Betroffene mit „Somatische[r] Belastungsstörung", die an einer komorbiden Erkrankung leiden, die körperliche Symptome hervorruft oder zu diesen beiträgt, zeigen eine **ausgeprägtere Beschäftigung** mit Symptomen und **stärkere Funktionseinbußen** als Personen mit vergleichbaren körperlichen Erkrankungen, bei denen keine „Somatische Belastungsstörung" vorliegt. Auch ist die berichtete Anzahl der Symptome oft höher, als es üblicherweise bei der komorbiden körperlichen Erkrankung der Fall wäre.

Verlauf

Bei etwa der Hälfte der Betroffenen mit „Somatische[r] Belastungsstörung" im hausärztlichen Bereich bestehen die körperlichen Symptome nach 6–12 Monaten nicht mehr.

Betroffene mit schwerer Ausprägung und mit multiplen Symptomen haben oft einen chronischen bzw. anhaltenden Verlauf. Das Vorhandensein von multiplen Symptomen ist gewöhnlich mit schwererer Beeinträchtigung des Funktionsniveaus und auch einem schlechteren Ansprechen auf die Behandlung von psychischen und körperlichen Komorbiditäten verbunden.

Entwicklungstypische Merkmale

Die „Somatische Belastungsstörung" kann über die ganze Lebensspanne auftreten.

Im Kindes- und Jugendalter sind die häufigsten Symptome wiederholt auftretende gastrointestinale Symptome (Schmerzen, Übelkeit), Fatigue, Kopf- und muskuloskelettale Schmerzen. Bei Kindern tritt häufiger ein einzelnes, wiederkehrendes Symptom statt multipler Symptome auf. Fehlzeiten in der Schule aufgrund der Symptome sind häufig. In schweren Fällen kann es zu einer Regression des Verhaltens und zu extremen Beeinträchtigungen kommen.

Bei Kindern und Jugendlichen können die Reaktionen von Eltern bzw. weiteren Bezugspersonen die Symptome, den Verlauf und Schweregrad der „Somatische[n] Belastungsstörung" und auch die Inanspruchnahme des Gesundheitssystems beeinflussen. Eine überhöhte Besorgnis der Bezugspersonen kann bei Kindern die Ausprägung der Störung verstärken und den Verlauf verlängern.

Erwachsene im höheren Lebensalter mit einer „Somatische[n] Belastungsstörung" berichten häufiger über multiple Symptome als jüngere Erwachsene, und die Symptome bestehen häufiger dauerhaft. Bei älteren Personen kann die Diagnose einer „Somatische[n] Belastungsstörung" schwieriger zu stellen sein, da häufiger weitere Krankheiten vorhanden sind, die die fraglichen Symptome verursachen können oder als Komorbiditäten wirken.

Die Häufigkeit der Störung ist bis zur Pubertät gleich verteilt, danach sind weibliche Personen häufiger betroffen. Bei Frauen treten häufiger multiple körperliche Symptome auf.

14.4 „Körper-Integritäts-Identitätsstörung [BIID]" (6C21)

Neu aufgenommen in die ICD-11, d. h., bislang in der ICD-10 nicht erwähnt, ist die selten auftretende **„Körper-Integritäts-Identitätsstörung"** („Body Integrity Dysphoria).

Die Störung ist gekennzeichnet durch den anhaltenden intensiven Wunsch, körperlich behindert zu sein. Der Wunsch, eine Behinderung zu haben, kann sich auf unterschiedliche Weise zeigen, wie sich die gewünschte Behinderung vorzustellen, sich so zu verhalten, als ob diese vorhanden wäre, oder nach Wegen zu suchen, diese Behinderung wirklich herbeizuführen. Dies kann bei einer Minderheit der Betroffenen dazu führen, dass es beispielsweise tatsächlich zu einer Amputation einer gesunden Gliedmaße oder auch so schweren Selbstverletzungen (beispielsweise Erfrierungen) kommt, dass eine Amputation notwendig wird (First & Fisher 2012).

14.4.1 Diagnosekriterien

Erforderliche Kriterien
Die **„Körper-Integritäts-Identitätsstörung [BIID]"** ist gekennzeichnet durch den **intensiven und anhaltenden Wunsch,** in signifikanter Weise **körperlich behindert zu sein** (z. B. Amputation einer großen Gliedmaße, Querschnittslähmung, Erblindung).

Die Störung tritt meist bereits **in der frühen Adoleszenz** auf und wird von anhaltendem Unbehagen oder intensiven Gefühlen der „Unangemessenheit" bezüglich der bestehenden nichtbehinderten Körperkonfiguration oder Körperfunktion begleitet („Körperintegritätsdysphorie").

Der Wunsch, körperlich behindert zu werden, hat **schädliche Folgen** dahin gehend,

- dass die Person durch **Versuche, mittels Selbstverletzung** tatsächlich behindert zu werden, ihre Gesundheit oder ihr Leben in erhebliche Gefahr gebracht hat, und/oder
- dass die Beschäftigung mit dem Wunsch, behindert zu sein, zu bedeutenden **Beeinträchtigungen** im Lebensumfeld führt, sodass z. B. enge Beziehungen vermieden werden oder die Arbeitsleistung betroffen ist.

Kommentar
Die Symptome oder Verhaltensweisen lassen sich nicht durch Genderinkongruenz erklären.
Die Störung lässt sich zudem nicht durch eine andere psychische Störung („Schizophrenie oder andere primäre psychotische Störungen" mit z. B. wahnhafter Überzeugung, die Gliedmaße gehöre einer anderen Person) oder eine organische Erkrankung besser erklären.

Übergang vom Normalen zur Störung
Besonders Kinder und Jugendliche können für eine beschränkte Zeitdauer eine Behinderung vortäuschen aus Neugier, wie das Erleben für eine behinderte Person ist. Diese Personen zeigen jedoch keinen anhaltenden Wunsch nach einer Behinderung.

Verlaufsmerkmale
Ein typischer Verlauf geht mit ab- und zunehmendem Wunsch nach Behinderung einher. Zu bestimmten Zeiten kann die Störung so ausgeprägt sein, dass kaum ein anderer Gedanke möglich ist als an die Störung und wie eine Behinderung erworben werden kann. Auch wenn die Störung abklingt, ist sie doch nie ganz absent.
Die „Körper-Integritäts-Identitätsstörung [BIID]" beginnt meist in der Kindheit, in einigen Fällen in der Jugend. Die typische erste Manifestation ist die durch das Kind oftmals im Verborgenen simulierte erwünschte Behinderung.

Kulturell bzw. genderbezogene Merkmale
Obwohl offenbar selten auftretend, wurden Fälle von „Körper-Integritäts-Identitätsstörung [BIID]" aus vielen Ländern und verschiedenen Kulturen berichtet.
Männliche Jugendliche scheinen häufiger betroffen zu sein.

14.5 Abschließende Bewertung und Ausblick

Die bisherige Klassifizierung der „Somatoforme[n] Störungen" in der ICD-10 hatte vielerlei Kritik auf sich gezogen, der mit der Neuausrichtung in der ICD-11 begegnet werden sollte.

Die Reliabilität der Diagnosegruppe der „Somatoforme[n] Störungen" in der ICD-10 wurde insgesamt als schwach eingeschätzt (Creed & Gureje 2012). Die Diagnosekriterien der „Somatisierungsstörung" (F45.0) gemäß ICD-10 waren offensichtlich zu spezifisch bzw. die diagnostische Schwelle zu hoch, sodass diese Diagnose insgesamt „zu selten" vergeben wurde im Vergleich zu den angenommenen Prävalenzen in der Allgemeinbevölkerung (Gureje 2015; Rief & Isaac 2014). Die „Undifferenzierte Somatisierungsstörung" (ICD-10: F45.1) wurde hingegen zu niedrigschwellig diagnostiziert (Gureje 2015).

Für die Überarbeitung des Störungskapitels für die ICD-11 war daher eine bessere klinische Nutzbarkeit als in der ICD-10 das vordringliche Ziel.

Dazu wurden in der ICD-11, in einer erheblich vereinfachten Einteilung, fast alle Diagnosen der bisherigen Gruppe der „Somatoforme[n] Störungen" und die bisherige Diagnose der „Neurasthenie" der ICD-10 in einer einzigen Kategorie, „Körperliche Belastungsstörung", zusammengefasst. Mit der „Körper-Integritäts-Identitätsstörung [BIID]" wurde eine Störung im ICD-11 aufgenommen, die weder in der ICD-10, noch im DSM-5 enthalten ist (First et al. 2021). Nur die „Hypochondrische Störung" wurde nicht in diese Gruppe, sondern bei „Zwangsstörung oder verwandte Störungen" aufgenommen.

Zugleich wurden das problematische Konzept und damit das zentrale Kriterium für die „Somatoforme[n] Störungen" der ICD-10 aufgegeben. Mit der „Körperliche[n] Belastungsstörung" folgt die ICD-11 weitgehend dem DSM-5 („Somatic Symptom Disorder") und verlässt die in der ICD-10 postulierte Unterscheidung zwischen „körperlich begründbaren" und „nicht begründbaren" Symptomen. Anstelle also des „Nicht-Zutreffens" eines Kriteriums („nicht körperlich begründbar") werden nun psychologische bzw. Verhaltensfaktoren definiert (Voigt et al. 2010). Damit einhergehend war die Bezeichnung „Somatoforme Störungen" hinfällig.

Es wurde in der ICD-11 zudem eine Schweregradeinteilung vorgenommen anhand des Ausmaßes der Aufmerksamkeitslenkung auf die körperlichen Beschwerden und der Funktionsbeeinträchtigung.

Insgesamt wurden in der ICD-11 die Konzeptänderung und die beabsichtigte Vereinfachung des Störungskapitels grundlegend umgesetzt, sodass eine leichtere klinische Handhabbarkeit und damit auch eine verbesserte Akzeptanz bei Patienten und Behandlern erwartet werden kann (Gureje 2015). Zudem wurde sehr ausführlich auf kulturelle Besonderheiten eingegangen, um auch eine möglichst globale Nutzbarkeit möglich zu machen.

Durch die Zusammenfassung zu einer einzigen Kategorie „Somatische Belastungsstörung" in der ICD-11 entfällt die unbefriedigende Zuordnung zu einer der unter F45 subsumierten Störungen der ICD-10.

Bei der Einordnung in einen der Schweregrade kann und soll aufgrund der doch unscharfen Kriterien nicht auf größtmögliche Präzision abgezielt werden, sondern eine globale, klinische Einschätzung erfolgen.

Dies ist zu begrüßen, denn so wird dem dimensionalen Charakter des Schweregrades Rechnung getragen, eine pseudopräzise Einteilung vermieden und die entscheidenden Kriterien für die Behandlungsplanung (Grad der Beeinträchtigung bzw. Funktionseinbußen) werden in den Fokus genommen.

Ob auch die Änderung der Nomenklatur die in sie gesetzte Erwartung erfüllen kann, muss abgewartet werden. Die Einführung einer neuen, ungewohnten Bezeichnung könnte zunächst auch zu einer unbeabsichtigten Zurückhaltung bei der Verwendung führen.

Höhere Anforderungen müssen hingegen aus mehreren Gründen hinsichtlich der diagnostischen Schwelle, dem Übergang vom Gesunden zur Störung, beachtet werden. Hier sollte ein ausreichendes Bewusstsein gefördert werden, die in der ICD-11 (CDDR) beschriebenen Kriterien zu kennen und anzuwenden, insbesondere, da in der ICD-11 ggf. ein einziges Symptom zur Diagnosestellung „Somatische Belastungsstörung" ausreichen kann.

Literatur

Bundesinstitut für Arzneimittel und Medizinprodukte (BfArM). ICD-11 in Deutsch – Entwurfsfassung. Online unter https://www.bfarm.de/DE/Kodiersysteme/Klassifikationen/ICD/ICD-11/uebersetzung/_node.html, zuletzt abgerufen am 8.10.2024.

Creed F., Gureje O. (2012). Emerging themes in the revision of the classification of somatoform disorders. Int Rev Psychiatry 24:556–67.

First M. B., Fisher C. E. (2012). Body-integrity identity disorder: the persistent desire to acquire a physical disability. Psychopathology 45:3–14.

First M. B., Gaebel W., Maj M. et al. (2021). An organization- and category-level comparison of diagnostic requirements for mental disorders in ICD-11 and DSM-5. World Psychiatry, 20, 1, 34–51.

Gureje O. (2015). Classification of somatic syndromes in ICD-11. Curr Opin Psychiatry 28:345–349.

ICD-11 Guidelines. Verfügbar unter: https://gcp.network/de/icd-11-guidelines/

Rief, W., & Isaac, M. (2014). The future of somatoform disorders: somatic symptom disorder, bodily distress disorder or functional syndromes? Current Opinion in Psychiatry, 27(5), 315–319.

Voigt K., Nagel A., Meyer B. et al. (2010). Towards positive diagnostic criteria: a systematic review of somatoform disorder diagnoses and suggestions for future classification. J Psychosom Res 68:403–414.

World Health Organization (2024): Clinical descriptions and diagnostic requirements for ICD-11 mental, behavioural and neurodevelopmental disorders. Verfügbar unter: https://www.who.int/publications/i/item/9789240077263.

Störungen durch Substanzgebrauch oder Verhaltenssüchte

15

Andreas Jähne und Falk Kiefer

Inhaltsverzeichnis

A. Jähne (✉)
Oberberg Fachklinik Rhein-Jura, Bad Säckingen, Deutschland
E-Mail: andreas.jaehne@oberbergkliniken.de

F. Kiefer
Zentralinstitut für Seelische Gesundheit, Mannheim, Deutschland

© Der/die Autor(en), exklusiv lizenziert an Springer-Verlag GmbH, DE, ein Teil von Springer Nature 2024
L. Hölzel und M. Berger (Hrsg.), *ICD-11 – Psychische Störungen*,
https://doi.org/10.1007/978-3-662-67687-5_15

15.1   ICD-11 im Vergleich zur ICD-10

Wesentliche Neuerungen
Die Kriterien für die **Diagnose einer Abhängigkeit** wurden **vereinfacht:**
Die Symptome wurden zu 3 Kategorien zusammengefasst, von denen 2 für die Diagnose erfüllt sein müssen (verminderte Kontrolle und innerer Drang zu konsumieren/Craving, Toleranzentwicklung und Entzugssymptome, zunehmende Priorität des Konsums über alltägliches Leben und fortgesetzter Konsum trotz Problemen).

Die neue Kategorie **„Schädliches Verhaltensmuster bei Gebrauch von (...)"** dient der Kodierung von Konsum unterhalb der Abhängigkeitsschwelle. Sie setzt eine Schädigung durch den Konsum voraus und kann kontinuierlich oder episodisch auftreten. Neu ist die „Einzelne Episode eines schädlichen Gebrauchs".

Neu ist die Kategorie des **„gefährlichen Konsums"** außerhalb des Kapitels der substanzbezogenen Störungen als „Faktoren, die den Gesundheitszustand und die Inanspruchnahme von Versorgungsleistungen beeinflussen".

Die **Substanzklassen** wurden überarbeitet und erweitert und enthalten nun auch **nichtpsychoaktive Substanzen.**

Es wurde eine neue diagnostische Kategorie **„Störungen durch Verhaltenssüchte"** gebildet.

„Glücksspielstörung" und **„Computerspielstörung"** („Gambling" und „Gaming") wurden im Kapitel „Störungen durch Substanzgebrauch oder Verhaltenssüchte" aufgenommen.

In Tab. 15.1 sind die in der ICD-11 kodierbaren „Störungen durch Substanzgebrauch [ICD-11: 6C4] oder Verhaltenssüchte [ICD-11: 6C5]" im Überblick dargestellt.

Eine wesentliche Veränderung der ICD-11 im Vergleich zur ICD-10 ist die Aufnahme von „Verhaltenssüchten", d. h. nicht-stoffgebundenen „Süchten" in das neue Kapitel „Störungen durch Substanzgebrauch oder Verhaltenssüchte". Die substanzbezogenen Störungen (ICD-11: 6C4) und die Verhaltenssüchte (ICD-11: 6C5) bilden jeweils Unterkapitel in der ICD-11, folgen aber im Wesentlichen derselben Klassifikationssystematik (Diagnosekriterien und Risiko- bzw. Schweregradkategorien).

Tab. 15.1 „Störungen durch Substanzgebrauch oder Verhaltenssüchte" in der ICD-11

Störungen durch Substanzgebrauch

Code	Bezeichnung
6C40	Störungen durch Alkohol
6C41	Störungen durch Cannabis
6C42	Störungen durch synthetische Cannabinoide
6C43	Störungen durch Opioide
6C44	Störungen durch Sedativa, Hypnotika oder Anxiolytika
6C45	Störungen durch Kokain
6C46	Störungen durch Stimulanzien, einschließlich Amphetamine, Methamphetamine oder Methcathinone
6C47	Störungen durch Gebrauch von synthetischen Cathinonen
6C48	Störungen durch Koffein
6C49	Störungen durch Halluzinogene
6C4A	Störungen durch Nikotin
6C4B	Störungen durch volatile Inhalanzien
6C4C	Störungen durch MDMA oder verwandte Drogen, einschließlich MDA
6C4D	Störungen durch Dissoziativa, einschließlich Ketamin oder PCP [Phenylcyclidin]
6C4E	Störungen durch sonstige näher bezeichnete psychoaktive Substanzen, einschließlich Medikamente
6C4F	Störungen durch multiple näher bezeichnete psychoaktive Substanzen, einschließlich Medikamente
6C4G	Störungen durch unbekannte oder nicht näher bezeichnete psychoaktive Substanzen
6C4H	Störungen durch nichtpsychoaktive Substanzen
6C4Y	Sonstige näher bezeichnete Störungen durch Substanzgebrauch
6C4Z	Störungen durch Substanzgebrauch, nicht näher bezeichnet

Störungen durch Verhaltenssüchte

Code	Bezeichnung
6C50	Glücksspielsucht
6C51	Computerspielsucht
6C5Y	Sonstige näher bezeichnete Störungen durch Verhaltenssüchte
6C5Z	Störungen durch Verhaltenssüchte, nicht näher bezeichnet

15.2 „Störungen durch Substanzgebrauch" (6C4): Änderungen in der ICD-11

15.2.1 Überarbeitung der Substanzklassen

Die ICD-11 enthält gegenüber der ICD-10 ein differenziertes und erweitertes Verzeichnis der Stoffklassen, die den veränderten Konsumgewohnheiten Rechnung trägt. Synthetische **Cannabinoide** und synthetische **Cathinone** („Badesalz") wurden als neue Substanzklassen aufgenommen. **Nikotin** ersetzt Tabak und schließt damit auch tabakfreie Konsumformen wie E-Zigaretten ein. MDMA („Ecstasy") und die dissoziativen Substanzen wie **Ketamin** und **Phencyclidin (PCP)** („Angel Dust") werden zu eigenständigen Klassen.

Unter den Stimulanzien wird **Koffein** als eigenständige Substanz aufgeführt, was die Bedeutung hochdosierten Konsums u. a. durch Energydrinks widerspiegelt. **Anxiolytische Substanzen** wurden explizit in die Klasse der Sedativa und Hypnotika aufgenommen. Es finden sich eigene Kategorien für den Konsum anderer psychotroper Medikamente (bisher unter „multipler Substanzgebrauch") und unbekannter Substanzen. Bisher in der ICD-10 unter Kategorie F55 aufgeführte Stoffklassen mit bekanntem relevanten Suchtpotenzial, die keine körperliche Abhängigkeit erzeugen (**beispielsweise Laxantien**), wurden als nicht-psychoaktive Stoffe in einer eigenen Gruppe zusammengefasst.

> **Kommentar**
> Die ICD-11 hält am bisherigen Konzept der freien Kombinierbarkeit von Substanz und Diagnose fest. Für jede Substanz kann beispielsweise Intoxikation, Entzug, Abhängigkeit oder schädliches Gebrauchsmuster (s. u.) diagnostiziert werden.

Eine vergleichende Übersicht der Substanzkategorien in ICD-10 und ICD-11 zeigt Tab. 15.2.

15.2.2 Überblick über die substanzbezogenen Störungen

Neben den neu aufgenommenen Diagnosekategorien für **„Schädliches Verhaltensmuster bei Gebrauch von (...)"** (s. Abschn. 15.2.3) sind im Vergleich zur ICD-10 nur kleinere Änderungen in die ICD-11 eingeführt worden:

- Das Entzugssymptom mit Delir ist durch das **Substanzbedingte Delir** (6C4x.5) ersetzt worden und schließt somit auch das Kontinuitätsdelir mit ein.
- Unter **„Bestimmte näher bezeichnete psychische oder Verhaltensstörungen durch (...)"** (6C4x.7) können in der ICD-11 **substanzinduzierte affektive Störungen, Angststörungen, sexuelle Dysfunktion** und **Schlaf-Wach-Rhythmusstörungen** kodiert werden.
- Das im Zusammenhang mit Substanzgebrauch auftretende **„Amnestische Syndrom"** und die **„verzögert auftretende psychotische Störung"** der ICD-10 werden in der ICD-11 anderweitig und nicht mehr unter den substanzbezogenen Störungen kategorisiert.

Tab. 15.2 „Störungen durch Substanzgebrauch" in ICD-11 und ICD-10

ICD-11 Code	ICD-11 Bezeichnung	ICD-10 Code	ICD-10 Bezeichnung
6C40*	Alkohol*	F10	Alkohol*
6C41**	Cannabis**	F11	Opioide*
6C42**	Synthetische Cannabinoide**	F12	Cannabinoide**
6C43*	Opioide*	F13	Sedativa und Hypno-tika**
6C44**	Sedativa, Hypnotika oder Anxiolytika**	F14	Kokain**
6C45*	Kokain*	F15	Andere Stimulanzien einschl. Koffein**
6C46**	Stimulanzien einschl. Amphetamine, Methamphetamin oder Methcathinon**	F16	Halluzinogene*
6C47	Synthetische Cathinone**	F17	Tabak**
6C48	Koffein**	F18	Flüchtige Lösungs-mittel*
6C49*	Halluzinogene*	F19	Konsum multipler und anderer psychotroper Substanzen**
6C4A**	Nikotin**		
6C4B*	Flüchtige Lösungsmittel*		
6C4C**	MDMA oder ähnliche Substanzen, ein-schließlich MDA**		
6C4D**	Dissoziative Substanzen, einschl. Ketamin und Phencyclidin [PCP]**		
6C4E**	Konsum anderer psychotroper Substan-zen, einschl. Medikamente**		
6C4F**	Konsum multipler psychotroper Substan-zen, einschl. Medikamente**		
6C4G**	Konsum unbekannter oder nicht spezifi-zierter psychotroper Substanzen**		
6C4H***	Konsum nicht psychotroper Substan-zen***		

*Substanzkategorien in ICD-11 und ICD-10
**teilweise Überstimmung der Kategorien in ICD-11 und ICD-10
***neu in ICD-11

Tab. 15.3 gibt einen vergleichenden Überblick über die Diagnosekategorien der substanzbezogenen Störungen in ICD-11, im Vergleich mit ICD-10 und DSM-5.

Tab. 15.3 Diagnosekategorien der substanzbezogenen Störungen in ICD-11, ICD-10 und DSM-5

ICD-11 Code	ICD-11 Bezeichnung	ICD-10 Code	ICD-10 Bezeichnung	DSM-5
6C4x.0	Episoden eines Schädlichen Gebrauchs	F1X.1	Schädlicher Gebrauch	Problematisches Muster von Substanzkonsum (leicht)
6C4x.1	Schädliches Gebrauchsmuster			
6C4x.2	Abhängigkeit	F1X.2	Abhängigkeitssyndrom	Problematisches Muster von Substanzkonsum (mittel, schwer)
6C4x.3	Intoxikation	F1X.0	Akute Intoxikation [akuter Rausch]	Intoxikation
6C4x.4	Entzug	F1X.3	Entzugssyndrom	Entzug
6C4x.5	Substanzbedingtes Delirium	F1X.4	Entzugssyndrom mit Delir	Substanzentzugsdelir
6C4x.6	Substanzbedingte psychotische Störung	F1X.5	Psychotische Störung	Substanzinduzierte psychotische Störung
6C4x.7	Bestimmte näher bezeichnete psychische oder Verhaltensstörungen durch Substanzen	F1X.6 F1X.7	Amnestisches Syndrom Restzustand und verzögert auftretende psychotische Störung	Substanzinduzierte neurokognitive Störung Substanzinduzierte psychotische Störung mit Beginn während des Entzugs
6C4Y	Sonstige bezeichnete Störung durch Substanzkonsum	F1X.8	Sonstige psychische und Verhaltensstörung	Kodierung bei spezifischen Störungen (substanzinduziert)
6C4Z	Nicht näher bezeichnete Störung durch Substanzkonsum	F1X.9	Nicht näher bezeichnete psychische und Verhaltensstörung	Nicht näher bezeichnete Störung im Zusammenhang mit Substanzkonsum

Modifiziert nach Arnauld et al. (2021)

15.2.3 Überarbeitung der Klassifikation für nicht abhängigen Substanzkonsum

Die ICD-11 erweitert und differenziert die Diagnostik von Konsumformen unterhalb der Schwelle einer Abhängigkeit und ermöglicht das frühzeitige Erkennen der graduellen Entwicklung substanzbezogener Störungen. Das Konzept „Schädlicher Gebrauch" der ICD-10 wird weiterentwickelt zu **„Schädliches Verhaltensmuster bei Gebrauch von (...)"** („Harmful Pattern of Use" 6C4x.1), das eine klinisch signifikante Schädigung der körperlichen oder geistigen Gesundheit durch den Substanzkonsum darstellt. Die Schädigung des Individuums kann verursacht sein durch

(1) das intoxikationsbedingte Verhalten,
(2) direkte oder indirekte Substanzeffekte auf den Körper und
(3) die Verabreichung der Substanz.

Das Konzept der Schädigung des Konsumenten selbst wird in der ICD-11 erweitert durch die Aufnahme der **Schädigung anderer als Folge substanzbedingten Verhaltens**. Dabei kann die Schädigung physisch (z. B. durch einen Verkehrsunfall aufgrund einer Intoxikation) oder psychisch (durch die unfallbedingte Entwicklung einer Posttraumatischen Belastungsstörung) erfolgen.

Kommentar
Die explizite Aufnahme der „Schädigung anderer" in die Symptome von „Schädliches Verhaltensmuster bei Gebrauch von (...)" trägt den oft dramatischen sozialen und gesellschaftlichen Konsequenzen des Substanzkonsums Rechnung.

Das schädliche Gebrauchsmuster kann **kontinuierlich** über 1 Monat (6C4X.11) oder mehrmals innerhalb von 12 Monaten **episodisch** (6C4x.10) auftreten. Neu aufgenommen wurde die Kategorie „**[Einzelne] Episode des schädlichen Gebrauchs von (...)**" (6C4x.0), bei der die Schädigung durch eine sporadische Konsumgelegenheit verursacht wurde.

Kommentar
Die neue diagnostische Kategorie „[Einzelne] Episode des schädlichen Gebrauchs von (...)" bildet die jugendlichen Konsumgewohnheiten ab (und nicht nur diesen) und blieb in der ICD-10 viel zu häufig ohne Konsequenzen. Die neue Kategorie macht es wahrscheinlicher, dass episodischer Konsum als Vorlauf einer manifesten Abhängigkeitsentwicklung gerade bei Jugendlichen niederschwelligen Kurzinterventionen zugänglich gemacht wird (Arnaud et al. 2021).

Ebenfalls neu ist die Kategorie „**Gefährlicher [Substanz]Gebrauch**", der als Gesundheitsrisikofaktor in der ICD-11 im Kapitel 24 „**Faktoren, die den Gesundheitszustand beeinflussen oder zur Inanspruchnahme des Gesundheitswesens führen**" aufgenommen wurde und damit von den substanzbezogenen Störungen getrennt zu sehen ist. Darunter wird ein Konsummuster verstanden, dass das Risiko für gefährliche physische oder psychische Konsequenzen für den Konsumenten oder andere beinhaltet, die medizinische Aufmerksamkeit und Überwachung notwendig macht („Warrants Attention and Advice from Health Professionals"). Das Risiko kann durch Häufigkeit oder Menge des Konsums entstehen oder durch das konsumbedingte Verhalten und sowohl kurzfristige als auch langfristige Konsequenzen einschließen. Es darf jedoch noch keine Schädigung eingetreten sein.

Kommentar
Die neue Kategorie des „Gefährlicher [Substanz]Gebrauch" außerhalb des
Kapitels der Abhängigkeitserkrankungen weist den Weg zu präventiven Interventionen. Sie entspricht damit der bisher nicht in den Diagnosesystemen
enthaltenen Kategorie des riskanten Konsums, der allein anhand der Kon-
summenge definiert wurde (Seitz et al. 2008).

Abb. 15.1 illustriert das Spektrum des Substanzkonsums und der substanzbezogenen Störungen im Zusammenhang mit der neuen ICD-11-Klassifikation.

15.2.4 Vereinfachung und Anpassung der Kriterien für Abhängigkeit

Das Konzept der Vorgängersysteme DSM-IV und ICD-10 wird beibehalten und
die **Abhängigkeit kategorial definiert.** Damit wendet sich die ICD-11 von der
Idee des dimensionalen Verständnisses der substanzbezogenen Störungen mit mil-
der, moderater oder schwerer Ausprägung des DSM-5 zugunsten einer distinkten
Definition nicht-abhängiger Konsummuster (s. u.) ab. **Abhängigkeit** als „Master
Diagnosis" des Kapitels wird als eine Störung der Regulation des Substanzkonsums verstanden, die durch wiederholten oder kontinuierlichen Konsum entsteht.
Damit wird die **verminderte Kontrollfähigkeit** in das Zentrum der Definition gerückt, die durch **starken inneren Drang zum Konsum** („Strong Internal Drive")
als Kernmerkmal verursacht wird und dazu führt, dass dem Konsum **Priorität
gegenüber anderen Aktivitäten** gegeben wird, und dazu, dass der Konsum trotz
Schädigung und negativer Konsequenzen fortgesetzt wird.

Kommentar
Die ICD-11 folgt der klaren kategorialen Abgrenzung von „Schädlicher Gebrauch" und „Abhängigkeit". Das erlaubt eine klare Abgrenzung der Abhän-
gigkeitsdiagnose von der oft von sozialen Wertungen und Regulierungen beeinflussten Diagnose des schädlichen Konsums (Heinz et al. 2022).

Die diagnostischen Anforderungen an Abhängigkeit sind im Vergleich zur ICD-10
vereinfacht worden. Die diagnostischen Kriterien werden von sechs auf drei reduziert. Dabei wurden die bisher eigenständigen Symptome wie Toleranz und Entzugssymptome in der Kategorie „Physiologische Merkmale" zusammengefasst,
die jetzt auch den wiederholten Konsum zur Linderung von Entzugssymptomen
enthält (s. Tab. 15.4).

Für die Diagnose „**Abhängigkeit**" müssen **mindestens zwei** der drei Kriterien
**„verminderte Kontrollfähigkeit", „zunehmende Priorisierung des Substanz-
gebrauchs"** und **„physiologische Merkmale"** erfüllt sein.

Tab. 15.4   Kriterien der Substanzabhängigkeit in ICD-11 und ICD-10

ICD-11	ICD-10	Änderungen
Abhängigkeit (6C4x.2)	**Abhängigkeitssyndrom (F1x.2)**	
Verminderte Kontrollfähigkeit begleitet von Craving	Verminderte Kontrollfähigkeit Craving	*Neugruppierung der Kriterien*
Substanzkonsum hat Priorität im Leben, der Konsum wird trotz des Auftretens von Problemen fortgesetzt	Vernachlässigung anderer Interessen zugunsten des Substanzkonsums Anhaltender Substanzkonsum trotz schädlicher Folgen	
Physiologische Merkmale: (1) Toleranz (2) Entzugssymptome (3) wiederholter Konsum der Substanz zur Verhinderung oder Linderung von Entzugssymptomen	Nachweis einer Toleranz Ein körperliches Entzugssyndrom bei Beendigung oder Reduktion des Konsums	
Dauer: > 12 Monate oder kontinuierlicher Substanzkonsum (fast) täglich über > 1 Monat	Diagnosestellung: > 3 Kriterien gleichzeitig innerhalb des letzten Jahres	*Zeitkriterium wurde neu gefasst*

Aus den bisherigen sechs Diagnosekategorien für eine Abhängigkeit der ICD-10 wurden in der ICD-11 drei, die jeweils ein Paar von Eigenschaften enthalten. Die Verknüpfung der Symptompaare ist niedrigschwellig und als optional gehalten und nicht mehr, wie in früheren Diagnosesystemen mit „notwendigerweise" formuliert. Um das Kriterium zu erfüllen, muss also nur ein Symptom vorhanden sein. Damit kann die Diagnoseschwelle abgesenkt werden.

15.3   „Störungen durch Verhaltenssüchte": Änderungen in der ICD-11

15.3.1 Vorbemerkungen

In der ICD-10 wurden sogenannte „Verhaltenssüchte" bzw. „nicht-stoffgebundene" Süchte im Wesentlichen unter F63 im Kapitel „Abnorme Gewohnheiten und Störungen der Impulskontrolle" kodiert. In der ICD-11 finden sich diese Störungen nun eher angemessen in den Kapiteln bzw. Unterkapiteln „Störungen durch Verhaltenssüchte" (6C5), „Störungen der Impulskontrolle" (6C7) und „Zwangsstörung oder verwandte Störungen" (6B2). Tab. 15.5 zeigt den Vergleich zwischen ICD-11 und ICD-10.

Im ICD-11-Kapitel „Störungen der Impulskontrolle" findet sich ein Verweis auf „Glücksspielstörung" und „Computerspielstörung", die jetzt unter „Störungen durch Verhaltenssüchte" (6C5) kodiert werden. Außer „Pyromanie", „Kleptomanie" und „Intermittierender explosible Störung" findet sich in der ICD-11 auch **„Zwanghafte sexuelle Verhaltensstörung"** („Compulsive Sexual Behaviour Disorder") (6C72), die durchaus im Zusammenhang mit Verhaltenssüchten diskutiert wurde (Rumpf & Brandt 2020).

Tab. 15.5 Klassifikation der Verhaltenssüchte in ICD-11 und ICD-10

ICD-11-Code	ICD-11-Bezeichnung	ICD-10-Code	ICD-10-Bezeichnung
	Störungen durch Verhaltenssüchte	**F63**	**Abnorme Gewohnheiten und Störungen der Impulskontrolle**
6C50 6C50.0 6C50.1 6C50.Z	Glücksspielstörung Vorwiegend offline Vorwiegend online Nicht näher bezeichnet	F63.0	Pathologisches Spielen
6C51 6C51.0 6C51.1 6C51.Z	Computerspielstörung Vorwiegend offline Vorwiegend online Nicht näher bezeichnet	F63.0 oder F63.8	Kein eigenständiger Code
6C5Y	Sonstige näher bezeichnete Störungen durch Verhaltenssüchte	F63.8	Sonstige abnorme Gewohnheiten und Störungen der Impulskontrolle
6C5Z	Störungen durch Verhaltenssüchte, nicht näher bezeichnet	F63.9	Abnorme Gewohnheit und Störung der Impulskontrolle, nicht näher bezeichnet
	Störungen der Impulskontrolle		
6C70	Pyromanie	F63.1	Pathologische Brandstiftung (Pyromanie)
6C71	Kleptomanie	F63.2	Pathologisches Stehlen (Kleptomanie)
6C72	Zwanghafte sexuelle Verhaltensstörung	F65	Abnorme Gewohnheiten und Störungen der Impulskontrolle, die das sexuelle Verhalten betreffen
		F52.7	Gesteigertes sexuelles Verlangen
6C73	Intermittierende explosible Störung	F63.8	Sonstige abnorme Gewohnheiten und Störungen der Impulskontrolle
6B2	**Zwangsstörung oder verwandte Störungen**		
6B25	Körperbezogene repetitive Verhaltensstörungen		
6B25.0	Trichotillomanie	F63.3	Trichotillomanie
6B25.1	Skin-Picking-Störung	L98.1	Dermatitis factitia

15.3.2 Gemeinsames Kapitel „Störungen durch Substanzgebrauch oder Verhaltenssüchte" in der ICD-11

Kommentar
Eine bedeutende Änderung in der ICD-11 betrifft die Aufnahme der „Glücksspielstörung" („pathologisches Spielen", „Gambling Disorder", 6C50) und der „Computerspielstörung" („Gaming Disorder", 6C51) als „Störungen durch Verhaltenssüchte" in ein gemeinsames Kapitel mit den „Störungen durch Substanzgebrauch".

„**Computerspielstörung**" (6C51) wird als eigenständige Diagnose in der ICD-11 nun explizit aufgenommen und neben der „**Glücksspielstörung**" (6C50) unter „Störungen durch Verhaltenssüchte" (6C5) kodiert und im Kapitel „Störungen durch Substanzgebrauch oder Verhaltenssüchte" verortet.

„**Glücksspielstörung**" umfasst dabei an einem monetären oder materiellen Gewinn orientierte Spiele wie Automatenspiele und Casinospiele (z. B. Roulette, Kartenspiele, Wetten), während „**Computerspielstörung**" v. a. Computerspiele, die nicht mit einem monetären Gewinn verbunden sind, umfasst.

Kommentar
Für beide Verhaltenssüchte ist eine Differenzierung jeweils in die Unterkategorien „**vorwiegend offline**" (6C50.0/6C51.0) bzw. „**vorwiegend online**" (6C50.0/6C51.0) möglich. Diese Differenzierung bezieht sich darauf, ob das Suchtverhalten überwiegend außerhalb des Internets („offline") oder im Internet („online") stattfindet. Die Unterscheidung trägt der großen Bedeutung des Onlineverhaltens, insbesondere bei Kindern, Jugendlichen und jungen Erwachsenen, Rechnung und kann daher auch für die Entwicklung adäquater Behandlungsansätze hilfreich sein.

Die im neuen ICD-11-Kapitel enthaltenen „Störungen durch Substanzgebrauch oder Verhaltenssüchte" verbindet als phänomenologische Klammer, dass „süchtiges" Verhalten, substanzgebunden oder nicht-stoffgebunden, zu negativen gesundheitlichen Auswirkungen führen kann und häufig führt. Forschungsergebnisse zu ähnlichen neurobiologischen und psychologischen Mechanismen bei Entstehung und Aufrechterhaltung (Ätiologie und Pathophysiologie) von Substanzgebrauchsstörungen und Verhaltenssüchten lassen diese Klassifikation zudem plausibel erscheinen (Gutwinski & Heinz 2022).

Als „Sonstige näher bezeichnete Störungen durch Verhaltenssüchte" (6C5Y) lassen sich vor diesem Hintergrund auch weitere spezifische Verhaltenssüchte (z. B. „Kaufsucht", „Social-Media-Sucht") kodieren (Rumpf & Brandt, 2020). Damit bleibt die ICD-11-Klassifikation auch für aktuelle Entwicklungen offen.

15.3.3 Diagnostische Kriterien für die Verhaltenssüchte in ICD-11

Die Verhaltenssüchte „Glücksspielstörung" und „Computerspielstörung" werden definiert als Muster anhaltenden oder wiederkehrenden Spielverhaltens, das eine beeinträchtigte Kontrolle über das Verhalten, wie den Beginn, die Intensität und Dauer oder die Beendigung des Spielens, beinhaltet. Dem Spielen wird zunehmend Vorrang vor anderen Lebensinteressen und täglichen Aktivitäten beigemessen und, ähnlich wie auch bei substanzgebundenen Abhängigkeitserkrankungen, findet sich eine Fortsetzung oder Eskalation des Spielens trotz negativer Konsequenzen.

Die **diagnostischen Kriterien** wurden für die beiden Verhaltenssüchte, die in das Kapitel aufgenommen wurden, einheitlich und analog zu den Substanzgebrauchsstörungen konzipiert:

1. Beeinträchtigung oder Verlust von Kontrolle über das Verhalten
2. Zunehmende Priorität des süchtigen Verhaltens vor anderen Lebensinteressen und täglichen Aktivitäten
3. Fortsetzung oder Zunahme des süchtigen Verhaltens trotz negativer Konsequenzen

Zudem wird das Vorliegen einer funktionalen Beeinträchtigung für die Diagnosestellung gefordert.

Das pathologische Verhaltensmuster kann – wie bei Substanzgebrauchsstörungen – kontinuierlich oder episodisch und wiederkehrend sein und ist für eine Diagnosestellung in der Regel über mindestens 12 Monate erkennbar (Zeitkriterium). Sind alle diagnostischen Kriterien erfüllt und ist die Symptomatik schwerwiegend, kann für eine Diagnosestellung die Dauer verkürzt werden. Die Diagnose einer bipolaren Störung schließt eine Diagnosestellung hier aus.

Kommentar
Die lange erwartete und überfällige Integration des pathologischen Glücksspiels („Glücksspielstörung") und der „Computerspielstörung" vereinheitlicht die Diagnostik und erleichtert aus klinischer Sicht die Erkennbarkeit der Störung und das Übertragen von Therapieprinzipien von anderen Abhängigkeitserkrankungen.

Vergleichbar mit dem Konzept des „Gefährlichen Substanzgebrauches" werden **„Gefährliches Glücksspiel oder Wetten"** („Hazardous Gambling or Betting",

QE21) und „**Gefährliches Computerspielen**" („Hazardous Gaming", QE22), sowohl offline als auch online, als gesundheitlich problematisches Verhalten im Kapitel 24 der ICD-11 aufgelistet. Das Vorliegen des jeweils riskanten Verhaltens und die manifeste Störung schließen sich gegenseitig aus, d. h., Kodierungen für riskantes oder gefährliches Verhalten gelten nur, wenn keine Störung vorliegt.

Kommentar
Es bleibt zu hoffen, dass durch die Aufnahme der Kategorien „schädliches" und „gefährliches Spielen" als Verhalten unterhalb der Schwelle einer Abhängigkeit niederschwellige Diagnostik und Intervention in den Frühphasen der Entwicklung einer Abhängigkeit ermöglicht und dass die Suchttherapie nicht nur von Jugendlichen den neuen Entwicklungen des digitalen Medienkonsums begegnen kann.

15.4   Abschließende Bewertung und Ausblick

Eine wesentliche Änderung der ICD-11 betrifft die **Neuaufnahme der Spielstörungen** („**Glücksspielstörung**" **und** „**Computerspielstörung**") unter die Suchterkrankungen und Schaffung einer neuen Kategorie der „**abhängigen Verhaltensweisen**". Damit werden nicht-stoffgebundene sogenannte **Verhaltenssüchte** den Suchterkrankungen zugeordnet und eine lange kontroverse Diskussion über den Charakter dieser Störungen beendet.

Einerseits wurden die Übertragbarkeit der Diagnosekriterien und die diagnostische Eigenständigkeit für die „Computerspielsucht" bezweifelt und Pathologisierung und Stigmatisierung eines weitverbreiteten Verhaltens befürchtet. Andererseits bestätigt die Änderung in der ICD-11 Ähnlichkeiten in der Neurobiologie, Komorbidität und in den Behandlungsprinzipien der Spielsucht zu klassischen substanzgebundenen Abhängigkeitserkrankungen (Arnaud et al. 2021; Lindenberg et al. 2021).

DSM-5 hatte die „Internetspielstörung" („Internet Gaming Disorder") als Forschungsdiagnose aufgenommen. ICD-11 differenziert nun zwischen „Glücksspiel" (mit v. a. materiell-monetären Gewinnabsichten) und „Computerspiel" (ohne primär monetäre Gewinnabsichten) und führt für „Spielsüchte" eine mögliche Differenzierung zwischen „überwiegend online" (Internet) und „überwiegend offline" (ohne Internet) ein.

Die „**klassische Spielsucht**" **(Automaten, Casino) lässt sich somit in der ICD-11** ebenso wie „Onlineentwicklungen" im Bereich des Glücksspiels differenzierter abbilden.

Andere, nicht auf Spiele bezogene Verhaltenssüchte, die Charakteristika einer Abhängigkeit aufweisen, wie die **pathologische Nutzung Sozialer Medien** („Social Networks Use Disorder") oder „Kaufsucht" („Buying-Shopping Disorder") können in die neue Kategorie „Sonstige bezeichnete Störungen durch Verhaltens-süchte" kodiert werden.

Die Auswirkungen dieser Ausweitung des Konzeptes der Suchterkrankungen, gerade im Bereich des auffälligen und pathologischen Verhaltens, wird Gegenstand zukünftiger Forschung sein.

Die Überarbeitung der Kategorien für den schädlichen Substanzgebrauch und Erweiterung in den präklinischen Bereich mit dem „episodischen schädlichen Konsum" und der Kategorie des „gefährlichen Konsums" unterstreichen den **Public-Health-Ansatz** der ICD-11 (Reed et al. 2019) und ermöglichen das **frühzeitige Erkennen gradueller Entwicklungen** psychischer Störungen, wie es für Abhängigkeitserkrankungen typisch ist.

Eine weite Änderung betrifft die **Neufassung** der **diagnostischen Kriterien** für **„Abhängigkeit"**.

Zentrales Kriterium dieser Neuordnung der Abhängigkeitskriterien ist das Verständnis der Abhängigkeitserkrankung als **Störung der Verhaltensregulation**, der ein starker innerer Drang („Internal Drive") zum Konsum zugrunde liegt, der zum Kontrollverlust und zum Konsum trotz eingetretener Probleme führt (Reed et al. 2019; Saunders 2017). Dies spiegelt sich auch im Zusammenfassen der Symptome verminderte Kontrolle und innerem Verlangen zu einer neuen Kategorie wider. Der innere Drang ist dabei „oft, aber nicht notwendigerweise" dabei. Auch bei der neuen Kategorie der zunehmenden Priorität des Substanzkonsums gegenüber anderen Aktivitäten und Interessen wird der Konsum „oft" trotz des Auftretens von Problemen fortgesetzt. Ähnlich werden unter der Kategorie der „physiologischen Merkmale" die Symptome Toleranz und Entzug zusammengefasst, die gemeinsam vorkommen können, dies aber nicht müssen (Heinz et al. 2022). Ergänzt werden diese Symptome durch den Substanzkonsum zur Linderung von Entzugssymptomen. Diese zusammengefasste Kategorie unterstreicht das Verständnis beider Symptome als Korrelat neuroadaptiver Prozesse in der Entwicklung einer Abhängigkeit. Chronischer Alkoholkonsum führt zu verstärkten Efferenzen von Gamma-Aminobuttersäure, die wiederum vermehrte glutamaterge (insbesondere durch N-Methyl-D-Aspartat-Rezeptoren vermittelte) Neurotransmission zur Folge haben, die bei Konsumunterbrechung der Substanzwirkung entgegengesetzte Entzugssymptome bedingen. Heinz et al. (2022) weisen darauf hin, dass die Toleranzentwicklung auf die Alkoholwirkung partiell genetisch bedingt ist und daher nur inkonsistent beobachtet oder anamnestisch berichtet wird. Daher erscheint das alleinige Auftreten der Entzugssymptome für die Erfüllung des Kriteriums gerechtfertigt zu sein. Neu ist auch die klare Abgrenzung der Entzugssymptome von „Katersymptomen", die eine Präzisierung in den Frühphasen der Abhängigkeitsentwicklung darstellen kann.

Bisherige Untersuchungen zeigten u. a. in einer groß angelegten Studie mit über 12.000 Erwachsenen sehr hohe Überschneidungen der ICD-11-Abhängigkeitsdiagnosen für Alkohol und Cannabis sowohl mit ICD-10 als auch mit DSM-IV und DSM-5 (Degenhardt et al. 2019). Andererseits könnten die oben beschriebenen Änderungen der diagnostischen Kriterien zu einer **Absenkung der**

diagnostischen Schwelle der Abhängigkeitserkrankung in der ICD-11 und damit zu einer Zunahme der Anzahl von Personen mit dieser Diagnose führen. Degenhardt et al. (2019) fanden 10 % mehr Personen mit einer Alkoholabhängigkeit nach ICD-11 im Vergleich zur ICD-10, Chung et al. (2017) sogar eine 2,3fach höhere Prävalenz unter Jugendlichen und eine 50 % häufigere Diagnose der Cannabisabhängigkeit.

Durch die Änderung der Diagnosekriterien könnten behandlungsbedürftige Personen früher diagnostiziert und erreicht werden (Degenhardt et al. 2019). Andererseits sind auch eine Zunahme falsch-positiver Fälle (beispielsweise unter Jugendlichen mit temporärem Missbrauch ohne Vollbild der Beeinträchtigung) und damit Stigmatisierung sowie eine erhöhte Belastung der Versorgungssysteme als Folge denkbar (Winters et al. 2011; Thomasius et al. 2014).

Welche Bedeutung der weitgefassten Formulierung „Probleme oder negative Konsequenzen" durch Substanzkonsum unter Einschluss juristischer Verstöße oder kultureller Einflüsse ohne eigentlichen Krankheitswert zukommt, muss zukünftig untersucht werden (Heinz et al. 2022).

Literatur

Arnaud N, Thomasius R. Störungen durch Substanzgebrauch und abhängige Verhaltensweisen in der ICD-11 [Disorders due to substance use or addictive behaviours in the ICD-11]. Z Kinder Jugendpsychiatr Psychother. 2021 Nov;49(6):486–493. German. https://doi.org/10.1024/1422-4917/a000748.

Chung T, Cornelius J, Clark D, Martin C. Greater Prevalence of Proposed ICD-11 Alcohol and Cannabis Dependence Compared to ICD-10, DSM-IV, and DSM-5 in Treated Adolescents. Alcohol Clin Exp Res. 2017 Sep;41(9):1584-1592. https://doi.org/10.1111/acer.13441.

Degenhardt L, Bharat C, Bruno R, Glantz MD, Sampson NA, Lago L, Aguilar-Gaxiola S, Alonso J, Andrade LH, Bunting B, Caldas-de-Almeida JM, Cia AH, Gureje O, Karam EG, Khalaf M, McGrath JJ, Moskalewicz J, Lee S, Mneimneh Z, Navarro-Mateu F, Sasu CC, Scott K, Torres Y, Poznyak V, Chatterji S, Kessler RC; WHO World Mental Health Survey Collaborators. Concordance between the diagnostic guidelines for alcohol and cannabis use disorders in the draft ICD-11 and other classification systems: analysis of data from the WHO's World Mental Health Surveys. Addiction. 2019 Mar;114(3):534–552. https://doi.org/10.1111/add.14482.

Gutwinski S, Heinz A. Veränderungen in der ICD-11: Störungen durch Substanzgebrauch und Verhaltenssüchte [Changes in ICD-11: Disorders Due to Substance Use or Addictive Behaviours]. Psychiatr Prax. 2022 Apr;49(3):156–163. German. https://doi.org/10.1055/a-1548-6256.

Heinz A, Gül Halil M, Gutwinski S, Beck A, Liu S. ICD-11: Änderungen der diagnostischen Kriterien der Substanzabhängigkeit [ICD-11: changes in the diagnostic criteria of substance dependence]. Nervenarzt. 2022 Jan;93(1):51–58. German. https://doi.org/10.1007/s00115-021-01071-7.

Lindenberg K, Holtmann M. Einzug der Computerspielstörung als Verhaltenssucht in die ICD-11 [Inclusion of gaming disorder as a behavioral addiction in ICD-11]. Z Kinder Jugendpsychiatr Psychother. 2021 Jan;50(1):1–7. German. https://doi.org/10.1024/1422-4917/a000837. PMID: 34974738.

Reed GM, First MB, Kogan CS, Hyman SE, Gureje O, Gaebel W, Maj M, Stein DJ, Maercker A, Tyrer P, Claudino A, Garralda E, Salvador-Carulla L, Ray R, Saunders JB, Dua T, Poznyak V, Medina-Mora ME, Pike KM, Ayuso-Mateos JL, Kanba S, Keeley JW, Khoury B, Krasnov

VN, Kulygina M, Lovell AM, de Jesus Mari J, Maruta T, Matsumoto C, Rebello TJ, Roberts MC, Robles R, Sharan P, Zhao M, Jablensky A, Udomratn P, Rahimi-Movaghar A, Rydelius PA, Bährer-Kohler S, Watts AD, Saxena S. Innovations and changes in the ICD-11 classification of mental, behavioural and neurodevelopmental disorders. World Psychiatry. 2019 Feb;18(1):3-19. https://doi.org/10.1002/wps.20611.

Rumpf HJ, Brandt D. Verhaltenssüchte in der ICD-11 [Behavioral Addictions in the ICD-11]. Suchttherapie 2020;21(03):140–143. German. https://doi.org/10.1055/a-1209-1144.

Saunders JB. Substance use and addictive disorders in DSM-5 and ICD 10 and the draft ICD 11. Curr Opin Psychiatry. 2017 Jul;30(4):227–237. https://doi.org/10.1097/YCO.0000000000000332.

Seitz HK, Bühringer G, Mann K. Grenzwerte für den Konsum alkoholischer Getränke: Empfehlungen des wissenschaftlichen Kuratoriums der DHS. In: Deutsche Hauptstelle für Suchtfragen, editor. Jahrbuch Sucht 2008. Geesthacht: Neuland; 2008: 205–9.

Thomasius R, Sack PM, Strittmatter E, Kaess M. Substanzgebrauchsstörung und nicht-substanzgebundene Süchte im DSM-5 [Substance-related and addictive disorders in the DSM-5]. Z Kinder Jugendpsychiatr Psychother. 2014 Mar;42(2):115–20. German. https://doi.org/10.1024/1422-4917/a000278. PMID: 24571817.

Winters KC, Martin CS, Chung T. Substance use disorders in DSM-V when applied to adolescents. Addiction. 2011 May;106(5):882–4; discussion 895–7. https://doi.org/10.1111/j.1360-0443.2010.03334.x. PMID: 21477236; PMCID: PMC3134526.

Störungen der Impulskontrolle

16

Roland Weierstall-Pust, Michael Schulte-Markwort
und Ewa Cionek-Szpak

Inhaltsverzeichnis

R. Weierstall-Pust (✉)
Medical School Hamburg, Hamburg, Deutschland
E-Mail: roland.weierstall-pust@medicalschool-hamburg.de

M. Schulte-Markwort
Medical School Hamburg, Oberberg Kliniken, Hamburg, Deutschland

E. Cionek-Szpak
Oberberg Fachklinik Wasserschlösschen, Horst, Deutschland

© Der/die Autor(en), exklusiv lizenziert an Springer-Verlag GmbH, DE, ein Teil
von Springer Nature 2024
L. Hölzel und M. Berger (Hrsg.), *ICD-11 – Psychische Störungen*,
https://doi.org/10.1007/978-3-662-67687-5_16

16.1   ICD-11 im Vergleich zur ICD-10

Wesentliche Änderungen
In der ICD-11 bilden die bisher (ICD-10) zu den Persönlichkeits- und Verhaltensstörungen zugehörigen Impulskontrollstörungen nun eine **eigenständige Kategorie der „Störungen der Impulskontrolle".**

Für die Diagnosen des pathologischen Brandstiftens und des pathologischen Stehlens (in ICD-10) werden in der ICD-11 erstmalig die **aus dem Altgriechischen abgeleiteten Bezeichnungen „Pyromanie"** und **„Kleptomanie"** verwendet.

Mit der Einführung der Diagnose **„Zwanghafte sexuelle Verhaltensstörung"** hält eine weitere nosologische Entität erstmalig Einzug in ein Klassifikationssystem. Damit wird auch dem bedeutenden Wissensgewinn in dem Bereich nicht-paraphiler Störungen des Sexualverhaltens mit unkontrollierbarem Verhalten Rechnung getragen.

„Pathologisches Haareausreißen" („Trichotillomanie", ICD-10: F63.3) wird zukünftig der Kategorie **„Zwangsstörungen oder verwandte Störungen" zugeordnet** (ICD-11: 6B25.0).

Die bisherige Diagnose „Pathologisches Spielen" (ICD-10: F63.0) wird zukünftig ebenfalls nicht mehr Teil der Gruppe der Störungen der Impulskontrolle sein. Stattdessen werden die beiden Diagnosen „Glücksspielstörung" (ICD-11: 6C50) und „Computerspielstörung" (ICD-11: 6C51) der neuen Kategorie „Störungen durch Verhaltenssüchte" zugeordnet.

16.2   Vorbemerkungen

Die Gruppe der Störungen der Impulskontrolle fand erstmalig in der 3. Revision des „Diagnostic and Statistical Manual of Mental Disorders" (DSM-III; American Psychiatric Association, 1980) Einzug in ein Klassifikationssystem. In der „International Statistical Classification of Diseases and Related Health Problems" (ICD) erschien sie wenige Jahre später im Zuge deren 10. Revision (WHO, 2016). In der ICD-10 sind die Impulskontrollstörungen im Kapitel F6 der „Persönlichkeits- und Verhaltensstörungen" unter der Ordnungsziffer F63.X als „Abnorme Gewohnheiten und Störungen der Impulskontrolle" subsumiert. Sie ließen damit eine große klassifikatorische Nähe zu den Persönlichkeitsstörungen erkennen. Im Unterschied zur ICD-10 wurde in DSM-III (American Psychiatric Association, 1980) und DSM-IV (American Psychiatric Association, 2020) die „Intermittierende explosive Störung" bislang als eigenständiges Störungsbild zu der Gruppe der Störungen der Impulskontrolle gezählt. Dieses Störungsbild wurde in der ICD-10 unter der Ordnungsnummer F60.30 zum impulsiven Typus der emotional instabilen Persönlichkeitsstörung gezählt, wenn reizbare (explosive) Anteile im Vordergrund standen.

Diese bislang in der ICD-10 gültige Klassifikation der Impulskontrollstörungen erfuhr **wiederholt Kritik aufgrund** der **phänomenologischen Nähe einzelner Störungen zu andernorts klassifizierten Störungen**: So wurde in der wissenschaftlichen Literatur einerseits die Nähe zu den **Zwangsstörungen** diskutiert (Black, Shaw & Blum, 2022; Dell'Osso et al. 2006) und andererseits ebenfalls die Passung einzelner Störungsaspekte zur Phänomenologie und Ätiologie von **Abhängigkeitserkrankungen** hervorgehoben (Fauth-Bühler et al., 2017; Rash et al., 2016).

Bereits mit der Einführung der neusten Revision des DSM, dem DSM-5 (American Psychiatric Association, 2022), wurde vielen der über Jahre hinweg bestehenden Kritikpunkte Rechnung getragen und in dem grundlegend überarbeiteten und eigenständigen Kapitel „Disruptive, Impulskontroll- und Sozialverhaltensstörungen" umgesetzt. Analog zu diesem Kapitel im DSM-5 wurde die in der ICD-10 bestehende Zuordnung der Impulskontrollstörungen zu den Persönlichkeits- und Verhaltensstörungen **in der ICD-11** aufgehoben. Diese bilden nun eine **eigenständige Kategorie der „Störungen der Impulskontrolle"** und umfassen die in Tab. 16.1 gelisteten Diagnosen, bei denen für die Diagnosen „**Pathologisches Brandstiftens** („**Pyromanie**") und „**Pathologisches Stehlen**" („**Kleptomanie**") erstmalig auch die aus dem Altgriechischen abgeleitete Bezeichnung Einzug in die Namensgebung gefunden haben:

Die in der bisherigen ICD-10 enthaltene Störung „**Trichotillomanie**" (ICD-10: F63.3) ist nicht länger der Gruppe der „Störungen der Impulskontrolle" zugeordnet, sondern wird zukünftig im Kapitel der „Zwangsstörung oder verwandte Störungen" (6B25.0) geführt. Gleichermaßen wird die Diagnose „Pathologisches Spielen" (ICD-10: F63.0) zukünftig einer eigenständigen und neuen Gruppe den so-genannten Störungen durch „Verhaltenssüchte" zugeordnet. In dieser Gruppe findet sich nicht nur eine Differenzierung zwischen „Glücksspielstörung" (ICD-11: 6C50) und „Computerspielstörung" (ICD-11: 6C51). Sie bietet gleicherma-

Tab. 16.1 „Störungen der Impulskontrolle" in der ICD-11

Code	Bezeichnung
6C70	Pyromanie
6C71	Kleptomanie
6C72	Zwanghafte sexuelle Verhaltensstörung
6C73	Intermittierende explosible Störung
6C50 6C51 6E66 6B25	Substanzinduzierte Impulskontrollstörung* Glücksspielstörung* Computerspielstörung* Sekundäres Impulskontrollsyndrom* Körperbezogene repetitive Verhaltensstörung*
6C7Y	Sonstige näher bezeichnete Störungen der Impulskontrolle
6C7Z	Störungen der Impulskontrolle nicht näher bezeichnet

*Nicht Gegenstand des vorliegenden Kapitels.

Tab. 16.2 „Störungen der Impulskontrolle" in ICD-11, ICD-10 und DSM-5

ICD-11 Code	ICD-11 Bezeichnung	ICD-10 Code	ICD-10 Bezeichnung	DSM-5 Bezeichnung
6C70	Pyromanie	F63.1	Pathologische Brandstiftung	Pyromanie
6C71	Kleptomanie	F63.2	Pathologisches Stehlen	Kleptomanie
6C72	Zwanghafte sexuelle Verhaltensstörung	~F52.7	Gesteigertes sexuelles Verlangen	
6C73	Intermittierende explosible Störung	F60.30/ F63.81	Emotional instabile Persönlichkeitsstörung/ Sonstige abnorme Gewohnheiten und Störungen der Impulskontrolle	
6C7Y	Sonstige näher bezeichnete Störungen der Impulskontrolle	F63.8	Sonstige abnorme Gewohnheiten und Störungen der Impulskontrolle	
6C7Z	Störungen der Impulskontrolle, nicht näher bezeichnet	F63.9	Abnorme Gewohnheit und Störung der Impulskontrolle, nicht näher bezeichnet	
Störungen, die in ICD-10, aber nicht länger in ICD-11 zu den Störungen der Impulskontrolle gezählt werden:				
6C50*	Glücksspielstörung*	F63.0*	Pathologisches Spielen*	
6B25.0*	Trichotillomanie*	F63.3*	Trichotillomanie*	

*Crosslink (primär einer anderen Kategorie zugeordnet)

ßen auch die Möglichkeit, andere Verhaltenssüchte zu kodieren, beispielsweise im Zusammenhang mit exzessivem und die Funktionsfähigkeit beeinträchtigendem Shoppen, der pathologische Nutzung von Pornografie oder auch der krankheitswertigen Nutzung von sozialen Medien (Rumpf & Brandt 2020). Tab. 16.2 zeigt eine Übersicht über die Veränderungen in der Gruppierung von „Störungen der Impulskontrolle", von der ICD-10 zur ICD-11, auch unter Berücksichtigung der analogen im DSM-5 weiterhin gelisteten ICD-9-Diagnosen.

Das vorliegende Kapitel beschränkt sich ausschließlich auf die Vorstellung der *„Störungen der Impulskontrolle" in der ICD-11.* Die zuvor genannten um- oder neugruppierten Störungen, welche anderenorts klassifiziert werden, werden in den entsprechenden anderen Kapiteln behandelt.

16.3 „Störungen der Impulskontrolle" (6C7)

Mit der Herausstellung der „Störungen der Impulskontrolle" als eigenständige Gruppe kam es auch zu einer Anpassung der übergeordneten Diagnosekriterien und Merkmale im Sinne der Definition der Störungsgruppe (vgl. hierzu Tab. 16.3).

Tab. 16.3 Übergeordnete klinische Eigenschaften der Störungsgruppe „Störungen der Impulskontrolle" im Vergleich von ICD-11 zu ICD-10*

ICD-11	ICD-10	Änderungen
Einordnung der Störungsgruppe in das Klassifikationssystem		
-	In der Kategorie *Impulskontrollstörungen* sind verschiedene nicht an anderer Stelle klassifizierbare Verhaltensstörungen zusammengefasst. […] Die Ursachen dieser Störungen sind unklar. Sie sind wegen deskriptiver Ähnlichkeiten hier gemeinsam aufgeführt, nicht weil sie andere wichtige Merkmale teilen	*Anstelle einer heterogenen Störungsgruppe, welche aufgrund deskriptiver Ähnlichkeiten von Verhaltensweisen zusammengefasst wurde, werden in ICD-11 nun diejenigen Verhaltensstörungen, wie Trichotillomanie oder Glücksspielsucht aufgrund ihrer spezifischen Merkmale andernorts klassifiziert. In der ICD-11 steht die Schaffung einer eigenständigen und homogenen Diagnosegruppe im Vordergrund, welche in den folgenden Zeilen expliziert wird*
Hauptsymptome/Klinische Eigenschaften der Handlungen		
Störungen der Impulskontrolle sind gekennzeichnet durch das wiederholte Unvermögen, einem Impuls, Trieb oder Drang zu widerstehen, eine Handlung auszuführen	Impulskontrollstörungen sind durch wiederholte Handlungen, die nicht kontrolliert werden können, gekennzeichnet	*In ICD-11 werden Unvermögen, einem Impuls, Trieb oder Drang als Hinweis auf die zugrunde liegende motivationale Komponente der Handlung aufgeführt. Anders als im ICD-10 wird nicht die fehlende Kontrollmöglichkeit der Handlungen betont. Dies lässt in der ICD-11 Definition die Möglichkeit zu, dass Handlungen durchaus gesteuert und kontrolliert werden können und nur dem zugrunde liegenden Impuls nicht widerstanden werden kann, sodass eine Kontrollmöglichkeit bei der Ausführung der Handlung bestehen bleiben kann, ohne dass hierdurch die Störungswertigkeit in Abrede gestellt wird*
-	Die Handlungen sind dadurch gekennzeichnet, dass sie ohne vernünftige Motivation erfolgen	*Sowohl in der allgemeinen Definition in der ICD-10 als auch in der Definition der klinischen Qualifier zu jeder Störung innerhalb der Gruppe wird der Ausschluss eines offensichtlichen Motivs definiert, wie beispielsweise eine geplante Brandstiftung im Zuge eines Versicherungsbetrugs. In der ICD-11 entfällt dieser Aspekt in der allgemeinen Definition*
Die Handlung ist für die Person zumindest kurzfristig lohnend	-	*Dass die Handlung zumindest kurzfristig lohnend ist, ist eine sehr vage Formulierung, welche offenlässt, ob es sich hierbei um internale Verstärkermechanismen handelt, wie einem Gewinn an Lust oder einem Abfall von Anspannung, oder um externale Verstärker, wie die materielle Bereicherung. Hierzu werden in der ICD-11 erst in den Qualifiern der einzelnen Diagnosen weitere Spezifizierungen vorgenommen*

(Fortsetzung)

Tab. 16.3 (Fortsetzung)

ICD-11	ICD-10	*Änderungen*
Beeinträchtigung des Funktionsniveaus/Konflikt mit Recht und Gesetz		
Die Handlungen werden ausgeführt, trotz der Folgen, wie 1) längerfristige Schäden für die Person selbst oder für andere, 2) ausgeprägtes Leid über das Verhaltensmuster oder 3) erhebliche Beeinträchtigungen in persönlichen, familiären, sozialen, schulischen, beruflichen oder anderen wichtigen Funktionsbereichen	Die Handlungen schädigen meist die Interessen des betroffenen Patienten oder anderer Menschen	*In der ICD-11 wird zwischen kurzfristig lohnenden Konsequenzen und langfristig schädlichen Folgen differenziert. Im Gegensatz zu den kurzfristig lohnenden Konsequenzen, die in der allgemeinen Definition nicht weiter spezifiziert werden, wird das Spektrum der potenziellen schädlichen Folgen differenzierter benannt und explizit auf das gesamte Spektrum psychosozialer Funktionsbeeinträchtigungen bezogen*
-	Der betroffene Patient berichtet von impulshaftem Verhalten	*In der ICD-11 ist das subjektive und reflexive Berichten von impulshaftem Verhalten nicht mehr in der Definition inkludiert*
Impulskontrollstörungen umfassen eine Reihe spezifischer Verhaltensweisen, darunter Brandstiftung, Diebstahl, sexuelles Verhalten und explosive Ausbrüche		*In der allgemeinen Definition werden bereits diejenigen spezifischen Verhaltensweisen expliziert, welche eigenständigen Diagnosekategorien erhalten haben*

*Hinweis: Aus Gründen der besseren Lesbarkeit wurden die Originalformulierungen aus ICD-10 und ICD-11, die mehrere störungsrelevante Aspekte gleichzeitig beinhalten, in mehrere einzelne Aspekte aufgeteilt. Hierbei wurde darauf geachtet, den Originalwortlaut aus der Deutschen Entwurfsfassung Stand April 2024 beizubehalten (BfArM – ICD-11 in Deutsch – Entwurfsfassung)

In der ICD-11 erfährt die allgemeine Definition von „Störungen der Impulskontrolle" gegenüber der ICD-10 substanzielle Veränderungen, welche zudem die spezifischen Charakteristika der Störungsgruppe feinstofflicher spezifizieren und die „Störungen der Impulskontrolle" damit phänomenologisch klarer von anderen Störungsgruppen abgrenzbar machen. Die Charakteristika der „Störungen der Impulskontrolle" grenzen sich dabei im Wesentlichen in den folgenden Punkten von der ICD-10 ab:

- Impulshafte Handlungen werden per Definition nicht mehr aufgrund fehlender Kontrolle über diese ausgeführt, sondern aufgrund des **Unvermögens, dem zugrunde liegenden Impuls, Trieb oder Drang zu widerstehen.**

- Die motivationale Komponente, dass die ausgeführte Handlung kurzfristig lohnend ist, ist sehr vage gehalten und
- für die schädlichen Folgen der Störung werden **Konsequenzen auf allen Ebenen des psychosozialen Funktionsniveaus** spezifiziert.
- Der **Selbstbericht über impulshaftes Verhalten entfällt**.

Kommentar
Forensische Implikationen: In der forensischen Psychiatrie und Psychotherapie erfahren „Störungen der Impulskontrolle" aufgrund ihrer hohen relativen Prävalenzen eine besondere Bedeutung. Mit der Einführung der ICD-11 können insbesondere die folgenden Punkte besondere Bedeutung bei gutachterlichen Einschätzungen erfahren.

1) Mit der neuen Definition kommt es zu einer Verschiebung in der Beurteilung der Ebene der Unkontrollierbarkeit. Während es sich bisher per Definition um per se unkontrollierbares Verhalten handelte, steht nun das Unvermögen im Vordergrund, einem Impuls oder Trieb zu widerstehen. Damit wird eine Kontrollierbarkeit einzelner Aspekte der Handlung offengelassen. Dies ist insbesondere bei der Beurteilung der Einsichts- und Steuerungsfähigkeit bedeutsam, wenn eine Aussage darüber getroffen werden soll, ob eine strafrechtlich relevante impulshafte Handlung im Rahmen einer psychischen Störung ausgeübt wurde.

2) Es entfällt der Selbstbericht über impulshaftes Verhalten in der ICD-11. Damit bleibt offen, ob eine Impulskontrollstörung auch dann diagnostiziert werden kann, wenn eine Person mit Recht und Gesetz in Konflikt kommt, ohne dass sie ihr eigenes Verhalten reflektieren kann.

3) Da in der allgemeinen Definition die kurzfristig lohnenden Konsequenzen nicht spezifiziert sind, bleibt offen, inwieweit es sich hierbei nicht nur um lohnende internale Verstärkermechanismen handelt, sondern um externale Verstärker, wie beispielsweise ein wiederholter Versicherungsbetrug durch Brandstiftung mit dem Ziel der materiellen Bereicherung, die in die Bewertung der Störungswertigkeit einfließen. Dieser Punkt wird erst in den „Qualifiern der einzelnen Störungen berücksichtigt".

16.3.1 „Pyromanie" (6C70)

„Pathologisches Brandstiften" (sensu ICD-10) beziehungsweise die **„Pyromanie"** (sensu ICD-11) folgt im Kern seiner ursprünglichen Konzeption, wie sie bereits erstmalig im DSM-III vorgenommen wurde (Bründl & Fuss 2021).

Mit den Neuerungen in der ICD-11 erfolgen jedoch folgende wesentlichen Veränderungen in den klinischen „Qualifiern", welche zu einer Erweiterung der Kriterien beitragen und damit eine größere Breite an impulshaften Handlungen und Zustandsbildern innerhalb der Pyromanie subsumieren (siehe Tab. 16.4):

Tab. 16.4 Kriterien der „Pyromanie" in ICD-11 und ICD-10

ICD-11	ICD-10	*Änderungen*
Essentielle und erforderliche Kriterien		
Die Pyromanie ist gekennzeichnet durch ein wiederkehrendes Unvermögen, starke Impulse, Feuer zu legen, zu kontrollieren, was zu mehrfachen Handlungen oder Versuchen führt, Eigentum oder andere Objekte in Brand zu setzen	Die Störung ist durch häufige tatsächliche oder versuchte Brandstiftung an Gebäuden oder anderem Eigentum charakterisiert	*In Übereinstimmung mit der allgemeinen Definition von Störungen der Impulskontrolle in ICD-11 wird das Unvermögen die der Handlung zugrunde liegenden Impulsen zu kontrollieren betont*
Es fehlt ein offensichtliches Motiv für die Handlung oder den Versuch des Brandstiftens (z. B. finanzieller Gewinn, Rache, Sabotage, politisches Statement, Erregen von Aufmerksamkeit oder Anerkennung)	Die Handlung wird ohne verständliches Motiv ausgeübt	*In der ICD-11 findet eine Spezifizierung statt, wie das Fehlen eines offensichtlichen Motivs definiert ist. Hierdurch erfolgt die Abgrenzung zu der für die Definition wesentliche intrinsische Motivation der Person*
Es besteht eine anhaltende Faszination oder Beschäftigung mit Feuer und verwandten Reizen (z. B. das Beobachten von Bränden, das Bauen von Bränden, die Faszination für Feuerwehrausrüstung)	Die Störung durch eine anhaltende Beschäftigung der betroffenen Person mit Feuer und Brand charakterisiert	*In der ICD-11 wird zusätzlich die Faszination der Person für Feuer oder verwandte Reize im Sinne einer positiven Verstärkung hervorgehoben und es werden explizite Beispiele für diese Reize gegeben. Hiermit findet eine Spezifizierung der kurzfristig lohnenden Konsequenzen der Handlungen aus der allgemeinen Definition statt*
Die Person erlebt ein zunehmendes Gefühl der Anspannung oder affektiven Erregung vor dem Legen eines Feuers oder dem Versuch dieses zu tun	Das Verhalten ist häufig mit wachsender innerer Spannung vor der Handlung verbunden	*Neben der Anspannung, welche in ICD-10 und ICD-11 spezifiziert ist und sich primär auf einen aversiven Zustand bezieht, werden auch appetitive Gefühle im Zuge der affektiven Erregung in der ICD-11 als motivationale Komponente inkludiert*
Die Person erlebt ein Gefühl der Freude, Erregung, Erleichterung oder Befriedigung während und unmittelbar nach dem Legen des Feuers, dem Erleben seiner Auswirkungen oder der Beteiligung an den Folgen	Das Verhalten ist häufig mit starker Erregung sofort nach ihrer Ausführung verbunden	*In der ICD-11 wird der Qualifier um den inneren Erlebenszustand während der Ausführung der Handlung erweitert. Ebenfalls findet eine Erweiterung dahingehend statt, dass sich die positive Erregung oder die sich einstellende Erleichterung nicht nur im direkten Zusammenhang mit dem Ausführen der Handlung festzustellen ist, sondern auch im Zusammenhang mit assoziierten Reizen und Erlebnissen, die Teil des gesamten Akts der Brandstiftung sind*

(Fortsetzung)

Tab. 16.4 (Fortsetzung)

ICD-11	ICD-10	Änderungen
Das Verhalten lässt sich nicht besser durch eine intellektuelle Beeinträchtigung, eine andere psychische Störung (beispielsweise eine manische Episode) oder eine Substanzintoxikation erklären	-	*Wie in der ICD-11 generell bei jeder Störung mittlerweile berücksichtigt, werden Ausschlussdiagnosen expliziert*

- Neben der Anspannung als unspezifischer oder tendenziell negativer emotionaler Zustand wird auch die *positive Faszination* als expliziter emotionaler Zustand im Zusammenhang mit Bränden oder Feuerlegen benannt.
- In Erweiterung der negativen Verstärkung (beispielsweise Abnahme von Anspannung) wird auch die *positive Verstärkung* (beispielsweise Zunahme von Lustgefühl) inkludiert.
- Der verstärkende Effekt des Brandstiftens wird nicht nur im Vergleich des Zustands vor und nach der Handlung oder des Versuchs beschrieben, sondern auch *während der Ausübung.*
- Der verstärkende Effekt steht nicht nur im direkten Zusammenhang mit dem Ausüben oder Planen einer Handlung, sondern kann auch an Reize oder Erlebnisse geknüpft sein, die den gesamten Prozess der Brandstiftung betreffen.

Darüber hinaus bietet die ICD-11 seinen Anwendern mehr protoypische klinische Beispiele an, wie die „Qualifier" zu interpretieren und in den klinischen Alltag zu übersetzen sind.

Kommentar

Die Überarbeitung der „Pyromanie"-Diagnose in ICD-11 stellt eine sinnvolle Erweiterung und Ausdifferenzierung des Syndroms dar. Insbesondere 1) die Berücksichtigung des motivationalen Zustands der betroffenen Person vor, während und nach dem Ausüben beziehungsweise Planen der Brandstiftung sowie der Veränderung des Zustands, und 2) die Berücksichtigung von positiven affektiven Zuständen im Sinne eines Annäherungsziels/positiven Verstärkers entsprechen damit nun den grundlegenden lerntheoretischen Prinzipen von Verhalten und der feinstofflicheren Betrachtungsweise, wie sie auch in zahlreichen Therapiemanualen zur Behandlung von Impulskontrollstörungen berücksichtigt werden. Die bisherige Fokussierung auf die Abnahme eines inneren Spannungszustands war bisher an dieser Stelle unvollständig. Auch die Ausweitung der Verstärkermechanismen auf Reize, die mit dem gesamten Akt der Brandstiftung einhergehen, entspricht eher der Heterogenität individueller Motivationen von Personen mit „Pyromanie", die insbesondere in der forensischen Psychiatrie und Psychotherapie klinisch beschrieben werden.

16.3.2 „Kleptomanie" (6C71)

Bei der Diagnose **„Pathologisches Stehlen"** (sensu ICD-10) beziehungsweise **„Kleptomanie"** (sensu ICD-11) wurde in der ICD-11, genauso wie für die „Pyromanie", keine substanzielle Veränderung an der grundlegenden Definition der „Qualifier" vorgenommen (Bründl & Fuss 2021) (Tab. 16.5)

Im Vergleich zur „Pyromanie" fallen die vorgenommenen Anpassungen der Diagnosekriterien sogar geringer aus, was v. a. damit zu tun hat, dass die „Kleptomanie" bereits in der ICD-10 der allgemeinen Definition von „Störungen der Impulskontrolle" in der ICD-11 bereits sehr nahekam.

Kommentar

Die Überarbeitung der „Kleptomanie"-Diagnose erfährt in der gesamten Gruppe der „Störungen der Impulskontrolle" die wenigsten Veränderungen. Die vorgenommenen Anpassungen komplementieren eher die bisherigen Diagnosekriterien auf sinnvolle Weise und ermöglichen den Anwendern zukünftig besser, beide lerntheoretischen Verstärkermechanismen, die der positiven und der negativen Verstärkung, im Sinne der kurzfristigen Belohnung bei der Diagnostik und Behandlungsplanung berücksichtigen zu können.

Tab. 16.5 Essentielle und erforderliche Kriterien für die Diagnose der „Kleptomanie" im Vergleich von ICD-11 zu ICD-10

ICD-11	ICD-10	*Änderungen*
Essentielle und erforderliche Kriterien		
Kleptomanie ist gekennzeichnet durch ein wiederkehrendes Unvermögen, starke Impulse zum Stehlen von Gegenständen zu kontrollieren	Die Störung charakterisiert wiederholtes Versagen Impulsen zu widerstehen, Dinge zu stehlen	*Im Vergleich zur Pyromanie wurde bei der Kleptomanie bereits im ICD-10 der Qualifier so definiert, dass das Widerstehen des Impulses und nicht das Kontrollieren der Handlung im Vordergrund steht*
Es fehlt ein offensichtliches Motiv für das Stehlen von Gegenständen (z. B. werden die Gegenstände nicht für den persönlichen Gebrauch oder zur Erzielung eines finanziellen Gewinns erworben)	Die Dinge dienen nicht dem persönlichen Gebrauch oder der Bereicherung. Stattdessen werden die Gegenstände weggeworfen, weggegeben oder gehortet	*Auch die Spezifizierung des Fehlens eines offensichtlichen Motivs erfährt nur marginale sprachliche Veränderungen im Vergleich der Klassifikationssysteme. Es erfolgte die Streichung der Angabe, wie mit den gestohlenen Dingen weiterverfahren wird*
Vor dem Diebstahl oder versuchten Diebstahl besteht ein zunehmendes Gefühl der Anspannung oder affektiven Erregung	Dieses Verhalten ist meist mit wachsender innerer Spannung vor der Handlung verbunden	*Neben der Anspannung, welche in ICD-10 und ICD-11 spezifiziert ist und sich primär auf einen aversiven Zustand bezieht, wird auch die affektive Erregung als motivationale Komponente inkludiert, die ebenso positiv sein kann*

(Fortsetzung)

Tab. 16.5 (Fortsetzung)

ICD-11	ICD-10	Änderungen
Die Person erlebt ein Gefühl der Freude, Erregung, Erleichterung oder Befriedigung während und unmittelbar nach dem Diebstahl	Dieses Verhalten ist meist mit einem Gefühl von Befriedigung während und sofort nach der Tat verbunden	*Bereits in der ICD-10 wurden positive Verstärkermechanismen im Sinne einer Befriedigung während und nach der Tat spezifiziert. Die nun auch in ICD-11 aufgeführte Erleichterung im Sinne einer negativen Verstärkung komplementiert die Berücksichtigung motivationaler Trajektorien*
Das Verhalten lässt sich nicht besser durch eine intellektuelle Beeinträchtigung, eine andere psychische Störung (beispielsweise eine manische Episode) oder eine Substanzintoxikation erklären	-	*Wie in der ICD-11 generell bei jeder Störung mittlerweile berücksichtigt, werden Ausschlussdiagnosen expliziert*

16.3.3 „Zwanghafte sexuelle Verhaltensstörung" (6C72)

Die Diagnose **„Zwanghafte sexuelle Verhaltensstörung"** (im Englischen: „Compulsive Sexual Behavior Disorder" [CSBD]) findet in der ICD-11 erstmalig Einzug in die Klassifikationssysteme und besitzt auch im DSM-5 kein Äquivalent (Gola et al. 2022). Zu den Verhaltensweisen, welche in der klinischen Praxis berichtet und nosologisch dieser neuen Diagnose im Zuge eines unkontrollierbaren Sexualverhaltens zugeschrieben werden können, zählen beispielsweise 1) der exzessive Konsum von Pornografie, v. a. über das Internet, mit bedeutsamen Schwierigkeiten, den Konsum zu beenden, häufig im Zusammenhang mit exzessiver Masturbation oder 2) die exzessive Nutzung von bezahlten sexuellen Dienstleistungen, welche mit großen Geldausgaben verbunden sein kann (Gola & Kraus 2021). Insbesondere der Ausschluss von Paraphilien ist für die Diagnosestellung essenziell (Grubbs et al. 2020).

In der ICD-11 werden die folgenden Kriterien für die Diagnose einer „Zwanghafte sexuelle Verhaltensstörung" definiert, welche in Tab. 16.6 zusammengestellt sind.

Bei der nosologischen Einordnung der CSBD in der ICD-11 standen 3 Störungsgruppen zur Auswahl, welche potenziell infrage gekommen wären: 1) die **„Störungen der Impulskontrolle"**, 2) die **„Störungen durch Verhaltenssüchte"** oder die 3) **„Zwangsstörung"** (Gola et al. 2022). Die Zuordnung der CSBD zu den „Störungen der Impulskontrolle" folgt der Konzeptualisierung durch die **ICD-11-Arbeitsgruppe für Zwangsstörungen und verwandte Störungen.** Die Zuordnung liegt darin begründet, dass die betroffenen Personen dem Impuls, Trieb oder Drang nicht widerstehen können, dass entsprechende Verhalten auszuführen, welches zumindest zu einem gewissen Zeitpunkt trotz schädlicher Langzeitfolgen

Tab 16.6 Kriterien der „Zwanghafte sexuelle Verhaltensstörung" in ICD-11

Kriterium
Kriterium 1: Die „Zwanghafte sexuelle Verhaltensstörung" ist durch ein anhaltendes Muster des Unvermögens gekennzeichnet, intensive, sich wiederholende sexuelle Impulse oder Triebe zu kontrollieren, was zu wiederholtem Sexualverhalten führt, welches sich in einem oder mehrerer der folgenden Merkmale äußert: *1a:* Die Beschäftigung mit wiederholten sexuellen Aktivitäten ist so sehr in den Mittelpunkt des Lebens der Person gerückt, dass Gesundheit und Körperpflege oder andere Interessen, Aktivitäten und Verantwortlichkeiten vernachlässigt werden.   *1b:* Die Person hat zahlreiche erfolglose Bemühungen unternommen um das wiederholte Sexualverhalten zu kontrollieren oder deutlich zu reduzieren.   *1c:* Die Person setzt das wiederholte Sexualverhalten trotz nachteiliger Folgen fort (beispielsweise persönliche oder familiäre Beeinträchtigung aufgrund des Sexualverhaltens, finanzielle Konsequenzen).   *1d:* Die Person setzt das wiederholte Sexualverhalten fort, selbst wenn sie hierin wenig oder keine Befriedigung findet.
Kriterium 2: Das Muster des Unvermögens, intensive sexuelle Impulse oder Triebe und das daraus resultierende repetitive Sexualverhalten zu kontrollieren, zeigt sich über einen längeren Zeitraum (z. B. 6 Monate oder länger)
Kriterium 3: Das Muster des Unvermögens, intensive sexuelle Impulse oder Triebe und das daraus resultierende repetitive Sexualverhalten zu kontrollieren, wird nicht besser erklärt durch eine andere psychische Störung (beispielsweise eine manische Episode) oder einen anderen medizinischen Zustand und kann ebenfalls auch nicht auf die Wirkung einer Substanz oder einer Medikation zurückgeführt werden.
Kriterium 4: Das Muster an repetitivem Sexualverhalten verursacht ausgeprägten Leidensdruck oder erhebliche Beeinträchtigungen in persönlichen, familiären, sozialen, schulischen, beruflichen oder anderen wichtigen Funktionsbereichen. Ein Leidensdruck, der ausschließlich mit moralischen Urteilen und der Missbilligung sexueller Impulse, Triebe oder Verhaltensweisen zusammenhängt, reicht nicht aus, um diese Anforderung zu erfüllen.

kurzfristig belohnend war (Kraus et al. 2018). Ein Blick auf die diagnostischen Kriterien verdeutlicht jedoch, dass CSBD hinsichtlich seiner Phänomenologie auch einer Verhaltenssucht sehr ähnlich ist, was ebenfalls in der wissenschaftlichen Literatur kontroverse Diskussionen angestoßen hat (s. beispielsweise Rumpf & Montag 2022; Potenza et al., 2017). Für weitere Hintergründe zur nosologischen Konzeptualisierung, ätiologischen und phänomenologischen Aspekten sowie der Diagnostik und Behandlung der CSBD stehen bereits erstklassige Publikationen zur Verfügung, welche interessierten Wissenschaftlern und Praktikern einen fundierten Einstieg in dieses Feld ermöglichen (beispielsweise Balon & Briken 2021).

Kommentar

Mit der Einführung der Diagnose „Zwanghafte sexuelle Verhaltensstörung" hält eine weitere nosologische Entität erstmalig Einzug in ein Klassifikationssystem. Damit wird auch dem bedeutenden Wissensgewinn in dem Bereich nicht-paraphiler Störungen des Sexualverhaltens mit unkontrollierbarem Verhalten Rechnung getragen, welcher v. a. in den letzten beiden Jahrzehnten große wissenschaftliche Fortschritte erzielte (Grubbs et al. 2020). Angesichts der dennoch teils distinkten Merkmale dieser Störung im Vergleich zu der allgemeinen ICD-11-Definition von „Störungen der Impulskontrolle" bleibt offen, ob die nosologische Zuordnung zu den „Störungen der Impulskontrolle" möglicherweise mit weiterem Fortschritt in diesem Forschungsfeld noch Änderungen erfahren wird und die endgültige Zuordnung zu dieser Störungsgruppe damit noch nicht festgeschrieben ist. Gola und Kraus (2021) fassen ihr Votum zur Entscheidung der Weltgesundheitsorganisation (WHO) zur nosologischen Einordnung der Störung treffend damit zusammen, dass zwanghaftes Sexualverhalten, dessen diagnostische Kriterien die größte Überschneidung mit Suchterkrankungen aufweisen, in der Gruppe der „Störungen der Impulskontrolle" zum gegenwärtigen Zeitpunkt einen guten Kompromiss darstellt, der alle 3 Störungsgruppen berücksichtigt. Die Autoren dieses Kapitel teilen die Einschätzung von Briken und Turner (2022), dass diese neue Diagnose aufgrund ihrer sowohl für den Bereich der Forschung als auch die Patientenversorgung fruchtbare Perspektiven bereithält.

16.3.4 „Intermittierende explosible Störung" (6C73)

Die „Intermittierende explosible Störung" (ICD-11, 6C73) hat ihre Vorläufer in zwei früheren Diagnosen. Erstens, in der **„Erregbaren (explosiblen) Störung"** aus der ICD-9 (World Health Organization, 1979), Code 301.3, die sich durch unkontrollierbare Wutausbrüche, verbale Aggressionen und manchmal körperliche Gewalt auszeichnete sowie einem Verlust der Kontrolle über das Verhalten. Zweitens, in der Diagnose **„Sonstige abnorme Gewohnheiten und Störungen der Impulskontrolle"**, die ein wiederholtes unangemessenes Verhalten beschreibt. Dieses Verhalten entsteht nicht durch eine andere erkennbare psychische Erkrankung, und der Betroffene kann dem Drang, es auszuführen, nicht widerstehen. Vor der Handlung entsteht oft eine innere Anspannung, gefolgt von einem Gefühl der Erleichterung während des Verhaltens.

Die Diagnosekriterien der ICD-11 (siehe Tab. 16.7) entsprechen im Wesentlichen den Kriterien der **„Intermittierenden explosiven Störung" im DSM-5**.

Auch wenn die Diagnose „Intermittierende explosible Störung" aufgrund ihrer epidemiologisch weiten Verbreitung (Kessler et al. 2006) eine besondere Bedeutung für die Berücksichtigung in den Klassifikationssystemen besitzt, weichen die Diagnosekriterien, wie auch für die CSBD (s. Abschn. 16.3.3), teils erheblich von der allgemeinen Definition von „Störungen der Impulskontrolle" ab. Hierzu zählen beispielsweise neue Kriterien, welche nicht Teil der allgemeinen Definition sind, wie:

Tab 16.7 Kriterien der Diagnose „Intermittierende explosible Störung" in ICD-11

Kriterium
Kriterium 1: Die „Intermittierende explosible Störung" ist durch wiederholte kurze Episoden verbaler Aggression oder körperlicher Aggression gekennzeichnet.
Kriterium 2: Die Intensität der Ausbrüche oder der Grad der Aggressivität steht in keinem Verhältnis zur Provokation oder den auslösenden psychosozialen Stressfaktoren.
Kriterium 3: Die Symptome lassen sich nicht besser durch eine andere psychische oder neurologische Entwicklungsstörung erklären und sind nicht Teil eines Musters chronischer Wut und Reizbarkeit (z. B. bei oppositionellem Trotzverhalten).
Kriterium 4: Das Verhaltensmuster ist so schwerwiegend, dass es zu einer erheblichen Beeinträchtigung in persönlichen, familiären, sozialen, schulischen, beruflichen oder anderen wichtigen Funktionsbereichen führt.

- die Festlegung von Kriterien für die Bewertung des *Schweregrads der Verhaltensweisen* anhand spezifischer Kriterien, wie einerseits der Form des explosiven Verhaltens und andererseits der Konsequenzen des Verhaltens
- die Referenzierung zu einem *Entwicklungsstand der Person*
- die Definition von *kausalen Faktoren* (Provokation oder auslösende Stressbelastungen) im Sinne einer reaktiven Störung (eindeutig impulsive *und* reaktive Natur)

Stattdessen werden wesentliche Kriterien der allgemeinen Definition nicht berücksichtigt. Hierzu zählen:

- die Nicht-Berücksichtigung möglicher positiver kurzfristiger Konsequenzen im Sinne einer positiven Verstärkung, welche über negative Verstärkermechanismen hinausgeht
- die Nicht-Berücksichtigung von mikroskopischen Verlaufscharakteristika der Verhaltensepisoden, welche v. a. mit einer Veränderung des affektiven Zustands der betroffenen Person einhergehen
- die Ausklammerung von Sekundäremotionen, wie Schuld und Scham, welche ebenfalls zu einem Leidensdruck führen können

Kommentar

So sehr sich die Diagnosen „Pyromanie" und „Kleptomanie" in die neue allgemeine Definition der „Störungen der Impulskontrolle" fügen und damit der als eigenständige Diagnosegruppe hervorgehobenen „Störungen der Impulskontrolle" einen eigenen und homogenen Charakter verleihen, so wenig fügt sich die „Intermittierende explosible Störung" in ein harmonisches Gesamtbild. Auch wenn die definierten Kriterien, wie die Festlegung eines Mindestalters oder der Quantifizierung einer „Schwere" der gestörten Verhaltensweisen, durchaus gerechtfertigt sein können, liegt kein erkennbar rationaler Grund vor, warum diese nicht auch für die Diagnosen „Pyromanie" und „Kleptomanie" gelten sollten und im Sinne einer Homogenisierung einheitlich für alle Störungsbilder angewendet werden. Mit den für die Diagnosen „Zwanghafte sexuelle Verhaltensstörung" und „Intermittierende explosible Störung" definierten Kriterien verliert das Kapitel „Störungen der Impulskontrolle" damit eine einheitliche Definition und bleibt damit, trotz Hervorhebung als eigenständige Kategorie, eine heterogene Restkategorie.

16.3.5 „Sonstige näher bezeichnete Störungen der Impulskontrolle" (6C7Y)

In der ICD-10 (Bundesinstitut für Arzneimittel und Medizinprodukte, 2020) fallen in diese Kategorie bisher „andere Arten sich dauernd wiederholenden unangepassten Verhaltens, die nicht Folge eines erkennbaren psychiatrischen Syndroms sind und bei denen der betroffene Patient den Impulsen, das pathologische Verhalten auszuführen, nicht widerstehen kann". Weitergehend wird für die Definition der Diagnose spezifiziert, dass „nach einer vorausgehenden Periode mit Anspannung (…) während des Handlungsablaufs ein Gefühl der Erleichterung [folgt]".

In der ICD-11 erfährt diese bisherige Definition eine Anpassung, analog zu den allgemeinen Definitionskriterien für „Störungen der Impulskontrolle". Damit müssen die folgenden klinischen „Qualifier" für die Diagnose „Sonstige näher bezeichnete Störung der Impulskontrolle" erfüllt sein:

- Das klinische Zustandsbild ist durch Symptome charakterisiert, welche die primären klinischen Eigenschaften mit anderen Störungen der Impulskontrolle teilen; dies umfasst anhaltende wiederholende Verhaltensweisen, bei denen ein Unvermögen besteht, einem Impuls, Trieb oder Drang zu widerstehen, ein Verhalten auszuführen, welches für die Person zumindest kurzfristig belohnend ist, ungeachtet negativer Folgen, die dieses entweder für die betroffene Person oder andere besitzt.
- Die Symptome erfüllen nicht die diagnostischen Anforderungen für irgendeine andere Störung aus der Gruppe der „Störungen der Impulskontrolle".
- Die Symptome sind nicht durch wiederkehrend und gewohnheitsmäßige Verhaltensweisen gekennzeichnet, welche sich auf die Haut oder das Haar beziehen und welche als „Körperbezogene repetitive Verhaltensstörungen" anderenorts klassifiziert werden sollten.
- Die Symptome sind nicht durch Glücksspiel, Spielen oder andere süchtig machende Verhaltensweisen gekennzeichnet.
- Die Symptome werden nicht durch eine andere psychische Störung besser erklärt (beispielsweise Demenz, eine Störung im Zusammenhang mit süchtig machenden Verhaltensweisen, oder eine zwanghafte beziehungsweise artverwandte Störung).
- Die Symptome oder Verhaltensweisen sind nicht entwicklungsgemäß angemessen oder kulturell gebilligt.

- Die Symptome oder Verhaltensweisen sind nicht Ausdruck eines anderen medizinischen Zustands und sind nicht auf den Effekt einer Substanz oder Medikation mit Effekten auf das zentrale Nervensystem zurückzuführen (beispielsweise Metamphetamin- oder Dopaminagonisten, wie Pramipexol für die Behandlung der Parkinson-Erkrankung oder des Restless-Legs-Syndroms). Dies schließt Substanzintoxikationen oder Entzugseffekte mit ein.
- Die Symptome resultieren in einer signifikanten Belastung oder signifikanten Beeinträchtigung der betroffenen Person.

Kommentar

Zieht man hinzu, dass die aktuell gültigen Klassifikationssysteme immer auch eine zeitgenössische Darstellung des aktuellen Störungsverständnisses sind, unterliegen sie ebenso einem kontinuierlichen Wandel und können damit keine abschließende Vollständigkeit erreichen. Mit der Diagnosekategorie „Sonstige näher bezeichnete Störungen der Impulskontrolle" bietet die ICD-11 eine offene Kategorie an, welche auch für die nosologische Einordnung von Forschungsdiagnosen geeignet ist. Mit dieser können auch solche gesellschaftlich-relevanten und störungsrelevanten Phänomene klassifiziert werden, die bereits in der wissenschaftlichen Literatur behandelt werden und die auch zukünftig noch mehr an Bedeutung gewinnen können, für die zum aktuellen Zeitpunkt eine Aufnahme in ein Klassifikationssystem aufgrund fehlender Datenlage und allgemeinen Konsens unter Experten jedoch noch nicht gerechtfertigt ist. Hierzu zählt beispielsweise pathologisches Kaufen, welches sowohl impulshafte Anteile besitzt, gleichermaßen aber auch Überschneidungen zu „Störungen durch Verhaltenssüchte" aufweist.

16.3.6 „Störungen der Impulskontrolle, nicht näher bezeichnet" (6C7Z)

Als Restkategorie erfährt diese Diagnose bislang in der ICD-11 keine weitere Spezifizierung hinsichtlich der Syndrome, welche dieser Diagnose zugeordnet werden können.

Kommentar

In Klassifikationssystemen werden immer auch zahlreiche Diagnosen geführt, welche keine Bedeutung für die klinische Praxis zu haben scheinen und daher auch nicht vergeben werden (vgl. z. B. Müssigbrodt et al., 2000). Ohne eine Definition von „Qualifiern", welche spezifizieren, unter welchen Umständen auf diese Restkategorie zurückzugreifen ist, bleibt offen, ob die Diagnose der „Störungen der Impulskontrolle, nicht näher bezeichnet" überhaupt Anwendung finden wird und bei welchem klinischen Zustandsbild sie zu wählen ist, insbesondere unter Berücksichtigung dessen, dass die „Sonstige näher bezeichnete Störung der Impulskontrolle" bereits eine heterogene Kategorie darstellt, welche für die Kodierung unterschiedlichster Zustandsbilder genutzt werden kann.

16.4 Abschließende Bewertung und Ausblick

Mit der Einführung eines eigenständigen und neu konzipierten Kapitels „Störungen der Impulskontrolle" erfahren insbesondere die Störungen der „Pyromanie" und „Kleptomanie" sinnvolle Erweiterungen und eine entsprechende Harmonisierung. Insbesondere gutachterliche Aspekte wurden auch in diesem Kapitel bereits im jeweiligen Unterkapitel diskutiert. Mit den beiden Störungen „Zwanghafte sexuelle Verhaltensstörung" und „Intermittierende explosible Störung" wird in diesem neuen Kapitel die zuvor erreichte Homogenität jedoch wieder aufgeweicht, wodurch das Gesamtkapitel wieder eine einheitliche Konzeptionalisierung vermissen lässt. Auch wenn die Heterogenität von wissenschaftlichen und klinischen Perspektiven und ihrer teils kontroversen Diskussionen um die Signifikanz einzelner phänomenologischer und nosologischer Aspekte den Diskurs bereichert, bleibt offen, warum eine einheitliche Konzeptionalisierung des Kapitels nicht abschließend vorgenommen wurde.

Offen bleiben ebenso die theoretische Auseinandersetzung und die Abgrenzung zu zwei ursprünglichen Störungen des Kindesalters (aus dem Kapitel 9 der ICD-10, „Störungen mit Beginn in der Kindheit und Jugend"), wie „Aufmerksamkeitsdefizit-Hyperaktivitätsstörung" (F90.0; ADHS) und „Störung des Sozialverhaltens mit oppositionellem aufsässigem Verhalten" (F91.3), wie auch zu einer im DSM-5 neuen Diagnose, nämlich „Disruptive Mood Dysregulation Disorder" (296.99: „Disruptive Launenfehlregulationsstörung", DMDD).

Alle drei genannten Störungen sind durch impulsives Verhalten und impulsives Emotionserleben gekennzeichnet. Die „Intermittierende explosible Störung" ist charakteristisch durch intermittierende schwere aggressive Ausbrüche gekennzeichnet, während es sich bei ADHS vielmehr um eine anhaltende Verhaltensimpulsivität und immer begleitende, oder viel mehr dem Verhalten zugrunde liegende, Aufmerksamkeitsstörung handelt. Regelmäßig auftretende schwere Wutausbrüche, die in ihrer Intensität oder Dauer in keinem Verhältnis zur Provokation stehen, können auch im Rahmen einer „Störung des Sozialverhaltens mit oppositionellem aufsässigem Verhalten" auftreten, insbesondere als Reaktion auf Forderungen von Autoritätspersonen. In solchen Fällen kann eine Diagnose der „Intermittierenden explosiblen Störung" nicht gestellt werden.

Personen mit „Störung des Sozialverhaltens mit oppositionellem aufsässigem Verhalten" zeigen typischerweise Merkmale der oppositionellen Trotzstörung, einschließlich trotziger, eigensinniger oder rachsüchtiger Verhaltensweisen, die für die „Intermittierende explosible Störung" nicht charakteristisch sind.

Die Diagnose DMDD steht im DSM-5 für solche Symptome wie schwere, wiederkehrende Wutausbrüche, die sich verbal und/oder verhaltensmäßig (z. B. körperliche Aggression gegen Personen oder Sachen) äußern und in ihrer Intensität oder Dauer in keinem Verhältnis zur Situation oder Provokation stehen. Sie wurde eingeführt als Konsequenz des vermehrten wissenschaftlichen Interesses an bipolaren Störungen im Kindesalter, was auch mit einem deutlichen Einstieg, der mit bipolarer Störung diagnostizierten Kindern in den USA im 1. Jahrzehnt des 21. Jahrhunderts einherging. Um die oben beschriebenen Symptome bei Kindern von denen manisch-depressiver Erwachsener abzugrenzen, wurde die diagnostische Kategorie der DSM eingeführt. Wegen unzureichender Erfahrung mit dem Krankheitsbild und in Ermangelung empirischer Daten wurde auf eine Berücksichtigung der DMDD in der ICD-11 verzichtet.

Abschließend bleibt damit auch das ICD-11-Kapitel der „Störungen der Impulskontrolle" eines, welches einen momentanen Zwischenstand eines kontinuierlichen Entwicklungsprozesses festhält, dessen Entwicklungsrichtung für eine zukünftige ICD-12 nicht vorhersehbar ist und viel Gestaltungsspielraum lässt.

Literatur

American Psychiatric Association. (1980). Diagnostic and statistical manual of mental disorders (3rd ed.). Washington, DC: Author.

American Psychiatric Association. (2000). *Diagnostic and statistical manual of mental disorders* (4th ed., text rev.). Washington, DC: Author.

American Psychiatric Association. (2022). *Diagnostic and statistical manual of mental disorders* (5th ed., text rev.). https://doi.org/10.1176/appi.books.9780890425787.

Balon, R., & Briken, P. (Eds.). (2021). *Compulsive sexual behavior disorder: understanding, assessment, and treatment.* American Psychiatric Pub. https://doi.org/10.1556/2006.2020.00090.

Black, D. W., Shaw, M., & Blum, N. (2022). Pathological gambling and compulsive buying: do they fall within an obsessive-compulsive spectrum? *Dialogues in Clinical Neuroscience.*

Briken, P., & Turner, D. (2022). What does „Sexual" mean in compulsive sexual behavior disorder?: Commentary to the debate: „Behavioral addictions in the ICD-11". *Journal of Behavioral Addictions, 11*(2), 222–225.

Bründl, S., & Fuss, J. (2021). Impulskontrollstörungen in der ICD-11. *Forensische Psychiatrie, Psychologie, Kriminologie, 15*(1), 20–29.

Bundesinstitut für Arzneimittel und Medizinprodukte (BfArM). (2020). ICD-10-GM Version 2021, Systematisches Verzeichnis: Internationale statistische Klassifikation der Krankheiten und verwandter Gesundheitsprobleme, 10. Revision (Stand: 18. September 2020). Bundesministerium für Gesundheit (BMG). https://www.bfarm.de/DE/Code-Systeme/Services/Downloads/ICD-10-GM/Version-2021/icd10gm2021syst_odt_20200918.pdf

Dell'Osso, B., Altamura, A. C., Allen, A., Marazziti, D., & Hollander, E. (2006). Epidemiologic and clinical updates on impulse control disorders: a critical review. *European archives of psychiatry and clinical neuroscience, 256*, 464–475.

Fauth-Bühler, M., Mann, K., & Potenza, M. N. (2017). Pathological gambling: a review of the neurobiological evidence relevant for its classification as an addictive disorder. *Addiction biology, 22*(4), 885–897.

Gola, M., & Kraus, S. W. (2021). Sexual Addiction vs. CSBD. *Compulsive Sexual Behavior Disorder: Understanding, Assessment, and Treatment, 7.*

Gola, M., Lewczuk, K., Potenza, M. N., Kingston, D. A., Grubbs, J. B., Stark, R., & Reid, R. C. (2022). What should be included in the criteria for compulsive sexual behavior disorder?. *Journal of Behavioral Addictions*, *11*(2), 160–165. https://doi.org/10.1556/2006.2020.00090.

Grubbs, J. B., Hoagland, K. C., Lee, B. N., Grant, J. T., Davison, P., Reid, R. C., & Kraus, S. W. (2020). Sexual addiction 25 years on: A systematic and methodological review of empirical literature and an agenda for future research. *Clinical Psychology Review*, *82*, 101925.

Kessler, R. C., Coccaro, E. F., Fava, M., Jaeger, S., Jin, R., & Walters, E. (2006). The prevalence and correlates of DSM-IV intermittent explosive disorder in the National Comorbidity Survey Replication. *Archives of general psychiatry*, *63*(6), 669–678.

Kraus, S. W., Krueger, R. B., Briken, P., First, M. B., Stein, D. J., Kaplan, M. S., ... & Reed, G. M. (2018). Compulsive sexual behaviour disorder in the ICD-11. *World Psychiatry*, *17*(1), 109.

Müssigbrodt, H., Michels, R., Malchow, C. P., Dilling, H., Munk-Jørgensen, P., & Bertelsen, A. (2000). Use of the ICD-10 classification in psychiatry: an international survey. *Psychopathology*, *33*(2), 94–99.

Potenza, M. N., Gola, M., Voon, V., Kor, A., & Kraus, S. W. (2017). Is excessive sexual behaviour an addictive disorder?. *The Lancet Psychiatry*, *4*(9), 663–664.

Rash, C. J., Weinstock, J., & Van Patten, R. (2016). A review of gambling disorder and substance use disorders. *Substance abuse and rehabilitation*, 3–13.

Rumpf, H. J., & Brandt, D. (2020). Verhaltenssüchte in der ICD-11. *Suchttherapie*, *21*(03), 140–143.

Rumpf, H. J., & Montag, C. (2022). Where to put Compulsive Sexual Behavior Disorder (CSBD)? Phenomenology matters•: Commentary to the debate:"Behavioral addictions in the ICD-11". *Journal of Behavioral Addictions*, *11*(2), 230–233.

World Health Organization. (1979). International statistical classification of diseases and related health problems (9th ed.).

World Health Organization. (2016). International statistical classification of diseases and related health problems (10th ed.). https://icd.who.int/browse10/2016/en.

Disruptives Verhalten oder dissoziale Störungen

17

Andrea Stippel, Christina Benesch und Tobias Banaschewski

Inhaltsverzeichnis

A. Stippel (✉) · C. Benesch
Oberberg Fachklinik Konraderhof, Hürth, Deutschland
E-Mail: andrea.stippel@oberbergkliniken.de

T. Banaschewski
Zentralinstitut für Seelische Gesundheit, Mannheim, Deutschland

L. Hölzel und M. Berger (Hrsg.), *ICD-11 – Psychische Störungen*,
https://doi.org/10.1007/978-3-662-67687-5_17

17.1   ICD-11 im Vergleich zur ICD-10

Wesentliche Änderungen
Das Kapitel der **ICD-10 „Störungen mit Beginn in Kindheit und Jugend"**
(F9), in das die „Störungen des Sozialverhaltens" eingeordnet waren, wurde
aufgegeben.
    „Disruptives Verhalten oder dissoziale Störungen" (ICD-11) wurden
neu gruppiert.
    Sie können über die **gesamte Lebensspanne** diagnostiziert werden.
    Eine Differenzierung von disruptivem Verhalten und dissozialen Störun-
gen in der Kindheit und Jugend wird durch die Unterteilung in **„Störung**
des Sozialverhaltens mit oppositionellem, aufsässigem Verhalten" und
„Störung des Sozialverhaltens mit dissozialem Verhalten" sowie die Einführung von **Spezifizierungsoptionen (mit/ohne chronische Reizbarkeit**
oder Wut, limitierte/typische prosoziale Emotionen) möglich.
    Bei bisher kombinierten Störungen (z. B. „Störung des Sozialverhal-
tens mit depressiver Störung" F92.0, „Hyperkinetische Störung des Sozialverhaltens" F90.1) werden jetzt jeweils zwei getrennte Diagnosen, also
Mehrfachdiagnosen, gefordert.
    Die **Aufmerksamkeitsdefizit-/Hyperaktivitätsstörung (ICD-10: F90.x)**
wird nun unter das Kapitel „Neuronale Entwicklungsstörungen" subsumiert
(ICD-11: Kapitel 6A05, vgl. Kap. 4 dieses Buchs).
    Eine **erhebliche Beeinträchtigung der Funktionsfähigkeit** (sozial, fa-
miliär, schulisch, beruflich) wird für die Diagnose nun explizit gefordert.
    Definierte, operationalisierte Symptomkriterien, die zur Diagnosestel-
lung eine **Mindestanzahl** an erfüllten Symptomen fordern, **entfallen** generell.

17.2   Vorbemerkungen

Die ICD-11-Gruppierung des Kapitels „Disruptives Verhalten oder dissoziale
Störungen" ersetzt die in der ICD-10 benannte Kategorie „Störungen des Sozial-
verhaltens" und ihrer Subtypen (ICD-10: Kapitel F9). ICD-11 unterscheidet wie
DSM-5 zwischen „Störungen mit oppositionellem und aufsässigem Verhalten"
und Störungen des Sozialverhaltens im engeren Sinne, d. h. aggressiv-dissozialen
Verhaltensstörungen. Zudem kann kodiert werden, ob chronische Reizbarkeit und
Ärger und/oder eine reduzierte prosoziale Emotionalität vorliegt und ob dissoziale
Verhaltensstörungen in oder nach der Kindheit beginnen. Diese zusätzlichen Spezifikationen wurden eingefügt, da sich in verschiedenen Studien deren klinische
und prognostische Relevanz gezeigt haben (Evans S.C. et al. 2021; Lochmann
et al. 2015; Blair et al. 2014; Benesch et al. 2014; Fristad Mary 2021) (Tab. 17.1).

Tab. 17.1 „Disruptives Verhalten oder dissoziale Störungen" in der ICD-11

Code	Bezeichnung
6C90	Störung des Sozialverhaltens mit oppositionellem, aufsässigem Verhalten
6C91	Störung des Sozialverhaltens mit dissozialem Verhalten
6C9Y	Sonstiges näher bezeichnetes disruptives Verhalten oder sonstige näher bezeichnete dissoziale Störungen
6C9Z	Disruptives Verhalten oder dissoziale Störungen, nicht näher bezeichnet

17.3 Veränderungen von der ICD-10 zur ICD-11

(s. Tab. 17.2).

Tab. 17.2 „Disruptives Verhalten oder dissoziale Störungen" in ICD-11 und „Störungen des Sozialverhaltens" in ICD-10 (World Health Organization 1992 und DSM-5, American Psychiatric Assoziation 2013, 2020)

ICD-11 Code	ICD-11 Bezeichnung	ICD-10 Code	ICD-10 Bezeichnung	DSM-5
6C90.0x	Störung des Sozialverhaltens mit oppositionellem, aufsässigem Verhalten	F91.3	Störung des Sozialverhaltens mit oppositionellem, aufsässigem Verhalten	Störung mit oppositionellem Trotzverhalten
6C90.Z	Störung des Sozialverhaltens mit oppositionellem, aufsässigem Verhalten, nicht näher bezeichnet			
6C91.xx	Störung des Sozialverhaltens mit dissozialem Verhalten	F91 F91.0	Störung des Sozialverhaltens (Beginn in der Kindheit/ Beginn in der Jugend) Störung des Sozialverhaltens – auf den familiären Rahmen beschränkt	Störung des Sozialverhaltens
6C91.0x	Störung des Sozialverhaltens, mit Beginn in der Kindheit	F91.1	Störung des Sozialverhaltens – bei fehlenden sozialen Bindungen	Mit Beginn in der Kindheit
6C91.1x	Störung des Sozialverhaltens, mit Beginn in der Adoleszenz	F91.2 F91.9	Störung des Sozialverhaltens – bei vorhandenen sozialen Bindungen	mit Beginn in der Adoleszenz Mit nicht näher bezeichnetem Beginn

(Fortsetzung)

Tab. 17.2 (Fortsetzung)

ICD-11 Code	ICD-11 Bezeichnung	ICD-10 Code	ICD-10 Bezeichnung	DSM-5
6C9Y	Sonstiges näher bezeichnetes disruptives Verhalten oder sonstige näher bezeichnete dissoziale Störungen	F91.8	Sonstige Störung des Sozialverhaltens	Andere näher bezeichnete Disruptive, Impulskontroll- und Sozialverhaltensstörungen
6C9Z	Disruptives Verhalten oder dissoziale Störung, nicht näher bezeichnet	F91.9	Nicht näher bezeichnete Störung des Sozialverhaltens	Nicht näher bezeichnete Disruptive, Impulskontroll- und Sozialverhaltensstörungen
	Kombinationsdiagosen entfallen Mehrfachdiagnosen sind gefordert:	**F92**	**Kombinierte** Störung des **Sozialverhaltens und der Emotionen**	
6C9Y **oder** 6C9xx.xx **und** 6A7xx	Sonstiges näher bezeichnetes disruptives Verhalten oder sonstige näher bezeichnete dissoziale Störungen **und** depressive Störung	**F92.0**	**Störung** des **Sozialverhalten** in Kombination mit **depressiver Störung**	
6C9Y **oder** 6C9xx.xx **und** 6Axxx	Sonstiges näher bezeichnetes disruptives Verhalten oder sonstige näher bezeichnete dissoziale Störungen **und** affektive Störung	**F92.8**	Sonstige **kombinierte Störung** des **Sozialverhaltens** und der **Emotionen**	
6C9Z **und** 6Axxx	Disruptives Verhalten oder dissoziale Störungen, nicht näher bezeichnet **und** affektive Störung	**F92.9**	Nicht näher bezeichnete **kombinierte** Störung des **Sozialverhaltens** und der **Emotionen**	
6C9xx.xx **und** 6A05.x	Disruptives Verhalten oder dissoziale Störungen Aufmerksamkeitsdefizit-/Hyperaktivitätsstörung	**F90.1**	**Hyperkinetische Störung des Sozialverhaltens** Störung des **Sozialverhaltens** in Kombination mit einer **Aktivitäts- und Aufmerksamkeitsstörung**	

17.4 „Störung des Sozialverhaltens mit oppositionellem und aufsässigem Verhalten" (6C90)

Die „**Störung des Sozialverhaltens mit oppositionellem und aufsässigem Verhalten**" nach ICD-11 (6C90) ist konzeptionell der entsprechenden Kategorie nach ICD-10 (F91.3) ähnlich, auf die Symptomatik bezogen gibt es Übereinstimmungen. Die Prävalenzrate wird auf etwa 3 % bei Kindern und Jugendlichen (6–18 Jahre) geschätzt. Obwohl die Raten bei Jungen und Mädchen im Vorschulalter ähnlich hoch sind, werden **bei Jungen im Schulalter höhere Raten** beobachtet (Verhältnis von 1,4:1). Verschiedene Studien deuten darauf hin, dass die Gesamtprävalenz der Störung nach dem Kindesalter abnimmt. Die ICD-11-Konzeptualisierung dieses Krankheitsbildes als eine Form der oppositionellen Defensivstörung steht im Einklang mit aktuellen Erkenntnissen und weicht von dem Ansatz des DSM-5, bei dem mit der „Disruptiven Stimmungsdysregulationsstörung" eine neue Krankheitsentität eingeführt wurde, ab (Reed et al. 2019; Birkle et al. 2017).

Kernmerkmal der Störung ist ein anhaltendes Muster (z. B. 6 Monate oder länger) von auffallend unnachgiebigem, trotzigem und ungehorsamem Sozialverhalten, das für Personen vergleichbaren Alters, Entwicklungsstandes, Geschlechts und soziokulturellen Kontexts untypisch ist.

Oppositionelles Trotzverhalten geht mit der Ablehnung durch Gleichaltrige und zwischenmenschlichen Konflikten während der Schulzeit und bis ins Erwachsenenalter einher. Häufig haben die oppositionellen Trotzanfälle eine provozierende Qualität, sodass die Betroffenen Konfrontationen initiieren und als übermäßig unhöflich und unkooperativ angesehen werden können. Das Verhaltensmuster ist so schwerwiegend, dass es zu erheblichen Beeinträchtigungen in persönlichen, familiären, sozialen, schulischen, beruflichen oder anderen wichtigen Funktionsbereichen führt. Schlüsselmerkmal ist das Fehlen schwerer dissozialer oder aggressiver Verhaltensweisen.

Erwachsene mit oppositionellem, aufsässigem Verhalten haben weiterhin konfliktreiche Beziehungen zu Eltern und Familienmitgliedern und verfügen in der Regel über schlechtere soziale Unterstützungsnetze. Dies wirkt sich auf die Anzahl und Qualität ihrer Freundschaften und Liebesbeziehungen aus. Sie haben in der Regel Schwierigkeiten, am Arbeitsplatz zu funktionieren, da sie Schwierigkeiten im Umgang mit Vorgesetzten und Kollegen haben (WHO 2022).

Kommentar

Im Gegensatz zur ICD-10 wird in der ICD-11 die Vergabe des „Specifier" „mit/ohne chronische Reizbarkeit und Wut" möglich, was der hohen Komorbidität mit Störungen des Sozialverhaltens mit chronischer Irritabilität Rechnung trägt (Benesch et al. 2014, Görtz-Dorten et al. 2019). Auf einer weiteren Ebene ist in der ICD-11 die Unterscheidung möglich, ob prosoziale Emotionen vorhanden sind oder limitiert sind. Zudem kann bei der „Störung des Sozialverhaltens mit dissozialem Verhalten" unterschieden werden, ob diese bereits in der Kindheit (bis zum 10. Lebensjahr) beginnt oder erst danach.

Oppositionelles Trotzverhalten in der Kindheit tritt häufig zusammen mit Aufmerksamkeitsdefizit-Hyperaktivitätsstörung, dissozialem Verhalten und internalisierenden Störungen wie depressiven Störungen oder Angst- und Furchtstörungen auf. Es ist bekannt, dass dieses Krankheitsbild das Risiko für spätere Depressionen und Angstzustände erheblich erhöht (Reed et al. 2019).

17.4.1 „Störung des Sozialverhaltens mit oppositionellem und aufsässigem Verhalten und chronischer Reizbarkeit oder Wut" (6C90.0x)

Wenn die oben beschriebenen allgemeinen Merkmale erfüllt sind, kann das Verhalten durch den „Specifier" „mit chronischer Reizbarkeit oder Wut" näher charakterisiert werden. Das Verhaltensmuster ist durch eine vorherrschende, anhaltende, wütende oder gereizte Stimmung gekennzeichnet und kann durch regelmäßig auftretende heftige Wutausbrüche begleitet sein, die in ihrer Intensität oder Dauer in keinem Verhältnis zur Provokation stehen (Tab. 17.3).

Die Reizbarkeit und Wutausbrüche müssen für das Kind/den Jugendlichen typisch sein und nahezu jeden Tag auftreten sowie in mehreren Lebens- oder Funktionsbereichen beobachtet werden können (z. B. zu Hause, in der Schule, in sozialen Beziehungen) und sind nicht nur auf die Beziehungen des Kindes/der Jugendlichen zu seinen Eltern bzw. seinen Erziehungsberechtigten begrenzt.

Zusätzlich fordert die ICD-11, dass das Muster an chronischer Reizbarkeit und Verärgerung nicht nur auf einzelne Episoden (z. B. entwicklungstypische Reizbarkeit) oder auf umschriebene Perioden begrenzt ist und sich nicht besser durch eine andere psychische Störung erklären lässt (z. B. reizbare Stimmung im Zusammenhang mit manischen oder depressiven Episoden).

Während die 5. Revision des DSM (DSM-5) eine neue Diagnose „Disruptive Stimmungsdysregulation" (DMDD) einführte, die im Bereich der affektiven Störungen klassifiziert wird, lässt sich chronische Irritabilität in der ICD-11 nur als schwere Ausprägung der disruptiven und dissozialen Störungen klassifizieren (d. h. mit der Spezifizierung „mit chronischer Reizbarkeit/Wut").

Ein „Specifier" zur **Angabe begrenzter prosozialer Emotionen** (Mangel an Empathie und Schuldbewusstsein, Gefühlskälte) kann wie im DSM-5 (Benesch

Tab. 17.3 „Störung des Sozialverhaltens mit oppositionellem, aufsässigem Verhalten und chronischer Reizbarkeit oder Wut" in der ICD-11 (6C90.0)

Code	Bezeichnung
6C90.00	Störung des Sozialverhaltens mit oppositionellem, aufsässigem Verhalten *mit* chronischer Reizbarkeit oder Wut und *limitierter* prosozialer Emotionalität
6C90.01	Störung des Sozialverhaltens mit oppositionellem, aufsässigem Verhalten *mit* chronischer Reizbarkeit oder Wut und *typischer* prosozialer Emotionalität
6C90.0Z	Störung des Sozialverhaltens mit oppositionellem, aufsässigem Verhalten *mit* chronischer Reizbarkeit oder Wut, *nicht näher bezeichnet*

et al. 2014) vergeben werden. Das Fehlen prosozialer Emotionen ist in der Regel mit einem stabileren und schwereren Muster oppositioneller Verhaltensweisen verbunden. Bei der Bewertung prosozialer Emotionen ist es wichtig, zusätzlich zu den Selbstauskünften der Betroffenen über ihre eigenen Verhaltensweisen und Erfahrungen Informationen von anderen Personen einzuholen, die die betreffende Person über einen längeren Zeitraum hinweg kennen.

Hier ergibt sich eine deutliche Überschneidung des Konzeptes disruptiver und dissozialer Störungen mit limitierter prosozialer Emotionalität mit dem ICD-10-Konzept „dissoziale Persönlichkeitsstörung" (F60.2) und dem außerhalb der Klassifikationssysteme verankerten Psychopathie-Konzept (Poustka & Plener 2024; Deutsche Gesellschaft für Kinder- und Jugendpsychiatrie 2016).

17.4.2 „Störung des Sozialverhaltens mit oppositionellem und aufsässigem Verhalten *ohne* chronische Reizbarkeit oder Wut" (6C90.1)

Die Kernmerkmale der Störung des Sozialverhaltens mit oppositionellem und aufsässigem Verhalten sind hier erfüllt, werden in dieser Kategorie jedoch nicht von chronischer Reizbarkeit und Wut begleitet (Tab. 17.4).

Tab. 17.4 „Störung des Sozialverhaltens mit oppositionellem, aufsässigem Verhalten *ohne* chronische Reizbarkeit oder Wut" in der ICD-11 (6C90.1)

Code	Bezeichnung
6C90.10	Störung des Sozialverhaltens mit oppositionellem und aufsässigem Verhalten, *ohne* chronische Reizbarkeit und Ärger und mit *limitierter* prosozialer Emotionalität
6C90.11	Störung des Sozialverhaltens mit oppositionellem und aufsässigem Verhalten, *ohne* chronische Reizbarkeit und Ärger und mit *typischer* prosozialer Emotionalität
6C90.1Z	Störung des Sozialverhaltens mit oppositionellem, aufsässigem Verhalten *ohne* chronische Reizbarkeit oder Wut, *nicht näher bezeichnet*

17.5 „Störung des Sozialverhaltens mit dissozialem Verhalten" (6C91)

Damit die Diagnose einer dissozialen Verhaltensstörung gestellt werden kann, muss das **Verhaltensmuster** *dissozial* sein (d. h., die Person verstößt gegen wichtige Regeln, Normen oder die Rechte Anderer und/oder zeigt körperlich aggressives Verhalten gegenüber anderen Personen, Tieren oder Gegenständen), sodass es über die für die oppositionelle Trotzstörung charakteristischen unangepassten und aufsässigen Verhaltensweisen hinausgeht.

Außerdem muss es *schwerwiegend* sein, d. h., dass das Verhaltensmuster zu einer erheblichen Beeinträchtigung in persönlichen, familiären, sozialen, schulischen, beruflichen oder anderen wichtigen Funktionsbereichen geführt hat, und *anhaltend (> 1 Jahr)* vorliegen.

Die „Störung des Sozialverhaltens mit oppositionellem und aufsässigem Verhalten" und die „Störung des Sozialverhaltens mit dissozialem Verhalten" können auch gemeinsam auftreten, insbesondere bei Jugendlichen und erwachsenen Personen mit einer länger anhaltenden Geschichte von Verhaltensproblemen. Sie können gemeinsam diagnostiziert werden, wenn alle diagnostischen Anforderungen für beide Störungen erfüllt sind.

Bei der „Störung des Sozialverhaltens mit dissozialem Verhalten" wird unterschieden, ob der Beginn in der Kindheit (vor dem 10. Lebensjahr) oder im Jugendalter liegt. Diese klinisch sinnvolle Unterscheidung kann durch einen „Specifier" gekennzeichnet werden, der auf der Erkenntnis beruht, dass ein früheres Auftreten mit einer schwereren Pathologie und einem ungünstigeren Verlauf der Störung verbunden ist. Diese Personen begehen mit größerer Wahrscheinlichkeit kriminelle Handlungen und Drogenmissbrauch, und bei ihnen werden im Erwachsenenalter häufig weitere psychische und Verhaltensstörungen diagnostiziert.

Das typische Alter für den Beginn der Störung ist in der frühen bis mittleren Adoleszenz. Der Beginn nach dem 16. Lebensjahr ist selten.

Als zweites spezifizierendes Merkmal kann auch für die „Störung des Sozialverhaltens mit dissozialem Verhalten" klassifiziert werden, ob die **prosoziale Emotionalität** eingeschränkt ist. Im Zusammenhang mit einer „Störung des Sozialverhaltens mit dissozialem Verhalten" wird die limitierte prosoziale Emotionalität mit einer Tendenz zu einem schwereren, aggressiveren und stabileren antisozialen Verhaltensmuster beobachtet.

17.5.1 „Störung des Sozialverhaltens mit dissozialem Verhalten, Beginn im Kindesalter" (6C91.0)

Bei dieser Form sind alle diagnostischen, allgemeinen Voraussetzungen für eine „Störung des Sozialverhaltens mit dissozialem Verhalten" erfüllt und mindestens 1 Merkmal der Störung eindeutig in der Kindheit vor der Adoleszenz (z. B. vor dem 10. Lebensjahr) vorhanden und anhaltend gewesen (s. Tab. 17.5).

Tab. 17.5 „Störung des Sozialverhaltens mit dissozialem Verhalten, Beginn im Kindesalter" in der ICD-11 (6C91.0)

Code	Bezeichnung
6C91.00	Störung des Sozialverhaltens mit dissozialem Verhalten, Beginn im *Kindesalter*, mit *eingeschränkten* prosozialen Emotionen
6C91.01	Störung des Sozialverhaltens mit dissozialem Verhalten, Beginn im *Kindesalter*, mit *typischen* prosozialen Emotionen
6C91.0Z	Störung des Sozialverhaltens mit dissozialem Verhalten, Beginn im *Kindesalter, nicht näher bezeichnet*

Tab. 17.6 „Störung des Sozialverhaltens mit dissozialem Verhalten, Beginn im Jugendalter" in der ICD-11 (6C91.0)

Code	Bezeichnung
6C91.10	Störung des Sozialverhaltens mit dissozialem Verhalten, Beginn im *Jugendalter*, mit *eingeschränkten* prosozialen Emotionen
6C91.11	Störung des Sozialverhaltens mit dissozialem Verhalten, Beginn im *Jugendalter*, mit *typischen* prosozialen Emotionen
6C91.1Y	Sonstige näher bezeichnete Störung des Sozialverhaltens mit dissozialem Verhalten, Beginn im *Jugendalter*

17.5.2 „Störung des Sozialverhaltens mit dissozialem Verhalten, Beginn im Jugendalter" (6C91.1)

Diese Störung ist zu kodieren, wenn alle diagnostischen, allgemeinen Anforderungen für eine „Störung des Sozialverhaltens mit dissozialem Verhalten" erfüllt sind und keines der Merkmale der Störung vor der Adoleszenz vorhanden (vor dem 10. Lebensjahr) war (s. Tab. 17.6).

Die ICD-10-Subkategorien, der „auf den familiären Rahmen beschränkten Störung des Sozialverhaltens" (F91.0), der „Störung des Sozialverhaltens bei fehlenden sozialen Bindungen" (F91.1) und der „Störung des Sozialverhaltens bei vorhandenen sozialen Bindungen" (F91.2) werden in der ICD-11 aufgegeben. Es ergeben sich vier verschiedene spezifizierte Subdiagnosen und weitere Diagnosen zu Restkategorien.

17.6 „Sonstiges näher bezeichnetes disruptives Verhalten oder sonstige näher bezeichnete dissoziale Störungen" (6C9Y)

Hierbei handelt es sich um eine ergänzende Diagnosekategorie für ansonsten nicht klar zuordenbare Bilder, für die aber eine Bezeichnung, ein Konzept existiert.

17.7 „Disruptives Verhalten oder dissoziale Störungen, nicht näher bezeichnet" (6C9Z)

Hierbei handelt es sich um eine ergänzende Diagnosekategorie für ansonsten nicht klar zuordenbare Bilder.

17.8 Abschließende Bewertung und Ausblick

Die ICD-11 fasst generell häufig gemeinsam auftretende Störungen nicht mehr in **Kombinationsdiagnosen** zusammen. Daher werden auch die ICD-10-Kombinationsdiagnosen der Störungen des Sozialverhaltens mit hyperkinetischen Störungen

(F90.1) und mit emotionalen Störungen (F92) in der ICD-11 aufgegeben. Stattdessen werden Mehrfachdiagnosen eingeführt, womit komplexen Zusammenhängen mit eine genaueren Diagnosebeschreibung Rechnung getragen werden kann.

Mit der ICD-11 wurde die Möglichkeit der Klassifikation einer **Einschränkung prosozialer Emotionen** („Specifier": „limitiert versus typisch") eingeführt. Die meisten Personen mit disruptivem Verhalten oder dissozialen Störungen zeigen allerdings typische prosoziale Emotionen und haben entsprechend eine bessere **Prognose** im Hinblick auf das Erwachsenenalter. Die Einführung der begrenzten prosozialen Emotionalität als zusätzliches Merkmal sowohl bei der oppositionellen als auch der dissozialen Verhaltensstörung zeigt den Einbezug der umfangreichen Forschung zum Konzept der **„Callous Unemotional (CU) Traits"**, d. h., einer sogenannten proaktiven Aggression, die mit einem kühl unempathischen Verhaltensstil („CU Trait") assoziiert ist (Blair et al. 2014; Benesch et al. 2014). Die Unterscheidung in Störung des Sozialverhaltens mit limitierter bzw. typischer prosozialer Emotionalität ist wichtig, da sie für die weitere Prognose von hoher Relevanz ist. Menschen mit typischen prosozialen Emotionen weisen eine deutlich günstigere Prognose auf. Gerade im Kindes- und Jugendalter ist eine entsprechende Diagnose mit einer höheren Wahrscheinlichkeit einer positiven Entwicklung verbunden als beim Fehlen prosozialer Emotionen.

Das Konzept der **fehlenden prosozialen Emotionen** ist mit dem Konzept der **dissozialen/antisozialen Persönlichkeitsstörung in der ICD-10** assoziiert. Durch die **Ausweitung** der Diagnose der Störung des Sozialverhaltens auf das **Erwachsenenalter** ergibt sich in der ICD-11 eine konzeptuelle Überschneidung mit dem Bereich der Persönlichkeitsstörungen, in diesem Fall mit dem Persönlichkeitsmuster oder Merkmal der Dissozialität. Eine Abgrenzung einer bis ins Erwachsenenalter bestehenden Störung des Sozialverhaltens mit limitierter prosozialer Emotionalität und einer Persönlichkeitsstörung mit dem Muster der Dissozialität erscheint schwierig. Bei Fortbestehen einer Störung des Sozialverhaltens in das Erwachsenenalter hinein gibt die ICD-11, wenn alle diagnostischen Anforderungen, nicht nur einzelne Merkmale, für beide Störungen erfüllt sind, die Möglichkeit der Vergabe einer **Doppeldiagnose** von Störung des Sozialverhaltens und einer Persönlichkeitsstörung. In der Systematik des DSM-5 wiederum werden die in Kindheit und Jugend beginnenden Störungen entsprechend der jeweiligen Thematik den Störungen des Erwachsenenalters zugeordnet (American Psychiatric Association 2020; Kröber 2015; Evans S.C. et al. 2017).

Es muss sich zeigen, wie in der Erwachsenenpsychiatrie in Zukunft mit dieser Überschneidung umgegangen wird, womit Bedarf an weiterer Forschung impliziert ist.

Literatur

American Psychiatric Association. (2013). Diagnostic and Statistical Manual of Mental Disorders (DSM-5) (5. ed.). Washington DC: American Psychiatric Publishing.
American Psychiatric Association. (2020) Diagnostische Kriterien DSM-5. Deutsche Ausgabe herausgegeben von Peter Falkai und Hans-Ulrich Wittchen, mitherausgegeben von Manfred

Döpfner, Wolfgang Gaebel, Wolfgang Maier, Winfried Rief, Henning Saß und Michael Zaudig 2. korr. Auflage. 2020 Hogrefe Verlag GmbH und Co KG, Göttingen.

Benesch C., Görtz-Dorten A., Breuer D., Döpfner M. (2014) Assessment of Callous-Unemotional Traits in 6 to 12 Year-Old Children with Oppositional Defiant Disorder/Conduct Disorder by Parent Ratings. Journal of Psychopathology and Behavioral Assessment volume 36, pages 519–529

Birkle S.M., Legenbauer T., Grasmann D., Holtmann M. (2017) Disruptive Affektregulationsstörung: eine umstrittene neue Diagnose im DSM-5. Zeitschrift für Kinder- und Jugendpsychiatrie und Psychotherapie, 45 (2), 98–103 https://doi.org/10.1024/1422-4917/a000496.

Blair R.J.R., Leibenluft E., Pine D.S. (2014). Conduct Disorder and Callous–Unemotional Traits in Youth. n engl j med 371;23

Deutsche Gesellschaft für Kinder- und Jugendpsychiatrie, Psychosomatik und Psychotherapie (2016). Störungen des Sozialverhaltens: Empfehlungen zur Versorgung und Behandlung. Download unter: https://www.awmf.org/uploads/tx_szleitlinien/028-020k_S3_Stoerungen_des_Sozialverhaltens_2018-09_1.pdf.

Evans S.C. et al. (2017). Irritability in child and adolescent psychopathology: An integrative review for ICD-11. Clinical Psychology Review 53 (2017) S. 29–45

Evans S.C. et al. (2021). Diagnostic classification of irritability and oppositionality in youth: a global field study comparing ICD-11 with ICD-10 and DSM-5. Journal of Child Psychology and Psychiatry 62:3 (2021), S.303–312

Fristad Mary A. (2021). Commentary: What to do with irritability? Do not give it a new diagnostic home − a commentary on Evans et al. (2020) Journal of Child Psychology and Psychiatry 62:3 (2021), S.313–315

Görtz-Dorten A. und Döpfner M. (2021), Störungen mit oppositionellem und trotzigem Verhalten und dissoziale Verhaltensstörungen Zeitschrift für Kinder- und Jugendpsychiatrie und Psychotherapie 49 (6), S.494–498

Görtz-Dorten A., Benesch C., Berk-Pawlitzek E. et al. (2019). Efficacy of individualized social competence training for children with oppositional defiant disorders/conduct disorders: a randomized controlled trial with an active control group. Eur Child Adolesc Psychiatry; 28(2):165–175.

Kröber, HL. Disruptive, Impulskontroll- und Sozialverhaltensstörungen im DSM-5®. Forens Psychiatr Psychol Kriminol 9, 147–154 (2015).

Lochmann J.E., Evans S.C., Burke J.D. (2015). An empirically based alternative to DSM-5's disruptive mood dysregulation disorder for ICD-11. World Psychiatry;14:1, S.30–33

Poustka und Plener. Disruptives Verhalten oder dissoziale Störungen in Tebartz van Elst L, Schramm E., Berger M. 2024. Elsevier Verlag München. p725–733

Reed G.M. et al. (2019). Innovations and changes in the ICD-11 classification of mental, behavioural and neurodevelopmental disorders. World Psychiatry;18:3–19

World Health Organization The ICD-10 classification of mental and behavioural disorders: clinical descriptions and diagnostic guidelines. Geneva: World Health Organization, 1992.

© WHO Department of Mental Health and Substance Use 2022 (2022). ICD-11 Clinical Descriptions and Diagnostic Requirements. Disruptive Behaviour or Dissocial Disorders.

Persönlichkeitsstörungen und zugehörige Persönlichkeitsmerkmale

18

Lars Hölzel, Götz Berberich, Hauke Wiegand, Stefan Röpke und Martin Bohus

Inhaltsverzeichnis

L. Hölzel (✉)
Oberberg Parkklinik Wiesbaden Schlangenbad, Schlangenbad, Deutschland
E-Mail: lars.hoelzel@oberbergkliniken.de

Oberberg Tagesklinik Frankfurt am Main, Oberberg Kliniken, Frankfurt am Main, Deutschland

L. Hölzel · H. Wiegand
Klinik für Psychiatrie und Psychotherapie, Universitätsmedizin Mainz, Mainz, Deutschland

G. Berberich
Psychosomatische Klinik Windach, Windach, Deutschland

S. Röpke
Klinik für Psychiatrie und Psychotherapie, Charité – Universitätsmedizin Berlin, Campus Benjamin Franklin, Berlin, Deutschland

Oberberg Fachkliniken für Psychiatrie, Psychosomatik und Psychotherapie, Berlin und Brandenburg, Deutschland

M. Bohus
Prof. emeritus, Universität Heidelberg, Heidelberg, Deutschland

© Der/die Autor(en), exklusiv lizenziert an Springer-Verlag GmbH, DE, ein Teil
von Springer Nature 2024
L. Hölzel und M. Berger (Hrsg.), *ICD-11 – Psychische Störungen,*
https://doi.org/10.1007/978-3-662-67687-5_18

18.1   ICD-11 im Vergleich zur ICD-10

Wesentliche Änderungen

Die Veränderungen in der ICD-11 im Bereich der **Persönlichkeitsstörungen** sind von tiefgreifender Natur. Konzeptionell am bedeutsamsten ist die **Aufgabe des prototypischen Ansatzes zugunsten einer dimensionalen Schweregradeinteilung.**

Ergänzend kann die Persönlichkeit mithilfe von **5 Persönlichkeitsmerkmalen** beschrieben werden, ein Konzept, das mit der Beschreibung der Persönlichkeit im nicht-pathologischen Bereich kompatibel ist.

Persönlichkeitsprobleme, die nicht den Schweregrad einer Persönlichkeitsstörung erreichen, die aber geeignet sind, den Behandlungserfolg zu beeinflussen, können nun kodiert werden.

Das **Zeitkriterium** wurde deutlich reduziert. Persönlichkeitsstörungen müssen nicht länger durchgehend ab Kindheit bzw. Adoleszenz vorliegen. Es reicht eine **Stabilität über einen längeren Zeitraum** aus. Als Beispiel wird ein Zeitraum von 2 Jahren genannt.

18.2   Vorbemerkungen

Das Kapitel Persönlichkeitsstörungen ist wahrscheinlich eines der umstrittensten der ICD-11. Doch auch schon die Vorgängerversion in der ICD-10 wurde aufgrund vieler Probleme stark kritisiert (vgl. Reed 2018). Bei ihr wurde bemängelt, dass Studien darauf hinweisen, dass Persönlichkeitsstörungen in der Praxis oft nicht diagnostiziert werden, und wenn, dann nur wenige der vorhandenen Kategorien, d. h. vorwiegend „Emotional instabile Persönlichkeitsstörung, Borderline-Typ" und „Dissoziale Persönlichkeitsstörung", genutzt werden.

Wenn Persönlichkeitsstörungen nach ICD-10 diagnostiziert werden, ist die Übereinstimmung unter Diagnostikern deutlich geringer als bei anderen Störungen. Die Rate der Komorbiditäten ist sehr hoch, insbesondere erfüllen Personen mit stark ausgeprägten Persönlichkeitsstörungen häufig die Kriterien gleich mehrerer Unterkategorien. Aus diesen Gründen wird die Frage gestellt, ob Persönlichkeitsstörungen als spezifische, voneinander distinkte Störungen überhaupt beschrieben werden können oder ob es nicht primär eine Unterscheidung bezüglich des Schweregrades gibt, bei der mit zunehmender Ausprägung der Störung stets auch mehrere Bereiche der Persönlichkeit betroffen sind.

Sieht man die Störungen als extreme Ausprägung von Persönlichkeitseigenschaften, wie sie jede Person aufweist, sollte eine Kontinuität zwischen der Beschreibung pathologischer Ausprägungen und den nicht-pathologischen Phänomenen bestehen (Tyrer et al. 2011, 2015). In der Persönlichkeitspsychologie als Disziplin, die sich mit Beschreibungen von Eigenschaften im nicht-pathologischen Bereich beschäftigt, hat sich ein dimensionaler Ansatz durchgesetzt, zumeist mit 5 Faktoren, den sogenannten „Big Five" (Widiger & Crego 2019). Diese umfassen „Neurotizismus", „Extraversion", „Offenheit für Erfahrungen", „Verträglichkeit" und „Gewissenhaftigkeit" (Borkenau & Ostendorf 2007).

Kommentar
Bei dem System der ICD-10 fehlte bislang die Kontinuität zwischen dem Ansatz, wie Persönlichkeit innerhalb der „Norm" – dimensional anhand von 5 Dimensionen – und im Bereich einer klinisch-relevanten Störung – kategorial anhand von 10 Prototypen – beschrieben wird.

Kritisch angemerkt wurde auch, dass die spezifischen Persönlichkeitsstörungen der ICD-10 nur wenig Anwendung in der Forschung erfahren haben (Reed 2018). Nur bezüglich der „Emotional instabilen Persönlichkeitsstörung, Borderline-Typ" und der „Dissozialen Persönlichkeitsstörung" gibt es substanzielle Forschungsergebnisse, die jedoch in aller Regel auf dem US-amerikanischen Diagnosesystem DSM-IV oder DSM-5 basieren. Zudem wurde kritisiert, dass das System der ICD-10 zu kompliziert sei, um von Gesundheitsberufen außerhalb spezialisierter Versorgungsstrukturen, d. h. vornehmlich in der Primärversorgung, angewendet zu werden. Dies erscheint aus globaler Sicht auch deshalb so entscheidend, da der überwiegende Teil der Versorgung dort erfolgt (Herpertz et al. 2022).

Kommentar
Ziel der Weltgesundheitsorganisation (WHO) war es deshalb, in der ICD-11 die Diagnostik von Persönlichkeitsstörungen zu vereinfachen, um Anwendungshürden abzubauen und die Übereinstimmung zwischen Anwendern zu erhöhen. Hierdurch soll eine vermehrte Anwendung und Akzeptanz, auch außerhalb der spezialisierten Versorgungsangebote, erreicht werden.

Während in weiten Bereichen der ICD-11 eine starke Angleichung an das DSM-5 erfolgte, wurde bei den Persönlichkeitsstörungen keine maximale Angleichung angestrebt. Im DSM-5 sind aktuell 2 diagnostische Ansätze vorhanden (Krueger & Markon 2014). So kann eine Persönlichkeitsstörung einerseits unverändert, wie im DSM-IV, als eine von 10 spezifischen Persönlichkeitsstörungen diagnostiziert werden, oder aber anhand eines unter dem Kapitel „In Entwicklung befindliche Instrumente und Modelle" dargestellten, neu entwickelten, alternativen Modells der

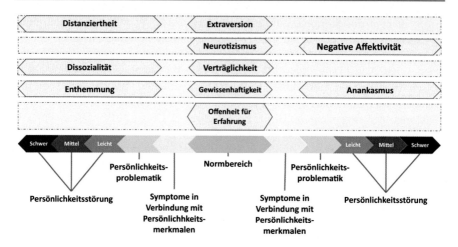

Abb. 18.1 Spektrum der Persönlichkeitsvariationen von Normvariation bis schwere Persönlichkeitsstörung (ICD-11)

Persönlichkeitsstörungen, welches einen dimensionalen Ansatz verfolgt (American Psychiatric Association 2015). Dieses hybride System wurde als zu kompliziert angesehen, weshalb man sich für die ICD-11 für einen anderen Weg entschieden hat – der allerdings dem alternativen Modell des DSM-5 ähnlich ist (Reed 2018).

Für die ICD-11 hat man versucht, die oben genannten Kritikpunkte zu berücksichtigen. Es wurde ein System entwickelt, in dem es eine Schweregraddimension gibt, die für sich in Anspruch nimmt, direkt an Persönlichkeitsvariationen ohne Störungswert anzuschließen (Tyrer et al. 2015). Von einem Bereich der „normalen" Variation, mit den oben beschriebenen Persönlichkeitsdimensionen, geht es über „Symptome in Verbindung mit Persönlichkeitsmerkmalen" und „Persönlichkeitsschwierigkeiten" (vgl. 18.6, Persönlichkeitsproblematik) in leicht-, mittel- und schwergradige Persönlichkeitsstörungen über (vgl. Abb. 18.1). Dieses neue System verzichtet fast vollständig auf einen prototypischen Ansatz mit spezifischen Persönlichkeitsstörungen, mit Ausnahme des Borderline-Musters. Stattdessen kann – aber muss nicht – die Art der Persönlichkeit anhand der folgenden Persönlichkeitsdimensionen beschrieben werden: negative Affektivität, Distanziertheit, Dissozialität, Enthemmung und Anankasmus.

18.3   „Persönlichkeitsstörung" (6D10)

18.3.1   „Persönlichkeitsstörungen" (6D10) in der ICD-11

Das Kapitel „Persönlichkeitsstörungen und zugehörige Persönlichkeitsmerkmale" („Personality Disorders and Related Traits") umfasst die Kategorie **„Persönlichkeitsstörung" (6D10)** mit den Schweregradstufen „leicht", „mittel" und „schwer"

Tab. 18.1 „Persönlichkeitsstörungen und zugehörige Persönlichkeitsmerkmale" in der ICD-11

Code	Bezeichnung
6D10	**Persönlichkeitsstörung**
6D10.0	Leichtgradige Persönlichkeitsstörung
6D10.1	Mittelgradige Persönlichkeitsstörung
6D10.2	Schwergradige Persönlichkeitsstörung
6D10.Z	Persönlichkeitsstörung, Schwere nicht näher bezeichnet
6D11	**Ausgeprägte Persönlichkeitsmerkmale oder -muster**
6D11.0	Negative Affektivität bei Persönlichkeitsstörung oder -problematik
6D11.1	Distanziertheit bei Persönlichkeitsstörung oder -problematik
6D11.2	Dissozialität bei Persönlichkeitsstörung oder -problematik
6D11.3	Enthemmung bei Persönlichkeitsstörung oder -problematik
6D11.4	Anankasmus bei Persönlichkeitsstörung oder -problematik
6D11.5	Borderline-Muster
6E68	**Sekundäre Persönlichkeitsänderung (Querverweis)**

sowie die Möglichkeit, den Schweregrad nicht näher zu bezeichnen. Die Kategorie **„Ausgeprägte Persönlichkeitsmerkmale oder -muster" (6D11)** ermöglicht es, zusätzlich die Art der Abweichung anhand von 5 Dimensionen zu beschreiben. Zusätzlich kann die Bezeichnung „Borderline-Muster" vergeben werden (s. Tab. 18.1).

Eine Überführung der Persönlichkeitsdiagnosen von der ICD-10 zur ICD-11 beschränkt sich somit nicht auf die Vergabe eines neuen Codes, sondern erfordert ein diagnostisches Vorgehen, welches sich in wesentlichen Teilen vom bisherigen System unterscheidet (vgl. Tab. 18.2, 18.6 und Abschn. 18.5.1).

Persönlichkeitsänderungen, deren Ursache nicht im Bereich „Psychische und Verhaltensstörungen" liegen, sondern durch andere Störungen und Krankheiten bedingt sind, werden unter „Sekundäre Persönlichkeitsänderung" (6E68) kodiert. Hierzu sieht die ICD-11 einen entsprechenden Querverweis vor; vgl. Kap. 21.

Die **Diagnostik** der Persönlichkeitsstörung nach der ICD-11 setzt in einem ersten Schritt (1.) die Überprüfung **allgemeiner Kriterien** voraus. Werden diese erfüllt, schließt sich (2.) eine Einordnung des **Schweregrades** an. In einem weiteren Schritt kann dann noch die Art der Störung durch (3.) die Beschreibung der **Persönlichkeitsmerkmale bzw. -muster** erfolgen.

Dieser Aufbau ermöglicht es, mit dem System eine sehr allgemeine Diagnose zu stellen, in der nur das Vorliegen einer Persönlichkeitsstörung beschrieben wird (6D10.Z: „Persönlichkeitsstörung, Schweregrad nicht näher bezeichnet"), eine vollständige Persönlichkeitsstörungsdiagnostik umfasst aber eine differenzierte Darstellung inklusive Schweregrad und Beschreibung der spezifischen Persönlichkeitsmuster (s. u.).

Tab. 18.2 Persönlichkeitsstörungen in ICD-11, ICD-10 und DSM-5

ICD-11 Code	ICD-11 Bezeichnung	ICD-10 Code	ICD-10 Bezeichnung	DSM-5 Bezeichnung
6D10	**Persönlichkeitsstörung**	**F60**		
6D10.0	Leichtgradige PS	–		Leichte Beeinträchtigung*
6D10.1	Mittelgradige PS	–		Mittelgradige Beeinträchtigung*
6D10.2	Schwergradige PS	–		Schwere Beeinträchtigung/ extreme Beeinträchtigung*
6D10.Z	PS, Schwere nicht näher bezeichnet	–		
6D11	**Ausgeprägte Persönlichkeitsmerkmale oder -muster**	–		**Modell der Persönlichkeitsmerkmale***
6D11.0	Negative Affektivität bei PS oder PP	–		Negative Affektivität*
6D11.1	Distanziertheit bei PS oder PP	–		Verschlossenheit*
6D11.2	Dissozialität bei PS oder PP	–		Antagonismus*
6D11.3	Enthemmung bei PS oder PP	–		Enthemmtheit*
6D11.4	Anankasmus bei PS oder PP	–		–
–		–		Psychotizismus*
–		F60.0	Paranoide PS	Paranoide PS
–		F60.1	Schizoide PS	Schizoide PS
–		F60.2	Dissoziale PS	Antisoziale PS
–		F60.3	Emotional instabile PS	–
–		F60.30	Impulsiver Typ	–
6D11.5	Borderline-Muster	F60.31	Borderline-Typ	Borderline-PS
–		F60.4	Histrionische PS	Histrionische PS
–		F60.5	Anankastische (zwanghafte) PS	Zwanghafte PS

(Fortsetzung)

Tab. 18.2 (Fortsetzung)

ICD-11 Code	ICD-11 Bezeichnung	ICD-10 Code	ICD-10 Bezeichnung	DSM-5 Bezeichnung
–		F60.6	Ängstliche (vermeidende) PS	Vermeidend-Selbstunsichere PS
–		F60.7	Abhängige (asthenische) PS	Dependente PS
–		F60.8	Sonstige spezifische PS	Andere näher bezeichnete PS Narzisstische PS
–		F60.9	Nicht näher bezeichnete PS	Nicht näher bezeichnete PS
		F60.80	Narzisstische PS (Anhang I)	
6A22	**Schizotype Störung**	**F21**	**Schizotype Störung**	**Schizotype PS**

Legende: PS = Persönlichkeitsstörung, PP = Persönlichkeitsproblematik, – = Keine Entsprechung Entsprechung, * = Alternatives Modell der Persönlichkeitsstörung nach DSM-5

Eine Behandlungsplanung erfordert allerdings eine vollständige Diagnostik, die auch die Art der Beeinträchtigung genauer beschreibt und nach ICD-11 auch unterbleiben kann.

> **Kommentar**
> Der Großteil der Versorgung von Personen mit Persönlichkeitsstörung findet in der Primärversorgung statt. Hier müssen Störungen richtig eingeordnet, adäquat die Beziehung gestaltet und eventuell die Weichenstellung für die Weiterversorgung gestellt werden. Vereinfachungen und die Aufteilung des diagnostischen Prozesses in der ICD-11 erscheinen sinnvoll, um hier gezielt Hürden abzubauen. Die Einschätzung des Schweregrades ist für die Versorgungspraxis sicherlich ein sinnvoller Schritt, um über die Notwendigkeit, Art und Intensität der fachspezifischen Weiterbehandlung entscheiden zu können.
> Allerdings ist zu erwarten, dass dies zu erhöhten Diagnoseraten führt. Da bei der Diagnostik in der Primärversorgung auf jede Typisierung verzichtet werden kann, ist zudem mit einer deutlich gesteigerten Heterogenität des Störungsbildes zu rechnen, was die prädiktive und behandlungsbezogene Aussagekraft voraussichtlich deutlich reduzieren wird.

18.3.2 Allgemeine diagnostische Kriterien der Persönlichkeitsstörung

Wie in der ICD-10 gibt es auch in der ICD-11 allgemeine diagnostische Kriterien für das Vorliegen einer Persönlichkeitsstörung. Zentral sind hier Abweichungen in den Funktionsweisen des **Selbst** oder im **Umgang mit Mitmenschen**. Unter dem Bereich „Selbst" werden Störungen der Identität, des Selbstwertes, der Selbsteinschätzung und der Selbststeuerung verstanden (s. u.). Störungen im Umgang mit Mitmenschen sind beispielsweise Probleme beim Perspektivwechsel sowie (daraus resultierende) Defizite im Bereich der Konfliktlösung und Störungen der Bindungsfähigkeit, die den Aufbau und das Aufrechterhalten enger und erfüllender Beziehungen verhindern. Natürlich können auch Defizite in beiden Bereichen bestehen.

Die Störungen im Selbst oder im Umgang mit Mitmenschen müssen **situationsübergreifend** vorliegen und dürfen sich nicht auf einzelne Beziehungen oder Lebensbereiche beschränken. Die Störung äußert sich durch **unangemessene, unflexible bzw. schlecht regulierte Muster** in den Bereichen Kognitionen, emotionales Erleben, emotionaler Ausdruck bzw. Verhalten.

Zentrale Konzepte

PERSÖNLICHKEIT

- Überdauernde individuelle Eigenschaften einer Person, die sie von anderen unterscheiden und die ihr Verhalten, Erleben, ihre Wahrnehmung und Interpretation von sich selbst, aber auch anderen Personen, Ereignissen oder Situationen beeinflussen.

FUNKTIONSWEISEN DES SELBST

- **Identität:** Stabilität und Kohärenz der eigenen Identität (Ausmaß, in dem die Identität variabel und inkonsistent ist im Vergleich zu einer stabilen und konsistenten Persönlichkeit)
- **Selbstwert:** Fähigkeit, einen stabilen und positiven Selbstwert aufrechtzuerhalten
- **Selbsteinschätzung:** Fähigkeit, die eigenen Eigenschaften, Stärken, Schwächen einzuschätzen
- **Selbststeuerung:** Fähigkeit, Pläne zu machen, sich zu entscheiden und seine Pläne angemessen umzusetzen

ZWISCHENMENSCHLICHE STÖRUNGEN

- Fähigkeit, enge und für beide Seiten befriedigende Beziehungen aufzubauen

EMOTIONALE, KOGNITIVE UND VERHALTENSSTÖRUNGEN

Für Persönlichkeitsstörungen relevante Bereiche der Kognitionen:

- Genauigkeit interpersoneller oder situativer Bewertungen, insbesondere unter Stress
- Fähigkeit, angemessene Entscheidungen in unklaren Situationen zu treffen
- Angemessene Stabilität und Flexibilität der eigenen Grundüberzeugungen

Für Persönlichkeitsstörungen relevante Bereiche emotionalen Erlebens:

- Ausmaß und die Angemessenheit des emotionalen Erlebens und des Emotionsausdrucks
- Tendenz, emotional über- oder unteraktiviert zu sein
- Fähigkeit, schwierige oder unerwünschte Emotionen wahrzunehmen und anzuerkennen

Für Persönlichkeitsstörungen relevante Bereiche des Verhaltens:

- Fähigkeit, die eigenen Impulse und Verhaltensweisen an die jeweilige Situation und unter Berücksichtigung der Konsequenzen anzupassen
- Angemessenheit von Verhaltensreaktionen auf intensive Gefühle oder stressige Umstände

(World Health Organisation 2024)

Die Probleme dürfen nicht für den altersentsprechenden Entwicklungsstand angemessen oder durch soziale oder kulturelle Einflüsse erklärbar sein. Die Persönlichkeitsstörung muss zu erheblichen Belastungen oder **bedeutsamen Beeinträchtigungen**, wie etwa Funktionseinschränkungen im persönlichen, familiären, sozialen, schulischen oder beruflichen Kontext führen.

Während in der ICD-10 von einer hohen Stabilität der abweichenden Muster ausgegangen wird, haben sich hier bedeutsame konzeptionelle Änderungen ergeben. Untersuchungen konnten zeigen, dass Persönlichkeitsstörungen nicht, wie angenommen, zeitlich hochstabil sind (Tyrer et al. 2015), sondern sich etwa in Abhängigkeit der Lebensumstände für eine längere Zeit manifestieren, danach aber auch wieder zurückgehen können, was bedeuten kann, dass die Diagnose einer Persönlichkeitsstörung nicht mehr gerechtfertigt ist (Newton-Howes et al. 2015). In der ICD-11 wird deshalb von einem **längeren Zeitraum** gesprochen und als Orientierung ein Zeitraum von „2 Jahren oder länger" angeführt.

Bevor die Diagnose einer Persönlichkeitsstörung gestellt werden kann, muss ausgeschlossen werden, dass die Auffälligkeiten auf die Wirkung von Medikamenten oder anderen Substanzen zurückgehen und auch nicht besser durch eine andere psychische Störung, eine zentralnervöse oder andere somatische Erkrankung erklärbar ist.

Kommentar

Die Definition allgemeiner Kriterien der Persönlichkeitsstörung als Ausgangspunkte für den weiteren diagnostischen Prozess steht in Kontinuität zum bisherigen Vorgehen in der ICD-10. Durch den Aufbau der ICD-11 hat die Prüfung auf das Vorliegen dieser allgemeinen Kriterien allerdings an Bedeutung gewonnen und ein Überspringen der Prüfung dieser Eingangspforte für den weiteren Prozess ist bei der ICD-11 unwahrscheinlicher als bei der ICD-10 (Tyrer et al. 2015). Zentrale Neuerung in diesem Bereich ist die Veränderung des Zeitkriteriums. Die Flexibilisierung dieses Kriteriums basiert auf empirischen Untersuchungen und stellt damit eine gut begründete Weiterentwicklung dar. Noch wichtiger erscheinen aber die impliziten Konsequenzen, die sich durch die geringere zeitliche Stabilität ergeben. Wurden Persönlichkeitsstörungen bislang häufig als lebenslanges, stabiles und zum Teil unveränderbares Phänomen angesehen, so kann die neue Definition zu günstigeren Veränderungserwartungen bei Behandlern und Personen mit Persönlichkeitsstörung beitragen (Tyrer et al. 2015).

18.4 Schweregradeinteilung

Die Schweregradeinteilung in der ICD-11 erfolgt anhand des Ausmaßes und Umfangs der Störungen der „Funktionsweisen des Selbst", der „Zwischenmenschlichen Störungen" und der „emotionalen, kognitiven und Verhaltensstörungen" sowie der daraus resultierenden Funktionsbeeinträchtigungen in verschiedenen Funktionsdomänen (s. S. 318 „Zentrale Konzepte"). Es werden die Schweregrade „leichtgradig", „mittelgradig" und „schwergradig" unterschieden.

Die Einteilung der Schweregrade der Persönlichkeitsstörungen nach ICD-11 orientiert sich an den in Tab. 18.3 dargestellten Abstufungen von Beeinträchtigungen (World Health Organisation 2024).

In Studien ergab die Anwendung dieser Schweregradeinteilung eine hohe Reliabilität und Hinweise auf ihre Validität (Brown & Sellbom, 2022; Nazari et al. 2021).

Da die Anwendung dieser Kriterien jedoch in der klinischen Praxis für Ungeübte immer noch recht komplex sein dürfte, kommt der Ausarbeitung von einfach zu handhabenden Selbst- und Fremdbeurteilungsinstrumenten eine große Bedeu-

Tab. 18.3 Schweregrad: Aspekte der Persönlichkeitsdysfunktion und daraus resultierende Funktionsdefizite in der ICD-11

Schweregrad	Funktionsbereiche	Störungen des Selbst	Beispiele für Störungen des Selbst	Zwischenmenschliche Störungen	Beispiele für zwischenmenschliche Störungen	Emotionale, kognitive, und Verhaltens-Störungen
leicht	-erheblicher Leidensdruck oder Beeinträchtigungen in wichtigen Funktionsbereichen -entweder **auf bestimmte Bereiche beschränkt** -oder in mehreren Bereichen, aber **weniger ausgeprägt** -meist dauerhafte Beschäftigung möglich	-**einige** Funktionsbereiche des Selbst betroffen, andere nicht -möglicherweise in einigen Kontexten nicht offensichtlich	- *Selbstkonzept widersprüchlich, nicht mit Sicht anderer übereinstimmend* - *Selbstwertgefühl leicht verletzbar* - *Probleme auf angemessene Ziele hinzuarbeiten und mit Rückschlägen umzugehen*	-Probleme in **vielen** zwischenmenschlichen Beziehungen und bei Erfüllung beruflicher und sozialer Rollen, -**einige** Beziehungen werden aufrechterhalten und einige Rollen ausgeübt	-*Einschränkungen der Mentalisierungs-Fähigkeit →Probleme in engen Beziehungen:* - *viele Konflikte* - *alternativ Abhängigkeit und Konflikt-vermeidung* - *Beschäftigung trotz vieler Konflikte*	- **meist keine erhebliche Selbst- oder Fremdgefährdung** - **unter Stress Verzerrungen** in situativen und zwischenmenschlichen Einschätzungen - Fähigkeit zur Realitätsprüfung meist intakt
mittelgradig	- deutliche Beeinträchtigung der **meisten** wichtigen Funktionsbereiche - Funktionsfähigkeit in wenigen umschriebenen Bereichen kann erhalten bleiben - meist geringes Interesse an oder geringe Bemühung um dauerhafte Beschäftigung	-**mehrere** Funktionsbereiche des Selbst betreffend - **von mittelschwerer** Ausprägung	- *Selbstkonzept in Krisen inkohärent* - *erhebliche Schwierigkeiten, positives Selbstwertgefühl aufrechtzuerhalten oder unrealistisch positive Selbsteinschätzung* - *angemessene Ziele: rasches Aufgeben oder Festhalten ohne Erfolg*	-**deutliche Probleme** in den **meisten** Beziehungen und bei Erfüllung der meisten sozialen und beruflichen Rollen -Beziehungen sind von Konflikten, Vermeidung, Rückzug oder extremer Abhängigkeit geprägt	-*große Einschränkungen der Mentalisierungs-Fähigkeit -> Hindernis für enge Beziehungen:* - *nur wenige Freundschaften* - *viele Konflikte in Arbeitsbeziehungen,* - *romantische Beziehungen: Dominanz oder Unterwürfigkeit*	- **manchmal Selbst- oder Fremdgefährdung** - Impulskontrolle und Verhaltensmodulation eingeschränkt - **unter Stress ausgeprägte Verzerrungen** in der Situationsbeurteilung - leichte dissoziative Zustände oder paranoide Überzeugungen oder Wahrnehmungen

(Fortsetzung)

Tab. 18.3 (Fortsetzung)

Schweregrad	Funktionsbereiche	Störungen des Selbst	Beispiele für Störungen des Selbst	Zwischenmenschliche Störungen	Beispiele für zwischenmenschliche Störungen	Emotionale, kognitive, und Verhaltens-Störungen
schwer	- **schwere** Beeinträchtigungen in **(fast) allen** Lebensbereichen - nicht willens oder in der Lage zu einer regelmäßigen Arbeit, aufgrund von geringem Interesse, wenig Anstrengung, schlechten Leistungen, zwischenmenschlichen Schwierigkeiten oder unangemessenem Verhalten	- **schwerwiegende** Störungen **(fast) aller** Bereiche des Selbst	- Selbstbild sehr unrealistisch, instabil oder widersprüchlich - Selbstwahrnehmung: Selbstverachtung oder grandios oder exzentrisch - weitgehend unfähig, sich realistische Ziele zu setzen und zu verfolgen	- **praktisch alle** Beziehungen sind ernsthaft beeinträchtigt - Fähigkeit und Bereitschaft, soziale und berufliche Aufgaben zu erfüllen, sind stark beeinträchtigt	- zwischenmenschliche Beziehungen (auch familiäre), falls vorhanden, beruhen nicht auf Gegenseitigkeit, sind oberflächlich, extrem einseitig, instabil oder hochgradig konfliktreich, oft bis hin zur Gewalt	- **häufig Selbst- oder Fremdgefährdung** -extreme Schwierigkeiten, schwierige Emotionen anzuerkennen - **unter Stress extreme Verzerrungen** in der Situationsbeurteilung - häufig dissoziative Zustände oder psychoseähnliche Überzeugungen oder Wahrnehmungen

Definitionen nach: BfArM (2024) sowie Euler (2022); Beispiele nach: WHO 2024

tung zu. Aktuell in der Entwicklung befinden sich als Screening-Instrument eine deutsche Version des „Standardized Assessment of Severity of Personality Disorder" (SAS-PD) und zur umfassenden Diagnostik das „Semi-Structured Interview for Personality Functioning DSM-5", welches allerdings noch auf das in Details vom ICD-11-Modell abweichende alternative DSM-5-Modell ausgelegt ist (Herpertz et al. 2022).

18.5 „Ausgeprägte Persönlichkeitsmerkmale oder –muster" (6D11)

Die Persönlichkeitsmerkmale oder -muster sind immer in Kombination mit der Kategorie einer Persönlichkeitsproblematik oder Persönlichkeitsstörungen zu verwenden, um die bedeutsamsten Facetten der Persönlichkeitsabweichungen von der Norm zu charakterisieren. Die Merkmale oder Muster werden als extreme Ausprägung auf einem Kontinuum von Dimensionen verstanden. Diese Dimensionen werden ganz generell für die Charakterisierung von interindividuellen Unterschieden im Bereich der Persönlichkeit verwendet und sind geeignet, sowohl Normvariationen als auch die Art der Ausgestaltung von Persönlichkeit bei Extremausprägungen, also Abweichungen im Sinne von Persönlichkeitsstörungen, abzubilden.

Bei den Merkmalen handelt es sich nicht um Störungskategorien, sondern um Beschreibungen der zugrunde liegenden Persönlichkeit. Sie orientieren sich grob am Fünf-Faktoren-Modell der Persönlichkeit (Costa & McCrae 1992) (Tab. 18.4). Extraversion findet dabei, in Form niedriger Extraversion (d. h. Introversion), seine Entsprechung in „Distanziertheit", ausgeprägtem Neurotizismus entspricht

Tab. 18.4 Fünf-Faktoren-Modell der Persönlichkeit im Vergleich mit ICD-11 und DSM-5. (Nach: Tyrer et al. 2019; Strus et al. 2021)

Fünf-Faktoren-Modell	ICD-11	DSM-5 (Alternatives Modell)
Extraversion (−)	Distanziertheit	Verschlossenheit
Neurotizismus (+)	Negative Affektivität	Negative Affektivität
Verträglichkeit (−)	Dissozialität	Antagonismus
Gewissenhaftigkeit (−)	Enthemmung	Enthemmtheit
Gewissenhaftigkeit (+)	Anankasmus	
Offenheit für Erfahrungen (+)		Psychotizismus*

* Psychotizismus wird in der ICD-11 unter der Bezeichnung „Schizotype Störung" (6A22) dem Kapitel „Schizophrenie oder andere primäre psychotische Störungen" zugeordnet (Tyrer et al. 2019)

(−) = Negative Beziehung zwischen dem Fünf-Faktoren-Modell und dem Persönlichkeitsmerkmal

(+) = Positive Beziehung zwischen dem Fünf-Faktoren-Modell und dem Persönlichkeitsmerkmal

Tab. 18.5 Merkmalsbereiche der Persönlichkeit in der ICD-11

Merkmalsbereich	Merkmale/Aspekte	Beispiele
Negative Affektivität	• Häufige, intensive negative Gefühle, Frequenz und Intensität situationsunangemessen • Probleme bei der Emotionsregulation oder emotionale Labilität • Negativismus • Niedriger Selbstwert und geringes Selbstvertrauen • Misstrauen	• Internalisierend wie Angst, Depressivität, Schuld, Scham oder externalisierend wie Ärger, Feindseligkeit, Verachtung • Starke Schwankungen, Erleben emotionaler Überforderung, niedrige Frustrationstoleranz • Zurückweisung von Ratschlägen/Tipps aufgrund negativer Erwartungen • Konsequenzen: Vermeidungsverhalten, abhängige Züge, Neid, selbstabwertende Gedanken bis hin zu Suizidalität • Annahme böser Absichten anderer, Nachtragen, Bitterkeit und Zynismus
Distanziertheit	• Soziale Distanziertheit • Emotionale Distanziertheit	• Vermeidung enger Beziehungen und sozialer Kontakte • Geringe Wahrnehmung und geringer Ausdruck von Emotionen
Dissozialität	• Selbstbezogenheit • Mangel an Empathie	• Anspruchsverhalten und Erwartung von Bewunderung • In der Folge manipulatives, kriminelles oder gewalttätiges Verhalten
Enthemmung	• Impulsivität • Ablenkbarkeit • Unverantwortlichkeit • Rücksichtslosigkeit • Mangel an Planung	• Spontanes Handeln ohne Rücksicht auf längerfristige Konsequenzen • Rascher Verlust des Fokus und rasche Langeweile • Unzuverlässig, Fehlen eines Verantwortungsbewusstseins • Risikoreiches Verhalten • Spontanes Handeln wird bevorzugt, Pläne werden nicht durchgehalten
Anankasmus	• Perfektionismus • Kontrolle des emotionalen und Verhaltens-Ausdrucks	• Fokus auf Normen, soziale Regeln, Details, rigide Routinen und Planung • Rigide Kontrolle des Ausdrucks, Vermeidung von Risiko, Absicherungsverhalten

Nach: Bundesinstitut für Arzneimittel und Medizinprodukte (2024) sowie World Health Organisation (2024)

in der ICD-11 das Merkmal „Negative Affektivität". Verträglichkeit findet als sehr geringe Verträglichkeit Eingang unter der Bezeichnung „Dissozialität". Gewissenhaftigkeit wird gleich 2-mal berücksichtigt, einmal als geringe Gewissenhaftigkeit, in der ICD-11 mit „Enthemmung" bezeichnet, und einmal als extreme Ausprägung von Gewissenhaftigkeit in Form des „Anankasmus". Der Faktor Offenheit für Erfahrung findet in dem Modell der ICD-11 keine Entsprechung. Die Merkmale der ICD-11 finden auch eine hohe Übereinstimmung mit dem alternativen Modell der Persönlichkeitsstörung des DSM-5. Zentraler Unterschied ist dabei, dass im DSM-5 einerseits das Merkmal „Anankasmus" fehlt und andererseits „Psychotizismus" berücksichtigt wurde, welches seine Entsprechung in der ICD-11 in „Schizotype Störung" (6A22) findet, die dem Kapitel „Schizophrenie oder andere primäre psychotische Störungen" zugeordnet wird (s. Kap. 5, Schizophrenie oder andere primäre psychotische Störungen).

Es können so viele Merkmale verwendet werden, wie zur Beschreibung notwendig erscheinen. Personen mit stärker ausgeprägten Persönlichkeitsstörungen tendieren dazu, mehr Auffälligkeiten auf verschiedenen Dimensionen aufzuweisen; es kann aber auch schwere Persönlichkeitsstörungen mit nur einer charakterisierenden Dimension geben. Eine Beschreibung der Persönlichkeitsmerkmale findet sich in Tab. 18.5.

Tab. 18.6 Persönlichkeitsstörungen nach DSM-5 und ihre Entsprechung in der ICD-11. (Adaptiert nach Bach et al. 2018)

Cluster	Persönlichkeitsstörung	ICD-11 Domänen
A	Paranoide Persönlichkeitsstörung	Distanziertheit Negative Affektivität Dissozialität
	Schizotype Persönlichkeitsstörung	In ICD-11 unter Schizotyper Störung Distanziertheit (Anankasmus)
	Schizoide Persönlichkeitsstörung	Distanziertheit geringe Negative Affektivität
B	Borderline Persönlichkeitsstörung	Negative Affektivität Enthemmung
	Narzisstische Persönlichkeitsstörung	Dissozialität
	Histrionische Persönlichkeitsstörung	Enthemmung Negative Affektivität Geringe Distanziertheit Dissozialität
	Antisoziale Persönlichkeitsstörung	Dissozialität Enthemmung Geringe negative Affektivität
C	Vermeidende Persönlichkeitsstörung	Negative Affektivität Distanziertheit Geringe Dissozialität
	Dependente Persönlichkeitsstörung	Negative Affektivität Geringe Dissozialität
	Zwanghafte Persönlichkeitsstörung	Anankasmus Geringe Enthemmung Negative Affektivität

18.5.1 Spezifische Persönlichkeitsstörungen und Persönlichkeitsmerkmale

Das bisherige System der Kategorisierung von „Persönlichkeits- und Verhaltensstörungen" in der ICD-10 erfolgte mit einem prototypischen Ansatz, der keine direkten Entsprechungen im neuen System der ICD-11 hat. Allerdings gibt es die Möglichkeit, die klinischen Beobachtungen anhand der oben beschriebenen Persönlichkeitsmerkmale zu beschreiben (s. Tab. 18.5). So zeichnet sich eine „Paranoide Persönlichkeitsstörung" (ICD-10: F60.0) beispielsweise in der ICD-11 in einem typischen Fall durch sehr ausgeprägte Distanziertheit, negative Affektivität und Dissozialität aus.

Die kategorialen Diagnosen nach dem DSM-5 bzw. der ICD-10 können so auch weitgehend in die ICD-11-Systematik überführt werden (vgl. Tab. 18.6). Allerdings lassen sich nicht alle Symptome bzw. Kriterien der bisherigen Diagnosesysteme in die ICD-11 überführen. So kann z. B. das „streitsüchtige[ ] und beharrliche[ ] Bestehen auf eigenen Rechten" der „Paranoide[n] Persönlichkeitsstörung" (ICD-10: F60.0) nicht in der ICD-11 abgebildet werden. Jedoch bietet die ICD-11 eine höhere Flexibilität in der Beschreibung von Mustern, da die 5 Persönlichkeitsmerkmale bzw. -muster „frei zusammengestellt" werden können. So ist es z. B. möglich, bei einem Patienten zu „Negative Affektivität (...)" zusätzlich jedes andere Persönlichkeitsmuster zu diagnostizieren, sollte dies eine weitere klinisch bedeutsame Eigenschaft darstellen.

Kommentar

Die ICD-11 mit ihrer neuen Systematik ermöglicht, den diagnostischen Prozess auf die Aussage, ob eine Persönlichkeitsstörung vorliegt, zu reduzieren. Diese Klassifikation kann um eine Schweregradeinschätzung und um die Beschreibung der Art der Persönlichkeitsstörung anhand von Persönlichkeitsmerkmalen ergänzt werden.

Die Möglichkeit der Reduktion der Diagnose auf die Einschätzung, ob eine Persönlichkeitsstörung vorliegt, baut sicherlich Hürden zur Anwendung der Diagnostik in der Primärversorgung ab, erscheint aber höchstens geeignet, um Fehlbehandlungen vorzubeugen, und ermöglicht noch keine Behandlungsplanung. Auch eine Einschätzung der Schweregraddimension, an der sich das neue System primär orientiert, ermöglicht lediglich eine Einschätzung der erforderlichen Intensität der Behandlung, aber noch keine inhaltliche Ausgestaltung. Dass durch diese reduzierte Diagnostik möglicherweise die klinische Validität leidet, also die Bedeutung der Diagnose im Sinne der Behandlungsplanung abnimmt, wird dabei billigend in Kauf genommen.

Im Rahmen der Ermittlung des Schweregrades kann aber eine differenzierte Erfassung der konkreten Beeinträchtigung der Funktionsbereiche (vgl.

Tab. 18.3) erfolgen. Dies kann erste hilfreiche Hinweise für die Planung des therapeutischen Vorgehens liefern (Herpertz & Hölzel 2024), setzt aber eine differenziertere Dokumentation voraus, als sie durch die Schweregradeinteilung der ICD-11 („leichtgradig", „mittelgradig" und „schwergradig") gegeben ist.

Erst die Berücksichtigung der Persönlichkeitsmerkmale lässt eine differenzierte Planung des therapeutischen Vorgehens möglich erscheinen. In der aktuellen Formulierung wird zwar darauf hingewiesen, dass eine vollständige Persönlichkeitsstörungsdiagnose alle 3 Schritte umfasst, verbindlich vorgegeben sind diese jedoch nicht. Für die Diagnostik in den spezifischen Versorgungsangeboten (Psychotherapie, Psychiatrie, Psychosomatik) wird daher dringend empfohlen, die vollständige Diagnostik entsprechend ICD-11 durchzuführen.

Die Informationen des früheren Ansatzes der ICD-10 lassen sich, je nach Persönlichkeitsstörung, zudem nur unzureichend in der ICD-11-Klassifikation abbilden (s. Tab. 18.6). So kann beispielsweise die narzisstische Persönlichkeitsstörung bei einer typischen Manifestation lediglich mit dem Persönlichkeitsmerkmal „Dissozialität" beschrieben werden.

18.5.2 „Borderline-Muster" (6D11.5)

Mit dem „Borderline-Muster" (6D11.5) findet ein Konstrukt, das aus DSM-IV und DSM-5 als „Borderline-Persönlichkeitsstörung" bekannt ist, Einzug in die ICD-11 und ersetzt die Diagnose „Emotional instabile Persönlichkeitsstörung: impulsiver Typ" (F60.30) und „Emotional instabile Persönlichkeitsstörung: Borderline-Typ" (F60.31) der ICD-10.

Obwohl die ICD-11-Arbeitsgruppe der Ansicht war, dass das Modell aus Schweregradmarkern und Persönlichkeitsmerkmalen auch das „Borderline-Muster" ausreichend beschreiben kann (Tyrer et al. 2019), hat man sich für eine von vielen Forschern geforderte pragmatischere Definition und damit besondere Stellung des „Borderline-Muster[s]" entschieden, die bisherige Forschungsarbeiten und Behandlungen fortführen lässt (Herpertz et al. 2017).

Das „Borderline-Muster" kann auf Personen angewandt werden, deren Persönlichkeitsstörung durch ein durchgängiges Muster von Instabilität in zwischenmenschlichen Beziehungen, des Selbstbilds und der Affekte sowie durch eine ausgeprägte Impulsivität gekennzeichnet ist, die sich in vielen der folgenden Punkte äußert:

1. verzweifeltes Bemühen, tatsächliches oder eingebildetes Verlassenwerden zu vermeiden
2. Muster instabiler und intensiver zwischenmenschlicher Beziehungen
3. Identitätsstörung, die sich in einem ausgeprägten und anhaltend instabilen Selbstbild oder Selbstwertgefühl zeigt

4. Tendenz zu unüberlegtem Handeln in Zuständen starker negativer Affekte, die zu potenziell selbstschädigenden Verhaltensweisen führen
5. wiederkehrende Episoden von Selbstverletzung
6. emotionale Instabilität aufgrund ausgeprägter Stimmungsreaktivität
7. chronisches Gefühl der Leere
8. unangemessen starke Wut oder Schwierigkeiten, die Wut zu kontrollieren
9. vorübergehende dissoziative Symptome oder psychoseähnliche Züge in Situationen hoher affektiver Erregung

Das „Borderline-Muster" findet sich als eigenständige Merkmalskombination (6D11.5) nach den dimensionalen Merkmalsbereichen (6D11.0 bis 6D11.4). Zur Diagnosestellung müssen zusätzlich die allgemeinen diagnostischen Kriterien der „Persönlichkeitsstörung" entsprechend der ICD-11 (s. o.) erfüllt sein (z. B. mittelgradige Persönlichkeitsstörung mit Borderline-Muster nach ICD-11: 6D10.1/6D11.5).

18.6 Persönlichkeitsproblematik (QE50.7)

Einer der wichtigsten Kritikpunkte an der kategorialen Klassifikationssystematik von „Persönlichkeitsstörungen" in ICD-10 und DSM-IV/DSM-5 war die Dichotomisierung hinsichtlich des Vorliegens oder Nicht-Vorliegens einer Diagnose, d. h. die mangelhafte Abbildung subsyndromaler Ausprägungen und das Fehlen einer Schweregradeinschätzung. Im klinischen Alltag finden sich zahlreiche Patienten, die durchaus auffällige Persönlichkeitsmerkmale aufweisen, jedoch noch nicht die Schwelle zu einer Persönlichkeitsstörung überschreiten.

Mit der Diagnose einer **„Akzentuierung von Persönlichkeitszügen"** (ICD-10: Z73.1) ohne weitere Differenzierung waren diese Zustände nur unzureichend beschrieben. Darüber hinaus zeigten große Längsschnittuntersuchungen an Patienten mit Persönlichkeitsstörungen, diagnostiziert nach den kategorialen Systemen ICD-10 und DSM-IV, dass sie trotz einer (kategorialen) Remission weiterhin massive soziale und berufliche Beeinträchtigungen aufweisen. Auch wenn diese Personen im Verlauf nicht mehr die Kriterien einer Persönlichkeitsstörungskategorie erfüllen, leiden sie weiterhin an bzw. unter einer **„Persönlichkeitsproblematik"** unterhalb der Schwelle einer „Persönlichkeitsstörung" (Gunderson et al. 2011; Zanarini et al. 2012).

Kommentar
Daher entspricht es der wissenschaftlichen Evidenz, wenn in der ICD-11 nun neben einer Schweregradeinteilung der Persönlichkeitsstörungen auch eine subsyndromale, also unterhalb der Schwelle der Persönlichkeitsstörungen liegende Diagnose etabliert wird (ICD-11: QE50.7 „Persönlichkeitsproblematik"; im Original „Personality Difficulty").

Hierunter versteht man das Vorliegen ausgeprägter Persönlichkeitsmerkmale, die die Gesundheitsversorgung oder Behandlung einer Person beeinflussen können, jedoch nicht den Schweregrad einer „Persönlichkeitsstörung" erreichen. Für das Vorliegen einer „Persönlichkeitsproblematik" werden langanhaltende Schwierigkeiten (z. B. mindestens 2 Jahre) der Wahrnehmung und Bewertung von sich selbst und anderen Personen gefordert, die sich jedoch nur sporadisch (z. B. in Zeiten von Stress) oder in geringer Intensität im kognitiven und emotionalen Erleben und Ausdruck manifestieren. Die „Persönlichkeitsproblematik" ist mit gewissen Funktionseinschränkungen verbunden, die jedoch noch keine nennenswerten Störungen in sozialen, beruflichen oder interpersonellen Beziehungen verursachen und die auf bestimmte Beziehungen und Situationen beschränkt sein können.

Die Diagnose einer „Persönlichkeitsproblematik" (QE50.7) wird in der Systematik der ICD-11 nicht im Kapitel „Psychische Störungen, Verhaltensstörungen oder neuronale Entwicklungsstörungen" (06) und dem Unterkapitel „Persönlichkeitsstörungen und zugehörige Persönlichkeitsmerkmale" aufgeführt, sondern im Kapitel „Faktoren, die den Gesundheitszustand beeinflussen oder zur Inanspruchnahme des Gesundheitswesens führen" (24) mit dem Unterkapitel „Problematik in Verbindung mit Beziehungen" und hier unter „Problematik in Verbindung mit zwischenmenschlichen Interaktionen" (QE50). Der „Persönlichkeitsproblematik" können jedoch trotzdem aus dem Kapitel der „Persönlichkeitsstörung" eine oder mehrere ausgeprägte „Persönlichkeitsmerkmale oder -muster" (6D11, s. o. unter 18.5) hinzugefügt werden, um die Art der Persönlichkeitsproblematik näher zu charakterisieren. Somit können mit dem Code der „Persönlichkeitsproblematik" wesentliche Persönlichkeitsmerkmale und -muster in einem solchermaßen kombinierten Code abgebildet werden, um auf zu erwartende Schwierigkeiten im Therapieverlauf oder in der weiteren Gesundheitsversorgung hinzuweisen und erforderliche therapeutische Maßnahmen einzuleiten.

Weisen Personen auffällige Persönlichkeitsmerkmale auf, die jedoch weder die Diagnose einer „Persönlichkeitsstörung" noch einer „Persönlichkeitsproblematik" rechtfertigen und dennoch als Symptome ihre Kognition, ihre Motivationen und ihr Verhalten in verschiedenen Situationen beeinflussen und daher diagnostisch erfasst werden sollen, ist dies im Kapitel 21 „Symptome oder klinische Befunde, anderenorts nicht klassifiziert" und dem Unterkapitel „Symptome oder klinische Befunde, die die Psyche oder das Verhalten betreffen" und hierunter als „Symptome in Verbindung mit Persönlichkeitsmerkmalen" (MB28) zu verschlüsseln. Hier werden beispielsweise Persönlichkeitsmerkmale wie Gefühlskälte, Exzentrik, Feindseligkeit, Impulsivität, niedriges Selbstwertgefühl, Perfektionismus, Sturheit oder Unterwürfigkeit aufgelistet.

Insgesamt zeigt die ICD-11 damit ein fein abgestuftes System der Beschreibung unterschiedlicher Schweregrade und Ausprägungen von „Symptome[n] in Verbindung mit Persönlichkeitsmerkmalen", „Persönlichkeitsproblematik[en]" und „Persönlichkeitsstörung[en]", sodass die gesamte Dimension von Persönlichkeitsauffälligkeiten differenziert erfasst werden kann. Die Möglichkeit, auch eine „Persönlichkeitsproblematik" mit der Beschreibung „ausgeprägte Persönlichkeitsmerkmale oder -muster" zu kombinieren, macht diese Diagnosekombination auch bei subklinischer Ausprägung zu einem hilfreichen Instrument für Therapieplanung und -durchführung.

18.7   Symptom- und Verlaufscharakteristika

In den „Clinical descriptions and diagnostic requirements" (CDDR) zur ICD-11 werden ausführlich die klinischen Merkmale und Verlaufscharakteristika, die entwicklungsspezifischen Aspekte, aber auch kulturelle und geschlechtsspezifische Faktoren detailliert erläutert, welche im Folgenden nur in Auszügen dargestellt werden (World Health Organization 2024):

Zusätzliche klinische Merkmale und Verlaufscharakteristika
Folgende Faktoren können einen Hinweis auf das Vorliegen einer „Persönlichkeitsstörung" darstellen:

- **Widrige Bedingungen in der Kindheit**
  Persönlichkeitsstörungen entwickeln sich aus einer Interaktion individueller, erblicher Temperamentsfaktoren und widriger Bedingungen beim Aufwachsen, wobei – wie die Resilienzforschung zeigt – auch widrigste Faktoren nicht zwangsläufig zur Entwicklung einer Persönlichkeitsstörung führen.
- **Unzureichendes Ansprechen auf eine Behandlung oder fortgesetzte Funktionseinschränkungen**
  Persönlichkeitsstörungen erschweren die Behandlung anderer psychischer Störungen, weshalb es zu einem ausbleibenden Ansprechen oder fortdauernden Funktionseinschränkungen kommen kann.

Der **typische Verlauf** einer „Persönlichkeitsstörung" beginnt in der Kindheit, verstärkt sich in der Adoleszenz und bleibt auch im jungen Erwachsenenalter relativ stabil, kann aber im mittleren Erwachsenenalter abnehmen, sodass die Kriterien einer „Persönlichkeitsstörung" nicht länger erfüllt werden. Allerdings bleiben Funktionseinschränkungen häufig bestehen.

Ein **später Beginn einer „Persönlichkeitsstörung"** im Erwachsenenalter kann in seltenen Fällen vorkommen. Hier ist davon auszugehen, dass kompensatorische Faktoren (soziale Unterstützung, berufliche Position), die Persönlichkeitsschwierigkeiten bislang überdeckt haben, weggefallen sind. Ohne eine entsprechende Veränderung der Umwelt kann dies eher auf eine bislang nicht entdeckte somatische Erkrankung („sekundäre Persönlichkeitsveränderung") oder einen Substanzmissbrauch hindeuten.

Kommentar
Obwohl Persönlichkeitsstörungen traditionell als eine lebenslange Diagnose angesehen werden, sind Veränderungen, sowohl der Charakteristik als auch der Intensität, relativ häufig (Yang et al. 2022). Insbesondere der Schweregrad und die Art der Einschränkungen sind im Verlauf variabel (Newton-Howes et al. 2015). Die stärkere Betonung der Veränderlichkeit von Persön-

lichkeitsstörungen in den Diagnosekriterien kann einen wichtigen Beitrag zur Destigmatisierung leisten und hierdurch auch Hürden bei der Diagnosestellung aufseiten des Behandlers abbauen. Die Möglichkeit, Persönlichkeitsstörungen mit einem späten Beginn zu diagnostizieren, dürfte zu einer Zunahme der Diagnosen in der klinischen Praxis beitragen. Da Persönlichkeitsstörungen aktuell deutlich unterdiagnostiziert sind, könnten die genannten Veränderungen zu einer Korrektur führen.

Entwicklungstypische Merkmale
Die Diagnose „Persönlichkeitsstörung" sollte **bei Kindern** vor der Adoleszenz, wenn überhaupt, nur mit äußerster Zurückhaltung vergeben werden. Während der Kindheit entwickelt sich die Persönlichkeit erst, und dieser Prozess ist inter- und intraindividuell sehr unterschiedlich. Beeinträchtigungen des Selbst und der interpersonellen Fertigkeiten werden während der Kindheit entwickelt und lassen sich aufgrund der großen Entwicklungsunterschiede im Kindesalter nur unzureichend beurteilen. Vor der Adoleszenz beobachtbare auffällige Persönlichkeitsmerkmale (z. B. negative Affektivität, Enthemmung) stellen keine spezifischen Anzeichen einer kindlichen Form einer „Persönlichkeitsstörung" dar, sondern sind auch mit der Entwicklung anderer psychischer Störungen verbunden.

In der **Adoleszenz** manifestieren sich Persönlichkeitsstörungen in einer ähnlichen Weise wie im Erwachsenenalter.

Natürlich sollten altersspezifische Besonderheiten berücksichtigt werden. So sind Risikoverhalten, Launenhaftigkeit und emotionale Hypersensitivität charakteristische Merkmale der normalen Adoleszenz. Dementsprechend sollten die Kriterien für eine klinisch relevante Ausprägung im Sinne einer Enthemmung oder negativen Affektivität entsprechend korrigiert und dementsprechend höher angesetzt werden. Laut CDDR sollen Diagnosen in der Adoleszenz nur mit Vorsicht gestellt werden.

Kommentar
Mit Ausnahme des „Borderline-Muster[s]" liegen derzeit keine Studien zur Häufigkeit von ICD-11-basierten Persönlichkeitsstörungen in der Adoleszenz vor. Hinsichtlich des „Borderline-Muster[s]" empfehlen die S3-Leitlinien in Abweichung von den Ausführungen der CDDR eine frühe Diagnosestellung. So weist etwa die neue „S3-Leitlinie Borderline-Persönlichkeitsstörung", unter Zustimmung aller relevanten Fachgesellschaften, ausdrücklich darauf hin, dass die Diagnose Borderline-Persönlichkeitsstörung bzw. „Borderline-Muster" bereits ab dem 12. Lebensjahr gestellt werden kann.

Eine korrekte Klassifikation kann einer Fehlbehandlung vorbeugen und eine frühzeitige spezifische Behandlung ermöglichen, welche in einer solchen frühen Lebensphase als besonders Erfolg versprechend anzusehen ist (Newton-Howes et al. 2015). Die Möglichkeit der Klassifikation als Persönlichkeitsproblematik, welche noch keinen Störungswert besitzt, könnte hier eine Möglichkeit sein, die beobachteten Schwierigkeiten adäquat abzubilden, ohne ein sich möglicherweise noch in der Entwicklung befindendes Verhalten zu pathologisieren.

18.8   Abschließende Bewertung und Ausblick

Die zentralen Änderungen der Diagnostik von Persönlichkeitsstörungen (s. Tab. 18.7) liegen in der Einführung einer dimensionalen Einschätzung anhand des Schweregrades sowie der Beschreibung anhand von 5 Persönlichkeitsmerkmalen. Auch das Zeitkriterium wurde verändert und eine langandauernde Entwicklung mit Beginn in der Kindheit oder Jugend ist nicht länger Voraussetzung. Wie schon in der ICD-10 gibt es auch in der ICD-11 allgemeine Kriterien als Voraussetzung für die Diagnostik einer „Persönlichkeitsstörung". Die Bedeutung dieses Kriteriums wurde gegenüber der ICD-10 sogar noch gestärkt.

Um die Anwendung in nicht spezialisierten Versorgungsstrukturen zu vereinfachen hat sich die WHO entschieden, einen modularen Aufbau der Diagnostik zu etablieren, der aus den 3 Stufen:

1. Prüfung der allgemeinen Kriterien,
2. Festlegung des Schweregrades und Beschreibung der Art der Störung,
3. Qualifizierung durch Beschreibung der dominanten Persönlichkeitsmerkmale oder -muster besteht.

Tab. 18.7 Vergleich der Diagnostik von Persönlichkeitsstörungen in ICD-11 und ICD-10 in zentralen Bereichen

	ICD-11	ICD-10
Allgemeine Kriterien der Persönlichkeitsstörung	⊘	⊘
Schweregrade	⊘	-
Klassifikation	Dimensional	Kategorial
Beschreibung	Persönlichkeitsmerkmale	Prototypen
Zeitkriterium	Längere Zeit (z. B. > 2 Jahre)	Langandauernd mit Beginn im späten Kindesalt oder der Adoleszenz

Ziel war es, damit der weltweiten Versorgungsrealität Rechnung zu tragen, in der meist nur der 1. diagnostische Schritt in einer nicht-spezialisierten Versorgungsstruktur durchgeführt werden kann.

Dieser Ansatz zielt also primär auf eine Vereinfachung der Diagnosestellung, und fokussiert damit nicht eine Verbesserung der diagnostischen Relevanz hinsichtlich Behandlungsplanung oder Verlaufsvorhersage. Die bedeutenden Fortschritte in der psychotherapeutischen Behandlung von Persönlichkeitsstörungen in den letzten beiden Jahrzehnten basieren aber gerade auf einer systematischen Differenzierung von diagnostisch heterogenen Störungsbildern und entsprechend störungsspezifischen Therapieansätzen. Inwiefern der vereinfachende Ansatz für Länder mit einem gut ausgebildeten psychotherapeutischen Versorgungssystem zielführend ist, sei dahingestellt.

Seine Relevanz könnte dieser Ansatz aber auch in solchen Ländern in der Primärversorgung finden, in der die meisten Kontakte stattfinden und hier aufgrund von Zeitdruck häufig keine tiefergehende Diagnostik möglich ist. Die reine Feststellung einer „Persönlichkeitsstörung" ist für die psychotherapeutische Behandlungsplanung sicherlich nicht ausreichend. Für eine Überweisung in eine spezifische Versorgungsstruktur mag sie aber hinreichend und sinnvoll sein, auch um Fehlbehandlungen zu vermeiden.

Kritisch wurde in der Literatur diskutiert, ob eine Reduktion der Diagnostik auf den Schweregrad einer Stigmatisierung Vorschub leisten könnte (Herpertz et al. 2017). Allerdings ist mit der Beschreibung über die Persönlichkeitsmerkmale bzw. -muster die Möglichkeit einer differenzierten Darstellung gegeben. Diese differenzierte Darstellung, verbunden mit einem dimensionalen Ansatz der Diagnostik, könnte, entgegen den Befürchtungen, auch als Argument für eine Entstigmatisierung dienen, zumal die Benennung der spezifischen Persönlichkeitsstörungen in der ICD-10 zum Teil auch als stigmatisierend erlebt wurde.

Die Persönlichkeitsmerkmale bzw. -muster sind ein Versuch, der wissenschaftlich gut belegten psychologischen Sichtweise Rechnung zu tragen, dass Persönlichkeitsstörungen als extreme Ausprägung der gleichen Persönlichkeitsdimensionen, wie sie auch für Personen ohne Persönlichkeitsstörung Anwendung finden, gesehen werden können. Kritisch bleibt aber anzumerken, dass die Schweregradeinteilung zwar dimensional ist, die Persönlichkeitsmerkmale bzw. -muster aber weiterhin als Kategorien diagnostiziert werden und nicht dimensional abbildbar sind. Auch gibt es keine echte Kontinuität zwischen den Konstrukten (s. Abb. 18.1). Anstelle der Normvariation mit den üblichen 5 Dimensionen der Persönlichkeit (Fünf-Faktoren-Modell) stehen „Symptome in Verbindung mit Persönlichkeitsmerkmalen", die sich aber nicht klar und vollständig an den Dimensionen der Persönlichkeitsdiagnostik orientieren. Wird Persönlichkeit als ein dimensionales Konstrukt angesehen, wäre eine dimensionale Erfassung der Ausprägungen auf den 5 Dimensionen, inklusive einer Einschätzung der Ausprägung bzw. eines Schwellenwertes, stringent gewesen. In der derzeitigen Fassung der ICD-11 wird auf die direkte Einschätzung der Ausprägung des jeweiligen Persönlichkeitsmerkmals bzw. -musters verzichtet. Diese Einschätzung erfolgt nur indirekt durch die allgemeinen Störungskriterien und den Schweregrad.

Auch die Aufgabe der kategorialen Persönlichkeitsdiagnostik mit z. B. 8 Subtypen wird kontrovers diskutiert. Zunächst wäre zu bemerken, dass auch der bisher auf Prototypen basierende Ansatz dimensional interpretiert werden kann (wie z. B. von Oldham 1995 ausgeführt).

Zudem ist das Phänomen der Dimensionalität nicht allein auf den Bereich der Persönlichkeitsstörungen beschränkt, sondern trifft auch auf andere, wenn nicht gar alle psychiatrischen Diagnosen zu. Eine Änderung hin zu einer dimensionalen Diagnostik allein im Bereich der Persönlichkeitsstörungen wird deshalb von Kritikern als voreiliger Alleingang eingeordnet (Herpertz et al. 2017). Die Arbeitsgruppe zur Überarbeitung des Kapitels „Persönlichkeitsstörungen (...)" der WHO sah allerdings für dieses Kapitel weniger Argumente, die einer dimensionalen Diagnostik entgegenstanden als in anderen Bereichen, da es für Persönlichkeitsstörungen – mit Ausnahme der Borderline-Persönlichkeitsstörung – nur wenige spezifische Behandlungsansätze, gibt, deren Evidenz bzw. Behandlungsempfehlungen durch die Änderung hätten beeinträchtigt werden können (Tyrer et al. 2019).

Der Kritik, dass die Persönlichkeitsmerkmale bislang nicht geeignet für die Behandlungsplanung seien, kann entgegnet werden, dass auch die bisherigen Persönlichkeitsstörungskategorien für die meisten der Kategorien wenige oder keine spezifischen Behandlungsansätze boten. Zudem gibt es bereits Vorschläge dazu, wie anhand der Ausprägung der individuellen Persönlichkeitsmerkmale bzw. -muster die Behandlung geplant werden könnte (Bach & Mulder 2022).

Die Diagnose der Borderline-Persönlichkeitsstörung wurde als einzige spezifische Persönlichkeitsstörung („Borderline-Muster") beibehalten und kann somit weiter diagnostiziert werden. Hierdurch bleiben die störungsspezifischen Behandlungsansätze und die umfangreiche Evidenz für diesen Bereich erhalten und können auch weiterhin in der Versorgung Anwendung finden.

Ein weiteres Problem ist sicherlich die noch unzureichende wissenschaftliche Grundlage des neuen Diagnosesystems; es gibt seither nur einige wenige Untersuchungen zur Anwendung der ICD-11. Eine erste Studie zur Reliabilität zeigte hohe Übereinstimmung zwischen Diagnostikern bei der Anwendung der Schweregradeinschätzung (Brown & Sellbom 2022), was bei der reduzierten Ausdifferenzierung der Diagnose nicht verwundert. Studien zur Übereinstimmung bei der Bestimmung der Persönlichkeitsmerkmale, zum klinischen Nutzen oder gar dem Nutzen unter Routinebedingungen fehlen bislang völlig.

Trotzdem wurde das neue System gegenüber dem vorhergehenden kategorialen System von Praktikern in einer Studie tendenziell als nützlicher bewertet, insbesondere für die Behandlungsplanung, Kommunikation mit den Patienten, Verständlichkeit und Anwendungsfreundlichkeit (Hansen et al. 2019). Von Experten wird allerdings das hybride System des DSM-5 gegenüber dem System der ICD-11 etwas bevorzugt, ein rein kategoriales System aber abgelehnt (Morey & Hopwood 2020).

Insgesamt stellt die Neufassung der ICD-11 für den Bereich der Persönlichkeitsstörungen einen mutigen, aber handwerklich noch nicht ausgereiften Schritt dar, der Folgen für Versorgungspraxis und Forschung haben wird. Durch das Beibehalten der Diagnose „Persönlichkeitsstörung, Borderline-Muster" in der ICD-11 ist hier eine wichtige Kontinuität zum „alten System" und dem störungsspezifischen Wissen für diesen Bereich gewahrt geblieben (Euler 2022).

Literatur

American Psychiatric Association (2015) Diagnostisches und Statistisches Manual Psychischer Störungen DSM-5® (2. korrigierte Auflage). Göttingen: Hogrefe

Bach B und Mulder R (2022) Clinical Implications of ICD-11 for Diagnosing and Treating Personality Disorders. Curr Psychiatry Rep 24(10): 553–563

Bach B, Sellbom M, Skjernov M et al. (2018) ICD-11 and DSM-5 personality trait domains capture categorical personality disorders: Finding a common ground. Australian & New Zealand Journal of Psychiatry, 52(5): 425–434

Bundesinstitut für Arzneimittel und Medizinprodukte (2024, 28. Februar). ICD-11 in Deutsch – Entwurfsfassung. https://www.bfarm.de/DE/Kodiersysteme/Klassifikationen/ICD/ICD-11/uebersetzung/_node.html

Brown TA und Sellbom M (2022) Examining the reliability and validity of the ICD-11 personality disorder severity diagnosis. Australian & New Zealand Journal of Psychiatry, 1–9

Borkenau P und Ostendorf F (2007) NEO-Fünf-Faktoren-Inventar nach Costa und McCrae (NEO-FFI; 2. neu normierte und vollständig überarb. Aufl.). Göttingen: Hogrefe

Costa PT und McCrae RR (1992) The five-factor model of personality and its relevance to personality disorders. J Pers Disord 6(4): 343–359

Euler S (2022) Persönlichkeitsstörungen in der ICD-11- Eine Übersicht. PTT – Persönlichkeitsstörungen: Theorie und Therapie, 26(4): 396–416

Gunderson JG, Stout RL, McGlasha TH et al. (2011) Ten-year-course of borderline personality disorder: psychopathology and function from the collaborative longitudinal personality disorders study. Arch Gen Psychiatry, 68: 827–837

Hansen SJ, Christensen S, Kongerslev MT et al. (2019) Mental health professionals' perceived clinical utility of the ICD-10 vs. ICD-11 classification of personality disorders. Personality and Mental Health, 13: 84–95

Herpertz SC und Hölzel LP (2024). Persönlichkeitsstörungen in ICD-11 – Was sich geändert hat. Verhaltenstherapie. 34(2): 75–84

Herpertz SC, Huprich SK, Bohus M et al. (2017) The challenge of transorming the diagnostic system of personality disorders. J Pers Disord, 31(5): 577–589

Herpertz SC, Schneider I, Renneberg B et al. (2022) Patientinnen und Patienten mit Persönlichkeitsstörungen im ärztlichen Alltag – Implikationen aus der ICD-11. Dtsch Arztebl Int, 119: 1–7

Krueger RF und Markon KE (2014) The Role of the DSM-5 Personality Trait Model in Moving Toward a Quantitative and Empirically Based Approach to Classifying Personality and Psychopathology. Annual Review of Clinical Psychology, 10(1): 477–501

Morey LC, Hopwood CJ (2020) Brief report: expert preferences for categorical, dimensional, and mixed/hybrid approaches to personality disorder diagnosis. Journal of personality disorders, 34 (Supplement C): 124–131

Nazari A, Huprich SK, Hemmati A, Rezaei F (2021) The construct validity of the ICD-11 severity of personality dysfunction under scrutiny of object-relations theory. Front Psychiatry 12:648427

Newton-Howes G, Clark LA, Chanen A (2015) Personality disorder across the life course. Lancet, 385: 727–734

Oldham J (1995) The New Personality Self-Portrait: Why you think, work, love and act the way you do. Bantam Press

Reed GM (2018) Progress in developing a classification for personality disorders for ICD-11. World Psychiatry, 17: 227–228

Strus W, Lakuta P, Cieciuch J (2021) Anankastia or Psychoticism? Which One Is Better Suited for the Fifth Trait in the Pathological Big Five: Insight From the Circumplex of Personality Metatraits Perspective. Frontiers in Psychiatry, 12

Tyrer P, Crawford M, Mulder R et al. (2011) The rationale for the reclassification of personality disorder in the 11th revision of the International Classification of Diseases (ICD-11). Personality and Mental Health, 5: 246–259

Tyrer P, Mulder R, Kim YR et al. (2019) The Development of the ICD-11 Classification of Personality Disorders: An Amalgam of Science, Pragmatism, and Politics. Annu Rev Clin Psychol, 15: 481–502

Tyrer P, Reed GM, Crawford MJ (2015) Classification, assessment, prefalence, and effect of personality disorders. Lancet, 385: 717–26

Widiger TA & Crego C (2019) The five factor model of personality structure: an update. World Psychiatry, 18: 271–272

World Health Organization (2024) Clinical descriptions and diagnostic requirements for ICD-11 mental, behavioural and neurodevelopmental disorders. Geneva: World Health Organization

World Health Organization (2024, 28. Februar) ICD-11 for Mortality and Morbidity Statistics. https://icd.who.int/browse/2024-01/mms/en

Yang M, Tyrer H, Johnson T, Tyrer P (2022) Personality change in the Nottingham Study of Neurotic Disorder: 30-Year cohort study. Aust N Z J Psychiatry, 56: 260–269

Zanarini MC, Frankenburg FR, Reich DB et al. (2012) Attainment and stability of sustained symptomatic remission and recovery among patients with borderline personality disorder and axis 2 comparison subjects: A 16-year prospecting follow-up study. Am J Psychiatry, 169: 476–483

Paraphile Störungen

19

Roland Weierstall-Pust und Alexander Fabian Schmidt

Inhaltsverzeichnis

R. Weierstall-Pust (✉)
Medical School Hamburg, University of Applied Sciences and Medical University,
Hamburg, Deutschland
E-Mail: roland.weierstall-pust@medicalschool-hamburg.de

A. F. Schmidt
Johannes Gutenberg-Universität Mainz, Abteilung Sozial- und Rechtspsychologie JGU Mainz,
Mainz, Deutschland

© Der/die Autor(en), exklusiv lizenziert an Springer-Verlag GmbH, DE, ein Teil
von Springer Nature 2024
L. Hölzel und M. Berger (Hrsg.), *ICD-11 – Psychische Störungen*,
https://doi.org/10.1007/978-3-662-67687-5_19

19.1   ICD-11 im Vergleich zur ICD-10

Wesentliche Änderungen:

- **Kontinuität mit früheren Versionen:** Die „Paraphile[n] Störungen" in der ICD-11 sind keine gänzlich neue Störungsgruppe, sondern eine Weiterentwicklung von Störungen, die bereits in früheren Versionen der ICD existierten.
- **Umbenennung und Neudefinition:** In der ICD-11 wurde die Störungsgruppe der „Störungen der Sexualpräferenz" (ICD-10: F65.x) umfassend überarbeitet und umbenannt in „Paraphile Störungen" (6D3).
- **Einheitliche Bezeichnung in ICD-11 und DSM-5:** Sowohl in der ICD-11 als auch im DSM-5 wird einheitlich die Bezeichnung „Paraphile Störungen" für diese Störungsgruppe verwendet.
- **Schärfung der Bezeichnung der Störungskategorie „Paraphile Störungen":** Die Schärfung trägt einer Neuerung innerhalb der Störungsgruppe in der ICD-11 Rechnung, dass die Störungsgruppe der „Paraphile[n] Störungen" nur noch solche sexuellen Erregungsmuster umfasst, welche 1) klinisch bedeutsamen Leidensdruck verursachen, 2) Risiken für Leib und Leben darstellen oder 3) nicht einvernehmliche Handlungen mit anderen umfassen.
- **Schärfung der Diagnosekriterien:** Die ICD-11 führt eine strengere Bewertung der Störungswertigkeit von „Paraphile[n] Störungen" ein und berücksichtigt aktuelle gesellschaftliche Veränderungen sowie wissenschaftliche Erkenntnisse.
- **Abgrenzung von nicht-pathologischen Normvarianten:** Die ICD-11 zielt darauf ab, eine klarere Abgrenzung von nicht pathologischen Normvarianten sexueller Präferenzen zu schaffen.
- **Definition neuer „Qualifier":** Die ICD-11 legt überarbeitete „Qualifier" für die Diagnose „Paraphile Störungen" fest, darunter anhaltendes und intensives Muster atypischer sexueller Erregung, nicht einwilligungsfähige oder -willige Beteiligte oder starke Belastung der betroffenen Person. Das Muster äußert sich in *sexuellen Gedanken, Fantasien, dranghaften Bedürfnissen oder Verhaltensweisen*, wobei das Vorliegen von Gedanken, Fantasien und dranghaften Bedürfnissen für die Diagnosestellung unerheblich ist, solange diese nicht in Verhalten münden.
- **Betonung der Bedeutung von Verhalten:** Es wird gefordert, dass es zu einem Verhalten kam, *welches eine nicht einwilligungsfähige oder -willige Person involviert*, ODER dass *die Person durch die Verhaltensweisen stark belastet ist*, beispielsweise in Form von (drohender) schwerer körperlicher Schädigung oder drohendem Tod.
- **Subjektive psychische Belastung allein reicht nicht aus:** Eine subjektive psychische Belastung, beispielsweise im Zusammenhang mit Erleben von Scham oder wahrgenommener Stigmatisierung, ist dabei nicht ausreichend für die Feststellung von subjektivem Leid.

- **Entfernung von Störungen, die konsensuelle Verhaltensweisen beschreiben:** Im Einklang damit entfallen in der ICD-11 konsequenterweise die Störungen „Fetischismus" (F65.0), „Fetischistischer Transvestismus" (F65.1) und „Sadomasochismus" (F65.5), d. h. konsensuelle sexuelle Verhaltensweisen oder Solosex-Aktivitäten.
- **Überarbeitung der Störungen „Exhibitionismus", „Voyeurismus" und „Pädophilie":** Insgesamt umfassen die Diagnosebeschreibungen für diese Störungen eine größere Breite an möglichen zugrunde liegenden Erlebensmustern und Verhaltensmustern als die ursprüngliche ICD-10 Definition.
- **Einführung „Frotteuristische Störung":** Durch die Erweiterung um das „Berühren" anderer nicht einwilligender Personen wird explizit ein Verhalten inkludiert, welches als Delikt häufig auftritt, jedoch bislang noch keinen Einzug in die Klassifikationssysteme gefunden hat.
- **Einführung der Diagnose „Sexuell-sadistische Störung unter Ausübung von Zwang":** Es wird ein Störungsbild eingeführt, bei dem einer nicht einwilligenden Person körperlicher oder psychischer Schaden zugefügt wird, was eine wichtige und überfällige Richtungsänderung hinsichtlich der Beurteilung der fehlenden Störungswertigkeit von sadomasochistischen Sexualpraktiken darstellt.

19.2 Vorbemerkungen

Für die Revision der psychischen Störungen, welche im Zusammenhang mit Sexualität stehen, wurde im Zuge der Entwicklung der ICD-11 die „Working Group on the Classifications of Sexual Disorders and Sexual Health" (WGSDSH) durch die Weltgesundheitsorganisation (World Health Organization, WHO) mit der Überarbeitung betraut (Krueger et al. 2017). Die in diesem Kapitel behandelten **„Paraphile[n] Störungen"** stellen dabei im Wesentlichen eine Revision der früheren ICD-10-Störungsgruppe der „Störungen der Sexualpräferenz" (F65.x) dar, welche im Zuge des Revisionsprozesses eine Umbenennung erfahren hat. Die Störungsgruppe der „Störungen der Sexualpräferenz" in der ICD-10 beinhaltete auch bisher schon vorrangig Störungen, welche in Psychiatrie und Psychotherapie allgemein als sogenannte „Paraphilie[n]" bezeichnet werden (aus dem Griechischen „para" = „neben"/„wider" und „philia" = „Liebe"), sodass es sich bei den „Paraphile[n] Störungen" in der ICD-11 um keine gänzlich neue Störungsgruppe handelt (Briken et al. 2020).

Nosologisch gelten Paraphilien als psychische Störungen mit zugrunde liegenden atypischen oder abweichenden sexuellen Interessen, die entweder in Handlungen münden können, welche mit Recht und Gesetz im Konflikt stehen oder zu einem bedeutsamen Leidensdruck bei den Betroffenen führen, wie beispielsweise dem Entblößen von Geschlechtsteilen in der Öffentlichkeit im Zuge von „Exhibitionismus" (Perrotta 2019). Dennoch wurde in der ICD-11 eine substanzielle Schärfung in der Beurteilung der Störungswertigkeit vorgenommen. Auch wenn die Störungsgruppe der „Paraphile[n] Störungen" nosologische Entitäten umfasst, welche bereits in früheren Versionen der ICD, wie der ICD-6 oder der ICD-7, erstmalig Einzug in moderne Klassifikationssysteme fanden, wie beispielsweise die exhibitionistische Störung („Exhibitionismus" in ICD-6, WHO 1948), erfuhr diese Störungsgruppe über die Revisionen der ICD-Versionen hinweg eine kontinuierliche Weiterentwicklung (Moser & Kleinplatz 2020): So wurden im Laufe der Jahrzehnte nicht nur Veränderungen in der gesellschaftlichen Bewertung von sexuell abweichendem Verhalten und Erleben in den Definitionen und der Nomenklatur berücksichtigt, sondern ebenso systematische wissenschaftliche Erkenntnisse und Aspekte der klinischen Nützlichkeit in die Definition integriert (Briken 2020). Hierzu zählen bei Paraphilien vor allem auch Aspekte der forensischen Bedeutung einzelner paraphiler Störungen (Dobbrunz 2021). In der parallel zur ICD-10 gültigen Version des „Diagnostical and Statistical Manual of Mental Disorders" (DSM), dem DSM-IV-TR, trug diese Störungsgruppe zuletzt die Bezeichnung „Paraphilie[n]" (Beech & Harkins 2012), jedoch ohne den Zusatz „Störung". Der Begriff „Paraphilie" wurde jedoch aufgrund seiner nosologischen Unschärfe und der Inklusion von Sexualpraktiken ohne klinische Bedeutung seither kontrovers in der Fachliteratur diskutiert (z. B. Joyal 2018, 2021; Moser 2019).

Sowohl in der ICD-11 als auch im DSM-5 wird nun die Bezeichnung „Paraphile Störungen" für diese Störungsgruppe einheitlich verwendet. Diese Schärfung trägt damit einer weiteren Neuerung innerhalb der Störungsgruppe in der ICD-11 Rechnung, dass die Störungsgruppe der „Paraphile[n] Störungen" nur noch solche sexuellen Erregungsmuster umfasst, welche 1) klinisch bedeutsamen Leidensdruck verursachen, 2) Risiken für Leib und Leben darstellen oder 3) nicht-einvernehmliche Handlungen mit anderen umfassen (Krueger et al. 2017). Die durchgängige Explikation der Störungswertigkeit stellt damit den Versuch einer klareren Abgrenzung von nicht pathologischen Normvarianten sexueller Präferenzen dar (Beier 2020). Im Einklang damit entfallen in der ICD-11 konsequenterweise die Störungen „Fetischismus" (F65.0), „Fetischistischer Transvestismus" (F65.1) und „Sadomasochismus" (F65.5), d. h. konsensuelle sexuelle Verhaltensweisen oder Solosex-Aktivitäten. Bislang sind diese letzteren drei vormaligen Störungen der Sexualpräferenz primär dafür kritisiert wurden, dass sie zu einer Stigmatisierung von Menschen führen, deren Sexualverhalten keine klinische Bedeutung besitzt (z. B. Brown et al. 2020; Moser & Kleinplatz 2020). Tabelle 19.1 zeigt eine Übersicht über die in der ICD-11 gelisteten Diagnosen. In Tab. 19.2 ist ein Vergleich der in der ICD-11 kodierten „Paraphile[n] Störungen" im Vergleich zu den bisherigen ICD-10-Diagnosen aus dem Kapitel der „Störungen der Sexualpräferenz" (F65.x) und der Kodierung der „Paraphile[n] Störungen" im DSM-5 dargestellt (Tab. 19.2).

Tab. 19.1 „Paraphile Störungen" (6D3) in der ICD-11

Code	Bezeichnung
6D30	Exhibitionistische Störung
6D31	Voyeuristische Störung
6D32	Pädophile Störung
6D33	Sexuell-sadistische Störung unter Ausübung von Zwang
6D34	Frotteuristische Störung
6D35	Sonstige paraphile Störung mit nicht einwilligenden Individuen
6D36	Paraphile Störung, die Verhaltensweisen als Einzelperson oder mit einwilligenden Personen beinhaltet
6D3Z	Paraphile Störungen, nicht näher bezeichnet

Tab. 19.2 Paraphile Störungen in ICD-11, ICD-10 und DSM-5

ICD-11 Code	ICD-11 Bezeichnung	ICD-10 Code	ICD-10 Bezeichnung	DSM-5 Bezeichnung
6D30	Exhibitionistische Störung	F65.2	Exhibitionismus	Exhibitionismus
6D31	Voyeuristische Störung	F65.3	Voyeurismus	Voyeurismus
6D32	Pädophile Störung	F65.4	Pädophilie	Pädophilie
6D33	Sexuell-sadistische Störung unter Ausübung von Zwang	(F65.5)	Sadomasochismus	Sexueller Sadismus
6D34	Frotteuristische Störung	F65.8	Sonstige Störungen der Sexualpräferenz	Frotteurismus
6D35	Sonstige paraphile Störung mit nicht einnicht einwilligenden Individuen	F65.8	Sonstige Störungen der Sexualpräferenz	Frotteurismus
6D36	Paraphile Störung, die Verhaltensweisen als Einzelperson oder mit einwilligenden Personen beinhaltet	F65.8	Sonstige Störungen der Sexualpräferenz	Sodomie, Erotophonie
6D3Z	Paraphile Störung, nicht näher bezeichnet	F65.9	Störung der Sexualpräferenz, nicht näher bezeichnet	
Störungen, die in der ICD-10, aber nicht länger in der ICD-11 enthalten sind				
-	-	F65.0	Fetischismus	
-	-	F65.1	Fetischistischer Transvestitismus	
-	-	F65.5	Sadomasochismus	
-	-	F65.6	Multiple Störungen der Sexualpräferenz	

Im folgenden Unterkapitel werden die zentralen und aktuell gültigen Charakteristika der Störungsgruppe „Paraphile Störungen" hinsichtlich ihrer Neuerungen vorgestellt. Hieran schließt sich die systematische Darstellung der einzelnen Störungsbilder an.

19.3 „Paraphile Störungen"

Die Definition „Paraphile Störungen" hat in den vergangenen Jahrzehnten bereits wiederholt Modifikationen erfahren (Überblick bei Moser & Kleinplatz 2020). Während beispielsweise in der ICD-9 zunächst das sexuelle Verhalten und in der ICD-10 die abweichende sexuelle Präferenz im Fokus standen, werden in der ICD-11 das Einvernehmen und das Gefährdungsrisiko betont (Briken 2020).

Tabelle 19.3 bietet eine feinstoffliche Auflistung der definitorischen allgemeinen Kriterien „Paraphile[r] Störungen" in der ICD-11. Die in dieser Auflistung vorgenommene Aufteilung entspricht dabei keiner offiziellen ICD-11-Einteilung in vier Kriterien, sondern dient vielmehr dazu, die in der ICD-11 verwendete Definition in ihre einzelnen Elemente aufzuspalten, um so eine übersichtliche Darstellung der einzelnen diagnostischen Charakteristika vorzunehmen.

Zusammenfassend sind die folgenden „Qualifier" für die Diagnose „Paraphile Störung(en)" nach ICD-11 maßgeblich:

- Dem Verhalten liegt ein *anhaltendes und intensives Muster atypischer sexueller Erregung* vor. Die ICD-11 liefert hierbei jedoch keine Anhaltspunkte dafür, wie eine Quantifizierung von anhaltend, intensiv und atypisch vorgenommen werden kann.
- Das Muster äußert sich in sexuellen Gedanken, Fantasien, dranghaften Bedürfnissen *oder Verhaltensweisen*, wobei das Vorliegen dieser Phänomene für die Diagnosestellung unerheblich ist, solange diese nicht in Verhalten münden. Im Falle von kriminellem Verhalten ist es jedoch zwingend gefordert, dass ein entsprechendes anhaltendes und intensives Muster atypischer sexueller Erregung vorliegt, denn einzelne, impulsive, opportunistische oder lediglich aufgrund von Substanzgebrauch oder –intoxikation erfolgte kriminelle Handlungen sind von der Diagnose ausgeschlossen, was die Schweregradeinschätzung im Ermessen der Diagnostizierenden belässt und die (schwer festzustellende) psychische Genese des Verhaltens stark in den Vordergrund rückt.
- Es kam zu einem *Verhalten, welches eine nicht einwilligungsfähige oder -willige Person involviert* ODER *die Person ist durch die Verhaltensweisen stark belastet*, beispielsweise in Form von (drohender) schwerer körperlicher Schädigung oder drohendem Tod.
- Eine subjektive psychische Belastung, beispielsweise im Zusammenhang mit Erleben von Scham oder wahrgenommener Stigmatisierung, ist dabei nicht ausreichend für die Feststellung von subjektivem Leid.

Tab. 19.3 Allgemeine Charakteristika „Paraphile[r] Störungen" in der ICD-11*

Charakteristika	Einordnung/Bewertung
„Paraphile Störungen" sind durch anhaltende und intensive Muster atypischer sexueller Erregung gekennzeichnet.	Auch wenn die Festlegung eines Kriteriums zur Beurteilung von „atypischer" sexueller Erregung bereits seit Jahrzehnten in den Sexualwissenschaften kontrovers diskutiert wird (Joyal 2014; Joyal et al. 2015), verzichtet die ICD-11 nicht auf die Verwendung eines Begriffs, welcher eine gewisse Devianz von einer Norm voraussetzt. Angesichts der Hervorhebung, dass die Muster sexueller Erregung in Verhalten münden müssen, welches zu signifikantem Leidensdruck oder nicht einvernehmlichen sexuellen Handlungen mit anderen führen, um eine Diagnose überhaupt stellen zu können, wäre die Beschränkung „atypisch" nicht notwendig gewesen und hätte auch dazu beitragen können, den anhaltenden Diskurs über die Devianz von sexuellen Varianten (Turner-Mocre & Waterman 2023) zu umgehen. Dennoch wurde auf eine entsprechende Formulierung nicht verzichtet.
	Darüber hinaus wird ebenso gefordert, dass das Muster anhaltend und intensiv ist. Welche Schwelle für die Einordnung als *anhaltend* und *intensiv* zu wählen ist, bleibt offen (Joyal 2021).
Die intensiven Muster atypischer sexueller Erregung äußern sich in sexuellen Gedanken, Fantasien, dranghaften Bedürfnissen oder Verhaltensweisen.	Auffällig ist, dass die Definition auf psychisches Erleben und Verhaltensweisen fokussiert, jedoch nicht dezidiert die körperliche Erregung inkludiert, wenn man diese nicht unter dem unklaren Begriff der dranghaften Bedürfnisse subsumiert. Die äußerlich beobachtbare Verhaltensebene leidet unter dem Problem der Äquifinalität von Verhalten – verschiedene psychische Faktoren können zum gleichen Ergebnis (hier Sexualdelinquenz führen). Nicht jede (paraphile) sexuelle Fantasie führt zu konkordantem Verhalten, und nicht jedes Verhalten erfolgt aufgrund entsprechender Fantasien (Joyal & Carpentier 2022).
	Ebenso werden mögliche unkontrollierbare mikrozeitliche Prozesse nicht berücksichtigt, wie sie beispielsweise bei den „Störungen der Impulskontrolle" im Sinne einer Zunahme positiver Erregung oder Abnahme von Anspannung durch das Ausführen von Handlungen charakterisiert werden. Eine solche Spezifizierung, welche gegebenenfalls für die Beurteilung der Schuldfähigkeit im Sinne der Steuerungsfähigkeit von Verhalten unter dem Einfluss einer psychischen Störung hilfreich sein könnte, bleibt damit offen. Hier ist jedoch darauf hinzuweisen, dass die operationalisierten diagnostischen Kriterien in ICD-11 und DSM-5 nicht für forensische Zwecke erstellt wurden, sondern hierfür allenfalls mittelbar relevant werden können (Okulicz-Kozaryn et al. 2019).

(Fortsetzung)

Tab. 19.3 (Fortsetzung)

Charakteristika	Einordnung/Bewertung
Die Gedanken, Fantasien, dranghaften Bedürfnisse oder Verhaltensweisen beziehen sich auf andere Personen, die aufgrund ihres Alters oder ihres Status nicht einwilligungsfähig oder -willig sind (beispielsweise präpubertäre Kinder, ein ahnungsloses Individuum, welches beobachtet wird, ein Tier) und auf die die Person reagiert hat **oder** die Person leidet stark unter den Verhaltensweisen.	In der allgemeinen Definition kommen zwei wesentliche Aspekte zum Tragen, nämlich 1) die fehlende Fähigkeit oder Willigkeit einer anderen Person ihre Einwilligung zu erteilen, in Handlungen eingebunden zu sein **oder** 2) die starke Belastung der Person durch die sexuellen Gedanken, Fantasien, dranghaften Bedürfnisse oder Verhaltensweisen, die Dritte mit einbeziehen. Eine Diagnose kann damit nur dann vergeben werden, wenn die Person nicht einvernehmlich sexuell aktiv wird (was potenziell strafrechtlich relevant wäre) oder selbst einen bedeutsamen Leidensdruck erfährt. Hierdurch sind einvernehmliche sexuelle Handlungen, welche für Dritte atypisch scheinen mögen, nicht störungswertig. Die Einvernehmlichkeit von interpersonellem sexuellem Verhalten rückt hiermit in den zentralen Fokus. Darüber hinaus folgt die Definition damit einem gängigen Kriterium, welches auch bei anderen Störungsbildern geläufig ist, nämlich, dass eine Diagnose nur bei bedeutsamem Leidensdruck oder potenziellen juristischen Konsequenzen zu stellen ist. Speziell der letzte Teil der Definition ist nicht unproblematisch, da hier im Falle von Sexualdelinquenz reine Kriminalität in die Gefahr gerät, in den Status einer psychischen Störung erhoben zu werden, wenn die nicht direkt beobachtbaren, aber für die Diagnose notwendigen Fantasien, dranghaften Bedürfnisse und Gedanken ausschließlich aus (potenziell) kriminellen Verhaltensweisen erschlossen werden.
„Paraphile Störungen" können nur dann Erregungsmuster umfassen, die einsame Verhaltensweisen oder einwilligungsfähige Personen einbeziehen, wenn diese mit ausgeprägtem Leid verbunden sind, das 1) nicht nur auf die Ablehnung oder befürchtete Ablehnung des Erregungsmusters durch andere Personen zurückzuführen ist **oder** 2) mit einem erheblichen Verletzungs- oder Todesrisiko verbunden ist.	Für die Diagnose „Paraphile Störung(en)" fordert die ICD-11 hinsichtlich des eigenen Leidensdrucks der Person hochschwellige Konsequenzen, in Form von erheblichem Verletzungs- oder Todesrisiko, welches im Ausüben der Handlung liegt. Andere Formen des Leids, wie beispielsweise Schamerleben, welches im Zusammenhang mit Traumafolgestörungen oder anderen psychischen Störungen als bedeutsame Quelle psychischen Leids anerkannt ist, werden systematisch ausgeschlossen. Damit wird für die Diagnosestellung in dieser Störungsgruppe eine vergleichsweise hohe Schwelle vorgegeben, welche über der Schwelle anderer psychischer Störungen liegt.

Kommentar

Klinische Implikationen: 1) Eine wichtige Implikation ergibt sich zunächst für die Anwendung der Diagnosekriterien auf Fälle im forensischen Kontext. So liegt der Fokus zwar auf den nicht einvernehmlichen sexuellen Handlungen, welche maßgeblich dafür sind, dass eine Diagnose einer „Paraphile[n] Störung(en)" Anwendung in forensischen Kontexten finden kann. Hierbei bleibt jedoch ungeklärt, in welchem Ausmaß die den Handlungen zugrunde liegenden sexuellen Muster „anhaltend, intensiv und atypisch" sein müssen.

2) Eine weitere wichtige Implikation ergibt sich für die Personen, welche sich in professionelle Hilfe aufgrund eines Leidensdrucks begeben, der primär aus intensiven affektiven Zuständen oder dysfunktionalen inneren Bewertungsprozessen heraus entsteht, beispielsweise intensiven Scham- oder Schuldgefühlen. Diese werden dezidiert ausgeklammert, obwohl sie bei anderen Störungen in der ICD-11 als maßgebliche Quelle für klinischen Leidensdruck anerkannt werden. Wie Patienten mit einem intensiven und klinisch bedeutsamen Leidensdruck aufgrund sexueller Gedanken, Fantasien oder dranghaften Bedürfnissen jedoch dennoch klassifikatorisch berücksichtigt werden können, bleibt in der ICD-11 offen.

19.3.1 „Exhibitionistische Störung" (6D30)

Der Kern der Störung, nämlich das Entblößen von Genitalien als Quelle sexueller Erregung entgegen dem Einvernehmen der fremden involvierten Person, bleibt auch in der ICD-11 erhalten. Die Überarbeitung der diagnostischen Kriterien für die „Exhibitionistische Störung" erfährt jedoch an relevanten Stellen Modifikationen, welche bestehende Restriktionen aufhebt, wie ein Herausstellen von Masturbation im Zuge der sexuellen Erregung oder dem bevorzugten Involvieren gegengeschlechtlicher fremder Personen, und damit mehr Variationen zulässt, wie sich die „Exhibitionistische Störung" manifestieren kann (vgl. Tab. 19.4 für eine detaillierte Aufschlüsselung).

Kommentar

Insgesamt umfasst die für die ICD-11 überarbeitete Diagnosebeschreibung der „Exhibitionistische[n] Störung" eine größere Breite an möglichen zugrunde liegenden Erlebensmustern und Verhaltensmustern, als die ursprüngliche ICD-10-Definition, während der Kern dieser „Paraphile[n] Störung(en)" hinsichtlich der sexuell erregenden Stimuli erhalten geblieben ist. Dennoch bestehen einerseits Inkonsistenzen zwischen der allgemeinen Definition „Paraphile Störungen" und der Übertragung dieser auf die spezifische

Störung. Dies umfasst insbesondere die Festlegung eines Kriteriums, ab wann von einer starken Beeinträchtigung der betroffenen Person gesprochen werden kann, da bei exhibitionistischem Handeln im Allgemeinen selten das Risiko eigener körperlicher Versehrtheit besteht, sofern nicht weitere forensische Risikofaktoren auftreten (McNally & Fremouw 2014). Andererseits werden in der Beschreibung Merkmalsbeschreibungen wie ein „anhaltendes, fokussiertes und intensives Muster" verwendet, ohne dass eine Referenzierung möglich ist, ab wann dieses Kriterium erfüllt ist. Angesichts der ebenfalls kritischen Meinungen, ob „Paraphile Störungen" überhaupt eine Berechtigung als Diagnose besitzen (für eine Übersicht über die Entstehungsgeschichte s. beispielsweise Krueger et al. 2017), kann davon ausgegangen werden, dass vor allem in Gutachtenkontexten Kontroversen über die Auslegung der Kriterien entstehen werden.

Tab. 19.4 Kriterien „Exhibitionistische Störung" in ICD-11 und ICD-10*

ICD-11	ICD-10	*Änderungen*
Essentielle (erforderliche) Kriterien		
Die exhibitionistische Störung ist durch ein anhaltendes, fokussiertes und intensives Muster sexueller Erregung gekennzeichnet, das sich in anhaltenden sexuellen Gedanken, Fantasien, dranghaften Bedürfnissen oder Verhaltensweisen äußert.	Die wiederkehrende oder anhaltende Neigung, *die eigenen Genitalien vor meist gegengeschlechtlichen Fremden in der Öffentlichkeit zu entblößen, ohne zu einem näheren Kontakt aufzufordern oder diesen zu wünschen.* Meist wird das Zeigen von sexueller Erregung begleitet und im Allgemeinen kommt es zu nachfolgender Masturbation.	*Im Gegensatz zur ICD-10-Definition wird in der ICD-11 die sexuelle Erregung in den Fokus gestellt und nicht durch den Zusatz „meist" abgeschwächt. Ebenfalls wird in der ICD-11 eine größere Breite an potenziellen Handlungen inkludiert, wie sich die sexuelle Erregung äußern kann, ohne dass ein enger Fokus beispielsweise auf Masturbation gelegt wird. Es wird in diesem Zusammenhang auch der Begriff* **Muster** *statt* **Neigung** *verwendet und öffnet damit auch den Raum für die herausgestellten Gedanken, Fantasien und dranghaften Bedürfnisse. Wie bereits bei der allgemeinen Definition erlaubt der Qualifier keine Referenzierung, welches Kriterium für* **anhaltend** *und* **intensiv** *anzusetzen ist.*

(Fortsetzung)

Tab. 19.4 (Fortsetzung)

ICD-11	ICD-10	Änderungen
[Die exhibitionistische Störung beinhaltet] die Entblößung der eigenen Genitalien vor einer ahnungslosen Person an einem öffentlichen Ort, in der Regel, ohne dass ein engerer Kontakt gewünscht oder beabsichtigt wird.	*Die wiederkehrende oder anhaltende Neigung, die eigenen Genitalien vor meist gegengeschlechtlichen Fremden in der Öffentlichkeit zu entblößen, ohne zu einem näheren Kontakt aufzufordern oder diesen zu wünschen.*	*Die überarbeitet ICD-11-Definition nimmt Abstand von der Hervorhebung der Gegengeschlechtlichkeit der anderen Person und wird damit dem Auftreten von Exhibitionistischen Störungen bei Menschen mit unterschiedlichen sexuellen Orientierungen gerecht. Trotz des Zugewinns an Breite in der überarbeiteten ICD-11-Version findet durch die Einschränkung „an einem öffentlichen Ort" ein Ausschluss anderer denkbarer Szenarien statt, in denen sich eine exhibitionistische Störung ausdrücken kann (z. B. online). Darüber hinaus muss auch berücksichtigt werden, dass dezidiert der Fokus auf der Entblößung von Genitalien liegt. Wie Fälle einzuordnen sind, bei denen es zu einer Entblößung sekundärer Geschlechtsmerkmale kommt, die auch die anderen Kriterien erfüllen, wird offengelassen.*

Ergänzende Kriterien in der deutschsprachigen ICD-11

ICD-11	ICD-10	Änderungen
Damit eine exhibitionistische Störung diagnostiziert werden kann, muss die betreffende Person diese Gedanken, Fantasien oder dranghaften Bedürfnisse ausgelebt haben oder darunter stark leiden.	-	*In der deutschsprachigen Version der ICD-11 werden, analog zur allgemeinen Definition Paraphiler Störungen, einerseits das Ausführen von Handlungen und andererseits das Vorliegen einer Beeinträchtigung als notwendig herausgestellt. Im Gegensatz zur allgemeinen Definition wird jedoch nicht das Ausmaß der Stärke der Beeinträchtigung spezifiziert, beispielsweise in Form von Verletzung oder drohendem Tod der eigenen Person.*

(Fortsetzung)

Tab. 19.4 (Fortsetzung)

ICD-11	ICD-10	*Änderungen*
Die exhibitionistische Störung schließt ausdrücklich einvernehmliche exhibitionistische Verhaltensweisen aus, die mit dem Einverständnis der betroffenen Person(en) erfolgen, sowie gesellschaftlich sanktionierte Formen des Exhibitionismus.	-	*Im Gegensatz zur allgemeinen Definition wird für die Diagnosestellung nicht die fehlende Einwilligung der anderen Person als Einschlusskriterium definiert, sondern die Einvernehmlichkeit der Handlung als Ausschlusskriterium. Es werden keine Beispiele für gesellschaftlich sanktionierte Handlungen genannt, hierzu können jedoch mutmaßlich Handlungen, wie das Besuchen eines FKK-Strands, gezählt werden.*

* **Hinweis:** Um die Gegenüberstellung der Kriterien von ICD-10 und ICD-11 zu erleichtern, wurden bei einem ICD-10 Qualifier, welcher zwei unterschiedlichen ICD-11-Kriterien gegenübergestellt werden kann, der jeweils nicht relevante Aspekt kursiv geschrieben

19.3.2 „Voyeuristische Störung" (6D31)

Im Fokus der „Voyeuristische[n] Störung" steht auch weiterhin die sexuelle Erregung im Zusammenhang mit dem Beobachten fremder Menschen bei sexuellen oder intimen Aktivitäten ohne deren Wissen beziehungsweise Einverständnis. Wie bereits für die „Exhibitionistische Störung" im vorangehenden Unterkapitel dient die folgende Tab. 19.5 der vergleichenden Gegenüberstellung der Diagnosekriterien in der ICD-10 und der ICD-11. Mit Ausnahme der spezifischen Qualität der Reize, welche zu einer sexuellen Erregung führen, verhalten sich die „Qualifier" analog zur „Exhibitionistische Störung".

> **Kommentar**
> Aufgrund des analogen Aufbaus der „Qualifier" zwischen „Exhibitionistische Störung" und „Voyeuristische(n) Störung", fällt auch die Einordnung der Neuerungen identisch aus (s. o.).

19.3.3 „Pädophile Störung" (6D32)

Die „Pädophile Störung" beschreibt ein sexuelles Interesse an vorpubertären Kindern. Auch die Diagnosekriterien der „Pädophile[n] Störung" folgen in ihrem Aufbau der gleichen Systematik wie die „Exhibitionistische Störung" und die „Voyeuristische Störung". Tabelle 19.6 zeigt die systematische Gegenüberstellung der aktuellen Diagnosekriterien in der ICD-11 im Vergleich zur bisherigen ICD-10.

Tab. 19.5 Kriterien „Voyeuristische Störung" in ICD-11 und ICD-10*

ICD-11	ICD-10	Änderungen
Die voyouristische Störung ist durch ein anhaltendes, fokussiertes und intensives Muster sexueller Erregung gekennzeichnet, das sich in anhaltenden sexuellen Gedanken, Fantasien, dranghaften Bedürfnissen oder Verhaltensweisen äußert.	Wiederkehrender oder anhaltender Drang, *anderen Menschen bei sexuellen Aktivitäten oder intimen Tätigkeiten, z. B. Entkleiden, zuzusehen ohne Wissen der beobachteten Person.*	*Während in der ICD-10 beim Exhibitionismus für den Voyeurismus der Begriff* **Drang** *Anwendung fand, hat in der ICD-11 eine Harmonisierung der Qualifier zwischen den Paraphilen Störungen stattgefunden und es wird nun konsistent ein Muster sexueller Erregung hinter dem Verhalten spezifiziert.*
Die sexuelle Erregung schließt Stimuli ein, wie beispielsweise das Beobachten einer ahnungslosen Person, die nackt ist, sich gerade entkleidet oder sexuelle Handlungen vornimmt.	*Wiederkehrender oder anhaltender Drang,* anderen Menschen bei sexuellen Aktivitäten oder intimen Tätigkeiten, z. B. Entkleiden, zuzusehen ohne Wissen der beobachteten Person.	*Der Kern der voyeuristischen Störung zwischen in der ICD-10 und ICD-11 hinsichtlich der Qualität der Reize beziehungsweise Handlungen, welche dem Muster sexueller Erregung zugrunde liegen, ist gleichgeblieben.*
Die betreffende Person muss diese Gedanken, Fantasien oder dranghaften Bedürfnisse ausgelebt haben oder durch sie stark beeinträchtigt sein.	Zumeist führt dies beim Beobachtenden zu sexueller Erregung und Masturbation.	*Wie auch bei der Exhibitionistischen Störung wird das Ausleben des Musters sexueller Erregung für die Diagnosestellung gefordert, ebenso wie -alternativ- die starke Beeinträchtigung der Person. Im Gegensatz zur allgemeinen Definition Paraphiler Störungen wird auch hier nicht spezifiziert, ab welchem Grad der Beeinträchtigung der betreffenden Person die Schwelle zur Störungswertigkeit überschritten wird.*
Die voyeuristische Störung schließt ausdrücklich einvernehmliche voyeuristische Verhaltensweisen aus, die mit dem Einverständnis der beobachteten Person(en) erfolgen.	-	*Ebenfalls analog zur exhibitionistischen Störung wird in der deutschsprachigen Version der ICD-11 der Ausschluss solcher Handlungen, die einvernehmlich erfolgen, deziiert hervorgehoben.*

* **Hinweis:** Um die Gegenüberstellung der Kriterien von ICD-10 und ICD-11 zu erleichtern, wurden bei einem ICD-10 Qualifier, welcher zwei unterschiedlichen ICD-11-Kriterien gegenübergestellt werden kann, der jeweils nicht relevante Aspekt kursiv geschrieben

Tab. 19.6 Kriterien „Pädophile Störung" in ICD-11 und ICD-10*

ICD-11	ICD-10	Änderungen
Eine pädophile Störung ist durch ein anhaltendes, konzentriertes und intensives Muster sexueller Erregung gekennzeichnet, das sich in anhaltenden sexuellen Gedanken, Phantasien, dranghaften Bedürfnissen oder Verhaltensweisen äußert.	Sexuelle Präferenz für Kinder, Jungen oder Mädchen oder Kinder beiderlei Geschlechts, die sich meist in der Vorpubertät oder in einem frühen Stadium der Pubertät befinden.	Auch für die Pädophile Störung wurde in der ICD-11 eine Harmonisierung mit den anderen Störungsbildern durchgeführt, welche insbesondere bei dieser Störung dazu führt, dass erstmalig überhaupt eine zugrundliegende sexuelle Erregung –hier konsistent mit den anderen Paraphilen Störungen– spezifiziert wird. So wurde bislang lediglich eine sexuelle Präferenz definiert.
Eine pädophile Störung bezieht sich auf vorpubertäre Kinder.	Sexuelle Präferenz für Kinder, Jungen oder Mädchen oder Kinder der beiderlei Geschlechts, die sich meist in der Vorpubertät oder in einem frühen Stadium der Pubertät befinden.	Der Kern dieser Paraphilen Störung wurde ebenfalls beibehalten. Der aktuelle Qualifier schließt jedoch die frühe Phase (Hebephilie) der Pubertät nicht mehr mit ein; das bedeutet, dass die Gruppe der fremden Personen tendenziell jünger sein muss als bisher; was sich auf die Störungsprävalenzen auswirken wird, da sexuelle Interessen an vorpubertären Kindern deutlich seltener sind als an Peripubertären (z. B. Bártová et al., 2021).
Die betreffende Person muss diese Gedanken, Phantasien oder dranghaften Bedürfnisse ausgelebt haben oder durch sie stark belastet sein.	-	Wie bei den anderen Paraphilen Störungen wird auch bei der Pädophilen Störung das Ausleben der Handlung oder die eigene Belastung der betreffenden Person als notwendiges Kriterium expliziert. Problematisch aus forensischer Perspektive ist die schwierige Abgrenzung von (speziell wiederholtem) sexuellen Kindesmissbrauch und des diagnostisch notwendigen Vorliegens eines anhaltenden und intensiven Erregungsmusters im Sinne einer Pädophilen Störung, was eine Gefahr der Psychopathologisierung von nicht-paraphilem sexuellen Kindesmissbrauch birgt (die Mehrzahl sexueller Kindesmissbraucher weist keine Pädophile Präferenz im engeren Sinne auf; z. B. Schmidt et al. 2013).
Diese Diagnose gilt nicht für sexuelles Verhalten unter prä- oder postpubertären Kindern mit Gleichaltrigen, die dem Alter nach ähnlich sind.	-	Bei allen Paraphilen Störungen in der deutschsprachigen Version der ICD-11 wird das Ausschlusskriterium expliziert.

* **Hinweis:** Um die Gegenüberstellung der Kriterien von ICD-10 und ICD-11 zu erleichtern, wurden bei einem ICD-10 Qualifier, welcher zwei unterschiedlichen ICD-11-Kriterien gegenübergestellt werden kann, der jeweils nicht relevante Aspekt kursiv geschrieben

Kommentar

Auch für die „Pädophile Störung" gelten dieselben Anmerkungen zu den Neuerungen, wie bereits für die „Exhibitionistische Störung" expliziert (s. o.). Beachtenswert ist die konservativere und klinisch trennschärfere Formulierung in Bezug auf die physischen Reifegrade der sexuellen Präferenzobjekte (präpubertäre Kinder), die im Einklang mit der internationalen Forschung und den diagnostischen Kriterien der „Pädophilen Störung" im DSM-5 steht.

19.3.4 „Sexuell-sadistische Störung unter Ausübung von Zwang" (6D33)

Mit dem Ausschluss des „Sadomasochismus" (ICD-10: F65.5) als störungswertige Diagnose in der ICD-11, trägt die ICD-11 einer bereits lang andauernden Debatte Rechnung, dass ein bedeutsamer Anteil an Menschen in der Allgemeinbevölkerung sadomasochistische Handlungen praktiziert, ohne dass diese klinische Bedeutung besitzen (Brown et al. 2020; De Neef et al. 2019), und damit die Inklusion dieser Diagnose in ein Klassifikationssystem zu einer systematischen Diskriminierung der entsprechenden Personen beiträgt. Gleichermaßen ist die „Sexuell-sadistische Störung unter Ausübung von Zwang" häufig im forensischen Kontext zu finden und steht hier sogar nicht selten im Zusammenhang mit schwersten Verbrechen (für ausführliche Informationen s. Krueger et al. 2017; Mokros et al. 2019). Mit der Einführung der Diagnose „Sexuell-sadistische Störung unter Ausübung von Zwang" beschreibt die ICD-11 ein Störungsbild, bei dem einer nicht einwilligenden Person körperlicher oder psychischer Schaden zugefügt wird (Tab. 19.7).

Kommentar

Mit der Einführung dieser neuen Diagnose und der Streichung des „Sadomasochismus" schlägt die ICD-11 eine wichtige und überfällige Richtungsänderung hinsichtlich der Beurteilung der fehlenden Störungswertigkeit von sadomasochistischen Sexualpraktiken ein. Dies ist ebenfalls konsistent mit der Hervorhebung der Nicht-Einvernehmlichkeit von Handlungen als ein wichtiges Kriterium für die Diagnose „Paraphile Störung(en)". Damit versucht die ICD-11 einen Spagat zwischen der generellen Selbstbestimmung des Menschen hinsichtlich der konsensuellen Ausgestaltung seiner Sexualität und dem in forensischen Kontexten relevanten Phänomen nicht konsensueller sadistischer und zwangsausübender sexueller Interessen (die jedoch auf der diagnostisch notwendigen Ebene von Gedanken, dranghaften Bedürfnissen und Fantasien nur schwer zu differenzieren sind bei fehlender Auskunftsbereitschaft Betroffener).

Tab. 19.7 Kriterien „Sexuell-sadistische Störung unter Ausübung von Zwang" in ICD-11 und ICD-10*

ICD-11	ICD-10	Änderungen
Die „Sexuell-sadistische Störung unter Ausübung von Zwang" ist durch ein anhaltendes, konzentriertes und intensives Muster sexueller Erregung gekennzeichnet, das sich in anhaltenden sexuellen Gedanken, Fantasien, dranghaften Bedürfnissen oder Verhaltensweisen äußert.	–	*Der Aufbau der diagnostischen Kriterien folgt der gleichen Systematik wie die der übrigen spezifischen paraphilen Störungen.*
Die „Sexuell-sadistische Störung unter Ausübung von Zwang" ist mit der Zufügung körperlichen oder psychischen Leids an einer nicht einwilligenden Person verbunden.	(Es werden sexuelle Aktivitäten mit Zufügung von Schmerzen, Erniedrigung oder Fesseln bevorzugt. Wenn die betroffene Person diese Art der Stimulation erleidet, handelt es sich um Masochismus; wenn sie sie jemand anderem zufügt um Sadismus. Oft empfindet die betroffene Person sowohl bei masochistischen als auch sadistischen Aktivitäten sexuelle Erregung).	*Die Kontrastierung der ehemaligen ICD-10-Diagnose „Sadomasochismus"-verdeutlicht gut sichtbar die Veränderung in der Beurteilung der Störungswertigkeit und die Beschränkung auf Zwangsausübung im Rahmen nicht einvernehmlicher Handlungen. Problematisch aus forensischer Perspektive ist die schwierige Abgrenzung von bei sexueller Nötigung und Vergewaltigung beobachtbarer Zwangsausübung und des diagnostisch notwendigen Vorliegens eines anhaltenden und intensiven Erregungsmusters, das hierauf beruht (vgl. die Diskussion bei Knight 2010; Quinsey 2010; Thornton 2010). Hier droht ähnlich wie bei der Pädophilie und sexuellem Kindesmissbrauch die Gefahr der Psychopathologisierung von nicht-paraphilen Vergewaltigungshandlungen.*
Die betreffende Person muss diese Gedanken, Fantasien oder dranghaften Bedürfnisse ausgelebt haben oder durch sie stark beeinträchtigt sein.		*Dieses Kriterium ist deckungsgleich mit demjenigen der anderen spezifischen paraphilen Störungen mit dem gleichen damit verbundenen Problem, wie der Beeinträchtigungsschweregrad festzustellen ist egosyntonen paraphilen Präferenzen.*
Die „Sexuell-sadistische Störung unter Ausübung von Zwang" schließt einvernehmlichen sexuellen Sadismus und Masochismus ausdrücklich aus.	–	*Bei allen „Paraphilen Störungen" in der deutschsprachigen Version der ICD-11 wird das Ausschlusskriterium expliziert.*

* **Hinweis:** Bei der für die ICD-10 aufgeführten Vergleichsdiagnose handelt es sich um das Störungsbild „Sadomasochismus" (F65.5), welches an sich gestrichen und durch die Diagnose „Sexuell-sadistische Störung unter Ausübung von Zwang" ersetzt wurde. Die Aufführung dieser Diagnose dient ausschließlich der Illustration der bisherigen Sichtweise auf sadistische sexuelle Handlungen.

19.3.5 „Frotteuristische Störung" (6D34)

Aufgrund ihrer klinischen Bedeutung wird die „Frotteuristische Störung", welche im Kern durch ein sexuelles Erregungsmuster im Zusammenhang mit dem Berühren oder Reiben an einer nicht einwilligenden Person gekennzeichnet ist, zukünftig in der ICD-11 als eigenständige Diagnose geführt. Sie ist damit nicht länger Teil von „Sonstige Störungen der Sexualpräferenz" (F65.8) der ICD-10, sondern erhält eine eigenständige Ordnungsziffer und eigenständige „Qualifier". Die Diagnosekriterien (Tab. 19.8) folgen dabei ebenso dem in dieser Störungsgruppe einheitlichen Aufbau.

Kommentar
Mit der Einführung „Frotteuristische Störung" trägt die ICD-11 nicht nur ihrer klinischen Bedeutung Rechnung. Durch die Erweiterung um das „Berühren" anderer nicht einwilligender Personen wird explizit ein Verhalten inkludiert, welches als Delikt häufig auftritt, jedoch bislang noch keinen Einzug in die Klassifikationssysteme gefunden hat (Clark et al. 2016). Welche Bedeutung diese Erweiterung für die forensische Psychiatrie und Psychotherapie besitzt, werden systematische wissenschaftliche Arbeiten zur Verwendung dieser Diagnose zeigen.

19.3.6 „Sonstige paraphile Störung mit nicht einwilligenden Individuen" (6D35)

Die hier definierte Störung markiert eine Ausschlusskategorie für alle übrigen sexuellen Erregungsmuster, welche 1) sich auf andere Stimuli beziehen als diejenigen, die als eine „Sexuell-sadistische Störung unter Ausübung von Zwang", eine „Pädophile Störung", eine „Voyeuristische Störung", eine „Exhibitionistische Störung" oder eine „Frotteuristische Störung" kodiert werden können, und 2) dieselben Kriterien erfüllen, die auch für die anderen spezifischen paraphilen Störungen definiert sind. Tabelle 19.9 zeigt übersichtlich die definierten Diagnosekriterien. Diese neue Diagnose greift damit ein Element aus den bisherigen heterogenen „Sonstige[n] Störungen der Sexualpräferenz" (F65.8) der ICD-10 heraus, welches bislang nur als Beispiel rudimentär Erwähnung findet, und ergänzt dieses um vollwertige „Qualifier", welche auch für diese Kategorie sonstiger Störungen ein einheitliches Diagnoseschema bereithält.

Tab. 19.8 Kriterien „Frotteuristische Störung" in ICD-11 und ICD-10*

ICD-11	ICD-10	Änderungen
Die „Frotteuristische Störung" ist durch ein anhaltendes, konzentriertes und intensives Muster sexueller Erregung gekennzeichnet, das sich in anhaltenden sexuellen Gedanken, Fantasien, dranghaften Bedürfnissen oder Verhaltensweisen äußert.	„Sonstige Störungen der Sexualpräferenz" (F65.8): Hier sind eine Vielzahl anderer sexueller Präferenzen und Aktivitäten zu klassifizieren wie ~~obszöne~~ **Telefonanrufe, Pressen des eigenen Körpers an andere Menschen zur sexuellen Stimulation in Menschenansammlungen,** ~~sexuelle Handlungen an Tieren, Strangulieren und Nutzung der Anoxie zur Steigerung der sexuellen Erregung.~~	Die Einführung der „Frotteuristische Störung" als eigenständige Diagnose folgt der Systematik anderer eigenständiger Paraphiler Störungen in dieser Störungsgruppe, so auch im Hinblick auf die Spezifizierung eines zugrundliegenden Musters sexueller Erregung, welches das Verhalten antreibt.
Die „Frotteuristische Störung" beinhaltet das Berühren von oder Sich-Reiben an einer nicht einwilligenden Person.		Der spezifische Kern der sexuellen Reize/Handlungen, welche die „Frotteuristische Störung" ausmacht, unterscheidet sich von der bisherigen ICD-10-Diagnose in zwei Punkten. Zum einen wurde das Berühren nicht einwilligender Personen ergänzend zum Sich-Reiben mit aufgenommen, zum anderen wurde auf den Zusatz verzichtet, dass die Stimulation in Menschenansammlungen gesucht wird. Auch wenn das in der ICD-10 gewählte Beispiel innerhalb der sonstigen Störungen der Sexualpräferenz exemplarisch aufzeigt, welche Verhaltensweisen in dieser Sammelkategorie subsumiert werden können, wird in der ICD-11 die Breite der zu klassifizierenden Verhaltensweisen ausgeweitet.
Die betreffende Person muss diese Gedanken, Fantasien oder dranghaften Bedürfnisse ausgelebt haben oder durch sie stark beeinträchtigt sein.		Der hier gewählte „Qualifier" wird analog auch bei den anderen spezifischen paraphilen Störungen verwendet und sorgt für eine Vereinheitlichung zwischen den Diagnosen mit den gleichen dort genannten Problemen der unklaren Schweregradbestimmung und der Gefahr der Psychopathologisierung (potenziell kriminellen) Verhaltens.
Die „Frotteuristische Störung" schließt ausdrücklich einvernehmliche Berührungen oder Reibungen aus, die mit dem Einverständnis der betroffenen Person oder Personen erfolgen.		Wie bei „Exhibitionistische Störung", „Voyeuristische Störung" und „Pädophile Störung", wird auch bei „Frotteuristische Störung" in der deutschsprachigen Version ein zusätzlicher „Qualifier" für den dezidierten Ausschluss einvernehmlichen Verhaltens definiert.

* **Hinweis:** Aus der Definition „Sonstige Störungen der Sexualpräferenz" der ICD-10 (F65.8) wurde durch Streichung bzw. Hervorhebung der Teil der Definition kenntlich gemacht, welcher aktuell in der ICD-11 in der neuen Diagnose subsumiert ist

Tab. 19.9 Kriterien „Sonstige paraphile Störung mit nicht einwilligenden Individuen" in ICD-11 und ICD-10*

ICD-11	ICD-10	Änderungen
Der Schwerpunkt des Erregungsmusters liegt auf anderen Personen, die nicht willens oder in der Lage sind, ihre Zustimmung zu erteilen, das aber nicht spezifisch in einer der anderen genannten Kategorien paraphiler Störungen beschrieben wird (z. B. Erregungsmuster, die Leichen oder Tiere betreffen).	„Sonstige Störungen der Sexualpräferenz" (F65.8): Hier sind eine Vielzahl anderer sexueller Präferenzen und Aktivitäten zu klassifizieren, wie *obszöne Telefonanrufe,* ~~Pressen des eigenen Körpers an andere Menschen zur sexuellen Stimulation in Menschenansammlungen, sexuelle Handlungen an Tieren, Strangulieren und Nutzung der Anoxie zur Steigerung der sexuellen Erregung.~~	*Dieser „Qualifier" folgt der in dieser Störungsgruppe üblichen Systematik, dass auch den sonstigen paraphilen Störungen ein Muster sexueller Erregung zugrunde liegen muss.*
Eine „Sonstige paraphile Störung mit nicht einwilligenden Individuen" erfüllt nicht die diagnostischen Anforderungen einer der anderen genannten Kategorien paraphiler Störungen.		*In der Definition des Schwerpunkts des Erregungsmusters wird die Bedeutung als Sammelkategorie deutlich. Die Diagnose schließt dabei auch sowohl verstorbene Menschen (Nekrophilie) als auch Tiere (Zoophilie, man beachte hier, dass Tiere dem ICD-11-Text nach als Personen gelten müssen) mit ein sowie auch den neu diskutierten Bereich schlafender Personen (Somnophilie; Deehan & Bartels 2021).*
Eine sonstige paraphile Störung ohne Einwilligung einer anderen Person erfüllt nicht die diagnostischen Anforderungen einer einer der anderen genannten Kategorien paraphiler Störungen.		*Im Fokus der Diagnose stehen sämtliche anderen Formen von paraphilen Störungen, bei denen sexuelle Handlungen an oder mit anderen Personen vollzogen werden, ohne dass eine Einwilligung dieser vorliegt oder vorliegen kann (im Fall von Tieren). Dieser „Qualifier" dient dazu, dass vor der Vergabe dieser Diagnose eine Überprüfung zu erfolgen hat, ob eine der anderen in dieser Störungsgruppe kodierten spezifischen paraphilen Störungen besser passen könnte und zu bevorzugen wäre.*

(Fortsetzung)

Tab. 19.9 (Fortsetzung)

ICD-11	ICD-10	*Änderungen*
Die betreffende Person muss diese Gedanken, Fantasien oder dranghaften Bedürfnisse ausgelebt haben oder durch sie stark beeinträchtigt sein.		*Das bereits aus den spezifischen paraphilen Störungen bekannte Kriterium, dass eine Handlung ausgeführt werden musste oder eine starke Beeinträchtigung der betreffenden Person vorliegen muss, damit eine Diagnose vergeben werden kann, wurde auch analog für die sonstigen paraphilen Störungen ohne Einwilligung gewählt.*
Die Störung schließt ausdrücklich sexuelle Verhaltensweisen aus, die mit dem Einverständnis der betroffenen Person(en) erfolgen, vorausgesetzt, diese sind in der Lage, ihr Einverständnis zu geben.		*Wie bei den anderen spezifischen paraphilen Störungen werden in der deutschsprachigen ICD-11 dezidiert sexuelle Verhaltensweisen ausgeschlossen, die mit dem Einverständnis der betroffenen Person(en) erfolgen, vorausgesetzt, diese sind in der Lage, ihr Einverständnis zu geben.*

* **Hinweis:** Aus der Definition „Sonstige Störung der Sexualpräferenz" der ICD-10 (F65.8) wurde durch Streichung bzw. Hervorhebung der Teil der Definition kenntlich gemacht, welcher aktuell in ICD-11 in der neuen Diagnose subsumiert ist

Kommentar

Auch für die „Sonstige paraphile Störung mit nicht einwilligenden Individuen" gelten dieselben Anmerkungen zu den Neuerungen, wie bereits für die „Exhibitionistische Störung" expliziert (s. o.), wobei der ausschließliche Bezug auf Personen im Text bei dezidierter Nennung von Zoophilie inkonsistent ist.

19.3.7 „Paraphile Störung, die Verhaltensweisen als Einzelperson oder mit einwilligenden Personen beinhaltet" (6D36)

Mit der Einführung dieser Diagnosekategorie trägt die ICD-11 dem Umstand Rechnung, dass eines der Hauptmerkmale „Paraphile[r] Störungen" zwar die fehlende Einwilligung anderer Personen und die in diesem Zusammenhang häufig auftretenden Konflikte mit Recht und Gesetz sind, dass es aber eben auch solche sexuellen Handlungen gibt, die alleine vollzogen werden oder die mit einem Sexualpartner ausgelebt werden, die aber dennoch massive schädliche Konsequenzen für die Personen haben können, die diese Handlungen ausführen. Zu entspre-

Tab. 19.10 Kriterien „Paraphile Störung, die Verhaltensweisen als Einzelperson oder mit einwilligenden Personen beinhaltet" in ICD-11 und ICD-10*

ICD-11	ICD-10	Änderungen
Die *„Paraphile Störung, die Verhaltensweisen als Einzelperson oder mit einwilligenden Personen beinhaltet"* ist durch ein anhaltendes, konzentriertes und intensives Muster sexueller Erregung gekennzeichnet, das sich in anhaltenden sexuellen Gedanken, Fantasien, dranghaften Bedürfnissen oder Verhaltensweisen äußert.	„Sonstige Störungen der Sexualpräferenz" (F65.8): Hier sind eine Vielzahl anderer sexueller Präferenzen und Aktivitäten zu klassifizieren, wie ~~obszöne Telefonanrufe, Pressen des eigenen Körpers an andere Menschen zur sexuellen Stimulation in Menschenansammlungen, sexuelle Handlungen an Tieren,~~ *Strangulieren und Nutzung der Anoxie zur Steigerung der sexuellen Erregung.*	*Bei diesem „Qualifier" folgt die neue Diagnose der generellen Systematik innerhalb dieser Störungsgruppe.*
Die *„Paraphile Störung, die Verhaltensweisen als Einzelperson oder mit einwilligenden Personen beinhaltet"* bezieht einwilligungsfähige Erwachsene oder Einzelverhalten ein.		*In diesem Kriterium unterscheidet sich diese Diagnose von allen anderen paraphilen Störungen in der Störungsgruppe. Sie ist daher dann zu wählen, wenn trotz allein durchgeführter Handlungen oder der Einwilligung einer anderen Person eine Störungswertigkeit des Musters sexueller Erregung vorliegt, welche mittels des folgenden „Qualifier" expliziert wird.*
Eines der beiden folgenden Elemente muss vorhanden sein: 1) die Person ist durch die Art des Erregungsmusters stark beeinträchtigt und die Beeinträchtigung ist nicht einfach eine Folge der Ablehnung oder der befürchteten Ablehnung des Erregungsmusters durch andere; oder. 2) die Art des paraphilen Verhaltens birgt ein erhebliches Verletzungs- oder Todesrisiko für die Person (beispielsweise autoerotischer Lustgewinn durch drohende Erstickung [Asphyxophilie]) Person oder den Partner (beispielsweise einvernehmlicher Sadismus, welcher in schweren Verletzungen resultiert, die medizinische Aufmerksamkeit erfordern).		*Mittels dieses „Qualifier" wird das Ausmaß der Schäden für die eigene Person oder den Partner analog zur allgemeinen Definition „Paraphile Störungen" (s. o.) spezifiziert. Hierbei wird erneut das Ausmaß des Schadens deutlich, der drohen oder vorliegen muss, damit es überhaupt zu einer Diagnosevergabe kommen kann. Die gesetzte Schwelle ist dabei vergleichsweise hoch angesetzt, es bleibt aber im Kern unspezifisch, welcher Schweregrad bei medizinischer Aufmerksamkeit gefordert ist. So verbleibt es fraglich wie Diagnostizierende in Fällen konsensueller masochistischer Praktiken, die zu nicht lebensbedrohlichen, aber medizinisch zu versorgenden Verletzungen führen können, entscheiden werden (vgl. auch Pinsen 2019).*

(Fortsetzung)

Tab. 19.10 (Fortsetzung)

ICD-11	ICD-10	*Änderungen*
Wenn die Diagnose auf der Grundlage vergeben wird, dass ein bedeutsames Risiko für Verletzungen oder Tod besteht, sollte dieses Risiko direkt und unmittelbar mit dem paraphilen Verhalten in Verbindung stehen. Beispielsweise ist ein vermutetes Risiko einer erhöhten Exposition mit sexuell übertragbaren Infektionen keine hinreichende Basis dafür, um die Diagnose zu stellen.		*Dieser „Qualifier" ist nicht Teil der deutschsprachigen Version der ICD-11 und dient in der englischsprachigen Version dazu, den direkten und unmittelbaren Bezug der Schäden im Zusammenhang mit den Handlungen herauszustellen und so mögliche diagnostische Interpretationsspielräume zu schließen.*

* **Hinweis:** Aus der Definition der „Sonstige Störungen der Sexualpräferenz" der ICD-10 (F65.8) wurde durch Streichung bzw. Hervorhebung der Teil der Definition kenntlich gemacht, welcher aktuell in der ICD-11 in der neuen Diagnose subsumiert ist

chenden Handlungen, welche mit einem erheblichen Verletzungs- oder Todesrisiko einhergehen, zählen beispielsweise der autoerotische Lustgewinn durch drohende Erstickung (Asphyxophilie) oder ebenfalls sadomasochistische Praktiken, welche teils mit schweren körperlichen Schäden einhergehen können. Diese wurden bislang zu den „Sonstigen Störungen der Sexualpräferenz" (F65.8) in der ICD-10 geführt und haben damit keine weitere Spezifizierung hinsichtlich anzulegender „Qualifier" erfahren. Tabelle 19.10 zeigt eine Übersicht über die Diagnosekriterien dieses neu aufgenommenen Störungsbilds.

Kommentar
Die Einführung dieser neuen Diagnosekategorie ermöglicht erstmals die differenzierte Beurteilung störungswertiger autoerotischer oder einvernehmlicher sexueller Praktiken. Um eine Stigmatisierung einvernehmlicher Sexualpraktiken zu unterbinden, ist mit der gewählten hohen Schwelle der drohenden erheblichen körperlichen Schäden oder dem drohenden Tod eine wichtige Einschränkung vorgenommen worden. Warum der subjektive Leidensdruck – wie bei anderen Störungsbildern in der ICD-11 – allein jedoch nicht ausreichend für die Diagnostik dieser Störung ist, erscheint auf den ersten Blick verwunderlich. Hierfür ist zu berücksichtigen, dass es zwar massiv schambesetzte sexuelle Interessen einer Person geben kann, hieraus aber nicht notwendigerweise eine Störungswertigkeit des sexuellen Interesses vorliegen muss, solang es nicht tatsächlich drohenden erheblichen Schaden für die einvernehmlich involvierten Personen hervorrufen kann. Wie der hieraus resultierende Leidensdruck, welcher durchaus klinisch bedeutsam sein kann, anderweitig kodiert werden kann, wird in der ICD-11 bislang offengelassen. Auf der anderen Seite wird an dieser Störung wiederum deutlich, wie problematisch schwere Verletzungsrisiken als psychi-

sches Störungskriterium zu sehen sind, da andere Arten körperlich riskanter Vergnügungs- und Stimulierungssuche, wie z. B. Extremsportarten oder Motorradfahren aufgrund der gleichen Kriterien nicht als psychische Störungen diskutiert werden (Moser 2018). Darüber hinaus besteht hier die Gefahr, dass diese Kategorie doch genutzt wird, um heftigere Spielarten konsensuellen Sadomasochismus zu psychopathologisieren (Keeley et al. 2021).

19.3.8 „Paraphile Störung, nicht näher bezeichnet" (6D3Z)

Wie in den anderen Kapiteln der ICD-11 enthält auch das Kapitel „Paraphile Störungen" eine nicht näher bezeichnete Restkategorie. Für diese sind keine spezifischen „Qualifier" definiert, sodass davon ausgegangen werden kann, dass diese Kategorie mutmaßlich sehr selten in der klinischen Praxis Einsatz finden wird und von ihrem Gebrauch abzuraten ist.

19.4   Abschließende Bewertung und Ausblick

Die Entfernung von in der Allgemeinbevölkerung prävalenten vormals paraphilen sexuellen Interessen („Sadomasochismus", „Fetischismus"; Bártová et al. 2021; Joyal & Carpentier 2017) und anderer sexueller Neigungen („Fetischistischer Transvestitismus") aus der ICD-10, deren klinische Bedeutsamkeit fraglich ist, kann als großer Fortschritt im Bereich von empirisch weniger häufig vorkommender, atypischer sexueller Interessen betrachtet werden. Dies dürfte zu einer Entstigmatisierung dieser Erlebens- und Verhaltensweisen vor allem in professionellen Kontexten beitragen und geht einher mit der Pluralisierung und Vielschichtigkeit sich gesellschaftlich wandelnder konsensuell ausgelebter Sexualität, die auch immer wieder zu Veränderungen im Bereich der als Störungen der Sexualpräferenz erachteten Phänomene beiträgt. Hier hat es mit der Fassung „Paraphile Störungen" in der ICD-11 eine deutliche Verschiebung von paraphilen sexuellen Neigungen zur Vielfalt von normophilen sexuellen Interessen gegeben (Moser & Kleinplatz 2020). Ebenso ist die systematische Vereinheitlichung der diagnostischen „Qualifier" (intensives Muster sexueller Erregung, dass nicht-konsensuell sexuell ausgelebt oder zu klinisch bedeutsamen Leidensdruck bei den Betroffenen führt) innerhalb der Störungsgruppe der „Paraphile[n] Störungen" begrüßenswert.

Demgegenüber scheinen jedoch vor allem zwei Veränderungen problematisch, die zu konzeptuellen Folgeproblemen führen (dürften). Hierzu zählt einerseits die starke Verschiebung des klinischen Fokus auf forensisch relevante sexuelle Verhaltensweisen, die die Gefahr der Psychopathologisierung von kriminellen Handlungen bergen, sofern die geforderten diagnostisch notwendigen allgemeinen Kriterien, des Vorhandenseins eines intensiven und anhaltenden Erregungsmusters auch außerhalb des inkriminierten Verhaltens nicht konsequent berücksichtigt werden. Ähnliches deutet sich in ersten Studien an, die zeigen, dass anhand der

ICD-11-Kriterien der „Paraphile[n] Störungen" nach wie vor nicht psychopathologische (und aus der ICD-11 entfernte vormals paraphile) Erlebens- und Verhaltensweisen in Gefahr sind, von Diagnostizierenden überpathologisiert zu werden
(Keeley et al. 2021)[1]. Hiermit verbunden ist auf übergeordneter konzeptueller
Ebene andererseits das Problem, inwiefern die übrig gebliebenen „Paraphile[n]
Störungen" auch in ihrer neuen Fassung in der ICD-11 mit dem allgemeinen psychischen Störungsbegriff kompatibel sind, der die Grenze zwischen irgendwie ge-
arteter Auffälligkeit oder sozialer Andersartigkeit und psychischen Störungen fest-
legt.

Kompatibilität mit dem psychischen Störungsbegriff
Da der psychische Störungsbegriff im DSM-5 trennschärfer definiert ist als in der
ICD-11, andererseits jedoch die „Paraphile[n] Störungen" komplett übertragbar
sein sollen, lohnt es sich, einen vertieften Blick in die detaillierte DSM-5-Defini-
tion „Psychische Störung" zu werfen:

> „Eine psychische Störung ist als Syndrom definiert, welches durch klinisch bedeutsame
> Störungen in den Kognitionen, der Emotionsregulation oder des Verhaltens einer Person
> charakterisiert ist. Diese Störungen sind Ausdruck von dysfunktionalen psychologischen,
> biologischen oder entwicklungsbezogenen Prozessen, die psychischen und seelischen
> Funktionen zugrunde liegen. Psychische Störungen sind typischerweise verbunden mit be-
> deutsamem Leiden oder Behinderung hinsichtlich sozialer oder berufs-/ausbildungsbezo-
> gener und anderer wichtiger Aktivitäten. (…) *Sozial abweichende Verhaltensweisen (z. B.*
> *politischer, religiöser oder sexueller Art) und Konflikte zwischen Individuum und Gesell-*
> *schaft sind keine psychischen Störungen, es sei denn, der Abweichung oder dem Konflikt*
> *liegt eine der oben genannten Dysfunktionen zugrunde.* Die Diagnose einer psychischen
> Störung sollte klinische Nützlichkeit besitzen, d. h., sie sollte es dem Behandler ermögli-
> chen, eine Prognose, einen Behandlungsplan und den wahrscheinlichen Behandlungsaus-
> gang für den Patienten zu bestimmen." (DSM-5, S. 26, Hervorhebung durch die Autoren).

Ein seit Langem diskutiertes Problem der „Paraphile[n] Störungen" ist darin zu
sehen, worin die tatsächliche psychische Beeinträchtigung besteht, denn bloße
soziale Abweichung in sexueller Hinsicht ohne psychische Dysfunktion bedingt
hiernach keine psychische Störung. Dementsprechend werden auch andere (häufig wiederholt auftretende) sozial schädigende Handlungen (z. B. Gewaltanwen-
dung in Partnerschaften) und Straftaten (z. B. Körperverletzung, Einbruch, Ver-
gewaltigung) nicht als psychische Störungen behandelt (Moser 2018). Vor diesem
Hintergrund ist ebenso verwunderlich, warum potenziell selbstschädigende oder

---

[1] An dieser Stelle sei kurz angedeutet, dass dies auch zu den empirisch festgestellten Proble-
men bei der Behandlung von Paraphilien beitragen sollte: Der starke Fokus auf das Risiko von
Sexualdelinquenz führt speziell bei der Behandlung von Menschen mit sexuellen Interessen an
Kindern wie auch mit anderen paraphilen Störungen dazu, dass professionelle Behandler wenig
gewillt sind diese Personengruppen zu behandeln. Ferner hat dies ein Auseinanderklaffen der
Behandlungsziele aufseiten der Behandler und der Betroffenen zur Folge, das ungünstig für den
Behandlungserfolg ist und die Bereitschaft, professionelle Hilfe in Anspruch zu nehmen senkt
(Martinec Nováková et al. 2023; Schmidt & Niehaus 2022).

tödliche, jedoch nicht sexuelle Verhaltensweisen ebenfalls nicht als psychische Störungen klassifiziert werden (Extremsportarten, Motorradfahren, Waffenbesitz; Moser 2018). Die Unterscheidung zwischen psychischer Störung und Unfall ist hier konzeptuell nicht so eindeutig, wie es auf den ersten Blick aussieht. Ebenfalls fraglich verbleibt, inwiefern die Vergabe einer Diagnose „Paraphile Störung(en)" den Betroffenen nützt, da „Paraphile Störungen" im Wesentlichen – aufgrund ihres empirischen Status als Risikofaktor für erneute Sexualdelinquenz (Mann et al. 2010) – nur im forensischen Kontext diagnostiziert werden und in der Routinepatientenversorgung außerhalb forensischer Kontexte kaum eine Rolle spielen. Dies wiederum steht in offenem Widerspruch mit einem weiteren Warnhinweis aus dem DSM-5, der oft überlesen wird – und der auch für die ICD-11 gilt, die zu ähnlichen primär klinischen Zwecken konzipiert ist:

> „Wenn man die Kategorien, die Kriterien und die Textbeschreibungen aus dem DSM-5 für forensische Zwecke heranzieht, besteht das Risiko, dass diagnostische Informationen missbraucht oder missverstanden werden. Diese Gefahr erwächst daraus, dass grundlegende Fragestellungen rechtlicher Art und Informationen, die in einer klinischen Diagnose enthalten sind, nicht vollständig übereinstimmen. *Das Vorhandensein einer klinischen Diagnose einer psychischen Störung gemäß DSM-5 (…) bedeutet nämlich nicht notwendigerweise, dass die betreffende Person auch die rechtlichen Kriterien für eine psychische Beeinträchtigung oder für eine bestimmte Einschränkung im juristischen Sinne erfüllt (z. B. Geschäftsunfähigkeit, Schuldunfähigkeit oder Behinderung). Für Letzteres sind normalerweise Informationen erforderlich, die über den Inhalt einer DSM-5-Diagnose hinausgehen, etwa Informationen über die funktionellen Beeinträchtigungen einer Person und darüber, wie diese Beeinträchtigungen die relevanten Fähigkeiten dieser Person beeinflussen.* Gerade weil Beeinträchtigungen, Fähigkeiten und Behinderungen innerhalb jeder diagnostischen Kategorie beträchtlich variieren, bedeutet die Vergabe einer bestimmten Diagnose noch nicht, dass auch ein spezifisches, rechtlich relevantes Ausmaß von Beeinträchtigung oder Behinderung vorliegt." (DSM-5, S. 33f., Hervorhebung durch die Autoren).

Basierend auf einer Integration der hier genannten kritischen Aspekte schlägt Joyal (2021) vor, ähnlich wie bei „Persönlichkeitsstörung[en]" in Zukunft stärker dimensionale Überlegungen in die Diagnostik von „Paraphile[n] Störungen" einzubeziehen. Unter anderem sollten hierbei folgende drei Dimensionen berücksichtigt werden, um das Ausmaß der psychischen Störung durch paraphile Interessen zu charakterisieren: Es sollte 1) das Ausmaß der Präferenz für oder die Fixierung auf paraphile sexuelle Erlebens- und Verhaltensweisen erfasst werden, mit dem Ziel abzuschätzen, inwiefern alternative normophile sexuelle Möglichkeiten für die Betroffenen verfügbar sind. Darüber hinaus ist 2) das Ausmaß der möglichen Hemmfähigkeit bei der Begrenzung der paraphilen Impulse wichtig. Abschließend sollte noch dimensional 3) erfasst werden, inwiefern das paraphile Erleben eher egosynton (mit positivem Affekt) oder eher egodyston (mit negativem Affekt) erlebt wird. Hier wären mit Flexibilität, Volition und Affektivität Dimensionen abgebildet, die eine nähere Anbindung an den psychischen Störungsbegriff ermöglichten. Diese eher dimensionale Herangehensweise an die Klassifikation von „Paraphile[n] Störungen" würde jedoch auch die übrigen Störungskategorien tangieren und ein Aufbrechen bestehender Konzepte mit sich bringen. Entsprechend stellt die aktuelle Version der ICD einen weiteren Meilenstein in einem dynamischen Fach dar, welches auch weiterhin Raum für Entwicklung lässt.

Literatur

Bártová, K., Androvičová, R., Krejčová, L., Weiss, P., & Klapilová, K. (2021). The prevalence of paraphilic interests in the Czech population: Preference, arousal, the use of pornography, fantasy, and behavior. *The Journal of Sex Research, 58*(1), 86–96. https://doi.org/10.1080/002 24499.2019.1707468.

Beech, A. R., & Harkins, L. (2012). DSM-IV paraphilia: Descriptions, demographics and treatment interventions. *Aggression and Violent Behavior, 17*(6), 527–539.

Beier, K. M. (2020). Sexuelle Präferenzbesonderheiten. *Ärztliche Psychotherapie,* 15 (2), 77–84.

Briken, P. (2020). An integrated model to assess and treat compulsive sexual behaviour disorder. *Nature Reviews Urology, 17*(7), 391–406.

Briken, P., Matthiesen, S., Pietras, L., Wiessner, C., Klein, V., Reed, G. M., & Dekker, A. (2020). Estimating the prevalence of sexual dysfunction using the new ICD-11 guidelines: Results of the first representative, population-based German health and sexuality survey (GeSiD). *Deutsches Ärzteblatt International, 117*(39), 653.

Brown, A., Barker, E. D., & Rahman, Q. (2020). A systematic scoping review of the prevalence, etiological, psychological, and interpersonal factors associated with BDSM. *The Journal of Sex Research, 57*(6), 781–811. https://doi.org/10.1080/00224499.2019.1665619.

Clark, S. K., Jeglic, E. L., Calkins, C., & Tatar, J. R. (2016). More than a nuisance: the prevalence and consequences of frotteurism and exhibitionism. *Sexual Abuse, 28*(1), 3–19. https://doi.org/10.1177/1079063214525643.

Deehan, E. T., & Bartels, R. M. (2021). Somnophilia: Examining its various forms and associated constructs. *Sexual Abuse, 33*(2), 200–222. https://doi.org/10.1177/1079063219889060.

De Neef, N., Coppens, V., Huys, W., & Morrens, M. Bondage-Discipline, Dominance-Submission and Sadomasochism (BDSM) from an integrative biopsychosocial perspective: a systematic review. *Sexual Medicine, 7*(2), 129–144. https://doi.org/10.1016/j.esxm.2019.02.002.

Dobbrunz, S., F. Brunner, Müller, J. L., & Briken, P. (2021). Interrater-Reliabilität der kriteriengeleiteten Beurteilung der Schuldfähigkeit bei paraphilen Störungen.Der Nervenarzt 92(1), 1–8. https://doi.org/10.1007%2Fs00115-020-00920-1.

Joyal, C. C. (2014). How anomalous are paraphilic interests?. *Archives of Sexual Behavior, 43,* 1241–1243. https://doi.org/10.1007/s10508-014-0325-z.

Joyal, C. C. (2018). Controversies in the definition of paraphilia. *The Journal of Sexual Medicine, 15*(10), 1378–1380. https://doi.org/10.1016/j.jsxm.2018.08.005.

Joyal, C. C. (2021). Problems and controversies with psychiatric diagnoses of paraphilia. In L. A. Craig, & R. M. Bartels (Eds.), *Sexual deviance: Understanding and managing deviant sexual interests and paraphilic disorders* (S. 91–116). Wiley.

Joyal, C. C., & Carpentier, J. (2017). The prevalence of paraphilic interests and behaviors in the general population: A provincial survey. *Thejournal of sex research, 54*(2), 161–171.

Joyal, C. C., & Carpentier, J. (2022). Concordance and discordance between paraphilic interests and behaviors: A follow-up study. *The Journal of Sex Research, 59*(3), 385–390. https://doi.org/10.1080/00224499.2021.1986801.

Joyal, C. C., Cossette, A., & Lapierre, V. (2015). What exactly is an unusual sexual fantasy?. *The Journal of Sexual Medicine, 12*(2), 328–340. https://doi.org/10.1111/jsm.12734.

Keeley, J. W., Briken, P., Evans, S. C., First, M. B., Klein, V., Krueger, R. B., ... & Reed, G. M. (2021). Can clinicians use dimensional information to make a categorical diagnosis of paraphilic disorders? An ICD-11 field study. *The Journal of Sexual Medicine, 18*(9), 1592–1606. https://doi.org/10.1016/j.jsxm.2021.06.016.

Knight, R. A. (2010). Is a diagnostic category for paraphilic coercive disorder defensible?. *Archives of Sexual Behavior, 39*, 419–426. https://doi.org/10.1007/s10508-009-9571-x

Krueger, R. B., Reed, G. M., First, M. B., Marais, A., Kismodi, E., & Briken, P. (2017). Proposals for paraphilic disorders in the International Classification of Diseases and Related Health Problems, eleventh revision (ICD-11). *Archives of Sexual Behavior, 46*, 1529–1545. https://doi.org/10.1007/s10508-017-0944-2.

Mann, R. E., Hanson, R. K., & Thornton, D. (2010). Assessing risk for sexual recidivism: Some proposals on the nature of psychologically meaningful risk factors. *Sexual Abuse, 22*(2), 191–217. https://doi.org/10.1177/1079063210366039.

Martinec Nováková, L., Krejčová, L., Potyszová, K., & Klapilová, K. (2023). Held back by limited experience, training, and therapeutic confidence: self-perceptions of Czech mental health professionals about addressing paraphilic-related concerns. *Sexual and Relationship Therapy.* https://doi.org/10.1080/14681994.2023.2232318.

McNally, M. R., & Fremouw, W. J. (2014). Examining risk of escalation: A critical review of the exhibitionistic behavior literature. *Aggression and Violent Behavior, 19*(5), 474–485. https://doi.org/10.1016/j.avb.2014.07.001.

Mokros, A., Wessels, J., Hofmann, M., & Nitschke, J. (2019). Coercive sexual sadism: A systematic qualitative review. *Current Psychiatry Reports*, 21, 135. https://doi.org/10.1007/s11920-019-1118-9.

Moser, C. (2018). Paraphilias and the ICD-11: Progress but still logically inconsistent. *Archives of Sexual Behavior, 47*(4), 825–826. https://doi.org/10.1007/s10508-017-1141-z.

Moser, C. (2019). DSM-5, paraphilias, and the paraphilic disorders: Confusion reigns. *Archives of Sexual Behavior, 48*(3), 681–689. https://doi.org/10.1007/s10508-018-1356-7.

Moser, C., & Kleinplatz, P. J. (2020). Conceptualization, history, and future of the paraphilias. *Annual Review of Clinical Psychology, 16*, 379–399. https://doi.org/10.1146/annurev-clinpsy-050718 095548.

Okulicz-Kozaryn, M., Schmidt, A. F., & Banse, R. (2019). Worin besteht die Expertise von forensischen Sachverständigen, und ist die Approbation gemäß Psychotherapeutengesetz dafür erforderlich? *Psychologische Rundschau, 70*(4), 250–258. https://doi.org/10.1026/0033-3042/a000457.

Perrotta, G. (2019). Paraphilic disorder: definition, contexts and clinical strategies. Neuro Research, 1(1), 1–15.

Quinsey, V. L. (2010). Coercive paraphilic disorder. *Archives of Sexual Behavior, 39*, 405–410. https://doi.org/10.1007/s10508-009-9547-x.

Schmidt, A. F., & Niehaus, S. (2022). Outpatient therapists' perspectives on working with persons who are sexually interested in minors. *Archives of Sexual Behavior, 51*(8), 4157–4178. https://doi.org/10.1007/s10508-022-02377-6.

Thornton, D. (2010). Evidence regarding the need for a diagnostic category for a coercive paraphilia. *Archives of Sexual Behavior*, 39(2), 411–418. https://doi.org/10.1007/s10508-009-9583-6.

Turner-Moore, T., & Waterman, M. (2023). Deconstructing "sexual deviance": Identifying and empirically examining assumptions about "deviant" sexual fantasy in the DSM. *The Journal of Sex Research, 60*(4), 429–442. https://doi.org/10.1080/00224499.2022.2109568.

World Health Organization (WHO). (1948) *Manual of theInternational Classification of Diseases, Injuries and Causes of Death.* Sixth Edition. Geneva.

Artifizielle Störungen

20

Cornelia Vogelpohl und Christian Schmahl

Inhaltsverzeichnis

20.1   ICD-11 im Vergleich zur ICD-10

> **Wesentliche Änderungen**
> Die Diagnose „Artifizielle Störungen" wird unterschieden in „Artifizielle Störung, selbstbezogen" und „Artifizielle Störung, auf andere gerichtet".
> Die „Artifizielle Störung, auf andere gerichtet" kann auch das Vortäuschen oder Verfälschen von Symptomen *bei Haustieren* betreffen.
> Die Begriffe „Münchhausen-Syndrom" und „Münchhausen by proxy" werden in der ICD-11 nicht mehr aufgeführt.

C. Vogelpohl (✉) · C. Schmahl
Zentralinstitut für Seelische Gesundheit (ZI), Mannheim, Deutschland
E-Mail: Cornelia.Vogelpohl@zi-mannheim.de

© Der/die Autor(en), exklusiv lizenziert an Springer-Verlag GmbH, DE, ein Teil von Springer Nature 2024
L. Hölzel und M. Berger (Hrsg.), *ICD-11 – Psychische Störungen*,
https://doi.org/10.1007/978-3-662-67687-5_20

20.2 „Artifizielle Störung, selbstbezogen"

Unter „Artifizielle Störungen" (AS) versteht man Erkrankungen, bei denen die Betroffenen **absichtlich** körperliche und/oder psychische **Krankheitssymptome** bei sich selbst oder bei einer anderen Person erzeugen oder vortäuschen. Eine bereits bestehende Krankheit kann vorliegen, jedoch müssen die bestehenden Symptome absichtlich durch die betroffene Person verursacht worden sein. Das Ziel der Betroffenen ist, sich in **ärztliche Behandlung** zu begeben, eine stationäre Aufnahme zu erwirken und die Durchführung medizinischer Eingriffe zu erreichen. Es gibt keine äußeren Anreize, die das Verhalten der Betroffenen erklären. Wichtig ist die klare diagnostische Abgrenzung der AS zu körperlichen Erkrankungen, somatoformen Störungen und der Simulation (Tab 20.1 und 20.2).

In der ICD-10 wird die AS (F68.1) als einzelne Störung geführt und nicht weiter differenziert, während nun in der ICD-11, angepasst an die DSM-5-Kriterien, die AS getrennt wird in **„Artifizielle Störung, selbstbezogen" (6D50)** und **„Artifizielle Störung, auf andere gerichtet" (6D51)**. Der Begriff „Münchhausen-Syndrom" erscheint nicht mehr.

Bei der AS handelt es sich um eine schwere komplexe Erkrankung, bei der sich Betroffene absichtlich körperliche und/oder psychische Krankheitssymptome zufügen oder erzeugen. Die Klassifikation stützt sich auf klinische Erfahrung und Einzelfallberichte, da notwendige empirische Studien leider fehlen, obwohl die Erkrankung aufgrund der Vielfältigkeit der Symptome in jeder medizinischen Fachdisziplin vorkommt. Es wird differenziert in Einzelepisoden versus wiederholte Episoden sowie den Schweregrad, hierbei wird zwischen leichten, mittleren und schweren Formen bzw. Verläufen unterschieden.

Tab. 20.1 „Artifizielle Störungen" in der ICD-11

Code	Bezeichnung
6D50	Artifizielle Störung, selbstbezogen
6D51	Artifizielle Störung, auf andere gerichtet
6D5Z	Artifizielle Störung, nicht näher bezeichnet

Tab. 20.2 Vergleich der Bezeichnungen in ICD-11, ICD-10

ICD-11 Code	ICD-11 Bezeichnung	ICD-10 Code	ICD-10 Bezeichnung
6D50	Artifizielle Störung, selbstbezogen	F68.1	Artifizielle Störung
6D51	Artifizielle Störung, fremdbezogen		
6D5Z	Artifizielle Störung, nicht näher bezeichnet		

Diagnosekriterien nach ICD-11: 6D50

- Eine „**Artifizielle Störung, selbstbezogen**" ist gekennzeichnet durch **Vortäuschen**, Fälschen oder absichtliches Herbeiführen von körperlichen und/oder psychischen **Symptomen**, die nachweislich vorgetäuscht sein müssen. Bei bereits vorhandenen Erkrankungen verschlimmern die Betroffenen absichtlich die bestehenden Symptome, täuschen zusätzliche Symptome vor oder verursachen weitere Symptome.
- Die Betroffenen suchen gezielt eine **ärztliche Behandlung** auf, um medizinisch behandelt zu werden, die Aufnahme in ein Krankenhaus und gegebenenfalls die Durchführung invasiver, häufig auch operativer, medizinischer Eingriffe zu erwirken.
- Für das gezeigte Verhalten gibt es **keine äußeren Anreize**.
- Das Verhalten lässt sich nicht auf eine andere psychische Erkrankung zurückführen (z. B. „Schizophrenie oder andere primäre psychotische Störungen").

Kommentar
Psychische vorgetäuschte Symptome können nicht sicher als Täuschung nachgewiesen werden, was eine große Herausforderung bei der Vergabe der Diagnose darstellt.

Weitere klinische Merkmale nach ICD-11
- Typische Verhaltensweisen sind Vortäuschen von neurologischen oder psychischen Symptomen (z. B. Krampfanfälle, Stimmenhören); Manipulation von Laborbefunden; Fälschen Krankenunterlagen; **keine** Auskunft oder **Schweigepflichtentbindung** zu vorausgegangenen Behandlungen; gezielte Einnahme Substanzen, um ein auffälliges Laborergebnis oder eine Krankheit zu erzeugen; Zufügen von körperlichen Verletzungen.
- Aufgrund der Darstellung von Symptomen bzw. Erkrankungen kann es dazu kommen, dass **wiederholt Untersuchungen** oder sogar Operationen durchgeführt werden – trotz fehlender eindeutiger Befunde.
- Die Motivation für das Verhalten der Betroffenen ist unklar. Es wird von einer **Störung des Krankheitsverhaltens** und der Krankenrolle ausgegangen, weshalb Betroffene nach Aufmerksamkeit und Bewunderung, besonders von Behandlern und Personen aus dem Gesundheitswesen streben.
- Es gibt Hinweise darauf, dass Betroffene einer selbstbezogenen AS aus Familien stammen, in denen sie gehäuft und meist über einen längeren Zeitraum psychische oder physische Misshandlungen erlebt haben.

Als Grenze zur Normalität wird in der ICD-11 angesehen, dass Menschen mit gesundheitlichen Beschwerden dazu neigen können, ihre Symptome zu übertreiben, um mehr Aufmerksamkeit von medizinischem Fachpersonal oder Familie zu erhalten oder um an zusätzliche Behandlungen zu gelangen. Die Diagnose

„Artifizielle Störung, selbstbezogen" sollte **nur bei eindeutigen Hinweisen** auf vorgetäuschte oder absichtlich herbeigeführte Symptome gestellt werden.

In den „Clinical descriptions and diagnostic requirements" (CDDR) werden folgende Verlaufsmerkmale aufgeführt:

- Die Erkrankung wird typischerweise im **Alter** zwischen **30–40 Jahren** zum ersten Mal diagnostiziert. Jedoch besteht die selbstbezogene AS häufig schon seit vielen Jahren und wurde bisher nicht erkannt.
- Die selbstbezogene AS **rezidiviert und chronifiziert** sehr schnell und geht im Verlauf mit körperlichen Folgeschäden einher.
- Häufig sind offizielle Daten zum Beginn und Verlauf der Erkrankung nur begrenzt verfügbar, da Betroffene keine Angaben machen bzw. keinen Zugang zu Krankenunterlagen geben.

Entwicklungstypische und geschlechtsspezifische Merkmale nach ICD-11 sind:

- Eine selbstbezogene AS kann in jedem Alter auftreten und beginnt oft schon in der Adoleszenz.
- Zu den vorgetäuschten **Krankheitssymptomen bei Kindern und Jugendlichen** gehören vor allem Fieber, Hautausschläge und Infektionen.
- Die **Mehrheit** der Betroffenen, bei denen eine selbstbezogene AS auftritt, ist **weiblich**. Das weibliche Geschlecht überwiegt mit etwa 70 % deutlich.
- Häufig arbeiten Betroffene in **medizinischen und pflegerischen Berufen**.

Bezüglich der Abgrenzung zu anderen Störungen werden folgende Erwägungen aufgelistet:

- **Abgrenzung zu „Körperlichen Belastungsstörung" und „Krankheitsangststörung":**

Betroffene mit einer „Körperliche[n] Belastungsstörung" oder „Hypochondrie" können manchmal ihre Symptome übertreiben, um sicherzustellen, dass sie vorrangig behandelt werden. Dem zugrunde liegt ein erhöhtes Bedürfnis nach Aufmerksamkeit und Behandlung, was im Rahmen ihrer körperlichen Symptome zu erklären ist. Es gibt keine Hinweise, dass die Krankheitsangststörung-Betroffenen ihre Symptome gezielt vortäuschen.

- **Abgrenzung zu „Dissoziative Störungen mit neurologischen Symptomen"**

Bei der „Dissoziative[n] Störung mit neurologischen Symptomen" (z. B. Krampfanfall, Lähmung) treten Symptome auf, die nicht durch einen neurologischen Befund oder eine andere Pathophysiologie erklärt werden können. Im Gegensatz zur AS täuschen Betroffene mit „Dissoziative[n] Störungen" die neurologischen Symptome nicht vor.

- **Abgrenzung zum Simulieren**

Beim Simulieren werden ebenfalls Symptome vorgetäuscht, um den Schweregrad einer Krankheit zu verfälschen oder zu übertreiben. Dabei ist in erster Linie ein äußerer Reiz die Motivation für das Verhalten (z. B. Flucht vor Strafverfolgung, Beschaffung psychoaktiver Substanzen, Erlangen von Kranken- oder Erwerbsunfähigkeitsleistungen). Bei einer selbstbezogenen AS sind die vorgetäuschten Symptome nicht durch offensichtliche äußere Reize motiviert.

- **Abgrenzung zu anderen Formen von selbstverletzendem Verhalten**

Betroffene, die selbstverletzendes Verhalten zeigen, können Behandlern falsche Informationen bezüglich der Art und Weise der selbstzugefügten Verletzung oder der vorhandenen suizidalen Gedanken geben. In diesem Fall zielt die Täuschung jedoch darauf ab, dass die Betroffenen als weniger krank oder beeinträchtigt von den Behandlern wahrgenommen werden. Im Gegensatz zur AS versuchen die Betroffenen ihre Symptome zu minimieren, nicht zu übertreiben.

20.3 „Artifizielle Störung, auf andere gerichtet" (6D51)

In der ICD-10 wird die fremdbezogene AS nicht als eigenständige Diagnose geführt. In der ICD-11 dagegen ist die „Artifizielle Störung, auf andere gerichtet" (6D51) eine für sich stehende Diagnose, die die Differenzierung von „Artifizielle Störungen" in „Artifizielle Störung, selbstbezogen" (6D50) und „Artifizielle Störung, auf andere gerichtet" (6D51) ermöglicht.

Eine fremdbezogene AS ist gekennzeichnet durch das **absichtliche** Zufügen oder **Erzeugen** von körperlichen und/oder psychischen **Krankheitssymptomen bei einer anderen Person**, meist einem abhängigen Kind. Es kann eine bereits bestehende Erkrankung bei der anderen Person vorliegen, welche durch den Betroffenen verschlimmert wird, oder es werden zusätzliche Symptome erzeugt. Die Betroffenen suchen für die andere Person gezielt eine medizinische Behandlung auf. Das gezeigte Verhalten ist nicht ausschließlich durch offensichtliche äußere Belohnung oder Anreize motiviert (z. B. Erhalt von Erwerbminderungsleistungen oder Vermeidung einer Strafverfolgung wegen Kindesmisshandlung oder Kindesmissbrauch).

Diagnosekriterien nach ICD-11: 6B51
- Eine „**Artifizielle Störung, auf andere gerichtet**" (6D51) ist gekennzeichnet durch das Vortäuschen, Fälschen oder absichtliche Herbeiführen von körperlichen und/oder psychischen Symptomen bei einer anderen Person, meistens einem abhängigen Kind. Bei bereits vorhandenen Erkrankungen verschlimmern die Betroffenen absichtlich die bei der anderen Person bestehenden Symptome, täuschen zusätzliche Symptome vor oder verursachen weitere Symptome.

- Betroffene einer fremdbezogenen AS suchen gezielt eine ärztliche Behandlung für die andere Person, welche die Symptome aufweist, damit diese medizinisch behandelt wird.
- Für das gezeigte Verhalten gibt es keine äußeren Anreize (z. B. Erhalt von Invaliditätszahlung, Vermeidung einer Strafverfolgung wegen Missbrauch von Kindern).
- Das Verhalten lässt sich nicht auf eine andere psychische Erkrankung zurückführen (z. B. „Schizophrenie oder andere primäre psychotische Störungen").

Kommentar

Die Diagnose „Artifizielle Störung, auf andere gerichtet" wird bei der betroffenen Person gestellt, welche die Symptome bei einer anderen Person vortäuscht oder erzeugt, nicht bei der Person, welche die Symptome zeigt. Es kann vorkommen, dass Betroffene die Symptome bei Haustieren und nicht bei einer anderen Person vortäuschen oder erzeugen.

Weitere klinische Merkmale nach ICD-11

- Das Spektrum der **Verhaltensweisen** von Betroffenen einer fremdbezogenen AS **ähnelt dem von Betroffenen einer selbstbezogenen AS.** Dazu gehören typische Verhaltensweisen wie das Berichten von neurologischen und psychischen Symptomen bei der anderen Person; Manipulation von Laborbefunden bei der anderen Person; Fälschen von Krankenunterlagen von der anderen Person; keine Auskunft oder Schweigepflichtentbindung zu vorausgegangenen Behandlungen von der anderen Person; gezielte Verabreichung einer Substanz, um ein auffälliges Laborergebnis oder eine Erkrankung bei der anderen Person darzustellen (z. B. Blutverdünner); Zufügen von körperlichen Verletzungen bei der anderen Person.
- Das Herbeiführen von Krankheit oder Verletzung bei fremdbezogenen AS kann sehr ausgeprägt sein und zu zahlreichen medizinischen Untersuchungen und Eingriffen bei der anderen Person führen – trotz negativer oder nicht eindeutiger Befunde.
- Die als krank oder beeinträchtigt dargestellte Person würde in den meisten Fällen als Opfer körperlicher oder psychischer Misshandlung angesehen werden (z. B. Missbrauch), welcher gesondert unter Verwendung der entsprechenden Kodierung verschlüsselt werden sollte.
- Es gibt begründete Anhaltspunkte, dass ein erheblicher Anteil der Betroffenen von fremdbezogenen AS selbst unter einer selbstbezogenen AS litt.

In den CDDR werden die folgenden Grenzen zur Normalität und geschlechtsspezifischen Merkmale angegeben:

- Personen, deren Angehörige an einer Krankheit leiden, neigen dazu, Symptome gegenüber medizinischem Fachpersonal zu übertreiben, damit ihre Angehörigen vorrangig behandelt werden oder Zugang zu weiteren Behandlungen erhalten, die sie als notwendig oder potenziell nützlich erachten. Eine „Artifizielle Störung, auf andere gerichtet" sollte nur dann in Betracht gezogen werden, wenn es Beweise dafür gibt, dass die betroffene Person die Symptome bei der anderen Person vortäuscht, absichtlich herbeiführt oder verschlimmert.

- Die **häufigste Form** einer „Artifizielle[n] Störung, auf andere gerichtet" ist eine **Mutter**, welche Symptome bei einem oder mehreren ihrer **Kinder** vortäuscht oder herbeiführt.

Bezüglich der Abgrenzung zu anderen Störungen werden folgende Erwägungen aufgelistet:

- **Abgrenzung zur Täuschung in Zusammenhang mit Misshandlung**

Schutzbefohlene oder Betreuungbevollmächtigte, welche über die Ursache und Entstehung der Verletzung bei der betroffenen Person lügen, um einer strafrechtlichen Verfolgung oder dem Eingreifen des Kinderschutzbundes zu entgehen, sollten nicht mit einer fremdbezogenen AS diagnostiziert werden.

Die Vergabe der Diagnose „Artifizielle Störung, auf andere gerichtet" erfordert, dass es zusätzliche Beweggründe für das gezeigte Verhalten gibt wie zum Beispiel das Erlangen von Aufmerksamkeit und Bewunderung von medizinischem Fachpersonal.

- **Abgrenzung zu psychischen Erkrankungen mit psychotischen Symptomen**

Betroffene mit anderen psychischen Erkrankungen (z. B. „Schizophrenie oder andere primäre psychotische Störungen", „Affektive Störungen") können als Reaktion auf Halluzination, Wahnvorstellung oder im Rahmen eines Suizidversuches andere, einschließlich ihrer Kinder, schädigen. In diesem Fall geht es bei der Täuschung darum, dass das schädliche Verhalten, welches anderen zugefügt wurde, verheimlicht oder beschönigt wird, um strafrechtliche Verfolgungen oder andere Interventionen (z. B. Inobhutnahme eines Kindes) zu vermeiden.

20.4 Abschließende Bewertung und Ausblick

Die **Unterscheidung** der AS in **selbst- und fremdbezogen** in der ICD-11 ist sehr sinnvoll und ermöglicht durch die Anpassung an die DSM-5-Kriterien eine verbesserte Vergleichbarkeit der Diagnosen in Klinik und Forschung.

Insgesamt ist die AS eine sehr schwere und komplexe Erkrankung, welche eine große Herausforderung darstellt, als solche erkannt und diagnostiziert zu werden. Die Klassifizierung beruht auf sehr schwachen Diagnosekriterien aufgrund fehlender empirischer Studien. Unser bisheriges Wissen über die AS ist begrenzt und stützt sich auf klinische Erfahrung und wenige Einzelfallberichte.

Aufgrund der schnellen **Chronifizierung** und der häufig schweren körperlichen **Folgeschäden** sowie der deutlich erhöhten Letalität ist eine passende Behandlung absolut notwendig. Ein zentrales Problem ist die Unoffenheit der Betroffenen gegenüber Behandlern und daraus folgende Beeinträchtigung der **Arzt-Patienten-Beziehung**. Die Aufgabe der Behandler sollte es daher sein, zu versuchen, die Betroffenen in Behandlung zu halten, um im ersten Schritt eine Arzt-Patienten-Beziehung aufzubauen, die es den Betroffenen ermöglicht offen und ehrlich zu sein.

Zudem setzt die **differenzialdiagnostische Abgrenzung** zu anderen körperlichen oder psychischen Erkrankungen eine sehr breite Fachexpertise voraus und geht mit einem enormen diagnostischen wie zeitlichen Aufwand einher. Die Erkrankung „Artifizielle Störungen" stellt daher eine hohe Belastung für Ärzte und das Gesundheitssystem dar, da die Behandlungen sehr kosten- und zeitintensiv sind und gleichzeitig die Betroffenen nicht den Wunsch haben, gesund zu werden.

Es erscheint daher von hoher Bedeutung, die Diagnose „Artifizielle Störungen" als solche anzuerkennen und verantwortungsvoll den Verdacht beziehungsweise die Diagnose zu stellen, um perspektivisch mehr empirische Daten zu diesem Krankheitsbild zu erlangen. Das Ziel sollte dabei sein, das Verständnis für und das Wissen über die Erkrankung zu erweitern, um die bisher sehr beschränkten Behandlungsmöglichkeiten für die Betroffenen zu verbessern.

Weiterführende Literatur

Bleckmann S, Neu P (2019). Die Artifizielle Störung in der Psychiatrie. *Der Nervenarzt*, *90*(5), 524–527.

Ferrara P, Vitelli O, Bottaro G, Gatto A, Liberatore P, Binetti P, Stabile A (2013). Factitious disorders and Munchausen syndrome: the tip of the iceberg. *Journal of Child Health Care*, 17(4):366–74.

Fliege H, Grimm A, Eckhardt-Henn A, Gieler U, Martin K, Klapp BF (2007). Frequency of ICD-10 factitious disorder: survey of senior hospital consultants and physicians in private practice. *Psychosomatics*. 48(1):60–4.

Joest K, Feldmann RE, Bohus M (2012). Dialektisch-Behaviorale Therapie (DBT) bei einer Patientin mit artifizieller Störung. *Psychiatrische Praxis*, 39(3):140–5.

Kapfhammer HP (2017). Artifizielelle Störungen. *Der Nervenarzt*, 88(5), 549–570.

Neurokognitive Störungen

21

Ludger Tebartz van Elst

Inhaltsverzeichnis

21.1 ICD-11 im Vergleich zur ICD-10

Wesentliche Änderungen
In der ICD-11 findet sich eine **grundlegende Neuorganisation** der Kategorie „**Organische[n], einschließlich symptomatischer[n] psychischer[n] Störungen**" (ICD-10: Kapitel F0).

L. T. van Elst (✉)
Klinik für Psychiatrie und Psychotherapie, Universitätsklinikum Freiburg,
Freiburg, Deutschland
E-Mail: tebartzvanelst@uniklinik-freiburg.de

© Der/die Autor(en), exklusiv lizenziert an Springer-Verlag GmbH, DE, ein Teil
von Springer Nature 2024
L. Hölzel und M. Berger (Hrsg.), *ICD-11 – Psychische Störungen*,
https://doi.org/10.1007/978-3-662-67687-5_21

Die **deliranten** und **demenziellen Syndrome** (ICD-11: „Neurokognitive Störungen" [6D7]) werden nun in einem eigenen Hauptkapitel geführt.

Das **„Delir"** wird **qualitativ unverändert** operationalisiert.

Die **„Leichte kognitive Störung"** wird unverändert grundsätzlich unabhängig von den Demenzen verstanden, **implizit aber näher an die „Demenz"** als deren mögliche Vorstufe **herangerückt**.

Auch beim Konzept **„Leichte kognitive Störung"** hat sich **nichts
Grundsätzliches geändert**.

Auch bei den **„Demenz[en]"** hat sich qualitativ **nichts Grundlegendes verändert**. Nun können aber auch **Schweregrade besser operationalisiert**
werden. Auch wird differenzierter auf das **Vorhandensein psychischer
Symptome** wie Psychosen, Depression, Angst, Apathie, Agitation, Umherschweifen und Enthemmung eingegangen, die **nun separiert zusatzkodiert
werden können**.

21.2   Vorbemerkungen

Im neuen, in der ICD-11 nun eigenständigen **Kapitel „Neurokognitive Störungen "**, werden die Entitäten „Delir", „Leichte neurokognitive Störung", „Amnestische Störung" und „Demenz" zusammengefasst (s. Tab. 21.1). Dabei finden
sich inhaltlich zwar keine grundlegenden neuen Beschreibungen. Dennoch werden die einzelnen Entitäten deutlich differenzierter beschrieben als noch in der
ICD-10.

Tab. 21.1 „Neurokognitive
Störungen" in der ICD-11

Code	Bezeichnung
6D70	Delir
6D71	Leichte neurokognitive Störung
6D72	Amnestische Störung
	Demenz
6E67	Sekundäres neurokognitives Syndrom
6E0Y	Sonstige näher bezeichnete neurokognitive Störungen
6E0Z	Neurokognitive Störungen, nicht näher bezeichnet

21.3 Delir (6D70)

Das „**Delir**" (ICD-11: 6D70) wird qualitativ unverändert definiert im Vergleich zur ICD-10.
Es ist operationalisiert entlang der folgenden Kriterien (vgl. https://icd.who.int/dev11/l-m/en; übersetzt vom Autor):

- Eine Störung der Aufmerksamkeit, Orientierung und des Bewusstseins, die sich innerhalb kurzer Zeit (z. B. innerhalb von Stunden oder Tagen) entwickelt und sich typischerweise als erhebliche Verwirrung oder globale neurokognitive Beeinträchtigung mit vorübergehenden Symptomen äußert, die je nach zugrunde liegender Ursache oder Ätiologie schwanken können.
- Die Störung stellt eine Veränderung gegenüber der Grundfunktion des Individuums dar.
- Ein „Delir" kann durch die direkten physiologischen Auswirkungen einer medizinischen Erkrankung verursacht werden, die nicht unter psychische Störungen, Verhaltensstörungen oder neurologische Entwicklungsstörungen fällt, durch die direkten physiologischen Auswirkungen einer Substanz oder eines Medikaments, einschließlich Entzug, oder durch mehrere oder unbekannte ätiologische Faktoren.
- Die Symptome lassen sich nicht besser durch eine bereits bestehende oder sich entwickelnde neurokognitive Störung (z. B. „Amnestische Störung", „Leichte neurokognitive Störung" oder „Demenz") oder durch eine andere psychische Störung (z. B. „Schizophrenie oder eine andere primäre psychotische Störungen", „Stimmungsschwankungen", „Posttraumatische Belastungsstörung", „Dissoziative Störungen") erklären.
- Die Symptome lassen sich nicht besser durch ein typisches Syndrom einer Substanzvergiftung oder eines Substanzentzugs bei einer Substanz oder einem Medikament erklären, von dem bekannt ist, dass es vorhanden ist, obwohl ein „Delir" als Komplikation einer Intoxikation oder eines Entzugszustands auftreten kann („Delir durch psychoaktive Substanzen, einschließlich Medikamente").

Kommentar
Das „Delir" wird unverändert als akut bis subakut auftretende Störung von Aufmerksamkeit, Orientierung und Bewusstsein unterschiedlicher Ursächlichkeit definiert. Geändert hat sich nur die separierte Klassifikation im eigenen Kapitel „Neurokognitive Störungen".

Inhaltlich unverändert in der Form, aber etwas ausführlicher im Detail wird betont, dass zusätzliche klinische Merkmale wie eine globale Beeinträchtigung der Kognition, Wahrnehmungsstörungen, wie vor allem beim Alkoholentzugsdelir, optische Halluzinationen, emotionale Störungen, wie Angstsymptome, depressive Verstimmungen, Reizbarkeit, Angst, Wut, Euphorie oder Apathie, sowie behaviorale Auffälligkeiten, wie Unruhe, Impulsivität und Aggression, auftreten können. Ausdrücklich wird auch darauf hingewiesen, dass die Anfälligkeit für ein „Delir" im Säuglings- und Kindesalter (z. B. Fieberdelirien) sowie im höheren Alter (z. B. postoperative Delirien im Sinne des alten Begriffs eines Durchgangsyndroms) größer ist als im frühen und mittleren Erwachsenenalter.

21.4 Leichte neurokognitive Störung (6D71)

Die **„Leichte neurokognitive Störung"** wird implizit nun eher dem Hauptkapitel der „Demenz" zugeordnet, während sie in der ICD-10 im Unterkapitel F06 eher den „andere[n] organische[n] psychische Störungen" zugeordnet wurde. Gleichzeitig hat sich explizit wenig an der Definition geändert. Ganz im Gegenteil werden in den Detailbeschreibungen mögliche Ursachen außerhalb eines beginnenden demenziellen Syndroms viel klarer herausgearbeitet. Erwähnt werden dabei:

- Anämien oder andere Blutbildungsstörungen
- Infektionen und parasitäre Erkrankungen
- Kardiovaskuläre Erkrankungen
- Erkrankungen des Zentralen Nervensystems (ZNS) (z. B. Epilepsie, Anfälle, vaskuläre Enzephalopathie, hypoxisch-ischämische Enzephalopathie)
- Endokrine Erkrankungen (z. B. Diabetes mellitus, Hypothyreose)
- Intrakranielle Traumata
- Metabolische Störungen (z. B. Hyponatriämie)
- Neoplasien des ZNS
- Mangelernährung (z. B. Vitamin-B12-Mangel)

Zwar ist die Bearbeitung konkreter denkbarer Ursachen einer „Leichte[n] neurokognitive[n] Störung" nicht systematisch. Positiv muss aber dennoch hervorgehoben werden, dass im Gegensatz zur ICD-10 nun in Ansätzen eine kausale Differenzierung angegeben wird.

Operationalisiert wird die Diagnose folgendermaßen (vgl. https://icd.who.int/ dev11/l-m/en; übersetzt vom Autor):

- Vorliegen einer leichten Beeinträchtigung in einem oder mehreren kognitiven Bereichen (z. B. Aufmerksamkeit, exekutive Funktion, Sprache, Gedächtnis, wahrnehmungsmotorische Fähigkeiten, soziale Kognition) im Verhältnis zu den Erwartungen entsprechend des Alters und des allgemeinen prämorbiden Niveaus der neurokognitiven Funktionen.
- Die Beeinträchtigung stellt einen Rückgang gegenüber dem vorherigen Leistungsniveau des Einzelnen dar.
- Die neurokognitive Beeinträchtigung ist nicht schwerwiegend genug, um die Fähigkeit einer Person, Aktivitäten im Zusammenhang mit persönlichen, fami-

liären, sozialen, pädagogischen und/oder beruflichen Funktionen oder anderen wichtigen Funktionsbereichen auszuführen, erheblich zu beeinträchtigen.

- Hinweise auf eine leichte neurokognitive Beeinträchtigung basieren auf Informationen, die von der Einzelperson, dem Informanten oder der klinischen Beobachtung stammen sowie objektiven Nachweisen einer Beeinträchtigung durch standardisierte neuropsychologische/kognitive Tests oder, falls diese nicht vorhanden sind, einer anderen quantifizierten klinischen Beurteilung.
- Eine neurokognitive Beeinträchtigung ist nicht auf normales Altern zurückzuführen.
- Eine neurokognitive Beeinträchtigung kann auf eine zugrunde liegende erworbene Erkrankung des Nervensystems, ein Trauma, eine Infektion oder einen anderen das Gehirn beeinträchtigenden Krankheitsprozess, die Einnahme bestimmter Substanzen oder Medikamente, einen Mangel an Nährstoffen oder die Exposition gegenüber Toxinen zurückzuführen sein oder die Ätiologie kann ungeklärt sein.
- Die Symptome lassen sich nicht besser durch eine andere neurokognitive Störung, eine Substanzvergiftung oder einen Substanzentzug oder eine andere psychische Störung (z. B. „Aufmerksamkeitsdefizit- und Hyperaktivitätsstörung" oder eine andere Entwicklungsstörung, „Schizophrenie oder andere primäre psychotische Störungen", „Stimmungsschwankungen", „Posttraumatische Belastungsstörung" oder „Dissoziative Störungen") erklären.

Kommentar
Die „Leichte neurokognitive Störung" wird praktisch im klinischen Alltag oft als Vorstufe einer „Demenz", z. B. vom Alzheimer-Typ, missverstanden. Auch wenn dies faktisch oft der Fall ist, ist sie theoretisch nicht so definiert, sondern als leichtes kognitives Störungsbild unterschiedlicher Ursächlichkeiten operationalisiert. Auch der Verlauf ist nicht zwingend chronisch progredient, sondern kann sich auch remittierend gestalten. Insofern hätte sie klassifikatorisch auch dem Kapitel „Sekundäre psychische oder Verhaltenssyndrome bei anderenorts klassifizierten Störungen oder Erkrankungen" zugeordnet werden können.

21.5 Amnestische Störung (6D72)

Die „**Amnestische Störung**" (6D72) entspricht inhaltlich ebenfalls weitestgehend der alten ICD-10-Kategorie, wobei auch hier wie bei den anderen sekundären und organischen Entitäten die Detailbeschreibungen etwas ausführlicher ausfallen als in der ICD-10.

Operationalisiert wird die Diagnose folgendermaßen (vgl. https://icd.who.int/dev11/l-m/en; übersetzt vom Autor):

- Deutliche Gedächtnisstörung im Verhältnis zu den Erwartungen hinsichtlich des Alters und des allgemeinen Niveaus der prämorbiden neurokognitiven Funktion, sofern keine andere signifikante neurokognitive Beeinträchtigung vorliegt.
- Die Gedächtnisstörung stellt einen deutlichen Rückgang gegenüber dem vorherigen Leistungsniveau dar.
- Die Gedächtnisstörung ist durch eine verminderte Fähigkeit gekennzeichnet, neue Informationen zu erfassen, zu lernen und/oder zu speichern.
- Hinweise auf eine Gedächtnisstörung basieren auf: Von der Person, einem Informanten oder einer klinischen Beobachtung erhaltene Informationen, und eine erhebliche Beeinträchtigung der Gedächtnisleistung, nachgewiesen durch standardisierte neuropsychologische/kognitive Tests oder, falls diese nicht vorhanden sind, einer anderen quantifizierten klinischen Beurteilung.
- Die Symptome lassen sich nicht besser durch Bewusstseinsstörungen, veränderten Geisteszustand, vorübergehende globale Amnesie (d. h. Gedächtnisstörungen, die nicht länger als 48 Stunden anhalten und sich in den meisten Fällen innerhalb von 6 Stunden zurückbilden), Delirium, Demenz, Substanzvergiftung, Substanzentzug oder anderes, wie psychische Störungen (z. B. „Schizophrenie oder eine andere primäre psychotische Störungen", „Stimmungsschwankungen", „Posttraumatische Belastungsstörung" oder „Dissoziative Störungen") erklären.
- Die Symptome führen zu erheblichen Beeinträchtigungen persönlicher, familiärer, sozialer, pädagogischer, beruflicher oder anderer wichtiger Funktionsbereiche. Die Aufrechterhaltung der Funktionsfähigkeit ist nur durch erhebliche zusätzliche Anstrengungen (z. B. Kompensationsstrategien) möglich.

Der Verlauf kann akut sein, wie z. B. beim Schlaganfall, oder schleichend, wie z. B. bei Medikamentennebenwirkungen, Mangelernährung oder primären Demenzen. Er muss nicht zwingend chronisch progredient sein, sondern kann sich abhängig von der Ursächlichkeit auch bessern. Häufig handelt es sich aber um das Prodrom einer „Demenz" (Hüll 2024; WHO 2023).

Kommentar

Die „Amnestische Störung" ist analog zur „Leichte[n] neurokognitive[n] Störung" konzeptualisiert mit dem Unterschied, dass der Phänotyp der kognitiven Beeinträchtigung auf Gedächtnisfunktionen fokussiert. Auch hier wird es sich praktisch im klinischen Alltag meist um Vorstufen einer „Demenz", z. B. vom Alzheimer-Typ, handeln, was die Einordnung in das entsprechende Kapitel erklärt. Theoretisch könnte auch diese Entität konzeptuell dem Kapitel „Sekundäre psychische oder Verhaltenssyndrome bei anderenorts klassifizierten Störungen oder Erkrankungen " zugeordnet werden.

21.6 Demenz (6D8x)

Auch bei den **„Demenzen"** (6D8x) finden sich klassifikatorisch keine fundamentalen Neuerungen, abgesehen von der globalen Neuordnung in einem eigenen Kapitel (Hüll 2024; WHO 2023).
Operationalisiert wird die Diagnose folgendermaßen (vgl. https://icd.who.int/dev11/l-m/en; übersetzt vom Autor):

- Deutliche Beeinträchtigung in zwei oder mehr kognitiven Bereichen im Vergleich zu dem, was aufgrund des Alters und des allgemeinen prämorbiden Funktionsniveaus der neurokognitiven Funktionen des Individuums zu erwarten ist, und die einen Rückgang gegenüber dem vorherigen Funktionsniveau des Individuums darstellt.
- Gedächtnisstörungen sind bei den meisten Formen der „Demenz" vorhanden, aber neurokognitive Beeinträchtigungen sind nicht auf das Gedächtnis beschränkt und können auch in anderen kognitiven Bereichen wie exekutiver Funktion, Aufmerksamkeit, Sprache, sozialer Kognition und Urteilsvermögen, psychomotorischer Geschwindigkeit sowie visueller und visuell-räumlicher Funktion vorhanden sein.
- Hinweise auf eine neurokognitive Beeinträchtigung basieren auf Informationen, die von der Einzelperson, dem Informanten oder der klinischen Beobachtung stammen, sowie auf einer erheblichen Beeinträchtigung der Gedächtnisleistung, nachgewiesen durch standardisierte neuropsychologische/kognitive Tests oder, falls diese nicht vorhanden sind, einer anderen quantifizierten klinischen Beurteilung.
- Verhaltensänderungen (z. B. Persönlichkeitsveränderungen, Enthemmung, Unruhe, Reizbarkeit) können ebenfalls vorhanden und bei einigen Formen der „Demenz" das vorherrschende Symptom sein.
- Die Symptome lassen sich nicht besser durch Bewusstseinsstörungen oder einen veränderten Geisteszustand (z. B. aufgrund eines Anfalls, einer traumatischen Hirnverletzung, eines Schlaganfalls oder der Wirkung von Medikamenten), eines Deliriums, einer Substanzvergiftung, eines Substanzentzugs oder einer anderen psychischen Störung erklären (z. B. „Schizophrenie oder andere primäre psychotische Störungen", „Stimmungsschwankungen", „Posttraumatische Belastungsstörung" oder „Dissoziative Störungen").
- Die Symptome führen zu erheblichen Beeinträchtigungen persönlicher, familiärer, sozialer, pädagogischer, beruflicher oder anderer wichtiger Funktionsbereiche.

Der **Schweregrad der „Demenz"** kann je nach konkreter Situation als leicht, mittelschwer oder schwer bewertet werden, wobei bei leichten Ausprägungen ein selbstständiges Leben noch möglich ist und Betroffene für Außenstehende noch unauffällig wirken können. Bei mittlerem Schweregrad sind alltägliche Tätigkeiten wie die Körperpflege und das selbstständige Ankleiden schon erkennbar betroffen und die Urteilsfähigkeit erheblich beeinträchtigt, während bei schwerer

Ausprägung die neurokognitiven Fähigkeiten so weitgehend verloren gegangen sind, dass schon bei einfachen Tätigkeiten wie Essen, Trinken und Kleidung Hilfe benötigt wird.

Kommentar

Qualitativ hat sich an der Operationalisierung der „Demenz" in der ICD-11 nichts Grundlegendes geändert im Vergleich zur ICD-10. Allerdings können der Schweregrad (leicht, mittel, schwer) und das Vorhandensein psychischer Symptome wie Psychosen, Depression, Angst, Apathie, Agitation, Umherschweifen und Enthemmung nun separiert zusatzkodiert werden.

Literatur

American Psychiatric Association (APA) (2013) Diagnostic and Statistical manual of Mental Disorders. 5. Aufl.Washington: American Psychiatric Publishing.

American Psychiatric Association (APA) (2015) Diagnostisches und Statistisches Manual Psychischer Störungen DSM-5. Herausgegeben von Peter Falkai und Hans-Ulrich Wittchen. Göttingen: Hogrefe Verlag.

American Psychiatric Association (APA) (2018) Diagnostisches und Statistisches Manual Psychischer Störungen DSM-5. 2. Korrigierte Auflage. Herausgegeben von Peter Falkai und Hans-Ulrich Wittchen. Göttingen: Hogrefe Verlag.

Hüll M (2024) Neurokognitive Störungen. In: Tebartz van Elst L, Schramm L, Berger M (Hrsg) Psychiatrie und Psychotherapie. 7. Auflage Elsevier

Weltgesundheitsorganisation (WHO) Internationale Klassifikation psychischer Störungen. ICD-10 Kapitel V (F) Forschungskriterien. Herausgegeben von H. Dilling, W. Mombour, M.H. Schmidt Verlag Hans Huber 1991

Weltgesundheitsorganisation (WHO; 2023). International Classification of Diseases; ICD-11: https://icd.who.int/dev11/l-m/en#/http%3a%2f%2fid.who.int%2ficd%2fentity%2f1683919430. Abruf: 8.8.2023 15:02 Uhr

Psychische Störungen oder Verhaltensstörungen in Zusammenhang mit Schwangerschaft, Geburt oder Wochenbett

22

Matthias J. Müller

Inhaltsverzeichnis

22.1 ICD-11 im Vergleich zur ICD-10

> **Wesentliche Änderungen**
>
> „Psychische Störungen oder Verhaltensstörungen in Zusammenhang mit Schwangerschaft, Geburt oder Wochenbett" (ICD-11: 6E2) werden in der ICD-11 nach „Neurokognitive Störungen" (ICD-11: 6D7) und vor „Psychologische Faktoren oder Verhaltensfaktoren, die anderenorts klassifizierte Störungen oder Erkrankungen beeinflussen" (ICD-11: 6E4) gelistet.
>
> Im Rahmen der grundlegenden Änderungen in der ICD-11 wurden **„Psychische Störungen oder Verhaltensstörungen in Zusammenhang mit Schwangerschaft, Geburt oder Wochenbett" (ICD-11: 6E2)** als **eigene Kategorie** zusammengefasst.

M. J. Müller (✉)
Justus-Liebig-Universität Gießen, Gießen, Deutschland
E-Mail: mjmueller@gmx.de

CuraMed Clinic Group, Albstadt, Germany

© Der/die Autor(en), exklusiv lizenziert an Springer-Verlag GmbH, DE, ein Teil von Springer Nature 2024
L. Hölzel und M. Berger (Hrsg.), *ICD-11 – Psychische Störungen*,
https://doi.org/10.1007/978-3-662-67687-5_22

Die Zusammenführung ging mit einer zeitlichen Ausweitung in der ICD-11 auf Schwangerschaft, Geburt und Wochenbett einher (in der ICD-10: Wochenbett).

Erfüllt die Symptomatik „Psychische Störungen oder Verhaltensstörungen in Zusammenhang mit Schwangerschaft, Geburt oder Wochenbett" gleichzeitig die Kriterien einer psychischen oder Verhaltensstörung, soll die **entsprechende spezifische Störung zusätzlich kodiert** werden.

„Nicht-psychische" (somatische) Störungen oder Erkrankungen, die während Schwangerschaft, Geburt oder Wochenbett, auftreten (z. B. Eklampsie), werden weiterhin **in einem eigenen Hauptkapitel** der ICD-11 (Kapitel 18 „Schwangerschaft, Geburt oder Wochenbett") unabhängig kodiert.

22.2 Vorbemerkungen

Die Platzierung des Kapitels „Psychische Störungen oder Verhaltensstörungen in Zusammenhang mit Schwangerschaft, Geburt oder Wochenbett" (6E2) in der ICD-11 ist nachvollziehbar. Dem liegt die implizite Annahme zugrunde, dass psychische und Verhaltensstörungen neben der Bedeutung psychosozialer Einflussfaktoren im Kontext von Schwangerschaft, Geburt und Postpartum-Periode ganz wesentlich auch auf organische, physiologische Umstellungseffekte zurückzuführen sind. Gleichzeitig verfolgt die ICD-11 auch den Anspruch, die Trennung zwischen „psychischen" und „somatischen" Ursachen für Störungen oder Erkrankungen weitgehend aufzuheben. Ebenso scheint die Zusammenfassung von psychischen Störungen mit einem Beginn im Zeitraum vom Beginn einer Schwangerschaft bis zum Ende des Wochenbetts (Rückbildung des Uterus, etwa 4–6 Wochen nach Geburt) plausibel.

Kommentar

Andererseits fehlt damit weiterhin auch in der ICD-11 eine genauere Bestimmung des „Onset" der Störung, obwohl in der Literatur zumindest Hinweise vorliegen, dass sowohl biologische als auch psychologische und soziale Faktoren während der Schwangerschaft und postpartal unterschiedlich sind (Brockington 2011). Auch die Behandlungsoptionen und Risiken sind präpartal (fetale und maternale Risiken) und postpartal unterschiedlich.

Zudem ist die Begrenzung auf die „biologische Wochenbettzeit" (bis etwa 6 Wochen nach Geburt) aus klinisch-psychologischer und psychiatrischer Sicht zu kurz. Bereits bei Einführung des DSM-5, das lediglich vorsieht, bei einigen psychischen Störungen mit einer Zusatzkodierung („Specifier") den Beginn der aktuellen Episode zu markieren („With peripartum Onset") wurde sowohl eine bessere Differenzierung (zumindest „prepartum/postpartum") als auch eine zeitliche Ausdehnung

(DMS-5: Schwangerschaft bis 4 Wochen nach Geburt) auf zumindest 6 Monate nach Geburt gefordert (Sharma & Mazmanian 2014). Zudem wurden weitere Spezifikationen, z. B. für Fehlgeburt oder Schwangerschaftsabbruch und – geschlechterneutral – den elterlichen Status („Parenting Status") (Brockington 2011) vorgeschlagen, die auch in der ICD-11 keine Berücksichtigung finden.

> **Kommentar**
> Möglicherweise wird auch die ICD-11 der wachsenden Datenlage, die z. B. auch bei Vätern in „klassischen" Familienkonstellationen ein erhöhtes Risiko für Angststörungen und Depressionen während der Schwangerschaft und postpartal nahelegt (Garthus-Niegel & Kittel-Schneider 2023), noch nicht gerecht.

In der ICD-11 werden drei kodierbare Störungen (4-stellig) für das Unterkapitel „Psychische Störungen oder Verhaltensstörungen in Zusammenhang mit Schwangerschaft, Geburt oder Wochenbett" angegeben (s. Tab. 22.1).

Tab. 22.1 „Psychische Störungen oder Verhaltensstörungen in Zusammenhang mit Schwangerschaft, Geburt oder Wochenbett" in der ICD-11

Code	Bezeichnung
6E2	Psychische Störungen oder Verhaltensstörungen in Zusammenhang mit Schwangerschaft, Geburt oder Wochenbett
6E20	Psychische Störungen oder Verhaltensstörungen in Zusammenhang mit Schwangerschaft, Geburt oder Wochenbett, ohne psychotische Symptome
6E21	Psychische Störungen oder Verhaltensstörungen in Zusammenhang mit Schwangerschaft, Geburt oder Wochenbett, mit psychotischen Symptomen
6E2Z	Psychische Störungen oder Verhaltensstörungen in Zusammenhang mit Schwangerschaft, Geburt oder Wochenbett, nicht näher bezeichnet

22.3 „Psychische Störungen oder Verhaltensstörungen in Zusammenhang mit Schwangerschaft, Geburt oder Wochenbett" (6E2) in ICD-11 und ICD-10

In Tab. 22.2 sind die Störungen und ihre wesentlichen Kriterien bzw. Beschreibungen in der ICD-11 im Vergleich zur ICD-10 dargestellt.

In der ICD-11 werden wie in der ICD-10 nur zwei Unterkategorien unterschieden. Auch wenn die Unterscheidung in der ICD-11 nun in Bezug auf das Vorliegen „psychotischer" Symptome vorgenommen werden soll, ist die Kontinuität zur ICD-10 (Unterscheidung in „leicht" und „schwer", vgl. Tab. 22.2) noch zu erkennen. Implizit finden sich in beiden Klassifikationssystemen die beiden „prototypi-

Tab. 22.2 „Psychische Störungen oder Verhaltensstörungen in Zusammenhang mit Schwangerschaft, Geburt oder Wochenbett" in ICD-11 und ICD-10

ICD-11 Code	ICD-11 Bezeichnung	ICD-10 Code	ICD-10 Bezeichnung
6E2	Psychische Störungen oder Verhaltensstörungen in Zusammenhang mit Schwangerschaft, Geburt oder Wochenbett	F53 O99.3	Psychische Störungen im Wochenbett Psychische Krankheiten sowie Krankheiten des Nervensystems, die Schwangerschaft, Geburt und Wochenbett komplizieren
	Syndrome in Zusammenhang mit Schwangerschaft oder Wochenbett (Beginn ≤ ca. 6 W. nach Entbindung), mit signifikanten psychischen und verhaltensbezogenen Merkmalen	F53	Nur psychische Störungen im Zusammenhang mit dem Wochenbett (Beginn ≤ 6 W. nach der Geburt), - die nicht Kriterien für andere im Kapitel V (F) klassifizierte Störungen erfüllen weil nur ungenügende Informationen verfügbar sind oder spezielle zusätzliche klinische Aspekte vorliegen, die eine Klassifikation an anderer Stelle unangemessen erscheinen lassen
	Erfüllen die Symptome die diagnostischen Anforderungen für eine spezifische psychische Störung, sollte diese Diagnose zusätzlich gestellt werden	O99	Soll der spezifische Krankheitszustand angegeben werden, ist eine zusätzliche Schlüsselnummer zu benutzen Sonstige Krankheiten der Mutter, die anderenorts klassifizierbar sind, die jedoch Schwangerschaft, Geburt und Wochenbett komplizieren
6E20	**Psychische Störungen oder Verhaltensstörungen in Zusammenhang mit Schwangerschaft, Geburt oder Wochenbett, ohne psychotische Symptome** Erhebliche psychische und verhaltensbezogene Merkmale, am häufigsten depressive Symptome, keine Wahnvorstellungen, Halluzinationen oder andere psychotische Symptome Diese Bezeichnung sollte nicht verwendet werden für leichte und vorübergehende depressive Symptome, die Kriterien für eine depressive Episode nicht erfüllen und kurz nach Entbindung auftreten („Postpartum-Blues")	F53.0	**Leichte psychische und Verhaltensstörungen im Wochenbett, anderenorts nicht klassifiziert** Inkl.: • nicht näher bezeichnete postnatale Depression • nicht näher bezeichnete postpartale Depression

(Fortsetzung)

Tab. 22.2 (Fortsetzung)

ICD-11 Code	ICD-11 Bezeichnung	ICD-10 Code	ICD-10 Bezeichnung
6E21	**Psychische Störungen oder Verhaltensstörungen in Zusammenhang mit Schwangerschaft, Geburt oder Wochenbett, mit psychotischen Symptomen** Erhebliche psychische und Verhaltensmerkmale, darunter Wahnvorstellungen, Halluzinationen oder andere psychotische Symptome. Typischerweise auch Stimmungsstörungen (depressiv und/oder manisch)	F53.1	**Schwere psychische und Verhaltensstörungen im Wochenbett, anderenorts nicht klassifiziert** Inkl.: • nicht näher bezeichnete Puerperalpsychose
6E2Z	**Psychische Störungen oder Verhaltensstörungen in Zusammenhang mit Schwangerschaft, Geburt oder Wochenbett, nicht näher bezeichnet**	F53.8	**Sonstige psychische und Verhaltensstörungen im Wochenbett, anderenorts nicht klassifiziert**
		F53.9	**Psychische Störung im Wochenbett, nicht näher bezeichnet**

schen" Syndrome („affektive" und „psychotische" Störungen, in der klassischen Psychopathologie als Schwangerschafts- und Puerperaldepression bzw. –psychose bezeichnet) wieder, wobei in der ICD-11 zum einen explizit bei Erfüllung der Kriterien einer psychischen Störung (v. a. Depressionen und bipolare affektive Störungen) zur zusätzlichen Kodierung dieser Störung aufgefordert wird (Post-Koordination) und eine von der Symptomqualität unabhängige Schweregradkodierung möglich ist. Damit folgt die ICD-11 der Systematik, wie sie auch bei depressiven Störungen zu finden ist, d. h. „psychotische" Symptome führen nicht „automatisch" zu einem hohen Schweregrad der Diagnose.

Kommentar

Wenn die Symptome die diagnostischen Kriterien einer spezifischen psychischen Störung erfüllen, sollte die entsprechende Diagnose gemäß ICD-11 zusätzlich zur Diagnose einer psychischen Störung oder Verhaltensstörung in Zusammenhang mit Schwangerschaft, Geburt oder Wochenbett gestellt werden.

„Nicht-psychische" Störungen, die spezifisch oder gehäuft während Schwangerschaft, Geburt oder Wochenbett auftreten können, werden in der ICD-11 (Kap. 18: Schwangerschaft, Geburt oder Wochenbett) analog zur ICD-10 (Kapitel XV: Schwangerschaft, Geburt und Wochenbett) in einem eigenen Hauptkapitel abgebildet.

Literatur

Brockington I. Letter to the Editor. Arch Womens Ment Health 2011;14,361.

Garthus-Niegel S, Kittel-Schneider S. Väter und peripartale psychische Erkrankungen: Das über-
sehene Elternteil? [Fathers and peripartum mental illness: the neglected parent?]. Nervenarzt.
2023;94(9):779–785. German. https://doi.org/10.1007/s00115-023-01508-1.

Sharma V, Mazmanian D. The DSM-5 peripartum specifier: prospects and pitfalls. Arch Womens
Ment Health. 2014;17(2):171-3. https://doi.org/10.1007/s00737-013-0406-3.

Psychologische Faktoren oder Verhaltensfaktoren, die anderenorts klassifizierte Störungen oder Erkrankungen beeinflussen

23

Matthias Michal

Inhaltsverzeichnis

23.1   ICD-11 im Vergleich zur ICD-10

Wesentliche Änderungen

- Deutlich differenziertere und umfassendere Charakterisierung als in der ICD-10
- Loslösung von der Einengung auf die Psychosomatosen, wie die „Holy Seven".
- Spezifizierung auf fünf Szenarien, wie psychische Faktoren die Entstehung und den Verlauf körperlicher Erkrankungen nachteilig beeinflussen:
  1) Psychische Störungen, die körperliche Erkrankungen negativ beeinflussen
  2) Unterschwellige psychische Störungen

M. Michal (✉)
Klinik und Poliklinik für Psychosomatische Medizin und Psychotherapie,
Universitätsmedizin der Johannes Gutenberg-Universität Mainz, Mainz, Deutschland
E-Mail: michal@uni-mainz.de

3) Unterschwellige maladaptive Persönlichkeitsmerkmale oder eine maladaptive Krankheitsverarbeitung
4) Maladaptives Gesundheitsverhalten, das sich ungünstig auf den Verlauf einer körperlichen Erkrankung auswirkt
5) Direkte physiologische Stress-assoziierte Mechanismen

23.2 Vorbemerkungen

Die ICD-11-Kategorie „Psychologische Faktoren oder Verhaltensfaktoren, die an-
derenorts klassifizierte Störungen oder Erkrankungen beeinflussen" erhält in der
ICD-11 ein eigenes Kapitel und ist nicht mehr wie in der ICD-10 nur einem Unter-
kapitel (F54) aus dem Bereich F5 der „Verhaltensauffälligkeiten mit körperlichen
Störungen und Faktoren" zugeordnet (s. Tab. 23.1). Die Tab. 23.2 stellt die neue
ICD-11-Kategorie 6E40 den entsprechenden Kapiteln in der ICD-10 (F54) und im
DSM-5 gegenüber.

Tab. 23.1   „Psychologische Faktoren oder Verhaltensfaktoren, die anderenorts klassifizierte
Störungen oder Erkrankungen beeinflussen" (6E40) in der ICD-11

Code	Bezeichnung
6E40.0	Psychische Störung bei anderenorts klassifizierten Störungen oder Erkrankungen
6E40.1	Psychologische Symptome bei anderenorts klassifizierten Störungen oder Erkran-kungen*
6E40.2	Persönlichkeitsmerkmale oder Bewältigungsmechanismen bei anderenorts klassifi-zierten Störungen oder Erkrankungen*
6E40.3	Maladaptives Gesundheitsverhalten bei anderenorts klassifizierten Störungen oder Erkrankungen*
6E40.4	Belastungsbezogene physiologische Reaktionen bei anderenorts klassifizierten Stö-rungen oder Erkrankungen
	*Die allgemeinen Kriterien der ICD-11-Kategorie 6E40 müssen zutreffen.

Tab. 23.2 Psychologische Faktoren oder Verhaltensfaktoren, die anderenorts klassifizierte Störungen oder Erkrankungen beeinflussen in ICD-11, ICD-10 und DSM-5

ICD-11: 6E40	ICD10: F54	DSM-5
Psychologische Faktoren oder Verhaltensfaktoren, die anderenorts klassifizierte Störungen oder Erkrankungen beeinflussen	**Psychologische Faktoren oder Verhaltensfaktoren bei andernorts klassifizierten Krankheiten**	**Psychologische Faktoren, die eine körperliche Krankheit beeinflussen**
Psychologische Faktoren oder Verhaltensfaktoren, die die Manifestation, die Behandlung oder den Verlauf einer nicht dem Kapitel 6 zugeordneten Erkrankung beeinträchtigen können. Dies geschieht durch: • Beeinträchtigung der **Therapietreue** oder **Inanspruchnahme** der Behandlung; • ein **zusätzliches Gesundheitsrisiko** oder • Beeinflussung der zugrundeliegenden **Pathophysiologie** Diese Diagnose sollte nur dann gestellt werden, wenn die Faktoren das **Risiko von Leiden, Behinderung oder Tod** erhöhen und einen **Schwerpunkt der klinischen Aufmerksamkeit** darstellen, und sie sollte zusammen mit der Diagnose für den entsprechenden sonstigen Zustand gestellt werden	Psychische Faktoren und Verhaltenseinflüsse, die eine **wesentliche Rolle in der Ätiologie körperlicher Krankheiten** spielen. Die psychischen Störungen sind meist leicht, oft lang anhaltend (wie Sorgen, emotionale Konflikte, ängstliche Erwartung) und rechtfertigen keine andere Diagnose einer psychischen Störung Eine zusätzliche Kodierung ist zur Bezeichnung der körperlichen Störung zu verwenden. Beispiele für den Gebrauch dieser Kategorie sind: Asthma F54 und J45.- Colitis ulcerosa F54 und K51.- Dermatitis F54 und L23-L25 Magenulkus F54 und K25.- Reizdarmsyndrom F54 und K58.- Urtikaria F54 und L50.-	A. Vorliegen eines körperlichen Symptoms oder einer körperlichen Krankheit B. **Negative Beeinflussung der körperlichen Krankheit** durch **Psychologische oder Verhaltensfaktoren** auf eine der folgenden Arten: 1. **Beeinflussung des Verlaufs** der körperlichen Krankheit (enger zeitlicher Zusammenhang mit Entwicklung, Exazerbation oder verzögerter Remission der körperlichen Krankheit) 2. **Beeinträchtigung der Behandlung** der körperlichen Krankheit (z. B. geringe Adhärenz) 3. **Zusätzliche** anerkannte **Gesundheitsrisiken** für die Person 4. **Beeinflussung der zugrunde liegenden Pathophysiologie**

23.3 „Psychologische Faktoren oder Verhaltensfaktoren, die anderenorts klassifizierte Störungen oder Erkrankungen beeinflussen" (6E40)

Die Neufassung dieser diagnostischen Kategorie 6E40 in der ICD-11 erleichtert es durch die ausdifferenziertere und umfassendere Beschreibung, psychische oder verhaltensabhängige Faktoren, die sich auf Entstehung, Manifestation, Behandlung oder Verlauf einer körperlichen Krankheit nachteilig auswirken, als eine psychische Störung zu identifizieren. Grundsätzlich wurden diese Faktoren aber bereits unter der Kategorie F54 in der ICD-10 abgedeckt. Die Musterbeispiele in der ICD-10 waren jedoch auf Psychosomatosen eingeengt, wie sie in der frühen Psychosomatik als „Holy Seven" beschrieben wurden (Alexander 1950) und zuletzt nur noch eine geringe Akzeptanz in der Medizin gefunden hatten. Als typische Diagnosekonstellationen wurden beispielsweise folgende Kombinationen beschrieben: Asthma F54 und J45.-; Colitis ulcerosa F54 und K51.-; Dermatitis F54 und L23-L25; Magenulkus F54 und K25. Gleichzeitig wurde in der ICD-10 die Kombination von F54 mit dem Spannungskopfschmerz ausgeschlossen, obwohl die Evidenz für stressbedingte Spannungskopfschmerzen hoch ist (Egle et al. 2020). In der ICD-11 ist es nun z. B. möglich, Spannungskopfschmerzen unter 6E40.4 als stressbedingt zu diagnostizieren. Vor allem aber wurde in der Neufassung nun Wert daraufgelegt, die unterschiedlichen Arten, wie psychische oder verhaltensabhängige Faktoren körperliche Krankheiten nachteilig beeinflussen, differenzierter und nachvollziehbarer zu beschreiben. Insgesamt werden vier Subkategorien definiert:

1. Unter 6E40.0 werden psychische Erkrankungen mit nachteiliger Auswirkung auf körperliche Erkrankungen kodiert. Als Beispiel wird in der ICD-11 der Fall einer Frau mit Bulimia nervosa und insulinpflichtigem Diabetes Mellitus beschrieben, die ihr Insulin auslässt, um über die „Niere zu erbrechen", d.h. Kalorien über die Niere ausscheidet, um eine Gewichtszunahme zu vermeiden.
2. Die Kategorie 6E40.1 beschreibt unterschwellige psychische Störungen mit negativen Auswirkungen auf den Verlauf körperlicher Erkrankungen, z.B. unterschwellige depressive Symptome, die nicht ausreichen für die Diagnose einer psychischen Störung, die aber beispielsweise den Verlauf einer postoperativen Rehabilitation beeinträchtigen.
3. Die Kategorie 6E40.2 umfasst problematische Persönlichkeitsmerkmale oder Bewältigungsstile mit negativen Folgen für die Behandlung körperlicher Erkrankungen. In der ICD-11 werden zwei Beispiele aufgeführt: ein Krebspatient verleugnet die Notwendigkeit einer bestimmten Behandlung. Typ-A Verhalten (Ungeduld, Feindseligkeit), das zur Entwicklung und Verschlechterung einer koronaren Herzerkrankung beiträgt oder deren Behandlung erschwert.
4. Die Kategorie 6E40.3 steht für maladaptives Gesundheitsverhalten (z.B. ungesunde Ernährung, körperliche Inaktivität) mit nachteiligen Auswirkungen auf die Manifestation, Behandlung oder den Verlauf einer körperlichen Erkrankung.
5. Die Kategorie 6E40.4 beschreibt die Folgen direkter stressbedingter physiologischer Reaktionen wie beispielsweise die stressbedingte Verschlimmerung oder Manifestation eines Ulcus, einer Hypertonie, einer Arrhythmie oder eines Spannungskopfschmerzes.

Kommentar

Die Veränderungen in der ICD-11 sollten dazu führen, dass nun sämtliche psychische oder verhaltensabhängige Faktoren als psychische Störung identifiziert werden, die sich auf Entstehung, Manifestation, Behandlung oder Verlauf einer körperlichen Krankheit nachteilig auswirken. Prominente Beispiele hierfür sind die Beeinträchtigung der Therapietreue, verhaltensabhängige Lebensstilrisiken (ungesunde Ernährung, Übergewicht, körperliche Inaktivität, schlechte Schlafhygiene), maladaptive Persönlichkeitsmerkmale oder Stile der Krankheitsverarbeitung und direkte stressassoziierte psychophysiologische Mechanismen. Damit trägt die Neufassung dem heutigen Wissen um die enorme Bedeutung verhaltensabhängiger und psychischer Faktoren für Krankheitsentstehung und Prognose häufiger körperlicher Erkrankungen Rechnung.

23.4 Abschließende Bewertung und Ausblick

Unter einer biopsychosozialen Perspektive können psychische Faktoren bei nahezu allen körperlichen Krankheiten eine mehr oder weniger bedeutsame Rolle spielen (Engel 1977). Das **biopsychosoziale Modell** wurde in der Medizin aber bisher noch nicht durchgehend verwirklicht, obgleich die Evidenz für die Bedeutung psychischer (und sozialer) Faktoren für die Entstehung und den Verlauf körperlicher Krankheiten enorm ist. Etwa 55 % der vorzeitigen Todesfälle in den USA gehen auf psychosoziale Faktoren zurück (Schroeder 2007). Der herausragenden Bedeutung dieser diagnostischen Kategorie für die Entstehung und den Verlauf körperlicher Erkrankungen wird nun in der Neufassung dieser diagnostischen Kategorie in der ICD-11 Rechnung getragen.

    Alle psychischen Störungen erhöhen das **Risiko** für die Entwicklung eines weiten Spektrums **körperlicher Erkrankungen** (Momen et al. 2020) und für einen vorzeitigen Tod (Momen et al. 2022; Krupchanka et al. 2018; Coldefy & Gandré 2018; Thornicroft 2011). In Dänemark beispielsweise, sterben Männer mit der Diagnose einer Persönlichkeitsstörung im Mittel 10,6 Jahre früher als Personen ohne eine psychische Störung (Weye et al. 2022). Über unterschiedliche und oft ineinandergreifende Mechanismen verschlechtern psychische Störungen die Prognose körperlicher Erkrankungen (Michal & Beutel 2021; Dar et al. 2019; Thornicroft 2011; Michal et al. 2014). Die **zentralen Pathomechanismen sind verhaltensabhängige Risikofaktoren** (z. B. ungesunde Ernährung, körperliche Inaktivität, schlechte Therapietreue, unzureichende oder maladaptive Inanspruchnahme des Gesundheitssystems) sowie **direkte stressassoziierte psychophysiologische Mechanismen,** wie die Überaktivierung des Angst-Abwehrsystems (Ghaemi Kerahrodi & Michal 2020; Dar et al. 2019; Egle et al. 2020).

    Mit Blick auf das Thema der Nonädhärenz wurde der ärztliche Umgang mit diesem Problem immer wieder als „Elefant im Zimmer" bezeichnet (Tokgözoğlu & Weinman 2022), um den Widerspruch zwischen der Größe der klinischen Bedeutung und der eklatanten Vernachlässigung in der Versorgungspraxis zu beleuchten. Man kann davon ausgehen, dass bei bis zu 40 % der häufigen körperlichen Erkrankungen diese Faktoren eine entscheidende Rolle spielen. Eine aktuelle Metaanalyse fand beispielsweise für die Hypertonie, einen der häufigsten und wichtigsten Risikofaktoren für vorzeitigen Tod, eine Antihypertensiva **Nonadhärenz** von 27–40 % in Abhängigkeit von Land und Gesundheitssystem (Lee et al. 2022). Etwa jeder Dritte in Deutschland ist an einer Hypertonie erkrankt

(Neuhauser et al. 2017). Gleichzeitig ist maladaptives Gesundheitsverhalten eine der Hauptursachen für die primäre Hypertonie (Rüddel 2011). Sobald zusätzlich zu diesem **maladaptiven Gesundheitsverhalten** noch eine dadurch bedingte oder prognostisch ungünstig beeinflusste Erkrankung vorliegt – wie z. B. Hypertonie, koronare Herzerkrankung, Dyslipidämie, Schlafapnoesyndrom, Herzinsuffizienz, Typ-2 Diabetes, nicht-alkoholische Fettleber – ist die Wahrscheinlichkeit sehr groß, dass die betreffende Person sich für diese diagnostische Kategorie qualifiziert.

Ein zweiter wichtiger Aspekt dieser diagnostischen Kategorie betrifft **direkte psychophysiologische Wirkungen von Stress bzw. psychischer Erkrankungen**. Diese direkten Wirkungen wurden für ein ganzes Spektrum körperlicher Erkrankungen beschrieben, die von funktionellen Störungen wie Spannungskopfschmerz, Migräne, Tinnitus bis hin zu lebensbedrohlichen Erkrankungen wie Stress-Kardiomyopathie, Herzinfarkt, Schlaganfall und kardialen Arrhythmien reichen (Dar et al. 2019; Egle et al. 2020). Andere häufige Krankheiten mit im Einzelfall erheblicher Bedeutung direkter psychophysiologischer Stressfolgen kommen auch in den meisten anderen Fachgebieten vor, z. B. Neurodermitis, chronisch entzündliche Darmerkrankungen, chronisch obstruktive Lungenerkrankung und Asthma (Egle et al. 2020).

Ein dritter wichtiger Aspekt betrifft das **Thema Arzt-Patient-Beziehung**. Dysfunktionale Persönlichkeitsmerkmale – seien sie unterschwellig oder im Bereich einer Persönlichkeitsstörung – und maladaptive Bewältigungsstile (z. B. Verleugnung, Externalisierung, Regression, Vermeidung) können den Verlauf von körperlichen Erkrankungen erheblich beeinflussen. Es geht letztendlich um Faktoren, die im Zusammenspiel mit den Behandlern verhindern, dass die Therapie beim Patienten ankommt (Gandré et al. 2020; Fuertes 2007). Für einen adaptiveren Umgang des Gesundheitssystems mit maladaptiven Persönlichkeitsmerkmalen und Stilen der Krankheitsverarbeitung ist es entscheidend, diese Faktoren als eine Krankheit zu betrachten, die bei der Behandlung genauso wie die anderenorts klassifizierte Erkrankung berücksichtigt werden muss.

Hinsichtlich der Prävalenz dieser diagnostischen Kategorie ist davon auszugehen, dass sie die häufigste psychische Störung bei älteren Erwachsenen, bei denen sich bereits chronische körperliche Erkrankungen manifestiert haben, ist. Angesichts der enormen Bedeutung dieser psychischen Faktoren für die individuelle Gesundheit und das Gesundheitssystem ist es wichtig, dass diese Diagnose nun regelhaft gestellt wird. Hierzu muss dieser diagnostischen Kategorie eine besondere Rolle in der medizinischen Aus-, Weiter- und Fortbildung der Studierenden und Ärzte zukommen.

Die Neufassung dieser Diagnosekategorie stellt eine Stärkung des biopsychosozialen Modells (Engel 1977) dar. Diese Diagnose steht für die Notwendigkeit ganzheitlicher und interdisziplinärer Therapieansätze, die entsprechend im klinischen Alltag gelebt werden müssen.

Literatur

Alexander, F: Psychosomatic medicine. Its principles and applications. Norton, New York 1950.

Coldefy M, Gandré C. Persons with severe mental disorders: Life expectancy is greatly reduced and premature mortality has quadrupled. Quest. D'économie St. 2018, 237, 1–8.

Dar T, Radfar A, Abohashem S, Pitman RK, Tawakol A, Osborne MT. Psychosocial Stress and Cardiovascular Disease. Curr Treat Options Cardiovasc Med. 2019 Apr 26;21(5):23. https://doi.org/10.1007/s11936-019-0724-5.

Egle, U., Heim, C., Strauss, B., Von Känel, R., Herrmann-Lingen, C., Albus, C. & Titscher, G. (2020). Psychosomatik–neurobiologisch fundiert und evidenzbasiert. Stuttgart: Kohlhammer.

Engel GL: The need for a new medical model: a challenge for biomedicine. Science 1977, 196(4286):129–136.

Fuertes JN, Mislowack A, Bennett J, Paul L, Gilbert TC, Fontan G, Boylan LS. The physician-patient working alliance. Patient Educ Couns. 2007 Apr;66(1):29–36. https://doi.org/10.1016/j.pec.2006.09.013.

Gandré C, Coldefy M. Disparities in the Use of General Somatic Care among Individuals Treated for Severe Mental Disorders and the General Population in France. Int J Environ Res Public Health. 2020 May 12;17(10):3367. https://doi.org/10.3390/ijerph17103367.

Ghaemi Kerahrodi J, Michal M. The fear-defense system, emotions, and oxidative stress. Redox Biol. 2020 Oct;37:101588. https://doi.org/10.1016/j.redox.2020.101588.

Krupchanka D, Mladá K, Winkler P, Khazaal Y, Albanese E. Mortality in people with mental disorders in the Czech Republic: a nationwide, register-based cohort study. Lancet Public Health. 2018 Jun;3(6):e289–e295. https://doi.org/10.1016/S2468-2667(18)30077-X.

Lee EKP, Poon P, Yip BHK, Bo Y, Zhu MT, Yu CP, Ngai ACH, Wong MCS, Wong SYS. Global Burden, Regional Differences, Trends, and Health Consequences of Medication Nonadherence for Hypertension During 2010 to 2020. A Meta-Analysis Involving 27 Million Patients. J Am Heart Assoc. 2022 Sep 6;11(17):e026582. https://doi.org/10.1161/JAHA.122.026582.

Michal M, Beutel M. Mental disorders and cardiovascular disease: what should we be looking out for? Heart. 2021 Nov;107(21):1756–1761. https://doi.org/10.1136/heartjnl-2019-316379.

Michal M, Subic-Wrana C, Beutel ME (2014) Psychodynamische Psychotherapie, Lebensstil und Prävention. Z Psychosom Med Psychother 60(4):350–367

Momen NC, Plana-Ripoll O, Agerbo E, Benros ME, Børglum AD, Christensen MK, Dalsgaard S, Degenhardt L, de Jonge P, Debost JPG, Fenger-Grøn M, Gunn JM, Iburg KM, Kessing LV, Kessler RC, Laursen TM, Lim CCW, Mors O, Mortensen PB, Musliner KL, Nordentoft M, Pedersen CB, Petersen LV, Ribe AR, Roest AM, Saha S, Schork AJ, Scott KM, Sievert C, Sørensen HJ, Stedman TJ, Vestergaard M, Vilhjalmsson B, Werge T, Weye N, Whiteford HA, Prior A, McGrath JJ. Association between Mental Disorders and Subsequent Medical Conditions. N Engl J Med. 2020 Apr 30;382(18):1721–1731. https://doi.org/10.1056/NEJMoa1915784.

Momen NC, Plana-Ripoll O, Agerbo E, Christensen MK, Iburg KM, Laursen TM, Mortensen PB, Pedersen CB, Prior A, Weye N, McGrath JJ. Mortality Associated with Mental Disorders and Comorbid General Medical Conditions. JAMA Psychiatry. 2022 May 1;79(5):444–453. https://doi.org/10.1001/jamapsychiatry.2022.0347.

Neuhauser H, Kuhnert R, Born S (2017) 12-Monats-Prävalenz von Bluthochdruck in Deutschland. Journal of Health Monitoring 2(1): 57–63 https://doi.org/10.17886/RKI-GBE-2017-007.

Rüddel, Heinz. „Ist die arterielle Hypertonie eine psychosomatische Erkrankung?" PiD-Psychotherapie im Dialog 12.01 (2011): 61–65.

Schroeder SA. Shattuck Lecture. We can do better--improving the health of the American people. N Engl J Med. 2007 Sep 20;357(12):1221–8. https://doi.org/10.1056/NEJMsa073350.

Thornicroft G. Physical health disparities and mental illness: the scandal of premature mortality. Br J Psychiatry. 2011 Dec;199(6):441–2. https://doi.org/10.1192/bjp.bp.111.092718.

Tokgözoğlu L, Weinman J. Proceedings from the a:care congress: Adherence to medication: Time to recognise the elephant in the room. Atherosclerosis. 2022 Jun;350:119–121. https://doi.org/10.1016/j.atherosclerosis.2022.04.022.

Weye N, Momen NC, Christensen MK, Iburg KM, Dalsgaard S, Laursen TM, Mortensen PB, Santomauro DF, Scott JG, Whiteford HA, McGrath JJ, Plana-Ripoll O. Association of Specific Mental Disorders with Premature Mortality in the Danish Population Using Alternative Measurement Methods. JAMA Netw Open. 2020 Jun 1;3(6):e206646. https://doi.org/10.1001/jamanetworkopen.2020.6646.

Sekundäre psychische oder Verhaltenssyndrome bei anderenorts klassifizierten Störungen oder Erkrankungen

24

Ludger Tebartz van Elst

Inhaltsverzeichnis

24.1 ICD-11 im Vergleich zur ICD-10

> **Wesentliche Änderungen**
> Im ICD-11 findet sich eine **grundlegende Neuorganisation** der möglichen, wahrscheinlichen oder sicheren sekundären bzw. in der alten Terminologie „Organische[n], einschließlich smptomatische[n] psychische[n] Störungen" (Kapitel F0).
> In diesem Zusammenhang wurde auch das alte **ICD-10-Kapitel F5 der „Verhaltensauffälligkeiten mit körperlichen Störungen und Faktoren" komplett aufgelöst** und neu geordnet.

L. T. van Elst (✉)
Klinik für Psychiatrie und Psychotherapie, Universitätsklinikum Freiburg, Freiburg, Deutschland
E-Mail: tebartzvanelst@uniklinik-freiburg.de

© Der/die Autor(en), exklusiv lizenziert an Springer-Verlag GmbH, DE, ein Teil von Springer Nature 2024
L. Hölzel und M. Berger (Hrsg.), *ICD-11 – Psychische Störungen*,
https://doi.org/10.1007/978-3-662-67687-5_24

Während in der ICD-10 die organischen und symptomatischen psychischen Störungen das erste Kapitel der Klassifikation bildeten, wurden diese Entitäten in der ICD-11 ans Ende der Systematik verschoben.

Die **deliranten** und **demenziellen Syndrome** („Neurokognitive Störungen" in ICD-11: 6D7) sowie **„Sekundäre psychische oder Verhaltenssyndrome bei anderenorts klassifizierten Störungen oder Erkrankungen"** (ICD-11: 6E6) werden nun in 2 separaten eigenen Hauptkapiteln geführt.

Im Hinblick auf kausale Beziehungen zwischen den angenommenen organischen Ersturrsachen (Ätiologie) und Sekundärursachen (Pathogenesen) finden sich nur in ersten Ansätzen **spezifische Aussagen** bezüglich durchzuführender Zusatzuntersuchungen oder spezifischer Therapiemaßnahmen.

Eine **Vielzahl von internistischen oder neurologischen Erkrankungen** kann in seltenen Fällen kausal Zustandsbilder verursachen, die sich wie primär idiopathische psychische Störungen klinisch präsentieren.

24.2   Sekundäre psychische oder Verhaltenssyndrome bei anderenorts klassifizierten Störungen oder Erkrankungen (6E6x)

Die organischen psychischen Störungen standen in den frühen Klassifikationen psychischer Störungen meist ganz im Zentrum der Konzeptbildung. So widmete sich in der ICD-8 (1965–1976) noch fast die Hälfte des Textes organischen bzw. sekundären psychischen Störungen (WHO 1971), in der ICD-9 (1976–1991) waren es immerhin noch fast ein Drittel, während es in der ICD-10 (1992–2022) nur noch etwa ein Zehntel war (Tebartz van Elst & Runge 2024). Auch bildeten sie von der ICD-8 (WHO 1971), über die ICD-9 (WHO 1980) bis zur ICD-10 (WHO 1991) immer das 1. Kapitel in der Klassifikation psychischer Störungen, was der traditionellen Schichtregel nach Jaspers geschuldet war, nach der die organischen Störungen als tiefste diagnostische Stufe, psychotische Störungen als hypothetische, aber nicht erwiesene organische Störungen in der 2. Ebene und neurotische bzw. erlebnisreaktive Störungen als höchste Ebene eingeordnet wurden (Jaspers 1973; Huber 2005). Während die Schichtregel bereits beim Übergang vom DSM-III auf das DSM-IV verlassen wurde, wurde nun auch diese immanente Struktur der Klassifikation psychischer Störungen mit den organischen Störungen an 1. Stelle in der ICD-11 aufgegeben (WHO 2023). Der Terminologie der allgemeinen Medizin folgend wird nun auch nicht von organischen, sondern sekundären psychischen Störungen gesprochen. Gleichzeitig wird das alte Kapitel F0 in der ICD-10 aber auch noch aufgesplittet und in verschiedenen Hauptkategorien neu organisiert, wobei der Bezug zu konkreten pathophysiologischen Mechanismen unterschiedlich eindeutig und explizit ist. Bei den sekundären psychischen Störungen ist er aber evident.

Tab. 24.1 „Sekundäre psychische oder Verhaltenssyndrome bei anderenorts klassifizierten Störungen oder Erkrankungen" in der ICD-11

Code	Bezeichnung
6E60	Sekundäres neuromentales Entwicklungssyndrom
6E61	Sekundäres psychotisches Syndrom
6E62	Sekundäres affektives Syndrom
6E63	Sekundäres Angstsyndrom
6E64	Sekundäres Zwangssyndrom oder verwandte Syndrome
6E65	Sekundäres dissoziatives Syndrom
6E66	Sekundäres Impulskontrollsyndrom
6E67	Sekundäres neurokognitives Syndrom
6E68	Sekundäre Persönlichkeitsänderung
6E69	Sekundäres katatones Syndrom

Das nun **eigenständige Hauptkapitel** für die **sekundären (organischen) psychischen Störungen** wird mit den in Tab. 24.1 dargestellten Unterkategorien als eigene Einheit klassifiziert:

Sekundäre psychische Störungen werden nun grundsätzlich folgendermaßen operationalisiert (vgl. https://icd.who.int/dev11/l-m/en; übersetzt vom Autor):

Zu dieser Gruppe gehören Syndrome, die durch das Vorhandensein auffälliger psychischer oder Verhaltenssymptome gekennzeichnet sind, die aufgrund von Evidenz aus der Anamnese, körperlichen Untersuchung oder Laborbefunden als direkte pathophysiologische Folgen eines medizinischen Zustands angesehen werden, der nicht unter den psychischen Störungen, Verhaltensstörungen oder neurologischen Entwicklungsstörungen eingestuft ist. Die Symptome sind nicht auf ein Delir oder eine andere psychische Störung zurückzuführen und stellen keine psychologisch vermittelte Reaktion auf eine schwere Erkrankung dar (z. B. Anpassungsstörung oder Angstsymptome als Reaktion auf die Diagnose einer lebensbedrohlichen Krankheit). Liegt keine Evidenz für einen physiologischen Zusammenhang zwischen der Erkrankung und den psychischen Symptomen oder Verhaltenssymptomen vor, ist die Diagnose eines sekundären psychischen oder Verhaltenssyndroms in der Regel nicht gerechtfertigt.

Wie schon in der ICD-10 (WHO 1991) und im DSM-5 (APA 2013, 2015, 2018) bleibt die Frage, was genau als Evidenz für eine Klassifikation im Sinne einer sekundären Störung gewertet werden kann und soll, offen. Auch die Frage wie weitgehend im Einzelfall auf der Grundlage anamnestischer Anhaltspunkte weiterführende Zusatzuntersuchungen durchgeführt werden sollten wie Elektroenzephalografie (EEG), Magnetresonanztomografie (MRT), spezifische Labor- und Liquoruntersuchungen oder auch Positronenemissionstomografie (PET) bleibt offen.

Erfreulich ist, dass für die Unterkapitel auch genauere Beschreibungen und Erläuterungen erarbeitet wurden, etwa was die Abgrenzung sekundärer psychotischer, depressiver oder Entwicklungsstörungen zu den primär-idiopathischen Va-

rianten, Normvarianten oder aber auch anderen nicht-psychiatrischen Krankheits-
bildern anbelangt. Auch werden für die einzelnen Unterkategorien in Ansätzen
Angaben gemacht, an welche Sekundärursachen besonders gedacht werden sollte.
Insofern geht die Bearbeitung des Themas hier deutlich mehr in die Tiefe im Ver-
gleich zu der nur sehr oberflächlichen Beschreibung sekundärer Störungen in der
ICD-10.

Was die konkreten differenzialdiagnostischen Überlegungen anbelangt, sei auf
die spezifischere Literatur verwiesen (Tebartz van Elst & Runge 2024). Da hier
fast die gesamte Bandbreite der inneren und neurologischen Krankheiten mit erwogen werden müssen, würde eine detaillierte Bearbeitung den Rahmen dieses
Kapitel sprengen. Zusammenfassend sei im Hinblick auf differenzialdiagnostische
Überlegungen bei den verschiedenen Störungsbildern hier auf Tab. 24.2 verwiesen, die weitgehend dem o. g. Buchbeitrag entnommen wurde. Von herausragender
Bedeutung angesichts der Entwicklungen der letzten Dekaden sind aber sicher die
immunologischen Psychosen und anderen immunologischen psychischen Störungen (Tebartz van Elst 2021) (Tab. 24.2).

Leider wurden, soweit für den Autor aktuell erkennbar, im Rahmen dieser Bearbeitung die klinisch und sozialmedizinisch sowie gutachterlich sehr wichtigen
Kategorien „postenzephalitisches Syndrom" (ICD-10: F07.1) sowie „organisches
Psychosyndrom nach Schädelhirntrauma" (ICD-10: F07.2) als eigenständige Kategorien aufgegeben. Dies ist bedauerlich, weil sie aus klinischer Perspektive eine
hohe ökologische Validität aufweisen und insbesondere in gutachterlichen Kontexten, aber auch gesamtgesellschaftlich, etwa im Kontext der Diskussionen um ein
Post-Covid-Syndrom bzw. ein Post-Vakzinations-Syndrom, durchaus eine große
Rolle spielen.

24.3   Abschließende Bewertung und Ausblick

Kommentar

Die psychischen, Persönlichkeits- und Verhaltensstörungen aufgrund einer
Erkrankung, Schädigung oder Funktionsstörung des Gehirns (ICD-10: F06
und F07) werden in der ICD-11 als eigene neue Kategorie geführt. Die inhaltliche Operationalisierung ist im Wesentlichen identisch. Es finden sich
etwas ausführlichere Abgrenzungskriterien zu den primär-idiopathischen
Störungen. Auch wird etwas detaillierter auf mögliche Sekundärursachen
eingegangen. Leider werden auch valide Konzepte wie „postenzephalitisches Syndrom" oder „organisches Psychosyndrom nach Schädelhirntrauma" aufgegeben. Die Fragen, in welchen klinischen Konstellationen
genau welche Untersuchungen angestrebt werden sollten und wie die oft
unspezifischen Befunde in den Zusatzuntersuchungen interpretiert werden
sollten, bleiben unverändert offen.

Tab. 24.2 Häufige differentialdiagnostische Überlegungen bei möglichen sekundären psychischen Störungen (aus: Tebartz van Elst, Runge 2024)

Syndrom, ICD-10 Code; ICD-11 Kategorie	Modus	Differentialdiagnostische Erwägungen	Anmerkungen
Sekundäre neuromentale Entwicklungssyndrome (v. a. Autismus, ADHS, Intelligenzminderungen) ICD-10: F 07.8/9 ICD-11: 6E60	Genetisch	Copy Number Variants wie Fragiles-X-Syndrom, 22q11-Syndrom, etc. Klinefelter Syndrom Tuberöse Sklerose und andere Phakomatosen Urbach-Wiethe-Syndrom Angeborene Bindegewebserkankungen (Hypermobilitätssyndrom wie Ehlers-Danlos-Syndrom) Zahlreiche andere seltene genetische Syndrome	Auf Stigmata genetischer Krankheiten achten wie Herzfehler, Augen- oder Innenohrprobleme, Dysmorphiezeichen, neurologische Soft-Signs, Intelligenzminderung etc.; siehe auch: https://www.gelbe-liste.de/seltene-erkrankungen
	Erworben	(Autistische) Regression Epilepsien Immunologische Encephalopathien und andere entzündliche Hirnerkrankungen Immunologische Systemerkrankungen (SLE etc.) Valproatexposition in utero (v. a. Autismus) Geburtskomplikationen Alkoholexposition in utero (v. a. ADHS) Streptokokkeninfekte und PANDAS (v. a. Tics) Medikamentös-toxische Ursachen (z. B. Tics infolge Valproat-Encephalopathie) Metabolische Ursachen (z. B. Tics bei M. Fahr)	Eine umfassende Geburts-, somatische und Entwicklungsanamnese und körperliche sowie neurologische Untersuchung ist notwendig, um diese möglichen Ursachenstränge zu identifizieren (vgl. Kap. 4)
Sekundäre psychotische Syndrome ICD-10: F06.2 ICD-11: 6E61	Genetisch	Analog zu sekundäre Entwicklungsstörungen	https://www.gelbe-liste.de/seltene-erkrankungen
	Erworben	Immunologische Psychosen mit bekannten und unbekannten antineuronalen Antikörpern Hashimoto-Encephalopathie und SREAT Paraepileptische (epileptische) Psychosen SLE, Sjögren-Syndrom, Polymyalgia rheumatica oder andere rheumatologische Erkrankungen Endokrinologische Psychosen (z. B. Hyper-, Hypo(para)thyreoidismus) Metabolische Psychosen (z. B. Vitamin-Mangel-Syndrome, Elyt-Störungen, akute intermittierende Prophyrie)	Verdachtsdiagnosen ergeben sich meist aus den klinischen Zusatzbefunden, die aktuell meist noch unspezifisch sind und insofern meist nur eine mögliche sekundäre Störung begründen können

(Fortsetzung)

Tab. 24.2 (Fortsetzung)

Syndrom, ICD-10 Code; ICD-11 Kategorie	Modus	Differentialdiagnostische Erwägungen	Anmerkungen
Sekundäre affektive Syndrome ICD-10: F06.3 ICD-11: 6E62	Genetisch	Analog zu sekundäre Entwicklungsstörungen Bei primär progredientem Verlauf und Vergesellschaftung mit somatoform-anmutenden Bildern an Morbus Fabry denken	https://www.gelbe-liste.de/seltene-erkrankungen
	Erworben	Substanzinduzierte affektive Störungen (Alkohol, Stimulantien, Opiate, Medikamente, …) Hashimoto-Encephalopathie und SREAT Immunologische Depressionen Hypothyreose Hypokalzämie Hypoadrenalismus (M. Addisson) Diabetes mellitus Hyponatriämie Postencephalitische Syndrome v. a. bei EBV, CMV, Herpes Viren, Corona, Entero-Viren, Cocksackie B Viren (entsprechend F07.1) oder nach Schädel-Hirn-Trauma (entsprechend F07.2), …	Die meisten Punkte können durch eine systematische Diagnoseerhebung geklärt werden. Bei spezifischen Verdachtselementen können klinische Zusatzuntersuchungen (Labor, EEG, MRT, CSF, evtl. PET) mehr Klarheit schaffen
Sekundäre Angstsyndrome ICD-10: F06.4 ICD-11: 6E63	Genetisch	Teilsymptom zahlreicher seltener genetischer Störungen; oft verbunden mit depressiven Störungen	https://www.gelbe-liste.de/seltene-erkrankungen
	Erworben	Substanzinduzierte Angstsyndrome (Alkohol, Cannabis, Stimulantien und Amphetamine, Halluzinogene …) Entzugsinduzierte Angstsyndrome Kardiopulmonale Erkrankungen: Rhythmusstörungen, Infarkte, KHK, Asthma, Lungenembolien etc. ZNS-Erkrankungen wie Epilepsie, multiple Sklerose, ALS, Morbus Parkinson, Migräne, etc. Immunologische Erkrankungen insbesondere SLE, Polymyalgia rheumatica, Fibromyalgie Paraneoplastische Syndrome	Vgl. Craske, Stein 2016; Romanazzo et al. 2022
Sekundäre Zwangssyndrome oder verwandte Syndrome ICD-10: F06.8 ICD-11: 6E64	Genetisch	Teilsymptom zahlreicher seltener genetischer Störungen; oft verbunden mit depressiven Störungen	https://www.gelbe-liste.de/seltene-erkrankungen

(Fortsetzung)

Tab. 24.2 (Fortsetzung)

Syndrom, ICD-10 Code; ICD-11 Kategorie	Modus	Differentialdiagnostische Erwägungen	Anmerkungen
	Erworben	Postinfektiöse Zwangsstörungen z. B. bei Chorea Sydenham Immunologische Zwangsstörungen PANS/PANDAS (dann oft mit Tics, kognitiven Defiziten, affektiv-emotional instablien Syndromen vergesellschaftet) Basalganglienläsionen z. B. vaskulär, traumatisch, Morbus Fahr etc. SLE Intoxikationen z. B. mit Kohlenmonoxid, L-Dopa, Stimulantien, Kokain etc.	Endres et al. 2022a
Sekundäre dissoziative Syndrome ICD-10: F06.5 ICD-11: 6E65	Genetisch	Teilsymptom zahlreicher seltener genetischer Störungen; oft verbunden mit depressiven Störungen	https://www.gelbe-liste.de/seltene-erkrankungen
	Erworben	Häufig im Kontext epileptischer oder nicht-epileptischer Phänomene Substanzabusus Medikamentennebenwirkungen Hypo-, Hyperglykämien Dissoziative Anspannungszustände im Kontext autistischer Syndrome und der Borderline-Persönlichkeitsstörung (siehe dort)	Tebartz van Elst, Perlov 2013
Sekundäre Impulskontrollstörungen ICD-10: F06.6 ICD-11: 6E66	Genetisch	Teilsymptom zahlreicher seltener genetischer Störungen; oft verbunden mit depressiven Störungen	https://www.gelbe-liste.de/seltene-erkrankungen
	Erworben	Epileptische und paraepileptische Genese Intoxikationen Frontalhirnsyndrome nach SHT, bei Tumoren, Blutungen, Schlaganfällen Organische Wesensänderung postencephalitisch (entsprechend F07.1) oder nach SHT (entsprechend F07.2)	Vgl. Abschn. 21.4
Sekundäre neurokognitive Syndrome ICD-10: ICD-11: 6E67	Genetisch	Teilsymptom zahlreicher seltener genetischer Störungen	https://www.gelbe-liste.de/seltene-erkrankungen
	Erworben	Delirante Syndrome sind als sekundär zu verstehen Immunologische Encephalopathien Subklinische epileptische und paraepileptische Syndrome Intoxikationen Endokrinologische Störungen Metabolische Störungen Dysexekutive Syndrome postencephalitisch (entsprechend F07.1) oder nach SHT (entsprechend F07.2)	Vgl. Kap. 26; Vgl. Spezifikationen in Tab. 29.5

(Fortsetzung)

Tab. 24.2 (Fortsetzung)

Syndrom, ICD-10 Code; ICD-11 Kategorie	Modus	Differentialdiagnostische Erwägungen	Anmerkungen
Sekundäre Persönlichkeitsänderung (PS) ICD-10: F07. ICD-11: 6E68	Genetisch	Teilsymptom zahlreicher seltener genetischer Störungen; oft verbunden mit depressiven Störungen	https://www.gelbe-liste.de/seltene-erkrankungen
	Erworben	PS bei Epilepsie PS nach SHT Alkoholische PS Posttraumatische PS PS bei HIV Encephalopathie PS postencephalitisch (entsprechend F07.1) oder nach SHT (entsprechend F07.2)	
Sekundäre katatone Syndrome ICD-10: F06.1 ICD-11: 6E69	Genetisch	Teilsymptom zahlreicher seltener genetischer Störungen	https://www.gelbe-liste.de/seltene-erkrankungen
	Erworben	Encephalitische Katatonien (HSV, CMV, EBV, VZV, SARS-CoV-2, Masern, Adeno-Viren, Borrelien, Malaria, TB, unbekannte Viren...) Parainfektiöse Katatonien (Influenca, Steptokokken, Typhus, Coxiellen, Salmonellen, Mykoplasmen, Klebsiellen, Herpes-Gruppe und EBV, Malaria, unbekannt...) Encephalopathische Katatonien (Hashimoto, HIV, SARS-CoV-2, ...) Immunologische oder rheumatolorische Katatonien (NMDAR, LGI1, GAD, MOG, andere antineuronale Antikörper, Hashimoto, SLE, MS und andere demyelinisierende Erkrankungen, Antiphospholipid-Antikörper-Syndrom, Neurosarkoidose, unbekannt) Paraneoplastische Katatonien Medikamentös-toxische Leukencephalopathien Neuroleptika-Entzugs-induzierte Katatonien Metabolische Katatonien (Porphyrien, Elektrolyt-Störungen, M. Addison, M. Crohn...) Epileptische oder paraepileptische Katatonien	Katatonien sind häufig sekundärer Genese und sollten immer sorgfältig organisch abgeklärt werden; vgl. Kap. 11 (Rogers et al. 2019)

Literatur

American Psychiatric Association (APA) (2013) Diagnostic and Statistical manual of Mental Disorders 5. Aufl.Washington: American Psychiatric Publishing.

American Psychiatric Association (APA) (2015) Diagnostisches und Statistisches Manual Psychischer Störungen DSM-5. Herausgegeben von Peter Falkai und Hans-Ulrich Wittchen. Göttingen: Hogrefe Verlag.

American Psychiatric Association (APA) (2018) Diagnostisches und Statistisches Manual Psychischer Störungen DSM-5. 2. Korrigierte Auflage. Herausgegeben von Peter Falkai und Hans-Ulrich Wittchen. Göttingen: Hogrefe Verlag.

Huber G (2005) Psychiatrie. Lehrbuch für Studium und Weiterbildung. 7. Aufl. Schattauer Verlag. Stuttgart.

Jaspers K (1973) Allgemeine Psychopathologie. Berlin: Springer Verlag.

Tebartz van Elst L. (2021) Vom Anfang und Ende der Schizophrenie. Eine neuropsychiatrische Perspektive auf das Schizophreniekonzept. Kohlhammer Verlag.

Tebartz van Elst L, Runge K (2024) Sekundäre psychische Syndrome oder Verhaltenssyndrome bei anderenorts klassifizierten Störungen oder Erkrankungen (organische psychische Störungen). In: Tebartz van Elst L, Schramm L, Berger M (Hrsg) Psychiatrie und Psychotherapie. 7. Auflage Elsevier.

Weltgesundheitsorganisation (WHO) Diagnosenschlüssel und Glossar psychiatrischer Krankheiten. Übersetzt von G. Mombour und G. Kockott. Springer Verlag 1971.

Weltgesundheitsorganisation (WHO) Diagnosenschlüssel und Glossar psychiatrischer Krankheiten. 5. Auflage korrigiert nach der 9. Revision der ICD. Herausgegeben von R. Deckwitz, H. Helmchen, G. Kocket, W. Mombour. Springer Verlag 1980.

Weltgesundheitsorganisation (WHO) Internationale Klassifikation psychischer Störungen. ICD-10 Kapitel V (F) Forschungskriterien. Herausgegeben von H. Dilling, W. Mombour, M.H. Schmidt Verlag Hans Huber 1991.

Weltgesundheitsorganisation (WHO; 2023). International Classification of Diseases; ICD-11: https://icd.who.int/dev11/l-m/en#/http%3a%2f%2fid.who.int%2ficd%2fentity%2f1683919430. Abruf: 8.8.2023 15:02 Uhr.

Schlaf-Wach-Störungen

25

Matthias J. Müller, Michael Feld und Philipp Hessmann

Inhaltsverzeichnis

M. J. Müller (✉)
Justus-Liebig-Universität Gießen, Gießen, Deutschland
E-Mail: mjmueller@gmx.de; m.j.mueller@curamed-kliniken.de

M. J. Müller
CuraMed Kliniken, Albstadt, Deutschland

M. Feld
Praxis für Ganzheitliche Allgemein-und Schlafmedizin, Frechen-Königsdorf, Deutschland

P. Hessmann
Citypraxis für Psychische Gesundheit, Göttingen, Deutschland

© Der/die Autor(en), exklusiv lizenziert an Springer-Verlag GmbH, DE, ein Teil
von Springer Nature 2024
L. Hölzel und M. Berger (Hrsg.), *ICD-11 – Psychische Störungen*,
https://doi.org/10.1007/978-3-662-67687-5_25

25.1   ICD-11 im Vergleich zur ICD-10

Wesentliche Änderungen

Die ICD-11 vollzieht gegenüber der ICD-10 die Aufhebung der Trennung zwischen „organisch bedingten" („primären") und „nichtorganischen" („sekundären") Schlafstörungen.

Korrespondierend hierzu und der Verbreitung und Bedeutung dieser Störungen in der gesamten Medizin angemessen, wird in der **ICD-11** ein **eigenes Kapitel „Schlaf-Wach-Störungen" (07)** gebildet.

Zudem erfolgt in der ICD-11 eine Systematisierung der „Schlaf-Wach-Störungen" in **6 Gruppen** („Insomnische Störungen", „Hypersomnische Störungen", „Schlafbezogene Atmungsstörungen", „Zirkadianen Schlaf-Wach-Rhythmusstörungen", „Schlafbezogene Bewegungsstörungen" und „Parasomnische Störungen").

Über diese prinzipiellen Veränderungen hinaus finden sich innerhalb der Störungsgruppen wesentliche Weiterentwicklungen der ICD-11 gegenüber der ICD-10:

„Insomnische Störungen": Unterscheidung zwischen „Chronische Insomnie" (mindestens 3 Monate) und „Kurzzeit-Insomnie".

„Hypersomnische Störungen": Kriteriendefinition, insbesondere für die „Narkolepsie", entsprechend dem aktuellen Forschungsstand.

„Schlafbezogene Atmungsstörungen": Kriteriendefinition, v. a. zur Diagnostik und Abgrenzung „Obstruktive Schlafapnoe" (OSA) und „Obesitas-Hypoventilationssyndrom" („Pickwick-Syndrom").

„Zirkadianen Schlaf-Wach-Rhythmusstörungen": Differenzierung und Systematisierung der Störungsbilder, einschließlich „Zirkadiane Schlaf-Wach-Rhythmusstörung bei Schichtarbeit" und „Zirkadiane Schlaf-Wach-Rhythmusstörung bei Zeitzonenwechsel" („Jetlag").

„Schlafbezogene Bewegungsstörungen": Systematisierung der Störungsbilder mit besonderem Stellenwert des „Restless-Legs-Syndrom" (RLS) und Einordnung von „Schlafbezogener Bruxismus" in diese Gruppe.

„Parasomnien": Systematisierung, Einteilung und Differenzierung entsprechend der aktuellen schlafmedizinischen Forschung und internationalen Standards, Aufnahme „Schlafbezogene Essstörung" als Diagnose.

25.2   Vorbemerkungen

Entsprechend der hohen Prävalenz und Bedeutung von Schlafstörungen in der gesamten Medizin – auch für die Gesundheitsförderung (Fietze & Penzel 2021) – wird in der ICD-11 ein eigenes Kapitel 07 (nun zutreffend als „Schlaf-Wach-Störungen" bezeichnet) gebildet, mit 9 Kategorien aus dem Bereich „Verhaltensauffälligkeiten mit körperlichen Störungen und Faktoren" (ICD-10: F5) aus dem

Bereich „Verhaltensauffälligkeiten mit körperlichen Störungen und Faktoren" (ICD-10: F5) und 9 Kategorien aus „organischen" Kapiteln der ICD-10.

Damit folgt die ICD-11 weitgehend dem DSM-5 und der 3. Version der „International Classification of Sleep Disorders" (ICSD-3) (American Academy of Sleep Medicine 2014; Mayer et al. 2015; Reynolds & O'Hara 2013), die international weiterhin als Referenz für die Diagnose und Nomenklatur von Schlafstörungen in Schlaflaboren, schlafmedizinischen Abteilungen, Praxen und Forschungseinrichtungen gelten dürfte.

Die ICD-11 hebt gegenüber der ICD-10 auch bei dieser Störungsgruppe die Trennung zwischen „nichtorganisch" („primär") und „organisch bedingt" („sekundär") auf. Zudem findet in der ICD-11 eine Systematisierung der „Schlaf-Wach-Störungen" in 6 Gruppen statt, im Einklang mit den Hauptgruppen der ICSD-3 (Tab. 25.1).

In der ICD-11 werden mindestens 30 spezifische Kategorien (4-stellige Codes) der „Schlaf-Wach-Störungen" differenziert; dazu kommen klinisch bedeutsame Spezifizierungen (z. B. über 5-stellige Codes, v. a. bei „Schlafbezogene Atmungsstörungen" und „Parasomnische Störungen", vgl. Tab. 25.2), sodass insgesamt über 80 Schlafstörungen in der ICD-11 abbildbar sind. Die Optionen erweitern sich noch durch Postkoordination (z. B. des Schweregrads, etwa „leichtgradige chronische Insomnie" 7A00 & XS5W). Ob diese Umsetzung in der ICD-11 für den breiten klinischen Einsatz praktisch geeignet ist, muss sich jedoch erst noch erweisen.

Das DSM-5 hat hingegen den pragmatischen Weg beschritten, sich auf 10 „Schlaf-Wach-Störungen" (sowohl Gruppen als auch abgrenzbare Einzelstörungen) zu fokussieren (Tab. 25.1) und mit Subtypen bzw. spezifizierenden Merkmalen klinisch relevante Differenzierungen zu ermöglichen.

Das DSM-5 hat hingegen den pragmatischen Weg beschritten, sich auf zehn Schlaf-Wach-Störungen (sowohl Gruppen als auch abgrenzbare Einzelstörungen) zu fokussieren (Tab. 25.1) und mit Subtypen bzw. spezifizierenden Merkmalen klinisch relevante Differenzierungen zu ermöglichen.

Die Klassifikation der Schlaf-Wach-Störungen im Vergleich zwischen ICD-11, ICD-10 und DSM-5 zeigt Tab. 25.3.

Tab. 25.1 „Schlaf-Wach-Störungen" (Hauptkategorien) in ICD-11, ICSD-3 und DSM-5

ICD-11 und ICSD-3	DSM-5
Insomnische Störungen	Insomnie (mit Subtypen)
Hypersomnische Störungen	Hypersomnie
	Narkolepsie
Schlafbezogene Atmungsstörungen	Atmungsbezogene Schlafstörungen
Zirkadianen Schlaf-Wach-Rhythmusstörungen	Zirkadiane Schlaf-Wach-Rhythmusstörungen
Schlafbezogene Bewegungsstörungen	Restless-Legs-Syndrom
Parasomnische Störungen	Arousalstörungen des Non-REM-Schlafs
	REM-Schlaf-Verhaltensstörung
	Albtraum-Störung
	Substanz-/Medikamenteninduzierte Schlafstörung

Tab. 25.2 Schlaf-Wach-Störungen in der ICD-11

ICD-11 Code	ICD-11 Bezeichnung	ICD-10 Code	ICD-10 Bezeichnung	DSM-5 Bezeichnung
07[1]	**Schlaf-Wach-Störungen**	**F51**	**Nichtorganische Schlafstörung**	**Schlaf-Wach-Störungen**
		G47	**Schlafstörungen**	
Insomnische Störungen				
7A00	Chronische Insomnie	F51.0	Nichtorganische Insomnie	
7A01	Kurzzeit-Insomnie	G47.0	Insomnie (organisch)	
Hypersomnische Störungen				
7A20[2]	Narkolepsie	G47.4	Narkolepsie	Narkolepsie
7A21	Idiopathische Hypersomnie	F51.1	Nichtorganische Hypersomnie	Hypersomnie
		G47.1	Hypersomnie (organisch)	
7A22	Kleine-Levin-Syndrom	G47.8	Sonstige Schlafstörungen	Andere NB Hypersomnie
7A25	Hypersomnie in Verbindung mit einer psychischen Störung	F51.1	Nichtorganische Hypersomnie	Hypersomnie
7A26	Nichtorganische Schläfrigkeit	F51.1	Nichtorganische Hypersomnie	
Schlafbezogene Atmungsstörungen				**Atmungsbezogene Schlafstörungen**
7A41	Obstruktive Schlafapnoe	G47.31	Obstruktives Schlafapnoe-Syndrom	Obstruktives Schlafapnoe-Syndrom
7A42.0	Obesitas-Hypoventilationssyndrom	E66.2	Übermäßige Adipositas mit alveolärer Hypoventilation	Obesitas-Hypoventilations-Syndrom
Zirkadianen Schlaf-Wach-Rhythmusstörungen				
7A60	Schlaf-Wach-Störung mit verzögerter Schlafphase	F51.2 G47.2	**Nichtorganische Störung des Schlaf-Wach-Rhythmus Störungen des Schlaf-Wach-Rhythmus**	**Zirkadiane Schlaf-Wach-Rhythmusstörungen**
7A61	Schlaf-Wach-Störung mit vorverlagerter Schlafphase			S Verzögerte Schlafphase
7A62	Schlaf-Wach-Störung mit irregulärem Rhythmus			S Vorverlagerte Schlafphase

(Fortsetzung)

Tab. 25.2 (Fortsetzung)

ICD-11 Code	ICD-11 Bezeichnung	ICD-10 Code	ICD-10 Bezeichnung	DSM-5 Bezeichnung
7A63	Nicht-24-h-Schlaf-Wach-Störung			[S] Irregulärer Schlaf-Wach-Rhythmus
7A64	Zirkadiane Schlaf-Wach-Rhythmusstörung bei Schichtarbeit			[S] Nicht-24-h-Schlaf-Wach-Syndrom
7A65	Zirkadiane Schlaf-Wach-Rhythmus-störung bei Zeitzonenwechsel			[S] Schichtarbeit
Schlafbezogene Bewegungsstörungen				
7A80	Restless-Legs-Syndrom	G25.81	Restless-Legs-Syndrom	Restless-Legs-Syndrom
7A81	Störung der periodischen Extremitätenbewegung im Schlaf	G25.80	Periodische Beinbewegungen im Schlaf	
7A83	Schlafbezogener Bruxismus	F45.8	Sonstige somatoforme Störung	
7B00 Arousalstörungen aus dem Non-REM-Schlaf				
7B00.0	Verwirrtes Erwachen	F51.2	Nichtorganische Störungen des Schlaf-Wach Rythmus	
7B00.1	Schlafwandeln	F51.3	Schlafwandeln	Arousel-Störungen des Non-Rapid-Eye-Movement-Schlafs (NREM-Parasomnien), Schlafwandeln
7B00.2	Pavor nocturnus	F51.4	Pavor nocturnus	Arousel-Störungen des Non-Rapid-Eye-Movement-Schlafs (NREM-Parasomnien), Schlafterror-Typ (Pavor nocturnus)
7B00.3	Schlafbezogene Essstörung	F51.3	Schlafwandeln	Arousel-Störungen des Non-Rapid-Eye-Movement-Schlafs (NREM-Parasomnien), Schlafwandeln mit schlafbezogenen Essstörungen

(Fortsetzung)

Tab. 25.2 (Fortsetzung)

ICD-11 Code	ICD-11 Bezeichnung	ICD-10 Code	ICD-10 Bezeichnung	DSM-5 Bezeichnung
7B01 REM-Schlaf-bezogene Parasomnien				
7B01.0	REM-Schlaf-Verhaltens-störung			REM-Schlaf-Verhal-tensstörung
7B01.2	Albtraumstörung	F51.5	Albträume [Angst-träume]	Albtraum-Störung

S Subtypen bzw. Specifier; NB – näher bezeichnete; [1] ohne „sonstige näher bezeichnete" (.Y) und „nicht näher bezeichnete" (.Z) Störungskategorien; [2]mit weiteren 5-stelligen spezifischen Codes (hier nicht dargestellt); für Psychiatrie, Psychosomatik und Psychotherapie besonders relevante Diagnosen

Tab. 25.3 Schlaf-Wach-Störungen – Diagnosen in ICD-11, ICD-10 und DSM-5 im Vergleich

ICD-11 Code	ICD-11 Bezeichnung	ICD-10 Code	ICD-10 Bezeichnung	DSM-5 Bezeichnung
07	**Schlaf-Wach-Störungen**	F51	**Nichtorganische Schlafstörung**	**Schlaf-Wach-Störungen**
		G47	**Schlafstörungen**	
Insomnische Störungen				
7A00	Chronische Insomnie	F51.0	Nichtorganische Insomnie	
7A01	Kurzzeit-Insomnie	G47.0	Insomnie (organisch)	
Hypersomnische Störungen				
7A20	Narkolepsie	G47.4	Narkolepsie	Narkolepsie
7A21	Idiopathische Hypersomnie	F51.1	Nichtorganische Hypersomnie	Hypersomnie
		G47.1	Hypersomnie (organisch)	
7A22	Kleine-Levin-Syndrom	G47.8	Sonstige Schlafstö-rungen	Andere NB Hypersomnie
7A26	Nichtorganische Schläfrigkeit	F51.1	Nichtorganische Hypersomnie	
Schlafbezogene Atmungsstörungen				**Atmungsbezogene Schlafstörungen**
7A41 ePara>	Obstruktive Schlafapnoe	G47.31	Obstruktives Schlafapnoe-Syndrom	Obstruktives Schlaf-apnoe-Syndrom
7A42.0	Obesitas-Hypoventilations-syndrom	E66.2	Übermäßige Adipo-sitas mit alveolärer Hypoventilation	Obesitas-Hypoventi-lations-Syndrom

(Fortsetzung)

Tab. 25.3   (Fortsetzung)

ICD-11 Code	ICD-11 Bezeichnung	ICD-10 Code	ICD-10 Bezeichnung	DSM-5 Bezeichnung
Zirkadianen Schlaf-Wach-Rhythmusstörungen				
7A60	Schlaf-Wach-Störung mit verzögerter Schlafphase	F51.2 G47.2	**Nichtorganische Störung des Schlaf-Wach-Rhythmus** **Störungen des Schlaf-Wach-Rhythmus**	**Zirkadiane Schlaf-Wach-Rhythmus-störungen**
7A61	Schlaf-Wach-Störung mit vorverlagerter Schlafphase			S Verzögerte Schlafphase
7A62	Schlaf-Wach-Störung mit irregulärem Rhythmus			S Vorverlagerte Schlafphase
7A63	Nicht-24-h-Schlaf-Wach-Störung			S Irregulärer Schlaf-Wach-Rhythmus
7A64	Zirkadiane Schlaf-Wach-Rhythmusstörung bei Schichtarbeit			S Nicht-24-h-Schlaf-Wach-Syndrom
7A65	Zirkadiane Schlaf-Wach-Rhythmus-störung bei Zeitzonenwechsel			S Schichtarbeit
Schlafbezogene Bewegungsstörungen				
7A80	Restless-Legs-Syndrom	G25.81	Restless-Legs-Syndrom	Restless-Legs-Syndrom
7A81	Periodische Extremitätenbewegungen im Schlaf	G25.80	Periodische Beinbewegungen im Schlaf	
7A83	Schlafbezogener Bruxismus	F45.8	Sonstige somatoforme Störung	
7B01 REM-Schlaf-bezogene Parasomnien				
7B01.0	REM-Schlaf-Verhaltensstörung			REM-Schlaf-Verhaltensstörung
7B01.2	Albtraumstörung	F51.5	Albträume [Angstträume]	Albtraum-Störung

S Subtypen bzw. Specifier; NB – näher bezeichnete

25.3 „Insomnische Störungen" (7A0)

Kategorien und Diagnosen in der ICD-11

Insbesondere für die Gruppe der „Insomnien" ist das Verlassen der Unterscheidung von „organisch" und „nichtorganisch" in der ICD-11 (Tab. 25.4) sinnvoll, da sich weder die klinische Symptomatik und prognostische Bedeutung noch aufrechterhaltende Faktoren oder Therapieempfehlungen (v. a. kognitive Verhaltenstherapie bei Insomnien, CBT-I) prinzipiell unterscheiden (Riemann et al. 2022).

Weiterhin ist aber davon auszugehen, dass „Insomnien" deutlich häufiger bei somatischen und psychischen Störungen auftreten als ohne diese „komorbiden" Störungen (Riemann et al. 2022).

Die ICD-11 sieht daher wie das DSM-5 explizit die zusätzliche Kodierung von komorbiden Erkrankungen vor, ohne eine Kausalitätsbeziehung zwischen den Störungen herzustellen. Die ICD-11 verweist jedoch darauf, dass die Diagnose „Insomnische Störungen", wenn sie auf andere Störungen oder Substanz- bzw. Medikamenteneinnahme „zurückzuführen ist", nur dann gestellt werden sollte, wenn die Insomnie „einen unabhängigen Schwerpunkt der klinischen Aufmerksamkeit darstellt". Damit wird die ICD-11 der klinischen Realität gerecht, relativiert jedoch gleichzeitig an dieser Stelle die Eigenständigkeit insomnischer Störungen und überlässt die Diagnose letztlich der klinischen Bewertung.

Diagnostische Kriterien

Die Diagnose „Insomnische Störungen" ist in der ICD-11 weiterhin eine klinische Diagnose, die ohne „objektivierende" apparative Untersuchungen gestellt werden kann (Vergleich der diagnostischen Kriterien in Tab. 25.5). Ein- oder Durchschlafstörungen als erstes Kriterium für das Vorliegen einer „Insomnische(n) Störung(en)" sind in der ICD-11 wie in den anderen Diagnosesystemen erforderlich. Das Kriterium „frühmorgendliches Erwachen" (vorzeitiges Erwachen in Bezug zu erwartetem oder gewünschtem Aufwachen und mit der Unfähigkeit, wieder einzuschlafen) findet sich in der ICD-11 nicht mehr, kann jedoch unter „Durchschlafstörungen" subsumiert werden. Das Symptom des „nicht-erholsamen Schlafs" wurde in der ICD-11 wegen mangelnder Spezifität zu Recht nicht übernommen.

Tab. 25.4 „Insomnien" – Diagnosen in ICD-11 und ICD-10 im Vergleich

ICD-11: Schlaf-Wach-Störungen	ICD-10: Schlafstörungen	
	Nichtorganische (F5)	Organische (nicht F5)
Insomnische Störungen Anhaltende Probleme beim Einschlafen oder bezüglich der Dauer, Vertiefung oder Qualität des Schlafes mit Beeinträchtigungen während des Tages	**Insomnie** Ungenügende Dauer und Qualität des Schlafes über einen beträchtlichen Zeitraum mit Ein- und Durchschlafstörungen und frühmorgendlichem Erwachen. Deutlicher Leidensdruck oder störende Auswirkung auf Alltagsaktivität	
7A00 Chronische Insomnie 7A01 Kurzzeit-Insomnie 7A0Z Insomnische Störungen NNB	F51.0 Nichtorganische Insomnie	G47.0 Insomnie (organisch)

NNB – nicht näher bezeichnet

Als Kriterien für das Vorliegen einer Ein- oder Durchschlafstörung findet sich in der ICD-11 keine konkrete Angabe, aus DSM-5 und der Schlafforschung haben sich international etwa 30 min für Erwachsene und 20 min für Kinder als Grenzwerte für Einschlaf- oder Wiedereinschlaflatenz unter ansonsten angemessenen Bedingungen etabliert.

Allerdings unterliegt die Einschätzung der Ein- oder Durchschlafstörungen stark der subjektiven Bewertung durch den Betroffenen, auch wenn diese durch Schlaftagebücher und Fragebögen ebenso wie mit digitalen Methoden (Smartwatch etc.) unterstützt werden kann. Zahlreiche Studien haben gezeigt, dass insbesondere von Personen mit „Insomnien" die Schlafdauer häufig unterschätzt und die Wach- und Aufwachphasen häufig überschätzt werden. Neuere Studien geben allerdings Anlass zur Annahme, dass diese „Misperception" bei „Insomnien" u. a. mit veränderten („bewusstseinsnäheren") Zuständen des Gehirns während des Schlafs in Zusammenhang stehen (Stephan & Siclari 2023).

Notwendiges weiteres und klinisch wichtiges Kriterium für die Diagnose „Insomnische Störungen" in der ICD-11 ist (wie auch im DSM-5) in diesem Zusammenhang, dass eine Beeinträchtigung tagsüber festgestellt werden muss, d. h., dass nicht nur Symptome in Bezug auf das Schlafen vorliegen. Das bedeutet, dass bei Personen, die schlafbezogene Symptome ohne Beeinträchtigung des Tages berichten, die Diagnose „Insomnische Störungen" nicht gestellt werden sollte. Hier ist die ICD-11 konkreter als die ICD-10, die eher unspezifisch „Leiden" und „Beeinträchtigung der Alltagsaktivitäten" als weiteres Kriterium angibt (s. Tab. 25.5).

Zudem wird in der ICD-11 zwischen „Chronische Insomnie" (einschließlich eines episodischen Verlaufs) und „Kurzzeit-Insomnie" unterschieden. Hier ist die einzige Unterscheidung das Zeitkriterium (länger bzw. kürzer als 3 Monate bei ansonsten gleichen Kriterien, vgl. Tab. 25.4).

Die ICD-11 sieht, anders als das DSM-5, deutlich weniger operational-numerische Algorithmen für Diagnosen in der klinischen Anwendung vor. Gegenüber der ICD-10 ist jedoch eine Modifikation der Diagnosekriterien und die pragmatisch sinnvolle Differenzierung der „Insomnische(n) Störungen" („Chronische Insomnie", „Kurzzeit-Insomnie", Restkategorie) sicherlich ein Fortschritt. In der DSM-5 findet sich als „andere, näher bezeichnete Insomnie" sowohl die „kurzzeitige Insomnie" (Dauer < 3 Monate) als auch die Diagnose einer „Insomnie, beschränkt auf nicht-erholsamen Schlaf".

Kommentar

„Insomnien" werden in der ICD-11 rein deskriptiv-phänomenologisch klassifiziert, d. h., es werden keine Unterscheidungen in „organisch" und „nicht-organisch" oder „primär" und „sekundär" vorgenommen. Zwar sollen psychische oder somatische Komorbiditäten explizit kodiert werden, wenn diese jedoch – ähnlich wie Substanz- oder Medikamenteneinnahme – die insomnischen Symptome „erklären" können, soll die Diagnose einer Insomnischen Störungen nach ICD-11 nicht gestellt werden.

Für die Diagnose „Insomnische Störungen" nach ICD-11 sind insomnische Symptome in der Nacht allein nicht hinreichend, wenn nicht eine signifikante Tagesbeeinträchtigung hinzukommt.

Tab. 25.5 Kriterien für das Vorliegen einer Insomnie in ICD-11, ICD-10 und DSM-5

	ICD-11	ICD-10	DSM-5
Symptomatik	Ein- und/oder Durchschlafstörung	Einschlafstörungen, Durchschlafstörungen oder frühmorgendliches Erwachen	A. Ein- und/oder Durchschlafstörung und/oder morgendliches Früherwachen mit Unfähigkeit, erneut einzuschlafen E. Schlafstörung tritt trotz adäquater Gelegenheit zum Schlafen auf
Schlafumgebung	Störung trotz angemessener Schlafgelegenheiten und Schlafumstände		
Beeinträchtigung	Tagesbeeinträchtigung, typischerweise Müdigkeit, niedergedrückte Stimmung oder Reizbarkeit, allgemeines Unwohlsein und kognitive Beeinträchtigungen *Insomnie-Symptome ohne Tagesbeeinträchtigung sind für die Diagnose nicht hinreichend*	Viele Gedanken v. a. nachts an Schlafstörung und übertriebene Sorgen über negative Konsequenzen während des Tages *Deutlicher Leidensdruck oder störende Auswirkung auf Alltagsaktivität*	B. Störung verursacht klinisch bedeutsam Leiden oder Beeinträchtigungen in sozialen, schulischen, beruflichen oder anderen wichtigen Funktionsbereichen
Häufigkeit Zeitkriterium	Mindestens mehrmals pro Woche $\geq$ 3 Monate oder episodisch, mit wiederkehrenden mehrwöchigen Episoden über mehrere Jahre Chronische Insomnie 7A00 <3 Monate Kurzzeit-Insomnie 7A01	$\geq$ 3-mal pro Woche $\geq$ 1 Monat F51.0 Nichtorganische Insomnie*	C. $\geq$ 3-mal pro Woche D. $\geq$ 3 Monate (jeweils Kriterien A. und B.) Insomnie <3 Monate (Andere NB Insomnie, Kurzzeitige Insomnie)
Ausschluss	Wenn Insomnie auf andere Schlaf-Wach-Störung, psychische Störung, anderen Krankheitszustand oder Substanz/Medikation zurückzuführen ist, sollte eine Insomnie nur diagnostiziert werden, wenn Insomnie einen unabhängigen Schwerpunkt der klinischen Aufmerksamkeit darstellt	In vielen Fällen Symptom anderer psychischer oder körperlicher Krankheit. Ob Schlafstörung ein eigenständiges Krankheitsbild oder einfach Merkmal einer anderen Krankheit ist, sollte auf Basis des klinischen Erscheinungsbildes, des Verlaufs sowie aufgrund therapeutischer Erwägungen und Prioritäten entschieden werden. Wenn Schlafstörung eine der Hauptbeschwerden darstellt und als eigenständiges Zustandsbild aufgefasst wird, dann soll die Kodierung gemeinsam mit dazugehörenden Diagnosen verwendet werden	F. nicht besser erklärbar durch andere Schlafstörung und nicht ausschließlich in deren Verlauf G. nicht Folge der physiologischen Wirkung einer Substanz H. Gleichzeitig bestehende psychische Störungen und medizinischen Krankheitsfaktoren bieten keine angemessene Erklärung

*Nur wenn emotionale Ursachen als primärer Faktor aufgefasst werden, und nicht durch anderenorts klassifizierte körperliche Störungen verursacht, ansonsten G47.0 „Ein- und Durchschlafstörungen" (organisch)

Kommentar

Ein Hinweis fehlt – anders als bei anderen „Schlaf-Wach-Störungen" – in der ICD-11 bezüglich der Objektivierung der Diagnose „Insomnische Störungen", d. h., die Diagnose „Insomnische Störungen" nach ICD-11 beruht auf den subjektiven Angaben zu Ein- und Durchschlafstörungen und auf der Feststellung erheblicher Beeinträchtigungen tagsüber durch die Störung von Schlafdauer, Schlafablauf (Schlafarchitektur) und Schlafqualität und bedarf keiner apparativen Methoden.

Die systematische Anamnese und klinische Untersuchung haben daher für die Diagnostik der „Insomnien" in der ICD-11 zentrale Bedeutung. Zumindest für die Schweregradeinstufung und die Verlaufsbeurteilung sind standardisierte Fragebögen oder Tagebücher sehr hilfreich. Zudem kann die differenzialdiagnostische Abklärung insbesondere von anderen „Schlaf-Wach-Störungen", die insomnische Beschwerden und deren Folgen „erklären" könnten und einer spezifischen Behandlung bedürfen, z. B. periodische Beinbewegungen im Schlaf oder Schlafapnoe-Syndrome, die weitere – auch apparative – schlafmedizinische Klärung erforderlich machen (Zeising et al. 2022).

25.4 „Hypersomnien" (7A2)

25.4.1 Kategorien und Diagnosen in der ICD-11

Die ICD-11 fasst die „organisch" bedingten und die „nichtorganischen" „**Hypersomnien**" der ICD-10 in einer Gruppe zusammen (vgl. Tab. 25.6) und orientiert sich bezüglich der „Narkolepsie" an den Entwicklungen der Forschung, die in DSM-5 und ICSD-3 Eingang gefunden hatten.

„**Hypersomnische Störungen**" sind in der ICD-11 definiert als Zustand exzessiver Schläfrigkeit während des Tages sowie Schlafattacken (die nicht durch eine inadäquate Schlafdauer erklärbar sind), teilweise auch durch verlängerte Übergangszeiten hin zum Wachzustand nach dem Aufwachen. Bei „**Hypersomnische Störungen**" handelt es sich um Störungen, die nicht auf eine andere der „Schlaf-Wach-Störungen" (z. B. „Insomnische Störungen", gestörter Nachtschlaf, „Störungen des zirkardianen Schlaf-Wach-Rhythmus" oder v. a. auch „Schlafbezogene Atemstörungen") zurückzuführen sind. Diese Störungen gehen einerseits meist mit Symptomen wie Konzentrations- und Aufmerksamkeitsdefiziten, dysphorischer Reizbarkeit und Ruhelosigkeit, erhöhter Ablenkbarkeit und andererseits Energielosigkeit und leichter Erschöpfbarkeit einher. Bei Fehlen einer organischen Ursache für die „**Hypersomnische(n) Störungen**" ist dieses Zustandsbild gewöhnlich mit anderen psychischen Störungen verbunden.

Tab. 25.6 „Hypersomnien" in ICD-11 und ICD-10

ICD-11 Schlaf-Wach-Störungen	ICD-10: Schlafstörungen	
	Nicht-organisch (F5)	Organisch (nicht F5)
„Hypersomnische Störungen" Durch Tagesschläfrigkeit gekennzeichnet, die nicht auf eine andere der „Schlaf-Wach-Störungen" zurückzuführen ist	**„Hypersomnie"** Exzessive Schläfrigkeit während des Tages und Schlafattacken oder verlängerte Übergangszeit bis zum Wachzustand nach dem Aufwachen	
7A20 Narkolepsie 7A21 Idiopathische Hypersomnie 7A22 Kleine-Levin-Syndrom 7A26 Nichtorganische Schläfrigkeit	F51.1 Hypersomnie F51.1 Hypersomnie	G47.4 Narkolepsie und Kataplexie G47.8 Sonstige Schlafstörungen

Die Beeinträchtigungen durch die Tagesschläfrigkeit und die damit verbundenen Symptome stellen ein erhöhtes Risiko für plötzliches ungewolltes Einschlafen („Sekundenschlaf") und Beeinträchtigungen der kognitiven und motorischen Leistungsfähigkeit dar.

Nicht zuletzt deswegen sind „Hypersomnien" häufig dringlich abklärungsbedürftig. Die differenzialdiagnostische Abgrenzung gegenüber anderen „Schlaf-Wach-Störungen" (v. a. „Obstruktive Schlafapnoe", „Störungen des zirkardianen Schlaf-Wach-Rhythmus", „Insomnien") und innerhalb der „Hypersomnien" ist daher sehr bedeutsam. Die Zusammenfassung und Gruppierung der „Schlaf-Wach-Störungen" in der ICD-11 könnte den diagnostischen und differenzialdiagnostischen Prozess unterstützen.

Diagnostische Kriterien
In Tab. 25.7 sind die Kriterien für „Hypersomnische Störungen" der ICD-11 im Überblick dargestellt und die für die Diagnosen notwendigen Kriterien aufgezeigt.

Die „Hypersomnische Störungen" in der ICD-11 sind im Vergleich zur ICD-10 systematisiert und mit einigen richtungsweisenden Diagnosekriterien versehen (vgl. Tab. 25.7). Die spezifische Abklärung, insbesondere von „Narkolepsie", „Kleine-Levin-Syndrom" und „Idiopathischer Hypersomnie", wird weiterhin spezialisierten Zentren oder Praxen vorbehalten sein. (Vertiefende Literatur: Berry et al. 2024).

„Hypersomnien durch Arzneimittel oder Substanzen" (7A24), insbesondere durch Alkohol oder andere psychoaktive Substanzen, einschließlich Entzugssyndromen (z. B. von Kokain und Stimulanzien) sollten nur diagnostiziert werden, wenn sie so schwerwiegend sind, „dass sie einen eigenständigen Fokus der klinischen Aufmerksamkeit bilden" und wenn durch Polysomnografie (PSG) und Multiplen-Schlaf-Latenz-Test (MSLT) andere Schlafstörungen (z. B. „Obstruktive Schlafapnoe") ausgeschlossen wurden.

Tab. 25.7 Kriterien für „Hypersomnien" in ICD-11

ICD-11	Symptome	Häufigkeit	Dauer	Kataplexie Hypocretin	MSLT	PSG	SOREMP
7A20 7A20.0 7A20.1	Narkolepsie Narkolepsie Typ 1 Narkolepsie Typ 2	Nicht unterdrückbares Schlafbedürfnis oder ungewolltes Einschlafen	Täglich	Mehrere Monate	ja/<110 nein/>110	< 8 min Latenz		≥2
7A21	Idiopathische Hypersomnie	Unbändiges Schlafbedürfnis oder Schlafentgleisungen	Täglich	Mehrere Monate	nein/>110	≤ 8 min Latenz	≥11 h Schlaf*	nein
7A22	Kleine-Levin-Syndrom	Episoden schwerer Schläfrigkeit und kognitive, psychiatrische, verhaltensbezogene Störungen beim Erwachen	16 bis 20h Schlaf pro Tag in den Episoden	Episode im Median 10 Tage (2,5–80 Tage)				
7A23	Hypersomnie durch einen Krankheitszustand	Verlängerter Nachtschlaf, Tagesschläfrigkeit oder übermäßige Nickerchen als physiologische Folge einer somatischen Erkrankung; *so schwerwiegend, dass eigenständiger Fokus der klinischen Aufmerksamkeit*		Mehrere Monate		z. A	z. A	
7A24	Hypersomnie durch Arzneimittel oder Substanzen	Verlängerter Nachtschlaf, Tagesschläfrigkeit oder übermäßige Nickerchen als Folge von Medikamenten oder Substanzen; *so schwerwiegend, dass eigenständiger Fokus der klinischen Aufmerksamkeit*				z. A	z. A	

(Fortsetzung)

Tab. 25.7 (Fortsetzung)

ICD-11	Symptome	Häufigkeit	Dauer	Kataplexie Hypocretin	MSLT	PSG	SOREMP
7A25	Hypersomnie in Verbindung mit einer psychischen Störung	Verlängerter Nachtschlaf, Tagesschläfrigkeit oder übermäßige Nickerchen in Verbindung mit psychischer Störung v. a. bei Depressionen, oft subjektiv „nicht-erholsamer Schlaf"; *so schwerwiegend, dass eigenständiger Fokus der klinischen Aufmerksamkeit*			z. A	z. A	
7A26	Nichtorganische Schläfrigkeit	„Schlafmangelsyndrom", dauerhaft weniger Schlaf als eigener physiologischer Schlafbedarf, um Paraes Niveau an Wachheit aufrechtzuerhalten. Fähigkeit einzuschlafen oder durchzuschlafen nicht beeinträchtigt. Verlängerung der Gesamtschlafdauer führt zur Behebung der Schläfrigkeit	Verkürzter Schlaf an den meisten Tagen außer Wochenenden oder Feiertagen	Mehrere Monate				

für die Diagnose notwendig, z. A. – zum Ausschluss v. a. anderer Schlaf-Wach-Störungen einschließlich anderer Hypersomnien;* Nachweis einer 24h-Gesamtschlafzeit von ≥ 11h durch Handgelenksaktigraphie oder PSG über 24 h

MSLT- Multipler Schlaf- Latenz-Test; PSG- Polysomnografie; SOREMP- Sleep-Onset-REM- Periode

Ähnlich unscharf wird die **„Hypersomnie in Verbindung mit einer psychischen Störung" (7A25)** beschrieben. Auch hier wird neben der klinischen Bewertung der Ausprägung für eine definitive Diagnose PSG und MSLT gefordert.

Das **Schlafmangelsyndrom („Nichtorganische Schläfrigkeit": 7A26)** hingegen wird als „physiologische" Reaktion auf verkürzte Schlafdauer ohne Beeinträchtigung der „Ein- und Durchschlaffähigkeit" für mehrere Monate definiert und wird durch eine „Verlängerung der Gesamtschlafdauer" behoben.

Übersicht

Kataplexie: Anfallsartiger, plötzlicher Verlust des Tonus einzelner oder mehrerer Muskelgruppen im Wachzustand und ohne Bewusstseinsverlust, Auslöser sind i. d. R. starke Emotionen, Belastungen oder Überraschungen. Ausgeprägte Anfälle können mit dem Verlust der Bewegungs- und Sprechfähigkeit einhergehen und mehrere Minuten dauern. Bei Kindern sind häufig sowohl Auslöser als auch Ausprägung von Kataplexien nicht „typisch" wie bei Erwachsenen.

Hypocretin: Bestimmung der Konzentration von Hypocretin-1 (Orexin; Hypothalamus-Neuropeptid) im Liquor. Bewertung: < 110 pg/ml pathologisch, richtungsweisend für Narkolepsie mit Kataplexie, 110–200 pg/ml „intermediärer Bereich", >200 pg/ml normal.

PSG (Polysomnografie): Elektroenzephalografie (EEG), Elektrookulografie (EOG), Elektromyografie (EMG), Atemfluss, Sauerstoffsättigung im Blut, EKG, Herzfrequenz, Schnarchgeräusche und Atembewegungen von Thorax und Abdomen entweder nächtlich in zwei aufeinanderfolgenden Nächten oder über 24 h. Ausschluss anderer Schlafstörungen (v. a. Schlafapnoe) und Nachweis Narkolepsie-typischer Befunde.

MSLT (multipler Schlaflatenztest): 5 PSG-Episoden über je 30 min im Abstand von jeweils 2 h (Patient wird aufgefordert, sich hinzulegen und einzuschlafen) am Tag nach nächtlicher PSG zur Objektivierung der Einschlafneigung. Mittlere Einschlaflatenz, typisch für Narkolepsie: Einschlafen < 8 min nach dem Hinlegen.

SOREMP (Sleep-Onset-REM-Periode): REM-Latenz < 15 min nach dem Einschlafen in mindestens 2 der 5 Testphasen (MSLT) (normal i. d. R. ≥ 60 min). Wenn in nächtlicher PSG bereits eine SOREM-Periode nachweisbar war, genügt eine weitere Periode während des MSLT für typische Narkolepsiebefunde.

Kommentar

„Hypersomnien" werden in der ICD-11 in einer Gruppe zusammengefasst. Die Beeinträchtigungen und Risiken durch die häufig exzessive Tagesschläfrigkeit („Sekundenschlaf") erfordern in der Regel eine sorgfältige diagnostische und differenzialdiagnostische Abklärung, die häufig – unter Einsatz apparativer und laborchemischer Methoden – spezialisierten schlafmedizinischen Zentren oder Praxen vorbehalten bleibt.

Die Zusammenfassung und Gruppierung der hypersomnischen „Schlaf-Wach-Störungen" in der ICD-11 und die explizite Aufnahme objektiver Parameter für die Klassifikation könnte den diagnostischen und differenzialdiagnostischen Prozess unterstützen.

25.5 „Schlafbezogene Atmungsstörungen" (7A4)

25.5.1 Kategorien und Diagnosen in der ICD-11

In der ICD-11 werden die in der ICD-10 unter den „organischen" Störungen verorteten Störungen sinnvollerweise und auch korrekt bezeichnet als „Schlafbezogene Atmungsstörungen" in einem eigenen Unterkapitel zusammengeführt (Tab. 25.8).

Insbesondere die **„Obstruktive Schlafapnoe"** (7A41) (OSA) ist wegen ihrer hohen Prävalenz und großen Bedeutung für Morbidität und Mortalität in allen Bereichen der Medizin relevant. Gleichzeitig sind „Schlafbezogene Atmungsstörungen" wichtige abklärungsbedürftige Differenzialdiagnosen für andere „Schlaf-Wach-Störungen" (v. a. „Insomnien", „Hypersomnien").

Diagnostische Kriterien
In der ICD-11 werden für die OSA und andere „Schlafbezogene Atmungsstörungen" entsprechend der internationalen Standards Diagnosekriterien aufgeführt (Tab. 25.9). Eine definitive Diagnose „Schlafbezogene Atmungsstörungen" erfordert nach ICD-11 einen objektiven Nachweis auf der Basis einer PSG.

Die **OSA** (ICD-11: 7A41) ist die häufigste schlafbezogene Atmungsstörung; insbesondere im höheren Lebensalter und bei schweren körperlichen Erkrankungen (z. B. Vorhofflimmern, Herzinsuffizienz, nach Schlaganfall etc.) ist die **„Zentrale Schlafapnoe"** (ICD-11: 7A40; ZNS-Störungen der Atemsteuerung) eine wichtige Differenzialdiagnose, die jedoch auch in Kombination mit OSA auftreten kann (dann sollten beide Diagnosen gestellt werden).

Die **OSA** wird durch Obstruktionen der oberen Atemwege während des Schlafs verursacht und ist durch häufige Episoden von Apnoen (völliges Sistieren des Atemflusses) oder Hypopnoen (mind. 50 %ige Reduktion des Atemflusses gegenüber der vorherigen Baseline sowie einem Abfall der peripheren Sauerstoffsättigung um mindestens 3 % gegenüber der vorherigen Baseline sowie oftmals nachfolgender atmungsbedingter Arousals gekennzeichnet (normal: < 5 Ereignisse/h, leicht: 5–15 Ereignisse/h, mittelgradig: 15–30/h, schwergradig > 30/h gemäß Apnoe-Hypopnoe-Index [AHI])).

Das **Widerstandssyndrom der oberen Atemwege („Upper Airway Resistance Syndrome ", UARS)** wird auch in der ICD-11 pathophysiologisch bei den OSA eingeordnet. UARS ist – im Gegensatz zur OSA – nicht durch Apnoen oder Hypopnoen mit Hypoxämien (kein Abfall der Sauerstoffsättigung wie bei OSA, AHI < 5 gekennzeichnet) (Maggard et al. 2023), es finden sich jedoch bei UARS

Tab. 25.8 „Schlafbezogene Atmungsstörungen" in ICD-11 und ICD-10

ICD-11 Code	ICD-11 Bezeichnung	ICD-10 Code	ICD-10 Bezeichnung
Schlafbezogene Atmungsstörungen Störungen der Atmung während des Schlafs, bei einigen der Störungen auch im Wachzustand		G47 G47.3	Schlafstörungen Schlafapnoe
7A40	Zentrale Schlafapnoe		
7A40.0	Primäre zentrale Schlafapnoe		
7A40.1	Primäre zentrale Schlafapnoe im Säuglings- und Kleinkindalter		
7A40.2	Primäre zentrale Schlafapnoe beim Frühgeborenen		
7A40.3	Zentrale Schlafapnoe durch Krankheitszustand mit Cheyne-Stokes-Atmung		
7A40.4	Zentrale Schlafapnoe durch Krankheitszustand ohne Cheyne-Stokes-Atmung		
7A40.5	Zentrale Schlafapnoe durch höhenbedingte periodische Atmung		
7A40.6	Zentrale Schlafapnoe durch Medikamente oder Substanzen		
7A41	Obstruktive Schlafapnoe	G47.31	Obstruktives Schlafapnoe-Syndrom
7A42	Schlafbezogene Hypoventilation oder Hypoxämie-Störungen	G47.32	Schlafbezogenes Hypoventilations-Syndrom
7A42.0	Adipositas-bedingtes-Hypoventilationssyndrom	E66.29	Pickwick-Syndrom
7A42.1	Angeborene zentrale alveoläre schlafbezogene Hypoventilation		
7A42.2	Nichtangeborene zentrale Hypoventilation mit hypothalamischen Anomalien		
7A42.3	Idiopathische zentrale alveoläre Hypoventilation		
7A42.4	Schlafbezogene Hypoventilation durch Medikamente oder Substanzen		
7A42.5	Schlafbezogene Hypoventilation durch medizinischen Zustand		
7A42.6	Schlafbezogene Hypoxämie durch medizinischen Zustand		
7A42.Y	Sonstige NB schlafbezogene Hypoventilation oder Hypoxämie-Störungen		
7A42.Z	Schlafbezogene Hypoventilation oder Hypoxämie-Störungen NNB		

(Fortsetzung)

Tab. 25.8 (Fortsetzung)

ICD-11 Code	ICD-11 Bezeichnung	ICD-10 Code	ICD-10 Bezeichnung
7A4Y	Sonstige NB schlafbezogene Atmungs-störungen	G47.38	Sonstige Schlafapnoe
7A4Z	Schlafbezogene Atmungsstörungen, NNB	G47.39	Schlafapnoe NNB

*ICD-10: keine nicht-organischen schlafbezogenen Atmungsstörungen (F5); NB – näher bezeich-net, NNB – nicht näher bezeichnet

multiple Limitationen des Atemflusses mit konsekutiven Arousals sowie Tagesmü-digkeit. UARS wird wahrscheinlich aktuell noch deutlich zu selten diagnostiziert und behandelt.

Die **„zentrale Schlafapnoe durch Medikamente oder Substanzen"** (7A40.6), die am häufigsten durch langwirksame Opioide hervorgerufen wird, lässt sich nach ICD-11 ebenfalls nur durch eine PSG in Verbindung mit dem Me-dikamenten- oder Substanzkonsum nachweisen.

Die **„Schlafbezogene Hypoventilation oder Hypoxämie-Störungen"** (7A42) werden durch eine insuffiziente Ventilation im Schlaf mit konsekutiver Hyperkap-nie (erhöhter arterieller Kohlendioxidpartialdruck) verursacht. Die Diagnose nach ICD-11 erfolgt durch PSG und Kohlendioxidüberwachung.

Eine spezifizierte Diagnose aus dieser Störungsgruppe stellt das **„Obesitas-Hy-poventilationssyndrom"** (ICD-11: 7A42.0) dar (ICD-10: E66.29 „Pickwick-Syn-drom"), vgl. Tab. 25.9. Sehr häufig liegt gleichzeitig die Diagnose einer OSA vor, die dann auch gestellt werden sollte.

Kommentar

In stationär-psychiatrischen Stichproben wird von einer Häufigkeit – oft un-behandelter – „Schlafbezogene[r] Atmungsstörungen" (zumeist OSA) von über 20 % ausgegangen (Zeising et al. 2022), möglicherweise spielen neben den bekannten Risikofaktoren (erhöhter BMI, höheres Lebensalter und männliches Geschlecht) auch psychische Störungen und pharmakologische Behandlungen eine wesentliche Rolle.

Insbesondere die OSA mit den typischen Symptomen während des Schlafs (Schnarchen, Apnoe- und/oder Hypopnoephasen, Luftnot), fragmen-tiertem Schlaf und häufig damit verbundener Insomnie sowie den Folgen für die Funktionalität am (Folge-)Tag (nicht erholsamer Schlaf bis hin zu über-mäßiger Schläfrigkeit und kognitiven Funktionsstörungen) stellt ein hohes Risiko für zerebro- und kardiovaskuläre Folgeerkrankungen, reduzierte Leis-tungsfähigkeit und Lebensqualität und für Fahrzeug- und Arbeitsunfälle dar (Zeising et al. 2022).

Tab. 25.9 Kriterien für „Nichtangeborene zentrale Hypoventilation mit hypothalamischen Anomalien" in ICD-11

ICD-11		Symptome	Nachweis	
7A40	**Zentrale Schlafapnoe**	Verringerung oder Unterbrechung des Atemflusses aufgrund fehlender oder reduzierter Atemanstrengung gekennzeichnet, zyklisch oder intermittierend Patienten mit zentraler Schlafapnoe können auch obstruktive Ereignisse aufweisen, in diesem Fall können beide Diagnosen einer zentralen Schlafapnoe und einer obstruktiven Schlafapnoe gestellt werden	**PSG**	Definitive Diagnose erfordert einen objektiven Nachweis auf Basis der PSG
7A41	**Obstruktive Schlafapnoe**	Wiederholte Episoden von Apnoe oder Hypopnoe, durch Obstruktion der oberen Atemwege während des Schlafs. Dadurch häufig Verringerung der Sauerstoffsättigung im Blut, i. d. R. beendet durch kurzes Aufwachen aus dem Schlaf Häufig übermäßige Schläfrigkeit, Schlaflosigkeit, schlechte Schlafqualität und Müdigkeit	**PSG**	**Erwachsene** AHI > 15/h oder AHI > 5/h und a. Symptome (z. B. Schläfrigkeit, Schlafunterbrechungen); oder b. nächtliche Atemnot oder Apnoen/habituelles Schnarchen; oder c. Vorliegen von Bluthochdruck, affektiver Störung, kognitiver Dysfunktion, koronarer Herzkrankheit, Schlaganfall, kongestiver Herzinsuffizienz, Vorhofflimmern oder Diabetes mellitus Typ 2 **Kinder** AHI >1/h, begleitet von Anzeichen oder Symptomen, die mit der Atmungsstörung in Zusammenhang stehen
7A42	**Schlafbezogene Hypoventilation oder Hypoxämie-Störungen**	Unzureichende schlafbezogene Ventilation mit abnorm erhöhtem PaCO2 während des Schlafs	**PSG PaCO2 (N)**	$\geq$ 5 min Abfall der Sauerstoffsättigung auf $\leq$ 88 % bei Erwachsenen ($\leq$ 90 % bei Kindern) während nächtlicher Überwachung
7A42.0	**Obesitas-Hypoventilationssyndrom**	Adipositas und Hyperkapnie während des Tages, nicht vollständig auf kardio-pulmonale oder neurologische Erkrankung zurückzuführen. Die Hyperkapnie verschlimmert sich während des Schlafs, oft mit schwerer arterieller Sauerstoffentsättigung Häufig zudem obstruktive Schlafapnoe, dann als zusätzliche Diagnose zu stellen	**PaCO2 (T) PSG PaCO2 (N)**	**Erwachsene:** BMI > 30kg/m^2 und tagsüber PaCO2 > 45 mmHg, Verschlechterung des PaCO2 nachts

PSG – Polysomnografie (mit Sauerstoffsättigung); AHI – Apnoe-Hypopnoe-Index (Häufigkeit der obstruktiven Ereignisse (Apnoen, Hypopnoen); PaCO2 – Kohlendioxidpartialdruck (arteriell); (N)/(T) – nachts/tags

Kommentar

Es ist zu hoffen, dass die ICD-11 hilfreich sein wird, sowohl die „Aware-ness" für die häufigen „Schlafbezogene[n] Atmungsstörungen" zu erhöhen als auch die diagnostischen und therapeutischen Möglichkeiten besser zu nutzen. Die Zusammenfassung „Schlafbezogene Atmungsstörungen" in einem Unterkapitel der „Schlaf-Wach-Störungen" sowie die in der ICD-11 enthaltenen diagnostischen und differenzialdiagnostischen Kriterien und Hinweise stellen hierfür eine gute Grundlage dar.

25.6   „Zirkadianen Schlaf-Wach-Rhythmusstörungen" (7A6)

Kategorien und Diagnosen in der ICD-11

Die „Zirkadianen Schlaf-Wach-Rhythmusstörungen", die im Wesentlichen bereits in ICD-10 enthalten waren, wurden in der ICD-11 in einem eigenen Unter-kapitel der „Schlaf-Wach-Störungen" zusammengestellt, systematisiert und gegen-über der ICD-10 deutlicher spezifiziert (Tab. 25.10).

„Zirkadianen Schlaf-Wach-Rhythmusstörungen" sind Störungen des Schlaf-Wach-Zyklus in Folge eines „Misalignment" zwischen endogenen zirkadianen Rhythmen und äußeren Zeitgebern. Die Störungen manifestieren sich i. d. R. durch insomnische und/oder hypersomnische Beschwerden und sind somit auch wichtige Differenzialdiagnosen zu anderen „Schlaf-Wach-Störungen".

Tab. 25.10   „Störungen des zirkadianen Schlaf-Wach-Rhythmus" in ICD-11 und ICD-10

ICD-11: Schlaf-Wach-Störungen	ICD-10: Schlafstörungen	
	Nichtorganisch (F5)	Organisch (nicht F5)
Zirkadianen Schlaf-Wach-Rhythmusstörungen Störungen aufgrund von Veränderungen des zirkadia-nen Zeitmesssystems, seiner Entrainment-Mechanis-men oder einer Fehlanpassung des endogenen zirkadia-nen Rhythmus und der äußeren Umgebung	**Störung des Schlaf-Wach-Rhythmus** Mangel an Synchronizität zwischen individuellem Schlaf-Wach-Rhythmus und dem erwünschten Schlaf-Wach-Rhythmus der Umgebung, führt zu Klagen über Schlaflosigkeit und Hy-persomnie	
7A60 Schlaf-Wach-Störung mit verzögerter Phase 7A61 Schlaf-Wach-Störung mit vorverlagerter Phase 7A62 Schlaf-Wach-Störung mit irregulärem Rhythmus 7A63 Nicht-24-h-Schlaf-Wach-Störung 7A64 Zirkadiane Schlaf-Wach-Rhythmusstörung bei Schichtarbeit 7A65 Zirkadiane Schlaf-Wach-Rhythmusstörung bei Zeitzonenwechsel 7A6Z Störungen des zirkadianen Schlaf-Wach-Rhyth-mus, nicht näher bezeichnet	F51.2 Nichtorga-nische Störung des Schlaf-Wach-Rhythmus	G47.2 Störungen des Schlaf-Wach-Rhythmus

Die Beschwerden und Symptome sollten zur Diagnosestellung „seit mindestens mehreren Monaten" bestehen und „zu erheblichem Leidensdruck" oder körperlichen, psychischen oder sozialen Beeinträchtigungen führen. Neben der klinischen Anamnese, Untersuchung und Bewertung sollten zur spezifischen Diagnosestellung nach ICD-11 Schlafprotokolle und, wenn möglich, eine Aktigrafie für mindestens eine Woche eingesetzt werden.

Diagnostische Kriterien
Die Diagnose der „Störungen des zirkadianen Schlaf-Wach-Rhythmus" erfolgt – auch vor dem Hintergrund der bisher fehlenden Möglichkeiten zur Objektivierung durch biologische Parameter – auf klinischer Grundlage (Schlaf/Wach- und Symptommuster, Beeinträchtigung im täglichen Leben, Zeitkriterium) (s. Tab. 25.11).

Bei den spezifischen zirkadianen Schlaf-Wach-Rhythmusstörungen handelt es sich zum einen um Folgen einer anhaltenden, fehlenden Passung zwischen Umgebungsfaktoren und Extremvarianten oder Störungen des zum großen Teil genetisch-biologisch verankerten Chronotyps **(7A60: „Schlaf-Wach-Störung mit verzögerter Phase", 7A61: „Schlaf-Wach-Störung mit vorverlagerter Phase", 7A62: „Schlaf-Wach-Störung mit irregulärem Rhythmus").**

Zum anderen werden hier Störungen des „Entrainments", d. h. der Synchronisierung zwischen äußeren und inneren Zeitgebern, aufgeführt **(7A63: „Nicht-24-h-Schlaf-Wach-Störung", v. a. bei vollständiger Erblindung; 7A64: „Zirkadiane Schlaf-Wach-Rhythmusstörung bei Schichtarbeit", 7A65: „Zirkadiane Schlaf-Wach-Rhythmusstörung bei Zeitzonenwechsel" [„Jetlag"]).**

Kommentar
Die Berücksichtigung spezifischer zirkadianer Schlaf-Wach-Rhythmusstörungen in der ICD-11 entspricht dem Forschungsstand (Steele et al. 2021) und den klinischen Erfordernissen. Die „Zirkadianen Schlaf-Wach-Rhythmusstörungen" in der ICD-11 fassen die eher seltenen „endogenen" (Abweichungen oder Störungen der endogenen Rhythmen) und die „exogenen" Schlaf-Wach-Rhythmusstörungen (bedingt durch äußere Schlaf-Wach-Rhythmus-Bedingungen) in einer Gruppe zusammen.

Insbesondere die „Zirkadiane Schlaf-Wach-Rhythmusstörung bei Schichtarbeit" stellen eine – auch für Arbeitsschutz und Prävention – wichtige Spezifikation dar.

Für die Diagnose der meisten „Zirkadianen Schlaf-Wach-Rhythmusstörunge" in der ICD-11 ist ein Zeitkriterium von „mehreren Monaten" (3 Monate in der ICSD-3) erforderlich.

Lediglich die sehr variable „Zirkadiane Schlaf-Wach-Rhythmusstörung bei Zeitzonenwechsel" („Jetlag"-Störung), die durch einen raschen Zeitzonenwechsel das sich langsamer adaptierende endogene zirkadiane System („innere Uhr") überfordert, stellt eine Ausnahme dar.

Tab. 25.11 ICD-11: Kriterien für „Zirkadianen Schlaf-Wach-Rhythmusstörungen"

ICD-11		Symptome	Dauer und Beeinträchtigung
7A60	Schlaf-Wach-Störung mit verzögerter Phase	Anhaltende Verzögerung der Hauptschlafperiode im Vergleich zu üblichen oder gewünschten Schlafzeiten. Folgen: Schwierigkeiten beim Einschlafen und Aufwachen zu gewünschten oder erforderlichen Zeiten. Wenn der Schlaf nach dem verzögerten Zeitplan stattfinden kann, ist er im Wesentlichen normal in Qualität und Dauer	Symptome sollten seit mindestens mehreren Monaten bestehen und zu erheblichem Leidensdruck oder psychischen, physischen, sozialen, beruflichen oder akademischen Beeinträchtigungen führen
7A61	Schlaf-Wach-Störung mit vorverlagerter Phase	Anhaltende Vorverlegung (auf einen früheren Zeitpunkt) der Hauptschlafperiode im Vergleich zu üblichen oder gewünschten Schlafzeiten. Folgen: abendliche Schläfrigkeit (vor der gewünschten Schlafenszeit) und früheres Aufwachen als zu gewünschten oder erforderlichen Zeiten. Wenn der Schlaf nach dem vorgezogenen Zeitplan erfolgen kann, ist er im Wesentlichen normal in Qualität und Dauer	
7A62	Schlaf-Wach-Störung mit irregulärem Rhythmus	Fehlen eines klar definierten Schlaf-Wach-Zyklus; der Schlaf verteilt sich auf mehrere Episoden variabler Dauer über 24 h. Patienten klagen typischerweise über Schlaflosigkeit und/oder übermäßige Tagesmüdigkeit als Folge	
7A63	Nicht-24-h-Schlaf-Wach-Störung	Perioden von Schlaflosigkeit und/oder Tagesschläfrigkeit, abwechselnd mit Perioden von relativ normalem Schlaf, aufgrund einer fehlenden Anpassung der zirkadianen Uhr an den 24-h-Umweltzyklus. Periodenlänge des endogenen Schlaf-Wach-Zyklus ist typischerweise länger als 24 h. Die Störung wird am häufigsten bei Personen mit vollständiger Erblindung beobachtet	
7A64	Zirkadiane Schlaf-Wach-Rhythmusstörung bei Schichtarbeit	Beschwerden über Schlaflosigkeit und/oder übermäßige Schläfrigkeit als Folge von Arbeitsschichten, die sich mit den herkömmlichen nächtlichen Schlafperioden überschneiden; zudem Reduktion der Gesamtschlafzeit	
7A65	Zirkadiane Schlaf-Wach-Rhythmusstörung bei Zeitzonenwechsel	Vorübergehende Diskrepanz zwischen dem endogenen Schlaf- und Wachzyklus und dem durch die transmeridiane Reise über ≥ 2 Zeitzonen erforderlichen Schlaf- und Wachmuster. Folgen: Schlafstörungen, Schläfrigkeit und Müdigkeit, somatische Symptome (z. B. Magen-Darm-Beschwerden) oder eingeschränkte Tagesfunktion. Schweregrad und Dauer der Symptome abhängig von Anzahl der bereisten Zeitzonen, der Fähigkeit, während der Reise zu schlafen, der Exposition gegenüber geeigneten zirkadianen Zeitangaben in der neuen Umgebung, der Toleranz gegenüber zirkadianen Verschiebungen, wenn man während der biologischen Nacht wach ist, und der Richtung der Reise	Symptome führen zu erheblichem Leidensdruck oder zu psychischen, physischen, sozialen, beruflichen oder akademischen Beeinträchtigungen

25.7   „Schlafbezogene Bewegungsstörungen" (7A8)

Kategorien und Diagnosen in der ICD-11

„Schlafbezogene Bewegungsstörungen", die entweder das Einschlafen bzw. Durchschlafen stören oder (zumindest auch) im Schlaf auftreten, wurden in der ICD-10 vorrangig unter den neurologischen Bewegungsstörungen geführt. Die ICD-11 hebt auch bei diesen Störungen die Unterscheidung zwischen „organischen" und „nichtorganischen" Störungen auf und spezifiziert verschiedene abgrenzbare schlafassoziierte motorische Auffälligkeiten und Störungen (s. Tab. 25.12).

Tab. 25.12   „Schlafbezogene Bewegungsstörungen" in ICD-11 und ICD-10

ICD-11	ICD-10		*Änderungen*
	Nichtorganisch (F5)	Organisch (nicht F5)	
Schlafbezogene Bewegungsstörungen In erster Linie relativ einfache, meist stereotype Bewegungen, stören den Schlaf oder dessen Beginn		G25 Sonstige extrapyramidale Krankheiten und Bewegungsstörungen	
7A80 Restless-Legs-Syndrom 7A81 Periodische Extremitätenbewegungen im Schlaf 7A82 Schlafbezogene Beinkrämpfe 7A83 Schlafbezogener Bruxismus 7A84 Schlafbezogene rhythmische Bewegungsstörung 7A85 Gutartiger Schlafmyoklonus im Säuglings- und Kleinkindalter 7A86 Propriospinaler Myoklonus bei Schlafbeginn 7A87 Schlafbezogene Bewegungsstörung durch medizinischen Zustand 7A88 Schlafbezogene Bewegungsstörung durch Medikamente oder Substanzen 7A8Y Sonstige NB bezeichnete schlafbezogene Bewegungsstörungen 7A8Z Schlafbezogene Bewegungsstörungen NNB	F45.8 Sonstige somatoforme Störungen inkl. Zähneknirschen	G25.80 Periodische Beinbewegungen im Schlaf G25.81 Syndrom der unruhigen Beine (Restless-Legs-Syndrom)	

NB – näher bezeichnet, NNB – nicht näher bezeichnet

Das „Restless-Legs-Syndrom" (RLS) (7A80), typischerweise mit einem starken, fast unwiderstehlichen Drang, die Gliedmaßen zu bewegen, tritt primär im Wachzustand mit einer Verstärkung der Symptomatik abends und nachts auf, wird jedoch auch in der ICD-11 zu „Schlafbezogene Bewegungsstörungen" gezählt, weil es sehr häufig (etwa zu 80 %) auch mit periodischen Gliedmaßenbewegungen („Periodic Limb Movement Disorder", PLMD), vorrangig der Beine, während des Schlafs einhergeht (Steiger et al. 2023). Eine separate Diagnose „Periodische Extremitätenbewegungen im Schlaf" (7A81) ist daher in diesen Fällen nicht vorgesehen.

RLS ist die häufigste der „Schlafbezogene[n] Bewegungsstörungen" (Prävalenz bis zu 10 % in Westeuropa und den USA) mit hoher Relevanz (Steiger et al. 2023; Zeising et al. 2022; Zhuang et al. 2019). Bei etwa 10 % der Patienten mit RLS wird eine medikamentöse Behandlung notwendig (Zeising et al. 2022). Dabei ist insbesondere auf das Phänomen der Augmentation zu achten (zeitliche Vorverlagerung, Ausbreitung oder Verstärkung des RLS als Folge medikamentös-dopaminerger Behandlung) (Chenini et al. 2023).

Ein hoher Prozentsatz an RLS tritt komorbid bei u. a. Polyneuropathien, Niereninsuffizienz und Dialyse, Morbus Parkinson, multipler Sklerose, Schilddrüsenfunktionsstörungen, Vitamin-B12-Mangel, Folsäure- oder Eisenmangel (Ferritinspiegel <50 mg/dl) auf oder werden durch Medikamente (v. a. auch Psychopharmaka, insbesondere manche Antidepressiva wie Mirtazapin) oder Drogen verursacht bzw. verstärkt. Beim nicht-komorbiden RLS liegt nicht selten eine familiäre Häufung vor. Neuere Forschungen zeigen eine mögliche Überschneidung der Pathophysiologie von RLS, Akathisien und Bewegungsunruhen bei Opioidabhängigkeit bzw. -entzug (Ferré et al. 2023). Bezüglich klinischer Diagnostik und Behandlung des RLS wird auf die entsprechende „S2k-Leitlinie" verwiesen (Heidbreder et al. 2022).

Diagnostische Kriterien

In Tab. 25.13 sind die wesentlichen Kriterien der „Schlafbezogene[n] Bewegungsstörungen" der ICD-11 zusammengefasst. Zeitkriterien werden in der ICD-11 (wie auch in ICD-10 und ICSD-3) für keine der „Schlafbezogene[n] Bewegungsstörungen" angegeben, auch fehlen objektivierende Kriterien weitgehend.

Die Diagnose des RLS gemäß ICD-11 erfolgt nach klinischer Beurteilung, sowohl für die Differenzialdiagnose anderer schlafbezogener Störungen (v. a. Insomnie, Hypersomnie, OSA, PLMD, Parasomnien) als auch in Bezug auf die Behandlung komorbider Störungen und des RLS sind jedoch i. d. R. apparative Untersuchungen (v. a. Aktimetrie, Polygrafie, PSG entsprechend BUB-Richtlinien[1]) und Laboruntersuchungen häufig unverzichtbar. Für eine standardisierte Schweregrad- und Verlaufsbeurteilung werden spezifische Fragebögen empfohlen (Zeising et al. 2022; Heidbreder et al. 2022).

---

[1] Richtlinien zur Bewertung medizinischer Untersuchungs- und Behandlungsmethoden gemäß § 135 Abs. 1 SGB-V.

Tab. 25.13 ICD-11: Kriterien für „Schlafbezogene Bewegungsstörungen"

ICD-11	Symptome	Diagnosestellung	Dauer und Beeinträchtigung
7A80 Restless-Legs-Syndrom (RLS)	Sensomotorische Störung im Wachzustand, Klagen über starken, fast unwiderstehlichen Drang, die Gliedmaßen zu bewegen. Beine sind am stärksten betroffen. Symptome verschlimmern sich in Ruhe, lassen bei Bewegung nach und treten vorwiegend abends oder nachts auf. Überwiegende Mehrheit der Personen mit RLS zeigt auch periodische Gliedmaßenbewegungen während des Schlafs	**Klinisch** Keine separate Diagnose der periodischen Gliedmaßenbewegungen, da erwarteter Teil des RLS	Kein festgelegtes Zeitkriterium; Symptome sind so schwerwiegend, dass sie zu erheblichem Leidensdruck oder Beeinträchtigungen in persönlichen, familiären, sozialen, schulischen, beruflichen oder anderen wichtigen Funktionsbereichen führen (z. B. durch häufige Schlafunterbrechungen)
7A81 Periodische Extremitätenbewegungen im Schlaf	Periodische Episoden sich wiederholender, stark stereotyper Gliederbewegungen während des Schlafs mit signifikanten Schwierigkeiten bei Einleitung oder Aufrechterhaltung des Schlafs oder Müdigkeit, die nicht anders erklärt werden können. Am häufigsten sind Beine betroffen	**Erwachsene:** > 15/h **Kinder:** > 5/h Definitive Diagnose erfordert PSG-Nachweis Keine separate Diagnose, wenn mit RLS, Narkolepsie oder REM-Schlaf-Verhaltensstörung assoziiert	
7A82 Schlafbezogene Beinkrämpfe	Schmerzhafte Empfindungen im Bein oder Fuß mit plötzlicher, unwillkürlicher Muskelverhärtung oder –anspannung. Dauer typischerweise einige Sekunden bis zu mehreren Minuten	**Klinisch**	
7A83 Schlafbezogener Bruxismus	Sich wiederholende, rhythmische (phasische oder tonische) Kiefermuskelkontraktionen während des Schlafs. Die Kontraktionen erzeugen zähneknirschende Geräusche. Erhebliche Schäden an den Zähnen sind mögliche Folge	**Klinisch**	
7A84 Schlafbezogene rhythmische Bewegungsstörung	Sich wiederholende, stereotype und rhythmische motorische Verhaltensweisen, an denen große Muskelgruppen beteiligt sind (z. B. Schlagen des Kopfes gegen Kissen oder Matratze, Kopfrollen, Körperschaukeln, Körperrollen). Körperverletzungen (z. B. durch Sturz aus Bett) als mögliche Folge	**Klinisch**	

(Fortsetzung)

Tab. 25.13 (Fortsetzung)

ICD-11	Symptome	Diagnosestellung	Dauer und Beeinträchtigung
7A85 Gutartiger Schlaf-myoklonus im Säuglings- und Kleinkind-alter	Repetitive myoklonische Zuckungen, ausschließlich während des Schlafs, bei Neugeborenen und Kleinkindern, oft beidseitig und massiv, betreffen typischerweise große Muskelgruppen	**Klinisch, ggf. neurologische Abklärung**	Keine Angaben
7A86 Propriospinaler Myoklonus bei Schlafbeginn	Plötzliche myoklonische Zuckungen des Rumpfs, der Hüften und der Knie mit festem Muster, beim Übergang vom Wachzustand in den Schlaf, seltener beim nächtlichen Erwachen oder beim Aufwachen am Morgen	**Klinisch**	Klinisch signifikante Schwierigkeiten bei Einleitung oder Aufrechterhaltung des Schlafs
7A87 Schlafbezogene Bewegungsstörung durch medizinischen Zustand	Schlafbezogene Bewegungsanomalien, direkt auf einen zugrundeliegenden neurologischen oder anderen „medizinischen Zustand" zurückzuführen	**Klinisch** Sobald Grunderkrankung eindeutig festgestellt ist …	… sollte Diagnose nur gestellt werden, wenn schlafbezogene Aspekte der Bewegungsanomalie oder
7A88 Schlafbezogene Bewegungsstörung durch Medikamente oder Substanzen	Schlafbezogene Bewegungsanomalien, direkt auf die Medikamenten- oder Substanzwirkung zurückzuführen	**Klinisch** Wenn erwartete Komplikation (z. B. Akathisie unter Antipsychotika) …	deren Folgen im Mittelpunkt der unabhängigen klinischen Aufmerksamkeit stehen

Kommentar

„Schlafbezogene Bewegungsstörungen" werden in der ICD-11 in einer Gruppe systematisiert und anhand der Symptomatik charakterisiert. Im Wesentlichen fehlen jedoch sowohl objektivierbare Parameter als auch Zeitkriterien und betonen dadurch die klinische Befundung und Bewertung.

Insbesondere das RLS mit hoher Prävalenz und klinischer Bedeutung (bis hin zu erhöhter Suizidalität bei schweren Verläufen) betrifft häufig verschiedene medizinische Fachgebiete. Es ist zu hoffen, dass durch die besondere Stellung der „Schlaf-Wach-Störungen" in der ICD-11 auch dieses Störungsbild besser wahrgenommen wird.

Eine zusätzliche Diagnose „Periodische Extremitätenbewegungen im Schlaf" bei Vorliegen eines RLS ist in der ICD-11 nicht vorgesehen, da diese im Einklang mit neuerer Forschung dem RLS zugerechnet werden und damit auch die Einordnung des RLS bei den „**Schlafbezogene** Bewegungsstörungen" begründet.

„Schlafbezogene Bewegungsstörungen" durch v. a. neurologische Erkrankungen oder durch Medikamente oder Substanzen erfordern eine sorgfältige Diagnostik und sollten als eigenständige Diagnose nur gestellt werden, wenn die Bewegungsstörungen im Schlaf im Vordergrund stehen.

25.8   „Parasomnische Störungen" (7B0)

Kategorien und Diagnosen in der ICD-11

Die in der ICD-10 nur als einzelne Störungsbilder bei „nichtorganischen" Schlafstörungen enthaltenen **„Parasomnische Störungen"** finden sich in der ICD-11 als eine Gruppe innerhalb der „Schlaf-Wach-Störungen" (vgl. Tab. 25.14).

Diagnostische Kriterien

Für Psychiatrie, Psychosomatik und Psychotherapie besonders relevant sind die in der ICD-11 zu einer Gruppe zusammengestellten **„Arousalstörungen aus dem Non-REM-Schlaf"** (Arousalstörungen wie „Verwirrtes Erwachen", „Schlafwandeln", „Pavor nocturnus" und „Schlafbezogene Essstörung"), die insbesondere in Kindheit und Jugend relativ häufig, auch kombiniert, auftreten. Fast immer treten Non-REM-Parasomnien – entsprechend der Häufung von NREM-Schlaf – in der ersten Nachthälfte auf. Hierzu liegen teilweise auch neuere Forschungsergebnisse bezüglich Diagnostik, Risikofaktoren, Komorbidität und Therapiemöglichkeiten vor (Lopez & Dauvilliers 2023; Mainieri et al. 2023; Mundt et al. 2023).

Mit **„Schlafbezogene Essstörung"** wurde in die ICD-11 gegenüber der ICD-10 eine weitere spezifische „Parasomnie" in die Untergruppe der „Arousalstörungen aus dem Non-REM-Schlaf" aufgenommen. Dabei handelt es sich um Episoden von ungewolltem und häufig unbewusstem (partielle oder vollständige Amnesie) „Essverhalten" nach teilweisem Aufwachen (Arousal) aus dem

Tab. 25.14 „Parasomnien" in ICD-11 und ICD-10

ICD-11: Schlaf-Wach-Störungen	ICD-10: Schlafstörungen*
	Nichtorganisch (F5)
Parasomnische Störungen Problematische Verhaltensweisen oder physiologische Ereignisse beim Einschlafen, während des Schlafs oder beim Aufwachen. Komplexe Bewegungen, Verhaltensweisen, Emotionen, Wahrnehmungen, Träume und Aktivität des autonomen Nervensystems	
7B00 Arousalstörungen aus dem Non-REM-Schlaf 7B00.0 Verwirrtes Erwachen 7B00.1 Schlafwandeln 7B00.2 Pavor nocturnus 7B00.3 Schlafbezogene Essstörung 7B00.Y Sonstige NB Erregungsstörungen im Non-REM-Schlaf 7B00.Z Erregungsstörungen im Non-REM-Schlaf NNB 7B01 REM-Schlaf-bezogene Parasomnien 7B01.0 REM-Schlaf-Verhaltensstörung 7B01.1 Rezividierende isolierte Schlaflähmung 7B01.2 Albtraumstörung 7B01.Y Sonstige NB REM-Schlaf-bezogene Parasomnien 7B01.Z REM-Schlaf-bezogene Parasomnien NNB 7B02 Sonstige Parasomnien 7B02.0 Hypnagogisches Exploding-head-Syndrom 7B02.1 Schlafbezogene Halluzinationen 7B02.2 Parasomnie durch medizinischen Zustand 7B02.3 Parasomnie durch Medikamente oder Substanzen 7B0Y Sonstige NB Parasomnien 7B0Z Parasomnien NNB 6C00.0 Enuresis nocturna	F51.3 Schlafwandeln (Somnambulismus) F51.4 Pavor Nocturnus F51.5 Albträume (Angstträume) F98.- Andere Verhaltens- und emotionale Störungen mit Beginn in der Kindheit und Jugend F98.0 Nichtorganische Enuresis F98.00 Enuresis nocturna

* ICD-10: keine organischen Parasomnien (Nicht-F5-Kapitel); NB – näher bezeichnet, NNB – nicht näher bezeichnet

Non-REM-Schlaf (zumeist allerdings nicht aus dem Tiefschlaf N3 wie bei den anderen Non-REM-Schlaf-bezogenen Parasomnien). Während der Arousalepisoden kann es zum Verzehr (Essen oder Trinken) bevorzugt großer Mengen hochkalorischer Lebensmittel, aber auch „eigentümlicher Formen oder Kombinationen von Nahrungsmitteln" oder ungenießbarer oder toxischer Substanzen (z. B. Spülmittel, Zigarettenstummel) kommen. Besondere Gesundheitsrisiken entstehen einerseits durch potenziell verletzende Verhaltensweisen bei der Suche oder Zubereitung von Nahrungsmitteln oder bei der Ingestion toxischer Substanzen.

In Tab. 25.15 sind die ICD-11-Kriterien für „Arousalstörungen aus dem Non-REM-Schlaf" zusammengefasst. Die Diagnose erfolgt derzeit nach klinischer Einschätzung, die insbesondere die Beeinträchtigung durch die „Parasomnische Störungen" berücksichtigen sollte.

Bei **„REM-Schlaf-bezogene Parasomnien"** (Kriterien nach ICD-11 in Tab. 25.16) sind insbesondere die **„Albtraumstörung"** und die **„REM-Schlaf-Verhaltensstörung"** (auch als Frühindikator neurodegenerativer Erkrankungen, v. a. Morbus

Tab. 25.15 ICD-11: Kriterien für Non-REM-Schlaf-bezogene Parasomnien („Arousalstörungen aus dem Non-REM-Schlaf")

ICD-11	Symptome	Diagnosestellung	Beeinträchtigung*
7B00 Arousalstörungen aus dem Non-REM-Schlaf	Erfahrungen oder Verhaltensweisen wie Verwirrung, Unruhe oder extreme autonome Erregung, typischerweise als Folge unvollständigen Aufwachens aus dem tiefen Non-REM-Schlaf (N3). Ausnahme: „Schlafbezogene Essstörung ", die in allen Stadien des Non-REM-Schlafs auftritt Teilweise oder vollständige Amnesie für das Ereignis, unangemessene oder fehlende Reaktionsfähigkeit auf Bemühungen anderer, einzugreifen oder die Person während der Episode umzuleiten, begrenzte oder keine damit verbundene Kognition oder Träume	Klinisch	Erlebnisse oder Verhaltensweisen sind so schwerwiegend, dass sie zu erheblichem Leid oder erheblicher Beeinträchtigung in persönlichen, familiären, sozialen, schulischen, beruflichen oder anderen wichtigen Funktionsbereichen führen oder ein erhebliches Verletzungsrisiko für die Person oder andere darstellen (z. B. Schlagen oder Stoßen als Reaktion auf Bemühungen, die Person zurückzuhalten)
7B00.0 Verwirrtes Erwachen	Geistige Verwirrung oder verwirrtes Verhalten (z. B. Desorientierung, beeinträchtigtes oder langsames Sprechen, Gedächtnisstörungen) während teilweisem Aufwachen aus dem Tiefschlaf		
7B00.1 Schlafwandeln	Umhergehen und andere komplexe Verhaltensweisen während teilweisem Aufwachen aus dem Tiefschlaf		
7B00.2 Pavor nocturnus	Episoden plötzlicher Furcht während teilweisen Aufwachens aus dem Tiefschlaf, typischer Beginn mit Vokalisation (Schrei). Intensive Angst, begleitet von autonomer Erregung mit Mydriasis, Tachykardie, Tachypnoe und Diaphorese		
7B00.3 Schlafbezogene Essstörung	Wiederkehrende Episoden unfreiwillig übermäßigen oder gefährlichen Essens oder Trinkens, während Hauptschlafzeit, nicht auf die Wirkung von Substanzen oder Medikamenten zurückzuführen		Potenzielle Risiken durch Verhalten bei Suche oder Zubereitung oder v. a. durch die Ingestion schädigender Substanzen

* Kein Zeitkriterium in ICD-11

Tab. 25.16 ICD-11: Kriterien für „REM-Schlaf-bezogene Parasomnien"

ICD-11	Symptome	Diagnosestellung	Beeinträchtigung*
7B01 REM-Schlaf-bezogene Parasomnien	Erlebnisse oder Verhaltensweisen wie Vokalisation oder komplexes motorisches Verhalten, Schlaflähmung oder Albträume, mit REM-Schlaf verbunden		Die Erlebnisse sind so schwerwiegend, dass sie zu erheblichem Leid oder erheblicher Beeinträchtigung in persönlichen, familiären, sozialen, schulischen, beruflichen oder anderen wichtigen Funktionsbereichen führen oder ein erhebliches Verletzungsrisiko für die Person selbst oder für andere darstellen
7B01.0 REM-Schlaf-Verhaltensstörung	Wiederholte Episoden schlafbezogener Vokalisation oder komplexer motorischer Verhaltensweisen während des REM-Schlafs	PSG: REM-Schlaf ohne Atonie Vorläufige Diagnose: klinisch	
7B01.1 Rezidivierende isolierte Schlaflähmung	Wiederkehrende Unfähigkeit, Rumpf und alle Gliedmaßen zu Beginn des Schlafs (hypnagog) oder beim Aufwachen (hypnopomp) zu bewegen. Episoden dauern typischerweise wenige Sekunden bis wenige Minuten, verursachen klinisch signifikanten Stress, einschließlich Angst vor dem Schlafengehen oder Angst vor dem Schlaf	Klinisch	
7B01.2 Albtraum-störung	Wiederkehrende, lebhafte und hochgradig dysphorische Träume, oft mit Bedrohungserleben, zumeist während des REM-Schlafs, oft mit Aufwachen und Angst verbunden. Personen sind nach dem Aufwachen schnell orientiert und wach	Klinisch	

* Kein Zeitkriterium in ICD-11; PSG – Polysomnografie

Parkinson und α-Synukleinopathien; Högl et al. 2022) relevant. „REM-Schlaf-bezogene Parasomnien" treten vorwiegend in der zweiten Nachthälfte auf.

Die definitive Diagnose „REM-Schlaf-Verhaltensstörung" bedarf einer Sicherung durch AQPSG (Nachweis von REM-Schlaf ohne Atonie), ansonsten wird auch bei dieser Gruppe von „Parasomnien" die klinische Bewertung, v. a. der Beeinträchtigung, zur Diagnosefindung herangezogen.

In der Gruppe „Sonstige Parasomnien" finden sich insbesondere auch durch Grunderkrankungen oder Medikamente/Substanzen hervorgerufene parasomnische

Tab. 25.17 ICD-11: Kriterien für „Sonstige Parasomnien"

ICD-11	Symptome	Diagnosestellung	Beeinträchtigung*
7B02 Sonstige Parasomnien	Verschiedene abgrenzbare schlafbezogene Störungen mit komplexen Bewegungen, Verhaltensweisen, Emotionen, Wahrnehmungen, Träumen oder Aktivitäten des autonomen Nervensystems	Klinisch	Die Erlebnisse sind so schwerwiegend, dass sie zu erheblichem Leidensdruck oder erheblicher Beeinträchtigung in persönlichen, familiären, sozialen, schulischen, beruflichen oder anderen wichtigen Funktionsbereichen führen oder ein erhebliches Verletzungsrisiko für die Person oder andere darstellen
7B02.0 Hypnagogisches Exploding-Head-Syndrom	Wahrnehmung eines plötzlichen, lauten Geräuschs oder das Gefühl einer heftigen Explosion im Kopf, typischerweise beim Einschlafen, gelegentlich auch beim Aufwachen während der Nacht. Verbunden mit abruptem Aufwachen nach dem Ereignis, oft mit einem Gefühl des Schreckens		
7B02.1 Schlafbezogene Halluzinationen	Halluzinatorische Erfahrungen bei Schlafbeginn (hypnagog) oder beim Aufwachen (hypnopomp). Überwiegend visuell, können aber auch auditive, taktile oder kinetische Phänomene beinhalten. *Häufig bei „Narkolepsie"*		
7B02.2 Parasomnie durch medizinischen Zustand	Abnorme schlafbezogene komplexe Bewegungen, Verhaltensweisen, Emotionen, Wahrnehmungen, Träume oder Aktivitäten des autonomen Nervensystems, direkt auf somatische Grunderkrankung zurückzuführen		
7B02.3 Parasomnie durch Medikamente oder Substanzen	Abnorme schlafbezogene komplexe Bewegungen, Verhaltensweisen, Emotionen, Wahrnehmungen, Träume und Aktivitäten des autonomen Nervensystems, direkt auf die Wirkung eines Medikaments oder einer Substanz zurückzuführen		

* Kein Zeitkriterium in ICD-11

Beschwerdebilder, die dann einer diagnostischen Abklärung und entsprechenden Behandlung bedürfen. In Tab. 25.17 sind die entsprechenden diagnostischen Hinweise der ICD-11 zusammengestellt.

Bewertung

„Parasomnische Störungen" sind beim Einschlafen, während des Schlafs (Non-REM- oder REM-Schlaf und Übergänge) oder beim Aufwachen auftretende problematische Verhaltensweisen oder physiologische Ereignisse. Es handelt sich dabei um abnorme schlafbezogene komplexe Bewegungen, Verhaltensweisen, Emotionen, Wahrnehmungen, Träume oder die Überaktivität des autonomen Nervensystems. „Parasomnische Störungen" sind weiterhin bezüglich Ätiologie, Pathophysiologie und auch Epidemiologie (Prävalenz, Risikofaktoren usw.) noch nicht gut untersucht.

Kommentar

Die ICD-11 systematisiert im Vergleich zur ICD-10 die „Parasomnien" als eine Gruppe innerhalb der „Schlaf-Wach-Störungen" und folgt – entsprechend dem aktuellen Forschungsstand – weitgehend der Systematik der ICSD-3. Die in der ICSD-3 formulierten diagnostischen Kriterien finden sich in der ICD-11 bei den Beschreibungen der Störungsbilder. „Enuresis nocturna" wird in der ICD-11 in der Gruppe der Ausscheidungsstörungen (6C00.0) verortet.

Die „Schlafbezogene Essstörung" als „Arousalstörungen aus dem Non-REM-Schlaf" wird in die ICD-11 neu aufgenommen und scheint mit einer Prävalenz von etwa 1 % in nicht-klinischen Stichproben, aber von > 10 % bei Patienten mit Essstörungen (Risikofaktor), zumindest bei (anderen) psychischen Störungen nicht selten zu sein. Für die Diagnosestellung und auch die Abgrenzung vom ebenfalls noch wenig untersuchten „Night-Eating Syndrome" (NES, „Nacht-Esser-Syndrom", im DSM-5 als „andere, spezifizierte Essstörung" klassifiziert, in der ICD-11 nicht enthalten), bei dem es sich jedoch eher um eine impulsive Essstörung mit zirkadianer Verschiebung (> 25 % der täglichen Kalorienaufnahme spätabends oder nachts) bei vollständigem Bewusstsein handelt, sind jedoch derzeit keine klaren Standards etabliert (Inoue 2015; Blaszczyk et al. 2023)

Die hohe Auftretenswahrscheinlichkeit von „Albträumen" („Nightmare Disorder") als v. a. REM-Schlaf-assoziierte Parasomnie bei „Posttraumatische Belastungsstörung" (v. a. bei Kindern: El Sabbagh et al. 2023; Rolling et al. 2023) und anderen psychischen Störungen (Akkaoui et al. 2020) sowie Erfolg versprechende Therapieansätze, v. a. mit „Imagery Rehearsal Therapie" (IRT) (Prguda et al. 2023) zeigen auch für diese Parasomnien einen erhöhten Forschungsbedarf auf, der durch die Neuordnung und Systematisierung in der ICD-11 stimuliert werden dürfte.

25.9 Abschließende Bewertung und Ausblick

Der Stellenwert von „Schlaf-Wach-Störungen" als häufig inter- und multidisziplinäres Feld ist in Anbetracht der Häufigkeit und Relevanz der Störungen, aber nicht zuletzt auch in Hinblick auf Präventions- und Behandlungsoptionen, nicht zu unterschätzen. Dem wird in der ICD-11 erstmals durch ein eigenes komplettes Kapitel und die Aufhebung der Trennung zwischen „organischen" und „nichtorganischen" Schlaf-Wach-Störungen Rechnung getragen.

Die spezifischen Änderungen und Entwicklungen in der ICD-11 gegenüber insbesondere der ICD-10 sind jeweils in den o. g. Unterkapiteln bewertet.

Für alle „Schlaf-Wach-Störungen" gilt, dass mobile Messaufnahmeverfahren, digitale Anwendungen und automatisierte, KI-gestützte Algorithmen und nicht zuletzt damit auch telemedizinische Diagnostik- und Behandlungsoptionen insbesondere im Bereich der Schlafmedizin einen immer größeren Stellenwert einnehmen werden (z. B. Penzel et al. 2021).

Es ist zu hoffen, dass auch hierdurch die in der gesamten Medizin, über die gesamte Lebensspanne und für Prävention und Gesundheitsfürsorge der Gesamtbevölkerung sehr bedeutsamen „Schlaf-Wach-Störungen" eine größere und v. a. bessere Beachtung finden. Mit der Konzeptualisierung der „Schlaf-Wach-Störungen" in der ICD-11 ist hierfür – auch in Ergänzung zur ICSD-3 – eine geeignete klassifikatorische Grundlage verfügbar.

In der ICD-11 findet sich der durchaus klinisch orientierte Ansatz wieder, anders als im DSM-5, deutlich weniger operational-numerische Algorithmen für Diagnosen in der klinischen Anwendung zu verwenden und damit die klinisch fundierte Diagnose (v. a. Anamnese, Untersuchung) und notwendige, aber überschaubare apparative und laborchemische Zusatzuntersuchungen zu präferieren.

Gegenüber der ICD-10 sind die Modifikation der Diagnosekriterien und die pragmatisch sinnvolle Systematisierung und Differenzierung der „Schlaf-Wach-Störungen" sicherlich ein Fortschritt.

Literatur

Akkaoui MA, Lejoyeux M, d'Ortho MP, Geoffroy PA. Nightmares in Patients with Major Depressive Disorder, Bipolar Disorder, and Psychotic Disorders: A Systematic Review. J Clin Med. 2020 Dec 9;9(12):3990. https://doi.org/10.3390/jcm9123990.

American Academy of Sleep Medicine. Diagnostic and coding manual, International classification of sleep disorders, 3rd Edition (ICSD-3). American Academy of Sleep Medicine, Westchester, Illinois, 2014.

Berry RB, Wagner MH, Ryals S (eds). Fundamentals of Sleep Medicine, 2nd Edition. Elsevier 2024

Blaszczyk B, Wieczorek T, Michalek-Zrabkowska M, Wieckiewicz M, Mazur G, Martynowicz H. Polysomnography findings in sleep-related eating disorder: a systematic review and case report. Front Psychiatry. 2023 May 10;14:1139670. https://doi.org/10.3389/fpsyt.2023.1139670.

Chenini S, Barateau L, Dauvilliers Y. Restless legs syndrome: From clinic to personalized medicine. Rev Neurol (Paris). 2023 Oct;179(7):703–714. https://doi.org/10.1016/j.neurol.2023.08.009.

El Sabbagh E, Johns AN, Mather CE, Cromer LD. A systematic review of Nightmare prevalence in children. Sleep Med Rev. 2023 Oct;71:101834. https://doi.org/10.1016/j.smrv.2023.101834.

Ferré S, Winkelman JW, García-Borreguero D, Belcher AM, Chang JH, Earley CJ. Restless legs syndrome, neuroleptic-induced akathisia, and opioid-withdrawal restlessness: Shared neuronal mechanisms? Sleep. 2023 Oct 21:zsad273. https://doi.org/10.1093/sleep/zsad273.

Fietze I, Penzel T. Schlafstörungen – Prävalenz, Bedeutung und Implikationen für die Prävention und Gesundheitsförderung. In: Tiemann M, Mohokum M (Hrsg). Prävention und Gesundheitsförderung. Springer Reference Pflege – Therapie – Gesundheit. Springer, Berlin, Heidelberg, 2021, pp 947–954.

Heidbreder A, Trenkwalder C et al. Restless Legs Syndrom, S2k-Leitlinie. In: Deutsche Gesellschaft für Neurologie, Deutsche Gesellschaft für Schlafforschung und Schlafmedizin (DGSM) (Hrsg) Leitlinien für Diagnostik und Therapie in der Neurologie, 2022.

Högl B, Arnulf I, Bergmann M, Cesari M, Gan-Or Z, Heidbreder A, Iranzo A, Krohn L, Luppi PH, Mollenhauer B, Provini F, Santamaria J, Trenkwalder C, Videnovic A, Stefani A. Rapid eye movement sleep behaviour disorder: Past, present, and future. J Sleep Res. 2022 Aug;31(4):e13612. https://doi.org/10.1111/jsr.13612.

Inoue Y. Sleep-related eating disorder and its associated conditions. Psychiatry Clin Neurosci. 2015 Jun;69(6):309–20. https://doi.org/10.1111/pcn.12263.

Lopez R, Dauvilliers Y. Challenges in diagnosing NREM parasomnias: Implications for future diagnostic classifications. Sleep Med Rev. 2023 Nov 30;73:101888. https://doi.org/10.1016/j.smrv.2023.101888.

Maggard MD, Sankari A, Cascella M. Upper Airway Resistance Syndrome. 2023 Jun 11. In: StatPearls [Internet]. Treasure Island (FL): StatPearls Publishing; 2023 Jan–. PMID: 33232072.

Mainieri G, Loddo G, Provini F, Nobili L, Manconi M, Castelnovo A. Diagnosis and Management of NREM Sleep Parasomnias in Children and Adults. Diagnostics (Basel). 2023 Mar 27;13(7):1261. https://doi.org/10.3390/diagnostics13071261.

Mayer, G., Rodenbeck, A., Geisler, P., Schulz, H. Internationale Klassifikation der Schlafstörungen: Übersicht über die Änderungen in der ICSD-3. Somnologie 2015; 19:116–125. https://doi.org/10.1007/s11818-015-0006-8

Mundt JM, Schuiling MD, Warlick C, Dietch JR, Wescott AB, Hagenaars M, Furst A, Khorramdel K, Baron KG. Behavioral and psychological treatments for NREM parasomnias: A systematic review. Sleep Med. 2023 Nov;111:36–53. https://doi.org/10.1016/j.sleep.2023.09.004.

Penzel T, Dietz-Terjung S, Woehrle H, Schöbel C. New Paths in Respiratory Sleep Medicine: Consumer Devices, e-Health, and Digital Health Measurements. Sleep Med Clin. 2021 Dec;16(4):619–634. https://doi.org/10.1016/j.jsmc.2021.08.006.

Prguda E, Evans J, McLeay S, Romaniuk M, Phelps AJ, Lewis K, Brown K, Fisher G, Lowrie F, Saunders-Dow E, Dwyer M. Posttraumatic sleep disturbances in veterans: A pilot randomized controlled trial of cognitive behavioral therapy for insomnia and imagery rehearsal therapy. J Clin Psychol. 2023 Nov;79(11):2493–2514. https://doi.org/10.1002/jclp.23561.

Reynolds CF 3rd, O'Hara R. DSM-5 sleep-wake disorders classification: overview for use in clinical practice. Am J Psychiatry. 2013 Oct;170(10):1099–101. https://doi.org/10.1176/appi.ajp.2013.13010058.

Riemann D, Benz F, Dressle RJ, Espie CA, Johann AF, Blanken TF, Leerssen J, Wassing R, Henry AL, Kyle SD, Spiegelhalder K, Van Someren EJW. Insomnia disorder: State of the science and challenges for the future. J Sleep Res. 2022;31(4):e13604. https://doi.org/10.1111/jsr.13604.

Rolling J, Rabot J, Reynaud E, Kolb O, Bourgin P, Schroder CM. Nightmares and Sleep Disturbances in Children with PTSD: A Polysomnographic and Actigraphy Approach Evaluation. J Clin Med. 2023 Oct 17;12(20):6570. https://doi.org/10.3390/jcm12206570.

Steele TA, St Louis EK, Videnovic A, Auger RR. Circadian Rhythm Sleep-Wake Disorders: a Contemporary Review of Neurobiology, Treatment, and Dysregulation in Neurodegenerative Disease. Neurotherapeutics. 2021 Jan;18(1):53–74. https://doi.org/10.1007/s13311-021-01031-8.

Steiger A, Weber F, Benkert O. Medikamente zur Behandlung von Schlafstörungen. In: Benkert O, Hippius H (Hrsg) Kompendium der Psychiatrischen Pharmakotherapie. Springer, Berlin, Heidelberg, pp 539–635.

Stephan AM, Siclari F. Reconsidering sleep perception in insomnia: from misperception to mismeasurement. J Sleep Res. 2023 Sep 7:e14028. https://doi.org/10.1111/jsr.14028.

Zeising M, Thiedemann C, Pollmächer T. Schlafmedizin in der Psychiatrie und Psychotherapie [Sleep medicine in psychiatry and psychotherapy]. Nervenarzt. 2022 Mar;93(3):313–324. German. https://doi.org/10.1007/s00115-022-01262-w.

Zhuang S, Na M, Winkelman JW, Ba D, Liu CF, Liu G, Gao X. Association of Restless Legs Syndrome With Risk of Suicide and Self-harm. JAMA Netw Open. 2019 Aug 2;2(8):e199966. https://doi.org/10.1001/jamanetworkopen.2019.9966.

Sexuelle Dysfunktion und Geschlechtsinkongruenz

26

Michael M. Berner

Inhaltsverzeichnis

26.1 ICD-11 im Vergleich zur ICD-10

Wesentliche Änderungen
Sexuelle Funktionsstörungen und Störungen der Geschlechtsidentität werden – jenseits des Kapitels „Psychische Störungen, Verhaltensstörungen oder neuronale Entwicklungsstörungen" in einem neuen Kapitel 17 **„Zustände mit Bezug zu sexueller Gesundheit"** aufgeführt – z. T. auch mit Störungen, die bisher im Kapitel „Erkrankungen des Urogenitalsystems" gelistet waren. Die Diagnose nach ICD-11 ist nur dann möglich, wenn sich eine von

M. M. Berner (✉)
Mental Health Institute, Karlsruhe, Deutschland
E-Mail: prof.berner@mhi-ka.com

© Der/die Autor(en), exklusiv lizenziert an Springer-Verlag GmbH, DE, ein Teil
von Springer Nature 2024
L. Hölzel und M. Berger (Hrsg.), *ICD-11 – Psychische Störungen*,
https://doi.org/10.1007/978-3-662-67687-5_26

Grunderkrankungen unabhängige Behandlungskonsequenz im Hinblick auf die Herstellung sexueller Gesundheit ergibt.

- Die Funktionsstörungen werden in die Gruppen „Sexuelle Dysfunktion" (HA0) und „Sexuelle Schmerzstörungen" (HA2) aufgeteilt.
- „Sexuelle Aversion" wird gestrichen und – je nach Ätiologie – unter „Sexuelle Schmerz-Penetrationsstörung" oder „Spezifische Phobie" eingeordnet.
- Aufgrund der anatomischen und physiologischen Unterschiede werden verschiedene Kategorien von Erregungsstörungen für Männer und Frauen eingeführt.
- Die Diagnose Orgasmusstörung kann für Männer und Frauen vergeben werden.
- Die Diagnose „Sexuelle Schmerz-Penetrationsstörung" schließt „Dyspareunie" und „Vaginismus" ein.
- Zur Abgrenzung eher medizinischer bzw. substanzinduzierter Störungen werden zusätzlich ätiologische Kennzeichnungen eingeführt.
- Die diagnostische Kategorie „Transsexualismus" wird ersetzt durch den Begriff der „Geschlechtsinkongruenz", die das Erleben der Geschlechtsidentität der betroffenen Personen in das Zentrum rückt. Diese ist die Fortschreibung der amerikanischen Sichtweise des DSM-5, die mit der Begrifflichkeit der „Geschlechtsdysphorie" den Leidensdruck der betroffenen Personen ins Zentrum stellte.

26.2 „Sexuelle Dysfunktion" (HA0)

Die Klassifikation sexueller Dysfunktionen (SD) bis zur **ICD-10** (F52) basierte auf einer kartesianischen **Trennung** von **„organischen"** und **„nichtorganischen"** **Zuständen**. „Nichtorganische" sexuelle Dysfunktionen wurden im Kapitel über psychische und Verhaltensstörungen aufgeführt, während „organische" sexuelle Dysfunktionen im Kapitel über urogenitale Erkrankungen klassifiziert wurden.

Seit der Einführung der ICD-10 unterstreicht die wissenschaftliche Evidenz jedoch mehr und mehr, dass sexuelle Dysfunktionen oft das Ergebnis einer Wechselwirkung zwischen physischen und psychischen Faktoren sind. Neurobiologische Theorien sind dabei zentral (u. a. Pfaus 2009). Die **ICD-11** hat nun mit einem neuen Kapitel über „Zustände mit Bezug zu sexueller Gesundheit" die **Trennung zwischen Körper und Geist** erstmalig und fast vollständig **aufgebrochen**. Dies bewirkt nun, dass eine für alle Teilgebiete der Medizin einheitliche und verbindliche Klassifikation von sexuellen Dysfunktionen und Schmerzstörungen sowie traumatische/chirurgische Veränderungen in der männlichen und weiblichen Anatomie vorliegt.

Entsprechend wurden „Sexuellen Dysfunktion" und „Geschlechtsinkongruenz" aus dem „rein psychischen" Kapitel in das Kap. 17 (HA) **„Zustände mit Bezug zu sexueller Gesundheit"** ausgegliedert.

Als **Crosslink** werden zudem „Paraphile Störungen" aufgeführt, die aber primär dem Kapitel 06 „Psychische Störungen, (vgl. Tab. 26.1) Verhaltensstörungen oder neuronale Entwicklungsstörungen" zugeordnet sind (vgl. Kap. 19). Die Kategorien 5A71 „Adrenogenitales Syndrom", „Infektionen, die vorwiegend durch Geschlechtsverkehr übertragen werden" und QA21 „Kontakt mit Gesundheitswesen aufgrund kontrazeptiver Maßnahmen" stellen dagegen Crosslinks dar, die primär anderen Kapiteln zugeordnet sind und wenig Überschneidung mit dem Bereich der psychischen Erkrankungen haben. Sie werden deshalb in diesem Buch auch nicht weiter ausgeführt.

Zentraler Begriff des Kapitels 17 „Zustände mit Bezug zu sexueller Gesundheit" ist dabei der Begriff der „sexuellen Gesundheit" (u. a. Edwards & Coleman 2004), den die Weltgesundheitsorganisation (WHO, 2006) einleitend wie folgt definiert:

„**Sexuelle Gesundheit** ist ein Zustand körperlichen, emotionalen, geistigen und sozialen Wohlbefindens in Bezug auf Sexualität und bedeutet nicht nur die Abwesenheit von Krankheit, Funktionsstörungen oder Schwäche. Sexuelle Gesundheit erfordert einen positiven und respektvollen Umgang mit Sexualität und sexuellen Beziehungen sowie die Möglichkeit, lustvolle und sichere sexuelle Erfahrungen zu machen, die frei von Zwang, Diskriminierung und Gewalt sind. Wenn sexuelle Gesundheit erreicht und bewahrt werden soll, müssen die sexuellen Rechte aller Menschen anerkannt, geschützt und eingehalten werden.".

Ankerpunkt der Revision in der ICD-11 war dabei der Ansatz, alle Störungen (auch die „Paraphile[n] Störungen" im Kapitel 06) hinsichtlich ihres Behandlungs-

Tab. 26.1 Zustände mit Bezug zur sexuellen Gesundheit

- Sexuelle Dysfunktion
- Sexuelle Schmerzstörungen
- **HA40** Ätiologische Aspekte bei sexuellen Funktions- und Schmerzstörungen
- Geschlechtsinkongruenz
- Veränderungen der weiblichen Genitale
- Veränderungen der männlichen Genitale
- Paraphile Störungen
- **5A71** Adrenogenitales Syndrom
- Infektionen, die vorwiegend durch Geschlechtsverkehr übertragen werden
- **QA21** Kontakt mit Gesundheitswesen aufgrund kontrazeptiver Maßnahmen
- **HA8Y** Sonstige näher bezeichnete Zustände mit Bezug zur sexuellen Gesundheit
- **HA8Z** Zustände mit Bezug zur sexuellen Gesundheit, nicht näher bezeichnet

auftrages im Hinblick auf die sexuelle Gesundheit auf den Prüfstand zu stellen. Dabei galt es, einige zu streichen (z. B. den „Sadomasochismus" bei den Paraphilien), andere in neue Kategorien zu überführen (z. B. „Dyspareunie" und „Vaginismus" werden zu „Sexuelle Schmerz-Penetrationsstörung"). Schlussendlich wurden von der wissenschaftlichen Evidenz überholte Konzepte („sexuelle Aversion" und die Störung „gesteigertes sexuelles Verlangen") gestrichen und andernorts in besser geeignetem Kontext der Klassifikation („Spezifische Phobie" und als „Zwanghafte sexuelle Verhaltensstörung") eingruppiert.

26.2.1 Neuordnung und Kriterien im Vergleich

Tab. 26.2 liefert eine Übersicht über die Neuerungen und Unterschiede der Klassifikationen im Vergleich von ICD-10, ICD-11 und DSM-5.

Männliche Erregungsstörungen werden auch als Erektionsstörung oder erektile Dysfunktion bezeichnet.

> **Kommentar**
> Bei den sexuellen Störungen gibt die Ausgliederung aus den Kapiteln seelische Störungen und gynäko-urologische Störungen in ein **eigenes Kapitel** eine weit mehr der gängigen Sicht entsprechende (sowohl aus wissenschaftlicher als auch aus klinisch-epidemiologischer Perspektive begründbare) somato-psychische Perspektive. Die Ausrichtung am Prinzip der Erreichung sexueller Gesundheit für tiefgreifende inhaltliche Überarbeitungen ist dabei besonders hilfreich, auch im Hinblick auf die Überprüfung therapeutischer Aufträge.

Das Schlüsselprinzip der **Neuklassifikation der Funktionsstörungen** ist die Definition der sexuellen Reaktion als Interaktion zwischen psychologischen, zwischenmenschlichen, sozialen, kulturellen, aber eben auch physiologischen und geschlechtsbezogenen Faktoren. Die Grundlage einer sexuellen Funktionsstörung bzw. „Sexuelle[r] Dysfunktion" (SD) kann jedes dieser Elemente einzeln oder eine spezifische Kombination mehrerer oder aller gleichzeitig sein (Reed et al. 2019). Das **Konzept umfasst alle Ebenen**, bei denen Menschen Schwierigkeiten beim Erreichen einer befriedigenden sexuellen Aktivität haben können. Es kann ein gestörtes Erleben, Erlangen oder Aufrechterhalten von Verlangen oder sexueller Erregung, orgasmische und ejakulatorische Dysfunktion oder weitere spezifische SD betreffen.

Eine **neu benannte Kategorie** von SD sind **„Sexuelle Schmerzstörungen"**. Die ICD-11 versucht, die **Gemeinsamkeiten** in der Dysfunktion zwischen **Frauen** und **Männern** zu **betonen**, bemüht sich jedoch auch, die geschlechtsspezifischen Unterschiede in Bezug auf verschiedene klinische Symptome zu erfassen. Zum

Tab. 26.2   Sexuelle Funktionsstörungen in den verschiedenen Phasen der sexuellen Interaktion in ICD-11, ICD-10 und DSM-5 modifiziert nach Berner (2018), APA (2015)

ICD-11 Code	ICD-11 Bezeichnung	ICD-10 Code	ICD-10 Bezeichnung	DSM-5*
Kapitel 17 (HA)	**Zustände mit Bezug zu sexueller Gesundheit (sexuelle Dysfunktionen und Schmerzstörungen)**	F52	Sexuelle Funktionsstörungen, nicht verursacht durch eine organische Störung oder Krankheit	**Sexuelle Funktionsstörungen**
Störungen der sexuellen Appetenz				
HA00	Dysfunktion verminderten sexuellen Verlangens („hypoactive sexual desire dysfunction")	F52.0	Mangel oder Verlust von sexuellem Verlangen	Störung des sexuellen Interesses bzw. der Erregung bei der Frau
				Störung mit verminderter sexueller Appetenz beim Mann
	Entfällt	F52.1	Sexuelle Aversion und mangelnde sexuelle Befriedigung	
	Entfällt, neues Konzept	F52.7	Gesteigertes sexuelles Verlangen	
Störungen der sexuellen Erregung				
HA01.0	Weibliche Dysfunktion der sexuellen Erregung	F52.2	Versagen genitaler Reaktionen (Erektion im Hinblick auf Dauer und Stärke bzw. Lubrikation nicht ausreichend für befriedigenden Geschlechtsverkehr)	Störung des sexuellen Interesses bzw. der Erregung bei der Frau
HA01.1	Männliche Dysfunktion der sexuellen Erregung			Erektionsstörung
Orgasmusstörungen				
HA02.0	Anorgasmie	F52.3	Orgasmusstörung (Orgasmus nie oder selten; trotz voller Erektion und intensiver Reizung kein Samenerguss)	Weibliche Orgasmusstörungen
HA03.1	Männliche verzögerte Ejakulation			Verzögerte Ejakulation (Männer)
HA03.0	Männliche vorzeitige Ejakulation	F52.4	Ejaculatio praecox (vorzeitiger Samenerguss des Mannes)	Vorzeitige (frühe) Ejakulation
Störungen mit sexuell bedingen Schmerzen				
HA20	Schmerz-Penetrationsstörung	F52.5	Nichtorganischer Vaginismus (Einführung des Penis durch krampfartige Verengung des Scheideneingangs nicht oder nur unter Schmerzen möglich)	Genitopelvine Schmerz-Penetrationsstörung (Dyspareunie/Vaginismus)
HA20	Schmerz-Penetrationsstörung	F52.6	Nichtorganische Dyspareunie (Schmerzen im Genitalbereich während oder unmittelbar nach dem Koitus)	

*APA, dt. Ausgabe 2015

Beispiel ist der Unterschied sexueller Erregungsstörungen bei Frauen durch Lubrifikationsstörungen und bei Männern durch erektile Dysfunktionen erhalten geblieben, während Störungen des sexuellen Verlangens (im Gegensatz zum DSM-5) unabhängig vom Geschlecht gleich in der Definition gehalten werden, also z. B. durch verringerte oder fehlende Fantasien.

Die ICD-11-Sicht der Funktionsstörungen weist im Vergleich zu früher den Aktivierungs- und Deaktivierungswegen des Nervensystems, der Neurotransmitteraktivität, der Neuroplastizität sowie der Modulation und Verstärkung von SD durch Verhaltensweisen und Erfahrungen im Lebensverlauf eine größere Bedeutung zu, und zwar unabhängig vom zugewiesenen oder selbst identifizierten Geschlecht.

Die **grundsätzlichen diagnostischen Kriterien** für SD umfassen: 1) Das anhaltende oder wiederkehrende Vorliegen von Symptomen über mehrere Monate, es sei denn, es gibt eine unmittelbare Ursache für das Symptom, wie z. B. erektile Dysfunktion aufgrund einer Rückenmarksverletzung, dann gilt das Zeitkriterium nicht. 2) Die häufige Präsenz der Symptome, obwohl sie in ihrer Intensität variieren können. 3) Das Vorhandensein der Symptome ist mit klinisch signifikanter Belastung verbunden.

Veränderungen im Bereich der SD umfassen auch eine **neue Klassifikation** „**Sexuelle[r] Schmerzstörungen**". Die ICD-11 ermöglicht die Identifizierung spezifischer Schmerzsyndrome, ohne solche auszuschließen, bei denen angenommen wird, dass eine andere Erkrankung die Ursache ist.

Vor dem Hintergrund zunehmender Verfügbarkeit sexueller Inhalte über das Internet bzw. auch per Telefon wurde in den vergangenen Jahren auch die Diagnose „**gesteigertes sexuelles Verlangen" bzw. von Hypersexualität** (ICD-10: F52.7) verstärkt diskutiert. Die Idee, diese Diagnose in das DSM-5 im Kontext von Sucht, Zwang oder gestörter Impulskontrolle aufzunehmen, wurde trotz intensiver Diskussion wieder fallengelassen (Kafka 2013; Reid & Kafka 2014). Hauptkriterium (der experimentellen Kriterien des DSM-5) ist hierbei die starke Beschäftigung mit sexuellen Inhalten, die vom Betroffenen als nur schwer kontrollierbar empfunden wird. In der ICD-11 wird die „**Zwanghafte sexuelle Verhaltensstörung**" **unter** die „**Störungen der Impulskontrolle**" **subsumiert** und ist in diesem Buch an anderer Stelle beschrieben (s. Kap. 16, Störungen der Impulskontrolle).

Kommentar

Die Praktikabilität der neuen Sammeldiagnose „**sexuelle Schmerz-Penetrationsstörung**", die Dyspareunie und Vaginismus aus rein pragmatischen Gründen (schwierige Differenzialdiagnostik) ersetzt, wird sich im Lauf der Anwendung der ICD-11 erweisen.

Die Streichung der in der ICD-10 noch gelisteten „**Störung mit gesteigertem sexuellem Verlangen**" aus den SD und die Eingliederung der eher paraphilieverwandten „sexuellen Sucht" als „Zwanghafte sexuelle Verhaltensstörung" ist inhaltlich zunächst sehr sinnvoll. Ob diese unter den

„Störungen der Impulskontrolle" richtig klassifiziert ist, wird sich im Verlauf der Anwendung und weiterer klassifikatorischer Forschung zeigen.

26.2.2 „Qualifier" und ätiologische Kategorien bei den sexuellen Funktionsstörungen

Im Hinblick auf den Verlauf und die genauere Klassifikation sind unter klinischen Gesichtspunkten bestimmte zusätzliche Beschreibungen diagnostisch notwendig. Dies betrifft unter anderem:

Formale Beschreibungskriterien sind u. a. die Häufigkeit der Problematik (z. B. immer oder gelegentlich), die Umstände und Bedingungen ihres Auftretens sowie die Dauer und der Schweregrad. Einige formale Merkmale können diagnostische Hinweise auf Ätiologien geben.

Lebenslang/erworben: Lebenslang ist eine Störung, die von Beginn der sexuellen Aktivität an besteht; erworben ist eine Störung, die nach einer symptomfreien Phase beginnt. Sekundäre Störungen haben meist relativ leicht explorierbare Auslöser.

Generalisiert/situativ: Situationsabhängige Störungen treten nur bei bestimmten sexuellen Aktivitäten auf, z. B. nur beim Koitusversuch, nicht aber bei der Masturbation (eher psychische Ursache). Generalisierte Störungen treten bei jeder Form einer sexuellen Aktivität auf (eher körperliche Ursache).

Partnerabhängig/partnerunabhängig: Partnerabhängigkeit ist ein Indiz für Schwierigkeiten auf der Beziehungsebene.

Dementsprechend bietet die ICD-11 „Qualifier" an der 5. Stelle, um diese Kriterien zu klassifizieren. Diese Verlaufsparameter seien hier beispielhaft anhand der Störung mit vermindertem sexuellem Verlangen dargestellt:

- **HA00.0** „Dysfunktion verminderten sexuellen Verlangens, lebenslang, generalisiert"
- **HA00.1** „Dysfunktion verminderten sexuellen Verlangens, lebenslang, situativ"
- **HA00.2** „Dysfunktion verminderten sexuellen Verlangens, erworben, generalisiert"
- **HA00.3** „Dysfunktion verminderten sexuellen Verlangens, erworben, situativ"

Wichtig sind jedoch vor allem die bereits anfangs des Kapitels erwähnten **ätiologischen Kennzeichnungen,** die die Ätiologie verschlüsseln und damit das gemeinsame Kapitel der Zustände in Bezug auf die sexuelle Gesundheit erst möglich machen. Zur Abgrenzung eher medizinischer bzw. substanzinduzierter Störungen werden zusätzlich ätiologische Kennzeichnungen als zusätzliche Codes eingeführt:

- **HA40.0** „Ätiologische Aspekte assoziiert mit einem medizinischen Zustand, einer Verletzung oder Folge einer Operation oder Strahlenbehandlung"
- **HA40.1** „Ätiologische Aspekte assoziiert mit psychologischen Faktoren oder Verhaltensfaktoren, einschließlich psychischen Störungen"

- **HA40.2** „Ätiologische Aspekte assoziiert mit dem Gebrauch von psychoaktiven Substanzen oder Medikamenten"
- **HA40.3** „Ätiologische Aspekte assoziiert mit dem Mangel an Kenntnis oder Erfahrung"
- **HA40.4** „Ätiologische Aspekte assoziiert mit Beziehungsfaktoren"
- **HA40.5** „Ätiologische Aspekte assoziiert mit kulturellen Faktoren"

Durch den „Qualifier" kann dann wiederum an der 5. Stelle des Codes die Verlaufsform (lebenslang/erworben) bzw. die Situationsabhängigkeit bzw. -unabhängigkeit beschrieben werden.

Kommentar

Die bei den sexuellen Funktionsstörungen verwendeten „Qualifier" sind praxisnah formuliert und liefern eine weitaus bessere Differenzierungsmöglichkeit von Verläufen und Ursachen als bis zur ICD-10 möglich.

26.3 „Geschlechtsinkongruenz" (HA6)

26.3.1 Wissenschaftlicher und gesellschaftlicher Diskurs

Schon seit vielen Jahren wird von der Seite der Wissenschaft, vor allem aber auch von den betroffenen Personen selbst und im Rahmen des gesellschaftlichen Diskurses eine **Entstigmatisierung** des Begriffes des **„Transsexualismus"** gefordert. Diese Stigmatisierung besteht in erster Linie darin, dass sich eine Transgenderperson nach den für den jeweils individuellen Leidensdruck notwendigen entsprechenden Angleichungen der Geschlechtsmerkmale bzw. den notwendigen Schritten einer transsexuellen bzw. transidenten Entwicklung, nicht mehr als krank fühlt. Durch den diagnostischen Begriff „Transsexualismus" war es den betroffenen Personen jedoch auferlegt, bis zum Ende ihres nun als adäquat angesehenen Lebens im Hinblick auf die sexuelle Identität mit einer Diagnose – gleichsam gelabelt bzw. stigmatisiert – zu leben. Dies wurde im DSM-5 und nun in der ICD-11 aufgehoben, um die beschriebene Stigmatisierung von Transgenderpersonen zu begrenzen (z. B. Coleman et al. 2012). Obwohl zahlreiche Studien gezeigt haben, dass es einen starken Zusammenhang zwischen der Stigmatisierung dieser Gruppe und ihrem psychischen Gesundheitszustand gibt, konnte die diagnostische Kategorie – hauptsächlich aus Gründen der Therapieallokation – nicht aufgegeben werden. (z. B. Drescher et al. 2012).

Die ICD-11 ersetzt deshalb zumindest den Begriff „Transsexualismus" durch den der **„Geschlechtsinkongruenz"**[1] und gliedert ihn aus dem Kapitel der psychi-

---

[1] Es ist nach aktuellem Stand noch nicht ganz klar, ob dies die finale deutsche Begrifflichkeit sein wird.

schen Störungen aus. Dieser Schritt geht über die Verwendung des Begriffs „Geschlechtsdysphorie" im DSM-5 hinaus. Dort weist „Dysphorie" auf das Leiden oder die Beeinträchtigung im täglichen Leben als Diagnosekriterium hin. Da jedoch nicht alle Transgenderpersonen Leiden oder Beeinträchtigungen im täglichen Leben erleben wurde dieser Begriff von der Rubrik der psychischen Störungen in das neue Kapitel über sexuelle Gesundheit verschoben, was auch bedeutet, dass Transgenderpersonen **nicht mehr** als an einer **psychischen Störung** „leidend" konzeptualisiert werden und auch nicht als solche behandelt werden sollen.

Dennoch wurde „Geschlechtsinkongruenz" nicht vollständig aus der ICD-11 entfernt, da der Zugang zu medizinischen Leistungen (z. B. die Begleitung bei einer transsexuellen Entwicklung) in vielen Ländern von einer qualifizierenden Diagnose abhängig ist. Dies betrifft beispielsweise den Zugang zu Hormontherapie, Mastektomieverfahren, plastische Operationen des Gesichtes, des Schildknorpels oder der primären und sekundären Geschlechtsmerkmale.

Wichtig bleibt jedoch, dass die Vorgaben auch klarstellen, dass Selbstidentifikation und (nicht kongruentes) geschlechtsbezogenes Verhalten allein nicht ausreichen, um die Diagnose „Geschlechtsinkongruenz" zu stellen.

26.3.2 Neue diagnostische Kriterien

Die diagnostischen Kriterien für „Geschlechtsinkongruenz in der Jugend oder im Erwachsenenalter" erfordern das kontinuierliche Vorliegen von mindestens zwei der folgenden Symptome für mindestens mehrere Monate:

1) Starke **Abneigung** oder Unbehagen aufgrund von primären oder sekundären **Geschlechtsmerkmalen**, die unvereinbar mit dem erlebten Geschlecht sind;
2) ein starker **Wunsch**, einige oder alle primären oder sekundären **Geschlechtsmerkmale loszuwerden** (oder in der Pubertät ein Wunsch, die Entwicklung eines vorhergesagten sekundären Geschlechtsmerkmals zu verhindern);
3) ein starker **Wunsch**, die primären oder sekundären **Merkmale des erlebten/ bevorzugten Geschlechts** zu besitzen;
4) ein starker **Wunsch**, als Person des **erlebten Geschlechts zu leben** und so behandelt und akzeptiert zu werden.

Die Diagnose von „Geschlechtsinkongruenz" kann in der Regel nicht vor Einsetzen der Pubertät gestellt werden.

Noch einmal betont werden soll hier abschließend, dass es sich im Einklang mit der Sicht der WHO nicht um eine „Diagnose" im engeren Sinn, sondern um eine klassifikatorische Notwendigkeit des regulierten Gesundheitssystems handelt. Es bleibt abzuwarten und zu hoffen, dass die neue Klassifikation Leiden und Stigmatisierung von Transgenderpersonen reduziert und Unterstützung durch das Gesundheitssystem besser möglich macht.

Kommentar

Die ICD-11 setzt die **Entstigmatisierung** und **Normalisierung** von „sexuellen Orientierungsstörungen" fort. Der gesellschaftliche Diskurs wird dadurch reflektiert. Die Kategorie der „Geschlechtsinkongruenz" schärft im Gegensatz zur „Geschlechtsdysphorie" des DSM-5, die den bestehenden Leidensdruck ins diagnostische Zentrum stellt, den Auftrag im Hinblick auf die Passung bzw. Findung einer entsprechenden Genderrolle. Insgesamt stellt dies einen gangbaren Kompromiss zur Streichung der Kategorie dar, die aufgrund der Notwendigkeit, therapeutische Interventionen zu begründen, derzeit nicht möglich ist.

Literatur

American Psychiatric Association. (2015). Diagnostisches und Statistisches Manual Psychischer Störungen DSM-5 (2. korrigierte Auflage). Hogrefe.

Berner, M. (2018). Sexuelle Funktionsstörungen in Berger, Mathias (Herausgeber) Psychische Erkrankungen Klinik und Therapie (6. Auflage). Elsevier.

Coleman, E., Bockting, W., Botzer, M., Cohen-Kettenis, P., DeCuypere, G., Feldman, J., & Zucker, K. (2012). World Professional Association for Transgender Health. Standards of Care for the Health of transsexual, transgender, and gender-nonconforming people, version 7. *International Journal of Transgender*, 13, 165–232.

Drescher, J., Cohen-Kettenis, P., & Winter, S. (2012). Minding the body: Situating gender identity diagnoses in the ICD-11. *International Review of Psychiatry*, 24(6), 568–577.

Edwards, W. M., & Coleman, E. (2004). Defining sexual health: A descriptive overview. *Archives of Sexual Behavior*, 33, 189–195.

Kafka, M. P. (2013). The development and evolution of the criteria for a newly proposed diagnosis for DSM-5: Hypersexual disorder. *Sexual Addiction & Compulsivity*, 20(1-2), 19–26.

Kraus, S. W., Krueger, R. B., Briken, P., First, M. B., Stein, D. J., Kaplan, M. S., ... & Reed, G. M. (2018). Compulsive sexual behaviour disorder in the ICD-11. *World Psychiatry*, 17(1), 109.

Pfaus, J. G. (2009). Pathways of sexual desire. *The Journal of Sexual Medicine*, 6(6), 1506–1533.

Reed, G. M., First, M. B., Kogan, C. S., Hyman, S. E., Gureje, O., Gaebel, W., ... & Saxena, S. (2019). Innovations and changes in the ICD-11 classification of mental, behavioural and neurodevelopmental disorders. *World Psychiatry*, 18(1), 3–19.

Reid, R. C., & Kafka, M. P. (2014). Controversies about hypersexual disorder and the DSM-5. *Current Sexual Health Reports*, 6, 259–264.

World Health Organization. (2006). Measuring sexual health: Conceptual and practical considerations and related indicators. [Online]. Verfügbar unter: https://apps.who.int/iris/bitstream/handle/10665/70434/who_rhr_10.12_eng.pdf (zuletzt 12.9.2023).

Suizidalität und Selbstverletzung

27

Lars Hölzel, Ronja Husemann und Henrik Walter

Inhaltsverzeichnis

27.1   ICD-11 im Vergleich zur ICD-10

> **Wesentliche Änderungen**
> Die ICD-11 bietet differenzierte Möglichkeiten zur Dokumentation unterschiedlicher Aspekte von Suizidalität und Selbstverletzung.

L. Hölzel (✉)
Oberberg Parkklinik Wiesbaden Schlangenbad, Schlangenbad, Deutschland
E-Mail: lars.hoelzel@oberbergkliniken.de

L. Hölzel
Oberberg Tagesklinik Frankfurt am Main, Frankfurt am Main, Deutschland

R. Husemann
Klinik für Psychiatrie und Psychotherapie, Universitätsmedizin Mainz, Mainz, Deutschland

H. Walter
Charité Universitätsmedizin Berlin, Berlin, Deutschland

© Der/die Autor(en), exklusiv lizenziert an Springer-Verlag GmbH, DE, ein Teil
von Springer Nature 2024
L. Hölzel und M. Berger (Hrsg.), *ICD-11 – Psychische Störungen*,
https://doi.org/10.1007/978-3-662-67687-5_27

Kommentar

Es ist hier möglich, zwischen nicht-suizidaler Selbstverletzung, Suizidgedanken, suizidalem Verhalten und Suizidversuchen zu unterscheiden. Auch vorangegangene Suizidversuche können klar codiert werden. Bei Selbstbeschädigungen ist eine Unterscheidung zwischen Selbstverletzungen in suizidaler Absicht und Selbstverletzungen ohne Suizidintention möglich.

Die **ICD-10** bietet keine zufriedenstellende Möglichkeit zur klinisch-relevanten Dokumentation von Suizidalität und zur Differenzierung zwischen **Selbstverletzung mit suizidaler Absicht** und **nichtsuizidaler Selbstverletzung,** weshalb sie in der Gesundheitsversorgung bislang kaum oder nicht benutzt wird (Walter et al. 2024). So kann zwar die „Absichtliche Selbstbeschädigung" (X84) kodiert werden und dabei können auch die verschiedensten Arten der Selbstverletzung, von Selbstvergiftung bis Unfall mit Kraftfahrzeug, berücksichtigt werden (X60–X84), die Intention, mit der diese erfolgt, also ob mit suizidaler Absicht oder aus anderen Gründen, wird dabei nicht bzw. gleich kodiert. Als **Risikofaktor in der Vorgeschichte** lässt sich ein **Suizidversuch** in der ICD-10 nur unscharf mit der Restkategorie Z91.8 „Sonstige näher bezeichnete Risikofaktoren in der Eigenanamnese, andernorts nicht klassifiziert" dokumentieren. Suizidgedanken oder suizidales Verhalten werden in einer Restkategorie R45.8 „Sonstige Symptome, die die Stimmung betreffen (inkl. Suizidalität und Suizidgedanken)" zusammengefasst. Es wird auf Code-Ebene nicht zwischen Gedanken und Verhalten unterschieden.

Die **ICD-11** bietet hier **wesentlich differenziertere** Möglichkeiten der Abbildung (s. Tab. 27.1) verschiedener Aspekte von Suizidalität bzw. Selbstverletzung. „Suizidgedanken" (MB26.A), „Suizidales Verhalten" (MB23.S) und der „Suizidversuch" (MB23.R) werden hier klar unterschieden und von „Nichtsuizidale Selbstverletzung" (MB23.E) abgegrenzt (siehe unten). Auch das Vorliegen eines Suizidversuchs in der Vorgeschichte (XE3YR) kann eindeutig kodiert werden. Bei vorsätzlichen Selbstbeschädigungen bietet die ICD-11 zudem die Möglichkeit, unter der Kategorie „Vorsätzliche Selbstschädigung" des Kapitels 23 „Äußere Ursachen von Morbidität oder Mortalität" sowohl die Methode der Selbstschädigung als auch durch einen Zusatzkode im Rahmen der Postkoordination die Intention, mit der die Selbstschädigung erfolgt ist, differenziert zu kodieren.

MB26.A „Suizidgedanken"

Gedanken, Ideen oder Grübeleien über die Möglichkeit, das eigene Leben zu beenden, die von dem Gedanken, dass man besser tot wäre, bis zur Formulierung ausgeklügelter Pläne reichen.

Tab. 27.1 Suizidalität und Selbstbeschädigung in der ICD-11

Code	Bezeichnung
Kapitel 21	Symptome, Zeichen oder klinische Befunde, anderenorts nicht klassifiziert
▶Symptome, Zeichen oder klinische Befunde, die die Psyche oder das Verhalten betreffen	
MB23	Symptome oder Zeichen mit Beteiligung des Erscheinungsbilds oder des Verhaltens
MB23.E	**Nichtsuizidale Selbstverletzung**
MB23.R	**Suizidversuch**
MB23.S	**Suizidales Verhalten**
MB26	Symptome oder Zeichen mit Beteiligung des inhaltlichen Denkens
MB26.A	**Suizidgedanken**
Kapitel 23	Äußere Ursachen von Morbidität oder Mortalität
▶Vorsätzliche Selbstbeschädigung	
PB80 bis	Vorsätzliche Selbstbeschädigung durch Landtransportmittelunfall im Straßenverkehr
PD3Z	Vorsätzliche Selbstbeschädigung, nicht näher bezeichnet
Kapitel X	Zusatzcodes
▶Dimensionen äußerer Ursachen	
▶Aspekte vorsätzlicher Selbstbeschädigungsereignisse	
▶Vorangegangene nicht-tödliche vorsätzliche Selbstbeschädigung	
XE76W	**Vorangegangener Suizidversuch, Nein**
XE3YR	**Vorangegangener Suizidversuch, Ja**
▶Sterbeabsicht Aspekt der Selbstbeschädigung	
XE97V	**Vorsätzliche Selbstbeschädigung, Person hatte die Absicht, zu sterben**
XE5D6	**Vorsätzliche Selbstbeschädigung, Person hatte nicht die Absicht, zu sterben**
XE2SF	**Vorsätzliche Selbstbeschädigung, unbekannt oder nicht ermittelt, ob die Person die Absicht hatte, zu sterben**

▶ = Unterkategorie in der die Codes zu finden sind

MB23.S „Suizidales Verhalten"

Konkrete Handlungen, wie z. B. der Kauf einer Waffe oder das Anlegen eines Medikamentenvorrats, die in Vorbereitung auf die Erfüllung des Wunsches, das eigene Leben zu beenden, vorgenommen werden, aber keinen tatsächlichen Suizidversuch darstellen.

MB23.R „Suizidversuch"
Eine spezifische Phase von selbstschädigendem Verhalten, die mit der bewussten Absicht unternommen wird, das eigene Leben zu beenden.

MB23.E „Nichtsuizidale Selbstverletzung"
Absichtliche Selbstverletzung des Körpers, meist durch Schneiden, Kratzen, Brennen, Beißen oder Schlagen, in der Erwartung, dass die Verletzung nur zu einem geringen körperlichen Schaden führt.

27.2 Abschließende Bewertung und Ausblick

Die differenzierte Kodierung von Selbstverletzung und Suizidalität in der ICD-11 bietet dem Kliniker die Möglichkeit, diese für die Versorgung enorm wichtigen Aspekte strukturiert zu erheben und zu dokumentieren. Hieraus ergeben sich auch neue Möglichkeiten zur Untersuchung dieses wichtigen Themas in der Zukunft.

Leider sind die Kategorien zur Dokumentation von Selbstverletzung und der verschiedenen Aspekte von Suizidalität auch in der ICD-11 in untergeordneten Kategorien gelistet, was die Auffindbarkeit deutlich erschwert. Mit diesem Kapitel hier möchten wir dem Kliniker die Orientierung erleichtern. Es bleibt zu hoffen, dass die Browserfunktion der ICD-11 mit ihrer Suchfunktion dazu führt, dass diese Codes trotzdem in der klinischen Routine Verwendung finden.

Literatur

Walter H, Husemann R, Hölzel LP (2024) Psychische Störungen in der ICD-11. Ein Gesamtüberblick über die wichtigsten Änderungen. Nervenheilkunde, 43 (04): 167–178

Printed in the United States
by Baker & Taylor Publisher Services